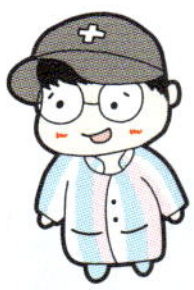

님께

드림

Volume. 1

암또의 임상노트

둘째판 1쇄 인쇄 | 2026년 4월 1일
1쇄 발행 | 2026년 4월 5일

저 자 | 주혜선(암또)
발 행 인 | 모형중
편 집 인 | 모형중
디 자 인 | 이명호
발 행 처 | 포널스
등 록 | 제2017-000021호
본 사 | 서울시 강북구 노해로8길22 3층 / 02-905-9671 Fax.02-905-9670
이 널 싱 본 사 | 서울시 강북구 노해로8길22 3층 / 070-4680-5511
포 널 스 창 고 | 서울시 강북구 노해로8길22 2층

본서의 약물 사진출처는 '약학정보원(http://www.health.kr)'임을 알려드립니다.

포널스 FORNURSE
www.fornursebook.com

이널싱 nursing
www.www.fornurse.kr

도서 반품과 파본 교환은 본사로 문의하시기 바랍니다.
검인은 저자와의 합의로 생략합니다.

ISBN 979-11-5746-913-0 93510
정 가 25,000원

'IBS'라고 외치던 나의 신규시절!

2017년 3월 31일, 평소보다 일찍 일어나 4월 1일부터는 알찬 웨이팅을 보내야겠다며 계획을 짜던 중 02로 시작하는 전화가 걸려왔습니다.

지방 출신인 저에게 02는 스팸 전화만 오기 때문에 평소엔 받지를 않는데 그날따라 싸-한 기분이 들어 전화를 받았고 전화기 건너편에서는, **"병원입니다. ○○○ 선생님 맞으신가요?"**라는 말이 들려왔습니다.

그런데, 다른 선생님 이름을 말하기에 전화가 잘못 왔다는 것을 깨닫고, **"아니요. 저는 암또(가명)입니다."**라며 그 누구보다 기쁘게 대답했습니다.

약간 당황해하시다가 갑자기 제 이름을 명단에서 찾는 소리가 들리더니, **"선생님 Wanted 부서가 ER, DR, OS병동인데 여긴 하반기까지 TO가 없을 예정이구요. 기피 부서에 (소화기)내과라고 적어 주셨는데 호흡기 내과는 어떠신가요?"**라고 물어 왔습니다.

첫 실습지였던 '간·담·췌 내과'에서 **잦은 임종과 끝없는 투약, 특유의 축 처지는 내과 분위기, 높은 중증도, 완치의 퇴원보다는 다음 치료를 기약하는 일시적인 퇴원**이 많았던 터라 **'내과 간호사'**만은 되고 싶지 않았기에, **"외과나 다른 병동 부서는 없나요?"** 하고 정말 간절하게 질문하였으나, **"없어요. 지금 TO는 '호흡기내과' 뿐입니다."**라는 말만 되돌아왔습니다.

"웨이팅 더 해도 상관없어요, 제가 소화기내과만 피하고 싶은 게 아니라 내과 병동 자체를 피하고 싶어요, 정말 내과만 피하고 싶어요." 하며 인생 최대의 용기를 내어 '호흡기내과' 발령을 3번이나 거절해 보았지만,

"(한숨)선생님 저희 병원에 근무하려고 지원하신 거고 모두가 Wanted 부서로 발령날 수는 없잖아요?"라며 구구절절 맞는 말씀만 해주셨습니다.

이대로 더 거절했다가는 입사하기도 전에 찍힐 것 같아 체념하고 **"그럼 언제 어디로 가면 될까요?"** 하고 남은 날이라도 길기를 바랐지만, **"4월 17일 ○○관 간호부 회의실로 오세요."**란 말과 함께 그렇게 저는 잘못 걸려온 전화 한 통에 갑자기 **'호흡기 내과 간호사'**가 되었습니다.

주변에서 임상에 대해 조언을 들을 사람도 없는 데다가 가장 소홀히 공부했던 호흡기파트가 메인 부서가 되니 당시에 정말 죽을 맛이었습니다.

그래도 기왕 서울에서 홀로 첫 사회생활을 시작하는데, 열심히 공부해서 **'일 잘한다고 예쁨 받는 신규'**가 되어 보고 싶었습니다. 그래서 **시중에서 호흡기 관련 서적이란 서적은 다 구매하고, OT 기간엔 모든 교육내용을 녹음하여 집에서 다시 들으면서 교육내용을 빠짐없이 정리했습니다.**

막상 '액팅'으로 독립하니, 처치를 행함에 있어 **'이유'는 전혀 궁금하지가 않았습니다.** 인계 및 설명은 '차지 선생님'이 주로 하시기에 **'IV 성공하기', '검사 제때 보내기', '간호처치 및 기록을 제시간 내에 끝내기'**에만 관심이 갔고, **'액팅' 일을 잘하는 게 최고인 것만 같았습니다.**

시간이 더 지나 '프라이머리'가 되어 제 담당 환자가 생기고 인계를 직접 하게 되니 **'왜?'라는 질문**을 많이 듣게 되었는데, 그때마다 잘 대답하지 못하는 무지한 저를 발견하였습니다. **'액팅' 때 정말 많이 본 케이스였고, 처치였는데 '당연한 것'이라 생각하고 '왜' 하는지 생각해 본 적이 없었음을 그제야 깨달았습니다.** 그래서 공부를 더 한다곤 했지만 언제나 제 입에선 **'미처 그것까진 생각 못한 죄송한 것'**들이 계속해서 쏟아져 나왔습니다.

신규도 들어오고 **'2nd 간호사'**가 되자 **아직 모르는 것을 질문하면 이제껏 몰랐냐면서 혼나진 않을까, 또는 너무 수준 떨어지는 질문을 한다고 비웃진 않을까 겁먹고, 올드 선생님께 질문할 용기가 없어 눈치만 보다, 모르는 부분에 크게 지적당하면 더욱 움츠러만 들던 모습**은 지금 떠올려 봐도 너무 한심스럽고 부끄럽기만 합니다. 당시 제 메신저 상태메시지는 **'IBS, 나는(I) 병신(BS)'**으로 답답한 제 마음을 조금이라도 표현하고 싶었고, 스스로를 깎아내려 아무리 모진 소리를 들어도 더 상처받지 않겠다는 마음으로 그렇게 다시 공부했습니다.

오늘 10개를 지적받았으면 내일은 9개, 그 다음날은 8개로 하나씩 줄여 가면 된다는 마음으로, **임상에서 받은 질문들과 남에게 물어보기 부끄러운 질문들을 정리한 것이 바로 암또의 임상노트입니다.** 제가 아끼는 후배들과 과거의 저와 같은 고민을 하고 계실 분들을 위해 지금 공개합니다.

By. 암또

알림사항

제가 근무한 병원은 **'펑셔널' 간호체계와 '팀' 간호체계가 복합**되어 있던 곳으로 1duty당 Day와 Evening은 3명씩, Night는 2명이 근무했습니다. Night는 '1st 간호사'(책임간호사/Charge 간호사)와 '2nd 간호사'가 배정 받은 방을 나눠 각각 간호하는 팀 간호체계이지만, Day와 Evening의 경우 1~9호 방이 있다면 **1~5호는 '1st 간호사'와 '3rd 간호사'가 함께 담당하게 되는데, '1st 간호사'는 '차지', '3rd 간호사'는 '액팅' 역할을 하는 '펑셔널' 간호체계와 남은 6~9호는 '2nd 간호사' 혼자 간호하는 '프라이머리'(전담간호사)가 있는 '팀' 간호체계가 복합**되어 있었습니다.(Ward 기준)

그래서 처음 병원에 입사하게 되면 **'병동(Ward) 간호사'는 '6주' 간의 신규간호사 교육**을 받은 뒤 **'액팅'으로 Day 독립**을 하고, **업무가 익숙해지면 Evening 근무**[1]를 하게 되고, 후에 **'프라이머리' 역할을 어느 정도 수행할 수 있게 되었을 때 'Night' 근무를 시작**하게 됩니다.

'Night' 근무를 하며 '3교대'에 어느 정도 익숙해지면, 'Day'와 'Evening' 근무 시에도 '프라이머리'를 하게 되고, 여기서 **더 연차가 쌓이면 '차지' 교육을 받고 '차지' 간호사로서 독립**을 하게 됩니다.**(병원마다 다름)**

제 경우엔 **총 근무 경력이 1년 5개월밖에 되지 않는 '저연차 간호사'**로 **'프라이머리'로서의 근무가 최고 경험이었기에, 임상경험과 지식이 많이 부족**하다는 한계를 갖고 있습니다.

그러므로 **'암토의 임상노트'는 본인만의 '임상노트'를 만들 때 참고로 사용하시길 바라며,** 여기에 적힌 내용이 다 옳은 것은 아님을 알려 드립니다. **'많은 경험은 아니지만 그래도 이러한 방법으로 임상에 적응하였고, 조금이라도 일의 능률을 높이고 실수를 줄이기 위해 이러한 방법으로 근무를 했습니다.'**라는 것을 저와 같은 고민을 하는 분들에게 조금이라도 도움이 되길 기도하며 책을 만들었습니다.

+ Acting(액팅): Functional 간호 / Pimary(프라이머리): Team 간호

---

1) Evening 때 주로 입원을 오고, 다음날 검사 준비와 더불어 Qid 처치로 인해 일이 손에 익어야 업무 로딩이 생기지 않는다고 하여 우선 Day로 독립하고 실력 향상을 본 뒤 Evening 독립을 시킴

책구성

본 '암또의 임상노트'는 실제 임상 현장에서 간호사가 많이 다루는 내용을 선별하여 구성하였습니다. 다만, 대학교에서 필수적으로 숙지하게 되는 핵심임상술기 내용은 생략하였습니다.

시중에는 의사가 진단을 내리기 위해서 보는 의학 서적은 많이 있지만, **간호사들의 업무를 도와주는 임상 간호 서적은 없었기에 '틀에 박힌 말'이 아닌 '실제 임상'에 맞춘 '내용'과 '간호 Tip'을 위주로 기재하였습니다.**

1권은 신규간호사[2)]가 입사하여 교육기간 동안 중점적으로 배우는 내용과 Routine 업무 수행을 위한 기본 지식을 '임상'에 맞춰 Routine 업무 수행 순서를 고려하여 순차적으로 구성하였습니다.(2권은 Special 업무 위주)

'OT편'은 '신규'로서의 자세와 '막내 Job' 내용을 위주로 담았습니다.

'V/S편'은 BP, HR, RR, BT 사정 시 주의깊게 봐야 하는 내용을 위주로, 주요 질환과 약물, Notify 할 때 고려해야 하는 부분을 담았습니다.

'GCS편'은 V/S 사정과 더불어 '신경계 사정'을 위해 알아야 하는 내용을 위주로 주요 질환과 약물, 많이 물어보는 신경계 질문을 담았습니다.

'IV편'은 Line 잡기에 큰 스트레스를 받는 분들을 위해 IV Tip을 그림을 통해 설명하였으며, IV 관련 용어와 물품 및 Sampling Tip을 담았습니다.

'BST편'은 혈당 Notify 기준에 어려움을 느끼고 혈당관리 처방에 대해 더 공부하고 싶은 분들을 위해, 처방과 DM Medication 내용을 담았습니다.

'I&O편'은 업무의 효율을 높이고 시간을 단축하기 위한 I&O Tip과 관련 주요 질환 및 약물에 대한 내용을 담았습니다.

'인수인계편'은 인계에 어려움을 겪는 분들을 위해 실제 사례를 이용하여 인계하는 방법과 관련된 주요 내용을 담았습니다.

---

2) 신규는 새로운 사물을 지칭할 때, 신입은 새로운 사람을 지칭할 때 사용하는 표현으로 많은 병원에서는 '신입 간호사'라는 단어 사용을 권고하고 있으나 일반적으로 '신규'라는 표현을 더 많이 사용하고 있기에 본 책에서는 '신규간호사'라고 지칭한 점 이해 부탁드립니다.

Contents

Volume 1

CHAPTER 03 '갓 입사'한 신규간호사 'God 신규'가 되어보자!(GCS편)

CHAPTER 04 '갓 입사'한 신규간호사 'God 신규'가 되어보자!(IV편)

CHAPTER 05 '갓 입사'한 신규간호사 'God 신규'가 되어보자!(BST편)

CHAPTER 06 'I&O'하는 신규간호사
'아이고' 좌절하지는 말자!(I&O편)

CHAPTER 07 '인계'하는 신규간호사
혹시 '이게' 걱정인가요?(인계편)

Volume 2

임상 NOTE

CHAPTER 01

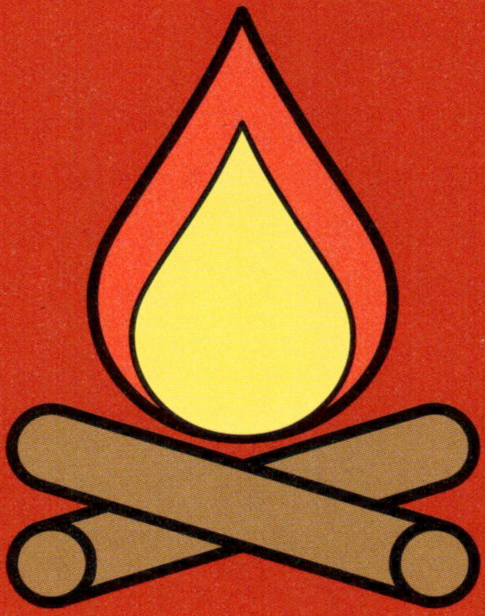

신규간호사
임상에서의 첫 시작!
(OT편)

1-01 신규간호사 임상에서의 첫 시작!(OT편)

'Mind Control' - 준비물 & 병동 적응 Tip

입사 예정일이 다가올수록 무엇을 준비해야 할지, 어떻게 하면 조금이나마 예쁨 받으면서 병원을 다닐 수 있을지 고민하면서 간호사 커뮤니티를 뻔질나게 들락날락거렸던 때가 있었다.

국가고시는 합격했지만 이론으로만 아는 것이고 그마저도 시험을 위해 공부했던 거라서 실무에 적용시킬 능력도 부족했고, 실습 때는 그저 선생님들의 길에 방해되지 않게 피해 다니며 V/S과 Bedmaking을 했던 경험뿐이라, 미래가 어두웠었다.

그래서 간호사 커뮤니티와 먼저 입사한 친구들에게 **입사하기 전에 무엇을 준비하면 좋고 어떤 것을 공부하면 좋을지 물어보니 다들 하나같이 해주던 말이 있었다.** "준비물은 너의 튼튼한 멘탈과 지치지 않을 체력이다. 미리 공부해 봤자 실무 때는 말짱 꽝이다. 그러니 실컷 놀고 입사해서 빡세게 공부해라."

입사를 해보니 먼저 입사한 사람들이 왜 그런 말을 했는지 이해가 갔다. 막상 집에 가서 공부하려고 해도 쉽지가 않았는데, 국가고시가 끝나고 늘어져 있던 몸을 꼭두새벽부터 일으키는 것부터 난관인데다 실수 한번 하면 죽는다는 생각에 근무 내내 잔뜩 긴장하고 있던 내 몸은 집에만 오면 파김치가 되어 쓰러지기 일쑤였다. 거기에 나 자신을 믿을 수 없어 기본 술기 하나에도 손을 벌벌 떠는 통에 선생님들께 자꾸 한소리를 듣게 되거나, 봐야 할 환자도 많은데 갑자기 동시다발적으로 해야 할 일이 생기면 도무지 평온한 마음을 유지할 수 없어 혼이 나가버렸었다.

그래서 신규 초반에 적응하지 못하고 포기하여 많이들 사직하게 된다. 이렇게 비슷한 고민을 하고 있을 신규 선생님들에게 도움이 되기를 바라며, 나의 신규 시절 적응 방법을 공유하고자 내용을 정리하였다.

암또의 입사 준비물품			
흰색 양말 (푹신 양말)	흰색 나시 압박스타킹	머리망 머리끈, 실핀	수첩 포스트잇
삼색볼펜 화이트	네임펜 (검정, 빨강)	형광펜 (노랑, 분홍)	연필 지우개
A4클립보드 (인계판)	USB형 녹음기	의료용 가위 (꺾인형)	자(Ruller) 펜라이트
손목시계	핸드크림 립밤	텀블러 칫솔, 치약	자물쇠 옷걸이

01 용모 단정: 흰색 양말, 나시 + 머리망, 머리끈, 실핀

＊ 흰색 양말 여러 개 사물함에 미리 구비해 두기

– 구두 신는 날에 덧신 신고 와서 아차 하는 일 많음

– Urine이나 Blood, 다른 배액물에 의해 옷이 더럽혀질 때 있음

＊ 흰색 나시 입기

– 관리자급이 다른 색(검정 포함) 나시 입으면 지적함

– 나시 안 입으면 안 입는다고 지적함

＊ 머리끈과 실핀은 사물함에 여러 개 구비해 두기: 자주 사라짐

– 일하다가 머리끈이 끊어지기도 병동에서 묶으려 했는데 두고 올 때 있음

– 머리망은 최근 두발 완화되는 병원이 많아짐(필요 시 여유분 준비)

+ 암또 추천 물품과 간호물품 후기(1)

＊ 방향제·탈취제 구비해 두기

– Bedrriden 환자로 인해 배변 향이 병동에서 강하게 날 때

– 내 간호복에서 불쾌한 향이 날 때(물 냄새 등), 화장실 갈 때

＋ 간호복이 쭈글쭈글할 때 탈취제 약간 많이 뿌리면 좀 더 펴짐

＊ 압박스타킹은 종아리형, 간호화는 샌들형, 운동화형 추천

– 발이 편하고 싶다면 푹신한 간호화 신기, 푹신한 양말은 큰 도움 안 됨

– 압박스타킹은 발트임형보다는 종아리형이 편함(발이 압박당해서 불편함)

02 필살 기록: 수첩(포스트잇) + 각종 펜 + 인계판 + 녹음기

*** 주머니에 들어가는 저렴한 수첩 구비하기**

- 근무를 하면서 교육하기 때문에 엄청 빠르게 말함
- 또박또박 줄 맞춰서 쓸 시간이 없음, 휘갈겨서 기록하는 경우가 많음
- 수첩을 효율적으로 사용하기가 어려우므로 저렴한 작은 수첩을 추천함
- 업무용 수첩으로 사용하는 용도는 튼튼하고 좋은 재질의 수첩을 추천함

*** 포스트잇은 독립 전후에 꼭 구비하기**

- 당일 예정 검사가 있다면 미리 필요한 검사 전후 간호를 기록해두기

⇨ 인계 종이 뒤나 수첩에 살짝 붙여놓고 기억 안 나면 컨닝 하면 좋음

- 생각보다 바빠서 V/S이나 기억해야 할 내용을 포스트잇에 안 씀
- 보호자나 환자, 주치의에게 전달해야 할 내용 적어 줄 때 주로 사용함

*** 필기구는 연필을 포함하여 빨강 펜을 꼭 구비하기**

- 수기 카덱스가 아니어도 연필(샤프)이 필요한 경우가 있음

⇨ 투약카드 일회적 수정, 항암 Regimen 작성할 때 필요함

⇨ 오늘 하루만 검사로 인해 투약시간이 밀리게 되면 연필로 바뀐 시간을 기록해두고 다음 날 되면 연필로 적은 것을 지워서 투약카드를 사용함

- 검정으로 기록을 하므로 중요한 내용은 빨간펜이나 형광펜으로 기록함

⇨ 특히 인계를 하면서 해야 할 내용이 있을 때 빨간펜을 많이 사용함

⇨ 본인이 생각할 때 절대 잊어선 안 되는 내용을 강조할 때 많이 사용함

⇨ 빨강이 아닌 다른 색을 사용해도 좋으나 눈에 띄는 색 사용하기

*** 인계판을 계속 들고 있지는 말기**

- 처음엔 인계판이라고 하는 클립보드를 계속 들고 있었는데 손이 인계판을 드느라 묶여있어서 빨리 도와야 하는 일에 한 박자 늦어짐
- 특히 덜 적극적인 자세로 보이고 인계판이 짐처럼 느껴질 때가 있음

⇨ 배울 게 많은 때는 수첩을 사용해서 손을 자유롭게 하는 걸 추천함

*** 녹음기는 양날의 검 생각 잘하고 사용하기**

- 대개 교육내용을 녹음한다고 하면 싫어하는 분들이 대다수라 몰래 함
- 녹음하다 걸리면 이유가 뭐가 되었든 곤란한 상황이 연출됨
- 하루 근무에 10~14시간 정도의 녹음파일이 생기고 2배속으로 다시 들어도 5~6시간이 필요해서 하루에 잘 수 있는 시간이 1~3시간 남짓함
- 녹음을 믿었는데 녹음이 안 된 경우도 있고 주변이 소란스러우면 안 들림

⇨ 녹음한 것을 다시 들으면 멀리서 말하는 것을 겨우 알아먹는 정도임

03 열혈 액팅: 의료용 가위 + 자, 펜라이트 + 손목시계

＊ 가위는 꼭 의료용 꺾인형으로 구비해두기
- 환자 팔찌 제거나 Hold된 약을 빼기 위해 약 봉지를 자르는 경우 등
⇨ 사실 일반 가위여도 되지만 관리자급에게 지적당함
⇨ 가위를 5번 넘게 잃어버렸는데 병원 내 의료기상사에서 가위를 사면 비용이 비싸서 SN 때 사용한 일자가위를 사용했더니 그것도 지적함
⇨ 환자 안전을 위해 꺾인형을 사용하라고 계속 권고함
- 필기구 큰 매장에 가서 스프링 집게 줄을 사서 가위에 연결하길 추천함
⇨ 환자 이동 시 주머니의 물품이 다 쏟아지는데 가위 쉽게 찾을 수 있음

＊ 자와 펜라이트는 구비해 두면 좋음
- 토파즈라는 배액기구에서 I/O를 하기 위해선 자가 필요함
⇨ 병동에 세워두는 필통을 구비해 두고 필기구, 자, 꽂아두면 좋음
- 펜라이트는 신경과 병동이나 중환자실 간호사는 필수 물품임
⇨ 다른 병동에서는 잘 안 쓰지만 있으면 좋기는 함

＊ 손목시계는 매우 필수 물품으로 반드시 구비하기
- 시간이 중요한 항암, 15분 V/S이 중요한 수혈, 검사 등 시간 확인을 때때로 해야 하며 V/S 측정을 위해서도 초침 시계가 필요함
- 병원에서 각종 균에 노출되므로(혈액, 소변, 기타 배액물이 튐) 가능한 시계는 저렴한 걸 사용하는 게 좋음
⇨ 간호사 집단의 Mind가 아직 신세대적이지 못하므로 스마트 시계는 피하기
⇨ 분명 괜히 뒤에서 한소리 나옴 일반 아날로그 시계 사용하기

+ 암또 추천 물품과 간호물품 후기(2)

＊ 소아과병동, 항암병동, 중환자실은 작은 계산기 구비하기
- 약물 용량 계산을 위해 계산기가 필요함
⇨ 병동마다 다르지만 계산기를 사용하라는 분들이 있음
⇨ 핸드폰·계산기 사용을 괜찮다고 생각하는 분들도 있음

＊ 시계 선택 추천
- 시계는 되도록 균이나 오염물질의 서식지가 없도록 메탈은 피하는 게 좋음
- 사원증 다는 곳에 연결하는 시계 사용하는 분도 많은데 생각보다 괜찮음
⇨ 늘어나는 사원 줄에 시계 Body만 연결하여 사용하면 편하고 좋음

04 자가 간호: 핸드크림, 립밤 + 텀블러 + 양치도구 + 자물쇠, 옷걸이

＊ 작은 크기의 핸드크림, 립밤 근무복에 넣어두기

– 계속되는 손 위생과 물 한 모금 제대로 못 마시다 보면 손과 입술이 부르틈

⇨ 작은 용량을 주머니에 넣어두고 너무 건조할 때면 챙겨 바르기

→ 큰 거 들고 다니면 괜히 딴지 거는 분 있음 작은 크기로 준비하기

＊ 본인 텀블러가 있으면 좋음

– 근무 전 Tea Time이라든지 물을 떠다 놓고 마시기 위해 텀블러를 많이 사용하는데 개인용 텀블러를 사용하면 좋긴 함

– 단 근무 첫날부터 텀블러 들고 가면 괜히 뒷말 나올 수 있음

＊ OT 중인 신규간호사만큼은 밥을 꼭 챙겨 먹이므로 양치도구 잘 챙겨가기

⇨ 병동의 그 누구도 밥 먹으러 못가더라도 수선생님이나 최고 선임이 신규만은 밥 먹으러 보냄, 양치도구 잊지 말고 잘 챙겨가기

＊ 자꾸만 자잘하게 물건들이 사라진다면 자물쇠 걸어두기

– 탈취제, 머리끈, 머리망이나 흰 양말 여분, 시계를 놓고 다니거나 하면 다른 분들이 내 사물함에서 필요한 물건을 꺼내쓰기도 함

⇨ 이 외 개인 Privacy를 지키고 싶은 사람들은 자물쇠 해두는 게 좋음

＊ 옷걸이를 몇 개 더 챙겨가면 좋음

– 자물쇠 안 해두면 사라지는 물건 중 하나임

⇨ 특히 겨울철이 되면 걸어둘 옷이 많아서 옷걸이가 부족함

⇨ 환자들이 옷걸이가 없다고 Complain 할 때도 있음

+ 암또 추천 물품과 간호물품 후기(3)

＊ 피부가 약한 사람들은 무알코올 손소독제 구비하기

– 알코올 소독제가 손을 많이 상하게 함

– 무알코올 손소독제 중에는 보습기능도 함께 되는 제품이 있어서 좋음

＊ 모든 개인 물품에는 본인 이름이 적힌 라벨을 붙이거나 이름 쓰기

– 다른 분께 내 거 같은 펜이 있어도 달라하기가 눈치보임

⇨ 화려하고 독특한 펜을 쓰는 이유이기도 함

＊ 고무줄 토니켓을 사용하는 병동이면 있을 때 잘 챙겨두기

– 사라지고 또 사라지는 토니켓과 플라스타는 몇 개씩 챙겨 두면 좋음

다음은 **'나의 병원 사회생활 Tip 아닌 Tip'**이다.

1) 처음 보이는 순간 바로 인사하기: 가능한 얼굴 보고 인사하기

- 안 보는 거 같으면서도 다 보고 있는 분들이 있음

⇨ 먼저 인사해주는 분도 있지만 인사를 기다리는 분들도 있음

⇨ 무조건 보이는 순간 바로 인사하기 태도 및 인성 관련 운운하는 부분임

- 인사해도 내 얼굴도 안 봐주고 대꾸 없더라도 해야 함

⇨ 어차피 대꾸도 없고 인사도 안 받아준다고 안 하면 상황이 더 안 좋아짐

2) 엉덩이는 가볍고 되도록 바른 자세로 일하기

- 본인 방이 아니라고 앉아서 시킨 일만 하면 뒷말 나옴

⇨ 특히 스테이션에 본인 혼자 있는 데 콜벨이나 전화벨이 울린다면 해결 못 하더라도 일단 가보는 게 나음(하는 척이라도 하기)

⇨ 먼저 조용히 도와드리거나 도와 드릴까요 묻는 것만으로도 고마워하는 분들이 많고 후에 그분들이 더 신경써서 도와주심

⇨ 눈치 보며 시킨 일 먼저 해야지 하면 이기적이란 말 무지하게 나옴

- 무언가 가져오라 하면 종종걸음처럼 뛰어가진 않더라도 빨리 가는 척 하기

⇨ 여유롭게 걸어다니면 혼자 여유 넘친다며 뒷말 나오기 일쑤임

⇨ 의자 앉아있을 때 다리 꼬기, 짝다리 심하게 하고 있으면 태도 운운함

⇨ 어차피 큰 기대는 안 하므로 노력하는 모습이라도 보이는 게 중요함

3) 아직까지 그것도 모르냐고 뭐라 하더라도 모르는 건 물어보기

- 한소리 들을 게 무서워서 마음대로 했다가 사고 치면 더 크게 혼남

⇨ 사고 치면 세상 고독한 싸움이 되고 분위기가 정말 안 좋아짐

⇨ 차라리 미심쩍은 부분은 물어보고 행하는 게 나음

- 눈치껏 제일 선임보다는 2~3년 차 선생님들에게 공손히 조용히 물어보기

⇨ 대답만 듣고 슝하고 가버리거나 잘 모르셔도, 감사하다고 표현해야 함

⇨ 잘 쓰지 않는 물품, 처치에 대해서는 모를 수 있으므로 무시하면 안 됨

⇨ 윗년차들이 자기 무시하는 거 같다고 표현하면서 안 도와줄 수도 있음

4) 되도록 말대답은 하지 말기

- 전에 가르쳐 줬다고 했지만 정말 배운 적 없다거나 억울한 상황이 생김

⇨ 배운 적 없다 등 자기 의견을 표현하면 분위기 냉랭해지고 싸해짐

⇨ 죄송하다 하고 더 공부한다고 표현하는 게 차라리 나음

⇨ 건방지다부터 시작해서 별별 말이 다 나옴

⇨ 상황에 따라 자신을 보호하기 위한 말은 해야 함

5) 뒷담 분위기가 형성되어도 가담하지 않기

– 공감하면서 더 신나서 말하지 않도록 해야 함

⇨ 그 무리 안에서도 그 사람과 친한 사람들이 속마음을 숨기고 있음

⇨ 낮은 연차일수록 조용히 가만히 듣고만 있는 게 정말 나음

– 필요하다면 "정말요?, 그러게요. 아~" 정도로만 표현하는 게 나음

⇨ 공감해달라고 단둘이 있는 상황에서 말하면 감탄사 정도만 표하기

6) 감사 인사는 잘하고 안부 인사는 먼저 묻기

– 신경 써서 도와준 분들에게 근무가 끝나면 감사 인사 1~2줄이라도 보내기

⇨ 근무가 끝나면 대개 마음의 평화가 찾아오는 분들이 많고 인자해짐

– 아프다거나 기념일이 있다면 안부 인사 1~2줄이라도 보내기

⇨ 이런 날 연락 받은 분들이 감동 먹고 더 챙겨주심

⇨ 수술하신 분, 응급실 가신 분, 생일인 분들에게 연락드리면 좋음

7) 프리셉터 선생님께 손편지 한 장 써드리기

– 대개 프리셉터 선생님께 감사 선물을 드릴 때 편지 써드리면 정말 좋음

⇨ 많은 내용은 아니더라도 진솔하게 마음을 표하면 정말 좋아하심

⇨ 손편지 받는 일이 많이 없기 때문에 편지는 감동을 드림

암또 일화

병원 생활이 겁났지만 성격 좋다는 말을 자주 들어서 잘 적응할 수 있을 거라 생각했다. 내가 입사하던 날에 병동 동기가 응급사직을 해서 신규인 나를 환영해주진 않았지만 어떻게든 적응해보려는 마음을 품었다. 그렇지만 이미 나를 제외하고는 최소 1년에서 10여 년간 별의별 일을 다 겪어 똘똘 뭉친 무리 속에 내가 스며들어가기는 어려웠다. 그런 내게 어느 날 프리셉터 선생님이 자신과 친한 사람들은 내가 생각하기에 누가 있는 것 같냐면서 내가 마음에 드는데 열심히 적응해서 후에 같이 놀러 다니자고 말해주셨다. 그래서 그 기대에 부응하고 싶었고 나도 선생님들이 좋아서 다른 선생님들에게 인성 및 태도를 지적당하고 모진 소리를 듣더라도 후에 선생님들과 웃을 수 있는 날만 기대하며 하루하루를 버텨나갔다. 그렇게 어느 정도 일이 익숙해졌고 선생님들의 대화에 껴서 웃을 수 있는 정도가 되었을 때 나는 투약 에러를 일으켰다. 심지어 첫 번째 투약 에러 후 시간이 약간 지난 후에 다시 신임을 얻어 보려고 하던 차에 두 번째 투약 에러를 쳤고, 3OFF로 본가에 내려갔다 올라오는 길에 전염성 결막염에 걸려버려서 약 2주 동안의 병가를 받게 됨으로써 우리 병동의 번표가 난리가 나서 나를 향한 최악의 분위기가 형성됐었다. 정말 힘들고 외로웠지만 꿋꿋하게 일을 하다 보니 선생님들이 다시 호의적으로 대해 주셨다. 자취하던 나를 집으로 초대하여 생일상을 차려주기도 하는 등 그런 날이 왔었다.

다음은 '신규간호사 병원 적응을 위한 Tip 아닌 Tip'이다.

01 자주 사용하는 약어 & 진료과별 약어 알아두기

＊ 의학용어 중 특히 약어에 대해 공부하기

- 간호사들은 3교대를 하고 카덱스에 인계 사항을 간략하게 적기 위해서 약어를 정말 많이 사용하므로 약어를 알아두는 것이 중요하다.

⇨ 신규간호사가 인계 때 약어만 읽고 넘어가면 무슨 뜻인지 물어보기도 한다.

- 물론 이 중에는 공인된 약어가 아닌 부서원들끼리만 통용하는 약어도 쓰지만, 기본적인 공인된 약어를 모르면 학교에서 공부를 안 했냐며 혼나기 일쑤다.
- 의학용어나 약어는 학부 때 배우고 와야 하는 기본지식으로 생각하기 때문에, 입사하기 전에 본인 Main 부서 중심만이라도 미리 공부해 가길 바란다.

02 자주 연락하는 부서 번호 정리해두기

＊ 식당(영양팀), 생화학부, 병리부, 외래, 원무과 등 번호 정리해두기

- 큰 병원일수록 부서가 다양하게 나뉘어 있고, 본인 부서가 아니면 잘못 걸었다 하므로 제대로 된 곳에 연락을 빨리하는 것이 업무 Loading을 줄여준다.
- 자주 연락하는 검사실, 외래, 원무과, 식당(★) 연락처를 미리 작게 정리하여 설압자나 수첩에 붙이거나, 명찰 뒤에 붙여 두면 어디서든 금방 찾을 수 있다.
- 개인적으로 설압자는 잃어버릴 수 있어서 수첩이나 명찰에 붙이는 걸 추천한다.

03 병원 구조 외워두기

＊ Main 병동과 검사실 위치 알아두기

- 입사 둘째 날에 Old 선생님께서 "오늘은 퇴근하는 길에 제일 위층부터 병원을 둘러보면서 어디에 무엇이 있는지 살펴보고 집에 가, 후에 환자분들이 너에게 '저희 엄마 검사 갔다고 하는데 어디로 가야 해요?'라고 묻는 상황이 생길 텐데, 병원 구조를 알아야 대답할 수 있어."라고 하셨다.
- 실제로 환자나 보호자 분들이 검사실 위치를 많이 물어봤으며, 검사실에서 Line Function이 안 된다고 내려와서 직접 잡으라 할 때 찾아갈 수 있었다.
- Main 병동이나 층별로 무슨 병동인지 알아두면 후에 이실 보낼 때, 상급병실 이용을 위해 본인 Main 병동이 아닌 다른 병동으로 갈 때 무슨 병동으로 가는 건지 설명해 줄 수도 있고, 문의 사항을 Main 병동에 물어볼 수도 있다.

⇨ 초창기에 물어보면 눈치가 덜 보이지만, 후에 물어보면 호되게 혼날 수 있다.

+ 자주 사용하는 약어 中 투약용어

AC	식전	C(with)	~함께
PC	식후	S(without)	~없이
QD	하루 한 번	q○h	○시간마다
BID	하루 두 번	qhs	밤마다
TID	하루 세 번	PO	경구
QID	하루 네 번	SL	설하
QOD	격일로	ID	피내
HS	취침 전	SC	피하
STAT	즉시	IM	근육
PRN	필요 시	IV	정맥
#	나눠서	NPO	금식

+ #(Divide)와 QD·BID·TID·QID 구분

1T QD = 1T #1 = 1T씩 하루 한 번
1T BID = 2T #2 = 1T씩 하루 두 번
1T TID = 3T #3 = 1T씩 하루 세 번
1T QID = 4T #4 = 1T씩 하루 네 번

암또 일화

보통 병원에서는 투약 Work List나 투약카드(또는 티켓)를 보며 약물을 준비한다. 그런데 신규들이 정말 자주 하는 실수가 #와 QD, BID 등의 차이를 제대로 몰라서 투약 에러를 치는 거였다. 어렵게 생각하는 것 같아서 QD, BID, TID, QID와 같이 적혀있으면 곱한다고 생각하고, #(Divide)로 적혀있으면 나누는 거라고 말해주면 좀 더 빨리 이해하는 것 같았다. 처음에 나도 실습에 나갔을 때 #가 무슨 뜻이고, 어떻게 읽는지도 몰랐었다. 너무 기초적인 질문인 것 같아서 선생님들께 물어보지 못하고 집에 돌아와서 검색해보고 '디바이드'라고 읽는다는 것을 알았다. 반드시, 투약과 관련된 용어의 뜻과 의미를 알아두길 바란다. 우리가 자주 하는 일이다 보니 투약 에러가 많이 생겨서 신규간호사를 대상으로 시험도 자주 치고, Oral Test도 많이 하며 투약하기 전에 투약카드를 보며 "어떻게 줄 거야?"라며 물어보기 때문에 반드시 알아야만 하는 내용이다.(혼나지 않기 위함이 아니라 정말 알아야 한다.)

+ 주요 진료과별 약어

약어	부서	Full Term
MED / MD / IM	내과	Internal Medicine
MP / PM / PD	호흡기 내과	Pulmonology Medicine
MG / GI	소화기 내과	Gastroenterology Medicine
MC / CV / IC	순환기 내과	Cardiology Medicine
MO / MH / HO	혈액 종양 내과	Hemato-Oncology Medicine
MZ / RH	류마티스 내과	Rheumatology Medicine
ME / ED / EMD	내분비 내과	Endocrinology Medicine
MI / ID / IF	감염 내과	Infectious Disease Medicine
MN / NH / NPH	신장 내과	Nephrology Medicine
NU / NE / NR	신경과	Neurology
GS	외과	General Surgery
OS	정형외과	Orthopedic Surgery
PS	성형외과	Plastic Surgery
NS	신경외과	Neuro Surgery
CS	흉부외과	Cardiovascular Surgery
OB	산과	Obstetrics
GY	부인과	Gynecology
PD / PED	소아청소년과	Pediatrics
FM	가정의학과	Family Medicine
PM	예방의학과	Preventive Medicine
RM / RB	재활의학과	Rehabilitation Medicine
AN	마취통증의학과	Anesthesiology
OPH	안과	Ophthalmology
Dent / DT	치과	Dentistry
DER / DR	피부과	Dermatology
ENT	이비인후과	Otolaryngology

NP	신경정신의학과	Neuro-Psychiatry
URO / UR	비뇨의학과	Urology
EM	응급의학과	Emergency Medicine
ER	응급실	Emergency Room
ICU	중환자실	Intensive Care Unit
MICU	내과 중환자실	Medicine Intensive Care Unit
SICU	외과 중환자실	Surgery Intensive Care Unit
CCU	심장내과 중환자실	Coronary Care Unit
NSICU	신경외과 중환자실	Neuro Surgical Intensive Care Unit
EICU	응급 중환자실	Emergency Intensive Care Unit
TICU	외상 중환자실	Trauma Intensive Care Unit
NICU	신생아 중환자실	Neonatal Intensive Care Unit
NR / NB	신생아실	New Born Room
DR	분만실	Delivery Room
OR	수술실	Operation Room
PACU	회복실	Post-Anesthesia Care Unit
RR		Recovery Room
AK / AKU	인공신장실	Artificial Kidney Unit
OPD	외래	Out-Patient Department
CSR	중앙공급실	Central Supply Room
PT	물리치료실	Physical Therapy Room
RO	방사선종양학과	Radiation Oncology
RD	영상의학과	Radiology
CP	임상병리과	Clinical Pathology
GW	일반 병동	General Ward

암또 생각

외과나 특수 파트 경우에는 부서별 약어가 병원들끼리 큰 차이가 없지만, 유난히 내과 경우에는 Medicine을 앞에 붙이냐 뒤에 붙이냐에 따라 차이가 나는 것 같다. 내 경우 친구가 “PD 환자 보느라 힘들지.” 해도 그게 호흡기 환자인지 몰랐었다.

1-02 신규간호사 임상에서의 첫 시작!(OT편)

'나만의 Note' - 공부용 Note & 업무용 Note

간호사라면 '프리셉터' 혹은 '올드' 선생님들로부터 교육 때 배운 것을 토대로 **'나만의 Note'**를 만들어야 한다는 말을 들어본 적 있을 것이다.

'나만의 Note'는 왜 만들어야 할까? **신규교육 동안 배우는 내용은 정말 특수한 경우를 제외하고는 계속 반복되는 'Routine job'과 병동에서 '자주 쓰이는 약물', '자주 하는 검사·간호'에 대한 것이기 때문이다.** 즉 교육기간 동안 배우는 내용은 시간이 갈수록 겹칠뿐더러 가장 기본이 되는데 이를 모르면 업무의 딜레이가 생기고 오버타임이 발생하게 되기 때문이다.

처음 몇 번은 신규니까 이해하고 다시 알려주지만 계속 반복되면 본인뿐만 아니라 다른 선생님의 업무 또한 딜레이시키므로 모진 소리를 듣게 될 것이다. 여기에 가르쳐 준 내용을 정리해두지 않고 같은 내용을 질문한다면 노력하지 않는다 하여 더욱 모진 소리를 듣게 된다.

특히 교육 1~2주차 때 한꺼번에 많은 내용을 배우게 되므로 감당이 안 되며 체력도 부족해서 쉬는 날에 정리하겠다고 미루게 된다면, 다음날 그전에 알려준 내용에 대한 질문에 답을 못할 가능성이 대단히 높다. 이를 토대로 본인의 이미지가 형성되기 때문에 괜히 혼나지 말고 어차피 공부할 내용이라면 당일에 기억이 잘 날 때 정리하고 공부하라고 말해주고 싶다.

나는 교육 받은 내용을 정리한 '공부용 Note'를 토대로, 근무 때 필요한 내용만 분리해서 '업무용 Note'를 따로 만들었었다. 남에게 모진 소리 들을 필요 없이 정리해둔 것을 보면서 스스로 점검이 가능하도록 말이다. 그렇기에 내게 있어 **'나만의 Note'는 '업무지표'라고 말할 수 있다. 무엇을 어떻게 해야 하는 건지 알려줄뿐더러 가장 기본이 되는 내용을 담고 있기 때문이다.**

다음은 **신규 때 배운 내용을 정리한 '공부용 Note'** 일부분이다.

❖ **산소포화도(Saturation)**
→ Normal: 95-100% / COPD: 거의 90%까지 정상으로 봄

▶ **손에 산소포화도 재는데 귀도 가능(손, 발, 귀 다 가능하다고 함)**

▶ **Saturation 저산소일 때(그냥 알리지 X) - 처치 필수!**
→ 환자분 O_2 공급 중이면 최대로 제공, 정말 급하면 바로 간호 벨 call.
"선생님 oo님 satu __수__치__ 나와서 ___처__치__하고
지금 satu __수__치__입니다."

❖ **고체온(폐렴 등 증상으로 고체온 환자 꽤 있음)**

▶ **V/S 측정하여 7^5 이상이면 얼음 팩 적용해줌**
→ 얼음(배선실) + 집게(스테이션 뒤), 얼음 팩(린넨), 얼음 팩 커버(린넨)
+ 얼음주머니에 얼음은 절반만 담음!!
반 접어서 공기 제거(얼음 녹으면 양 많아지므로)!!
뒤집어서 얼음 새는지 확인해보고 커버 담아서 환자에게 제공해줌
+ 환자/보호자에게 설명
"지금 환자분 체온이 높아서요. 열 내리기 위해 얼음 팩 대드릴게요.
겨드랑이 쪽에 큰 혈관이 분포해 있어서 체온이 빨리 내려가요"

▶ **정규 V/S 때 고혈압, 고체온인 분들은 I/O 할 때 recheck 하고 F/U. 차지 선생님 업무와 인계를 위해서(Day) 2:30PM까지 무조건 noti!!**
+ 이 T-Total I/O Noti 선호 / 다른 T-Abnormal I/O만 Noti 선호

남들이 보면 뭐 저런 내용까지 정리했냐고 말할 수 있지만 나는 말하는 게 어려웠고 일의 우선순위 파악이 어려웠다. 그래서 선생님들이 환자분께 설명을 어떻게 드리는지 기록해놓고 그대로 말하려고 연습했으며, Charge 선생님마다 선호하는 근무 방식이 다른 것을 느껴서 기록해놓고 선생님들께 맞춰 노티하는 방식부터 연구했었다.

말 그대로 **'나만의 Note'이므로 남들이 뭐라 하던 내가 어려운 부분들을 내 방식대로 정리하면 되는 거다.** 내 경우에는 악필이라 교육 때는 수첩에다 휘갈겨 적어놓고 집에 와서 타이핑하고 출력하여 들고 다녔다.(타이핑 한 그대로 들고 다니는 걸 지적하는 분들도 있어서 작은 수첩에 붙일 수 있게 뽑아서 붙였음)

다음은 **주요 질병 위주로 정리한 '공부용 Note'의 틀**[1]이다.

〈호흡기 내과 주요 질병 & 검사 및 시술〉

① TB
② Lung abscess – Pleurodesis
③ Pleural effusion – Pleural tap(Bx.), Pig Tail Insert
④ COPD – PFT
⑤ Asthma – PFT, Allergy Skin Test, Peak Flow Meter
⑥ Hemoptysis – Bronchoscopy
⑦ Pneumothorax – CTD
⑧ Pneumonia – HRCT
⑨ Lung cancer – Sono(CT) guided PCNA, Rtx.
⑩ Pneumoconiosis

질병명
→ **요약설명** / 정의 / 증상 / 원인 + 위험인자 / 진단검사 /
합병증 / 치료 + 약물 / 간호 + 수술 / 기타

검사 & 시술
→ **목적 + 방법**

우리 부서는 호흡기 내과를 Main으로 한 단일 부서였기에, 주요 질병과 검사 및 시술이 거의 위에서 벗어나지 않았다. 그렇기에 **환자의 진단명을 보고 앞으로 어떤 검사와 치료를 하게 될지 생각할 수 있었고, 반대로 추가 검사를 보면서 어떤 질환을 의심하는 건지 가늠할 수 있었다.**

환자와 보호자에게 있어 오랜 시간 함께 있고 쉽게 만날 수 있는 사람이 간호사다. 그래서 치료 방향과 상태에 대해서 많은 질문을 해오는데 이때 자신 없이 얼버무리면 의료진으로서 신뢰를 잃게 되어 무시하는 눈빛을 받게 된다. Dr. Order대로 행하는 간호사가 아닌, 자신의 환자가 앞으로 무엇을 할지 생각하는 간호사가 되기 위해서는 반드시 본인 병동의 주요 질병 및 검사, 시술, 약물들에 대해서는 무조건 공부해야 한다.

1) 전체 내용이 많아 틀로 보여드리며, 2번 내용만 요약하여 다음 장에 첨부함

다음은 **주요 질병 위주로 정리한 '공부용 Note'의 일부**다.

2. Lung abscess(폐 농양)

- 화농성 세균 감염으로 폐 실질 괴사시켜 국소적으로 폐 조직 파괴함

1) 정의

- 폐 안에 구멍이 뚫리고 고름이 주머니 형태로 차 있는 질환

2) 증상

- 야간발한, 고열, 창백, 피로, 악액질 보임
- 객담 색, 냄새, 흉막성 흉통(특히 심호흡 시 찌르는 듯한 통증)

3) 원인

- 폐렴 병력
- 결핵, 폐 진균 감염 대상자에게 다발성 농양과 공동 형성됨

*** 폐 농양 위험인자**

- 진균 감염자

4) 진단검사

① 흉부 X선 검사
② CT(컴퓨터 단층 촬영) – 공동형성 의심 시
③ 흉막액, 혈액 배양 검사
④ 객담 배양 검사 – 원인균 규명

5) 치료

- 항생제 증상이 완화까지 정맥 투여함
- 가장 효과적인 항생제: Penicillin
- 그람 음성균 존재 시: Kanamyci / Gentamycin

6) 간호

- 심호흡과 기침 효과적으로 실시
- 매일 객담 양과 특성 관찰하고 기록, 객담으로 치유과정 평가함
- 구강 간호 제공 및 구강 내 Candida albicans 과잉증식 관찰

7) 수술

- 악성종양 의심 및 합병증으로 농흉 발병된 경우 수술함
- 수술: 절제술, 경우에 따라 배농 술 시행함

다음은 **업무 내용 위주로 정리한 '업무용 Note(검사)'의 틀**[2]이다.

검사 이름	
(___)층 검사실 이름	☏(검사실 번호)
전	• 금식 여부 / 장신구 제거 • 검사에 필요한 동의서 • 검사 시 선행되어야 하는 Lab • 검사에 필요한 • 검사 전 처치 약물 / 검사에 필요한 준비물 • 검사 시 가는 방법(도보, W/C, Long car, Bed) • 검사용 Fluid 종류
후	• 금식 여부 / 식사 Start 종류 • ABR 여부 / 지혈 여부 / 주의사항 • Post X-ray 여부(언제 할지) • 검체(어디로 언제까지 접수해야 할지) • Dx(드레싱) 여부(언제, 무엇으로 할지)

간호 업무에서 검사준비를 많이들 어려워하는데, 나 역시도 검사를 어떻게 준비해야 하고 무엇을 더 신경써야 하는지가 어려웠다. 내가 근무한 병동에선 위처럼 검사들 별로 전·후 간호를 암기하고 수첩에 붙여서 일하게 했었다.

+ Ex) PET-CT 정리

PET-CT	
1층 핵의학과	☏ 1234
전	• 6시간 이상 금식(생수 가능) • 24G / 장신구 제거 / 도보, W/C, Long car만 가능 • 전날 밤 Glucose 섞인 Fluid → NS10 교체 • 당일 혈당 정상수치 조절
후	• 검사 후 바로 식사 가능

2) 근무했던 병원의 업무지침이 노출되므로 틀과 일부만 첨부함

1-03 신규간호사 임상에서의 첫 시작!(OT편)

'전화응대'
- 응대 예절 & 응대 Tip

모든 게 서툴러서 어렵고 긴장되던 신규 때 'IV', 'Dressing Assist'만큼 무서웠던 게 '전화응대'였다. 나를 가르치던 선임이 나는 스테이션에 있으라 하고 잠시 자리를 비운 사이에 전화가 울리면 내가 받아도 되나 하고 고민을 했었다.

'받아서 뭐라고 하지, 못 알아먹으면 어떡하지? 기다려야 하나?' 별별 생각들을 하다 보면 선생님이 뛰어와서 전화를 받으셨다. 선생님마다 전화가 울리면 받으라는 분도 계셨고 어차피 받아도 모르니까 받지 말고 그냥 기다리라는 분, 받아서 바꿔 달란 분 등 반응은 각기 달랐다.

그래도 대개 공통적인 반응이 스테이션에 있을 때 전화가 울리면 받으 라는 거였다. 받아서 이해를 못하겠으면 바꿔주면 되는 거고, 본인이 처리 할 수 있는 일(물품 빌려달라는 전화가 꽤나 많음)은 하면 된다고 했다.

그리고 **막상 전화를 받고 마법의 단어인 '신규'를 붙이면 상대방이 꽤나 친절해졌다. 또박또박 한 글자씩 말해주는 분도 있었고 본인이 생각했을 때 신규인 내가 이해하지 못할 내용이면 애초에 Charge 선생님이나 주변 선임들을 바꿔달라고 요청하기도 했었다.**

막상 받아보면 어려울 게 없는 것이 전화응대이므로 괜히 겁먹고 울리는 전화를 애써 모른 척 했다가 모진 소리 듣지는 말자. 누군가 집에 볼 일이 있어 전화하는 것과 똑같다 생각하고 마음 편하게 전화를 받고 모르겠으면 되물어보면 된다.

사실 전화응대에 있어서 답답해하는 사람은 상대방이므로, 신규라 하면 다들 다른 사람을 찾으므로 꼭 신규라 말하고 전화가 울리면 우선 받아 보자.

다음은 '전화응대 예절을 정리한 것'이다.

❖ **전화응대 예절**

1) 세 번 이상 벨이 울리기 전에 받는 것의 예의임

2) 전화를 받음과 동시에 인사와 소속을 밝혀야 함
⇨ 안녕하십니까?(부서)(신규) 간호사 ○○○입니다.
⇨ 정말 바쁜 경우: 네,(부서)입니다.

3) 상대방의 신원을 정중하게 확인해야 함
⇨ 선생님 죄송한데 어디 누구십니까?

4) 용건을 물으며 육하원칙에 맞춰 메모해야 함
⇨ 메모 남겨드리겠습니다. / 메모 남겨드릴까요?

5) 중요한 내용은 재확인해야 함
⇨ ○○호 ▲▲▲ 환자 ~~~해주라는 거죠?

6) 전화를 끊을 때는 간단한 인사를 전해야 함
⇨ 네, 감사합니다.
+ 상대방이 전화를 먼저 끊은 걸 확인 후 끊는 게 원칙이긴 함

▶ **기본 전화 인사**
- 안녕하십니까?(부서) 신규간호사 ○○○입니다.

▶ **늦게 전화를 받았을 때: 기준 – 전화 벨 3번 이상**
- 기다려주셔서 감사합니다.(부서) 신규간호사 ○○○입니다.

+ 신규간호사가 알아두면 좋은 인사
- 메모 남겨드리겠습니다 / 메모 남겨드릴까요?
- 담당 선생님 바꿔드리겠습니다. / 선생님 죄송한데 어디 누구십니까?

+ 다른 부서에 전화 걸기

1) 인사와 함께 자신의 해당 소속 부서 알리기
⇨(우리가 을인 경우 Ex – 도움 요청) 죄송한데,(부서)인데요.
⇨(우리가 갑인 경우 Ex – 빌려 간 물품 확인) 네, 여기(부서)인데요.

2) 말투는 항상 공손하고 상냥해야 하며 미리 물어볼 내용 정리하기
- 물어야 할 내용 한두 개씩 빠트려서 계속 전화하면 엄청난 민폐임
- 그들의 도움이 필요하고 다급한 건 우리이니 상냥하게 도움 요청해야 함
⇨ 바쁘다고 우리가 따지듯이 말하면 해당 부서는 이후에 안 도와주려고 함

다음은 '전화 응대할 때의 나의 Tip 아닌 Tip'이다.

01 반드시 누가? 무엇을! 위해 전화했는지 알아내기

– 전화가 울려서 받았더니 "7호 ○○환자 NPO 걸어주세요."라고 말했다. 이 정도는 알아먹기에 "7호 ○○환자요?" 하고 SBAR '되묻기'도 확실히 하면서 환자를 알아냈다. 그리고 담당선생님을 찾아가 "선생님 ○○환자 NPO해 주래요." 하고 말을 전하고 뿌듯해하는 내게, 선생님은 "누가?" 하고 물어보셨다. 당황하며 "그건 모르겠어요."라고 대답하니 스테이션에 돌아와 해당 환자 오더를 까보시다가 주치의한테 연락을 하셨다. 그런데 주치의가 전화한 게 아니라 하자 표정이 안 좋아지셨고 누가 왜 금식하라고 한 건지 알아내기 위해 전산을 보다가 전화 똑바로 받으라고, 이럴 거면 그냥 받지 말라며 꽤나 한소리를 들었다.

위는 내 경험담으로 전화응대를 할 때 '무엇'만 신경쓰다 보니 '누가'를 신경쓰지 않았다. **대개 '1년 차인데요, 2년 차인데요, 엔도인데요.' 같이 자신이 누구인지 말해주는데, 혹시 말을 안 해주면 꼭 '누구'인지를 물어야 한다. 그래야 추가로 문의사항이 생기면 물어볼 수 있고, '왜' 하는지도 알 수 있기 때문이다.**

02 제일 좋은 건 잘 아는 담당선생님께 전화 돌려드리기

– ○○년 차 선생님인데요. 차지 선생님 바꿔주래요.
– ●● 선생님이 8호 담당 선생님 바꿔주래요.

위는 내가 자주 하던 말로, Charge-Acting 때 "1호 담당 선생님 있나요?" 하고 전화가 오면 내가 보는 방은 맞으므로 아니라고는 못하고, 들어 보다가 감당이 안 되면 "잠시만요 Charge선생님 바꿔드릴게요." 하고 얼른 선생님을 찾아서(수화기로 안 들리게) 바꿔 달라했다며 전화를 돌렸었다. 내 담당 방이 아니라면 아예 애초에 바꿔드렸다.

얍삽하게 일하는 게 아니라 **말을 이상하게 사이에서 전하는 것보다 직접 대화를 주고받는 게 훨씬 당사자들도 번거롭지도 않을뿐더러 괜히 사이에서 혼날 일도 없기 때문이다.**

Plus+

'Dr. Notify' - 문자 Noti & 전화 Noti

Dr.들의 전화를 받다 보면 "1년 차인데요. 2년 차인데요."라는 말을 자주 들어서 레지던트들이 자신을 표현할 때 몇 년 차라고 말하는구나 라고 생각했었다.

그런데 어느 날 호흡기 Fellow라고 하는데 Dr.들의 호칭을 모르던 나는 다른 직종의 사람이 전화를 건 줄 알았었다. 그리고 이후에 병동에 교수님 대신 레지던트를 데리고 회진하는 모습을 보면서 누구인지 물어보니 Fellow라고 해서 Dr.를 말하는구나 싶었다.

선생님들이 종종 나보고 의사들에게 Notify를(이하 Noti라 칭함) 하라고 하는데, 그럴 때마다 문자를 보내야 하는 건지 전화를 해야 하는 건지 고민이 되었고, 그 전에 Noti 하던 경험을 토대로 눈치껏 Noti를 했는데 왜 그걸 지금 주치의에게 말하냐면서 당직의에게 말해야 하는 거를 아직 모르냐는 말을 들었다.

이럴 때마다 Dr.들의 호칭을 알아둘 필요가 있고 그들이 무슨 일을 하는지 알아둘 필요가 있다고 생각했다. **또한 주치의와 당직의가 무슨 차이가 있고 저들에게 Noti 하는 내용이 달라지는 것을 느끼면서 어떤 걸 신경써야 할지 생각해보게 되었다.**

Night를 하다 보면, 목요일 Night에는 다음 날 아침 주치의가 들어오기 때문에 필요한 서류를 준비해달라고 말할 수 있지만 금요일 Night에는 다음날 주치의가 들어오지 않고 다른 당직의로 Turn 되기 때문에 필요한 서류를 요청할 수 없어서 다음 외래에 와서 발급해가라고 설명을 하는 등 주치의와 당직의가 할 수 있는 일의 범위가 달랐다.

다음은 **Dr.의 호칭 및 그들에게 Notify 하는 방법과 Tip 아닌 Tip**을 정리한 것이니 조금이라도 Noti의 무서움에서 벗어나길 바란다.

다음은 'Dr.의 단계를 정리한 것'이다.

▶ 의대생(PK): 6년
- 예과 2년 + 본과 4년의 과정을 거치는 의예과를 전공하는 대학생
- 졸업 후 의사면허 시험에 합격해야 의사면허증이 주어짐

▶ 수련의(Intern, 인턴): 1년, 2~4주 단위로 순환함 ★
- 수련병원에서 전 과목에 걸쳐 순환근무를 하면서 임상 수련을 함
- 전공선택 시험을 침(전공의에서 떨어지면 다음 해까지 기다려야 함)
- 인턴 막바지, 전공의 시험 후의 인턴을 '말턴'이라 함

▶ 전공의(Resident, 레지던트): 3~4년의 수련기간을 가짐 ★
- 인턴 과정을 이수한 자, 일정한 수련병원 또는 수련기관에 전속되어 전문과목 중 1과목을 전공으로 수련하는 자를 말함(내과는 과가 많아 1~2달 간격으로 Turn됨)
- 최근 수련기간이 4년에서 3년으로 변경된 과가 있음(Ex. 내과, 외과, 가정의학과 등)
- 전문의 시험을 침(보드라고 함, 합격하면 보드 땄다고 함)

⇨ 전문의 시험에 합격하면 개업의, 의대교수 과정 밟을 수 있음

▶ 레지던트들의 연차별 주요 업무
- 1년 차: Ward(병동) 주치의 업무, 컨퍼런스, 디스커션 많이 함
- 2년 차: ICU 주치의 업무, 1년 차 감독 및 교육함
- 3년 차: ICU 및 Ward Back 봄, 1, 2년 차 감독 및 교육함, Chief 시작
일반적인 수술 집도, 고난도 환자처치 배움
- 4년 차: 1, 2, 3년 차 감독 및 교육, 일반의사 이름으로 외래 진료 봄
수술에 들어가는 레지던트 순서 및 업무 분담을 조정함

▶ 임상강사(Fellow, 펠로우): 1~3년 과정
- 전문의 시험에서 합격한 해당 임상과에서 더 전문적이고 분화된 분야를 집중적으로 연구하는 의사들로 대학에 강사로 많이 나감
- 의과대학 교수가 되기 위해서는 필수과정임

▶ 교수(Step, 스텝): 교수급 이상을 스텝이라 함

⇨ 스텝이라고 부르는 경우 거의 못 봄, 부를 때 과장님, 교수님이라 함
- 직급 순서: 조교수 → 부교수 → 정교수

\+ 전임강사는 촉탁의라고 했으나 2011년부터 직급이 폐지됨. 조교수라 함

▶ **주치의**: 어느 한 환자의 치료를 전담하는 의사

\+ **담당의**: 환자를 담당하고 진료하는 의사

⇨ 주치의와 비슷한 의미로 사용되는데 특정 질환만 다루는 분들이나 수술 담당하는 분들을 담당의라고 표현하기도 함

▶ **당직의**: 주말, 평일 주치의 퇴근 후에 주치의를 대신하여 진료하는 의사

다음은 'Notify에 사용되는 ISBAR를 정리한 것'이다.

Notify 기본원칙: ISBAR 사용하기

- Identity: 나의 신원 밝히기
- Situation: 현재 상황 말하기
- Background: 현재 상황과 관련 있는 환자의 배경 말하기
- Assessment: 현재 상황에 대한 사정 내용, 원인 말하기
- Response: 취했으면 하는 행위 말하기

01 주치의에게 Notify 하기 vs 당직의에게 Notify 하기

＊ 주치의에게 Notify 하기

- 주치의이기 때문에 환자의 과거 질병력을 자세히 말할 필요 없음

⇨ 필요한 내용만 말하면 됨(Background 부분을 생략할 수 있음)

- 주치의이기 때문에 필요한 사항 모두 다 말할 수 있음

⇨ 입원 처방, 퇴원 처방, 필요한 서류, 외출 Sign 기타 등등 다 가능함

＊ 당직의에게 Notify 하기

- **환자 상태를 모르므로 왜 입원했는지 무엇이 문제인지에 대하여 간략히 설명해서 함께 Notify 함**
- 당직의는 잠깐 봐주는 의사로 필요한 순간의 처방만 해주는 역할

⇨ 입원 처방 및 추가 처방 가능한 정도로만 기억하면 됨
수혈 처방 가능, 영양제 추가 처방 가능 [항암은 주치의가 해야 함]

⇨ 퇴원 처방 불가, 입원 시 Local Medi Keep 여부 '확인' 불가
필요한 서류 입력 불가, 기존 약의 증량 여부 '확인' 불가
외출 Sign '확인' 불가(Confirm 되면 입력 가능)

암또 일화

이브닝 때 환자가 입원을 해서 주치의에게 필요한 입원처방을 내달라고 하기 위해, EMR의 주소록에서 주치의 이름을 검색하려던 때에 한 환자가 Y교수님은 회진이 언제냐고 물어서 대답을 해드렸다. 그러면서 주치의에게 '706호 ○○○환자 입원오셨습니다. 입원처방 부탁드려요.'라고 문자를 보낸다는 걸, Y교수님께 문자를 보내버린 적이 있었다. 당황하며 '죄송합니다. 잘못 보냈습니다.'라고 바로 보내고 옆에 선생님께 말하니, 이건 수선생님께 말씀드려야 한다 해서 놀리시는 건가 싶었는데, 정말로 이런 경우엔 보고를 해야 하는 일이었다. 다행히 웃고 넘어갔었는데, 정말 순간적으로 아찔했던 경험이었다.

02 문자 Notify 하기 vs 전화 Notify 하기

＊ 급하지 않은 것은 문자 Notify 하기

– 필요한 서류, Order 재확인 및 수정 요청, 급하지 않은 요구사항

⇨ 대개 처음엔 거의 문자로 보냄, 전화통화 하기 어려움

⇨ 진통제나 수액 원함, I/O Notify, 경미한 이상 V/S Noti 경우

＊ 응급상황, 여러 번의 문자에도 대답 없는 경우 전화 Notify 하기

– 대량 객혈, SpO_2 급격히 떨어짐, BP 급격히 떨어짐과 같은 응급상황

⇨ 당장 대답을 듣고 처방이 필요한 경우, Night 때는 전화가 나음

⇨ 주치의 퇴근 전 급하게 Noti 하고 대답 들어야 하는 경우

⇨ I/O Notify 경우 부서 전체가 한 번에 Noti 하면 전화가 더 편함

+ 사례로 보는 차이

[상황]

703호 F/48 나아파 환자 Lung Ca 5DW+Morphine 2㎎ 8cc/hr로 들어감

Pain 호소하면서 추가 진통제 원함

1) 주치의

– 7서인데요. 703호 나아파 환자 Pain 호소하면서 진통제 더 원합니다.

⇨ 처방 내릴 수 있게 부서, 입원 병실, 이름 말해주기

⇨ 상황과 무엇을 원하는지 말해주기(중재 상황 말해주면 좋긴 함)

2) 당직의

– 7서인데요. 703호 F/48 나아파 환자 Lung Ca, 5DW+Morphine 2㎎ 8cc/hr로 들어가는데 Pain Control 안 돼서 진통제 추가로 원합니다.

⇨ 처음 보는 환자이므로 부서, 입원 병실, 이름, 과거력, 상황 말해주기

⇨ 필요한 처방을 내릴 수 있도록 관련 배경은 말해주어야 함

+ Notify 할 때 작은 Tip – 원하는 중재를 말해보자

＊ 원하는 중재를 끝에 말하면 그렇게 하라는 경우가 많음

⇨ Pain을 호소하는데 Tridol 드릴까요?

⇨ I/O가 +1000에 Bwt 1.35㎏인데 Lasix 드릴까요?

– 정말 대답이 없으면 '드릴게요.'라고 보낼 시 안 되면 안 된다고 답이 옴

1-04 신규간호사 임상에서의 첫 시작!(OT편)

'CSR 물품 Count' - 이름 & 생김새

출근해서 근무복으로 갈아입은 뒤 제일 처음 하는 일이 '물품 Count'다. 처음엔 익숙하지가 않아서 다소 시간이 걸릴 수 있는데, 몇 번 하다 보면 무리 없이 물품 Count를 할 수 있게 된다.

병원마다 CSR 물품 Count를 간호사가 아닌 보조사원 혹은 간호조무사 업무로 분류하여 간호사 Job이 아닌 곳도 있다. 우리 병원의 경우 입사하여 1년 조금 넘게까지는 막내 간호사의 Job이었는데, 후에 업무 부담을 줄이기 위해 사원 Job으로 바뀌었다.

그렇지만 Dressing Assist(이하 '드레싱 어시'라 칭함)를 **하거나 그 외 상황에서 물품이 필요하다고 했을 때, 물품의 이름과 생김새를 모르면 업무 로딩이 발생하게 되므로 물품 Count를 안 하더라도 알아야 한다.**

내 경우엔 내과라서 드레싱 어시 설 일이 거의 없었는데, 가끔씩 외과 환자가 입원해서 드레싱 어시를 서면 드레싱 물품을 잘 몰라서 당황할 때가 많았다. 특히 드레싱을 하다가 드레싱 카에 물품이 없어서 스테 이션에서 추가로 물품을 가져다 달라는데, 솔직히 어떤 물품인지 잘 모르겠지만 일단 가서 살펴보고 정 모르겠으면 다른 선생님께 도움을 요청해야지 하고 갔다가 아무도 없어서 느낌대로 여러 개 집어서 병실로 되돌아갔다가 한 소리 들은 적도 많았다.(그래도 신규간호사 티를 팍팍 내주면서 "죄송한데요, 제가 많이 안 해봐서요." 하고 공손하게 이름과 생김새를 물어보면 이해해주고 알려주신 분들이 많았다. 정 답답한 분들은 본인이 직접 스테이션에 와서 찾아가곤 했었다.)

다음은 **'물품 Count 중에서도 병동에서 자주 쓰이는 CSR 물품'을 정리해 놓은 것**이다. 병동마다 종류와 명칭 차이가 있을 수 있다. Set는 구성물이 차이가 커서 생략하였다.

01 Forcep

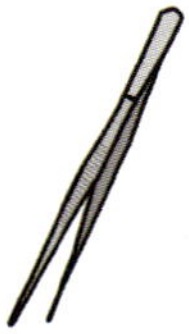

- 목적: 드레싱 및 기본 처치
- 추가: Tip(끝) 부분에 따라 무구와 유구로 나뉨
- 무구: Tip이 편평하고 부드러운 형태
- 유구: Tip이 뾰족한 형태

02 Adson Forcep

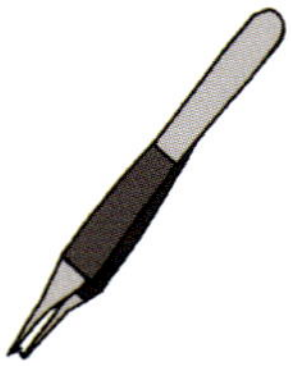

- 목적: 봉합 시 주로 사용, 드레싱에도 사용 가능
- 특징: **끝이 고리처럼 날카롭게 되어 있어 기본** 포셉보다 잘 잡히며, 미끄러지지 않게 집음

03 Forcep Jar

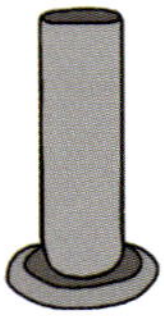

- 목적: 무균적으로 포셉 보관하기 위함
- 특징: long Forcep이 Forcep Jar 안에 들어있는 'Forcep Stand' 상태로 소독되어 있음
- 매 Duty마다 교환해야 함
- 포셉 자 뚜껑에 섭자가 붙은 이동용 섭자도 있음

04 Sponge Forcep

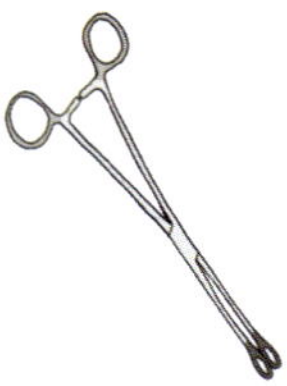

- 목적: 드레싱 시 스펀지 잡는 용
- 특징: **끝부분이 스펀지를 잡을 수 있도록 톱니가 있고 둥그렇게 생김.** 손잡이에도 고정 장치가 있음

05 Scissors

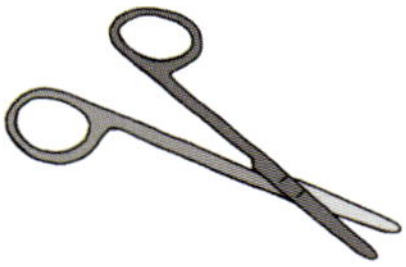

- 목적: 자르는 용
- 특징: 일반 병동에서는 기본 시저만 주로 사용함
- 종류: Metzenbaum(일명-메쨈), Mayo 등으로 수술용 가위는 더 세분화되어 있음
- 생김새에 따라 Straight, Curve형으로도 나뉨

06 Metzenbaum Scissors

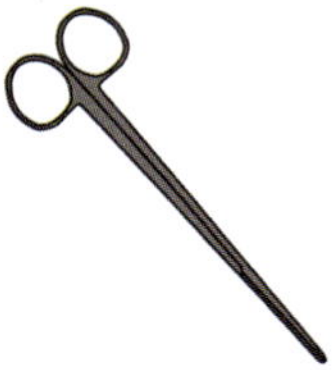

- 목적: 자르는 용
- 특징: **섬세하고 얇은 조직을 Cutting** 할 때 사용함
- Mayo에 비하여 **가늘고 얇으며 가위 날 끝이 뭉퉁함**
- 기본적으로 사용하는 수술 기구: OS, GS 등

07 Mayo Scissors

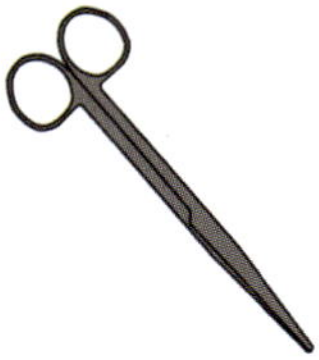

- 목적: 자르는 용
- 특징: **굵은 조직과 근육을 Cutting** 할 때 사용함
- Metzenbaum에 비하여 **굵으며 가위 날 끝이 뭉퉁함**
- 굵은 조직과 근육 장기 수술에서 종종 사용함: OBGY

08 Iris Scissors

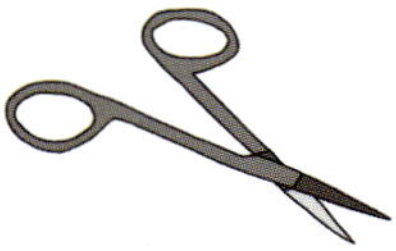

- 목적: S/O 주로 사용
- S/O(Stitch Out): 실밥 제거
- 특징: **가위 날 끝이 날카로움**

09 Kelly

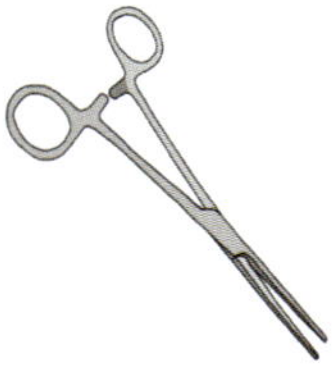

- 목적: 지혈, 물겁 집기, 고정, Clamping 용
- 특징: **끝부분이 물건을 잡거나 고정할 수 있도록 톱니가 있으며, 손잡이에도 고정 장치가 있음**
- 종류: 반니켈리, 댄디켈리, 슈니츠 등

\+ **Hemostat** – 본래 지혈목적이었으나 물건집기에 사용하면서 Kelly(大)와 Mosquito(小)로 세분화됨

10 Hemostate

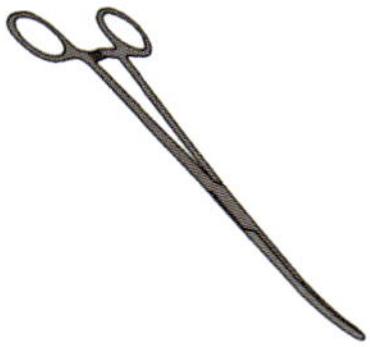

- 목적: 지혈 목적으로 혈관은 잡을 때 사용함
- 일반적으로 Kelly라 칭하는 수술기구보다 조금 더 작음
- Kelly(18cm), Hemostate(16cm), Mosquito(12cm) 3종류는 크기에 차이가 있을 뿐 생김새와 기능은 같음
- Hemostate Clmp 안에 Mosquito가 포함됨

11 Mosquito

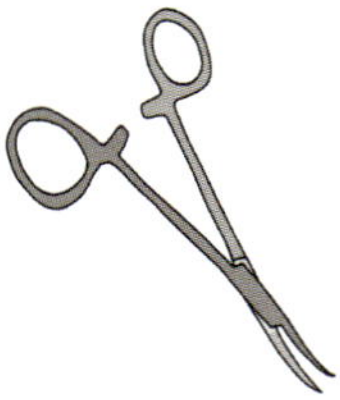

- 목적: 지혈목적으로 혈관을 잡을 때 사용함
- 특징: 켈리와 비슷하게 생겼지만 켈리에 비해 **사이즈가 아주 작고 끝이 구부려져 있음**
- 모기처럼 구부려져 있다 해서 이름이 모스키토임
- 종류: 마이크로 모스키토, 하트만 솟 모스키토 등

12 Needle Holder

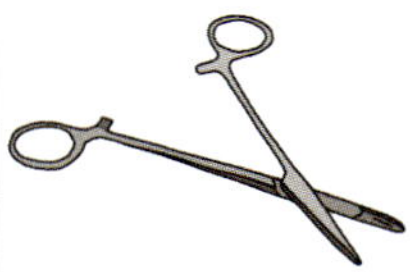

- 목적: Suture 시 Needle 잡는 용
- 특징: 니들홀더이므로 **가위 날이 켈리에 비해 짧고 끝부분이 니들을 고정할 수 있도록 톱니가 있음, 손잡이 부분 역시 고정 장치가 있음**

13 Knife Handle

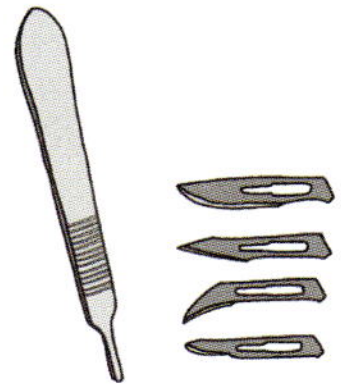

- 목적: Knife 잡는 용
- 특징: Knife를 Blade라 부르기도 함
- 예시: **11번(종류)이면 일레븐 나이프 혹은 써지컬 일레븐 블레이드 달라고 요청함**
- Knife: S/O이나 Cutting 시 사용함

14 Stapler Remover

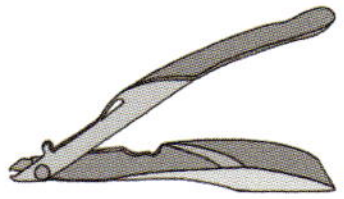

- 목적: 수술 시 봉합한 Stapler 제거
- 특징: 가위 형 Stapler Remover도 있음
- 스테이플러 제거용이므로 끝부분이 매우 짧음

15 Curette

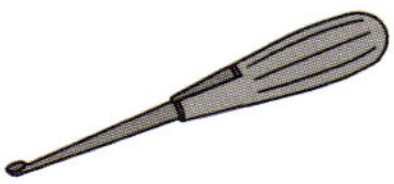

- 목적: 소파(긁어 내는 용)
- 특징: 이물을 긁어 낼 수 있게 끝이 움푹 파인 형태나 끝이 뾰족한 형태가 있음
- OP 부위의 이물(오염 물질)을 긁어낼 때 사용함
- 병동에서는 왼편 이미지인 Bone Curette 볼 수 있음

16 D-Set(Dressing Set)

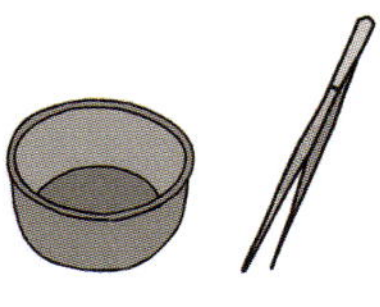

- 목적: 드레싱
- 특징: 소독용액이나 소독솜을 담는 종지(Bowl)와 집고 사용할 수 있게 '섭자(Forcep)'가 1Set임
- 플라스틱으로 나온 일회용 D-Set도 있음

17 Boric Can / Sterilizing Drum

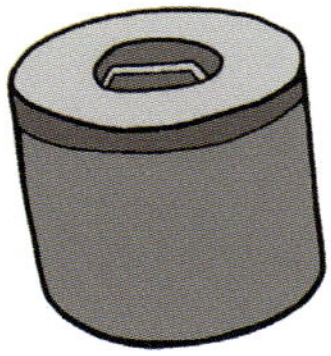

- 목적:(거즈와 같은) 큰 소독 재료 보관용
- 특징: 병원마다 명칭 차이 있음, 다양한 크기 있음
- 우리 병원에서는 Boric Can이라 칭하였음.
- Saline, Povidone, H_2O_2, Hexitanol 등 소독용액에 소독재료를 만들어 놓고 보관함
- 멸균 유효기간 표기해야 함

18 AM Jar / Sponge Can

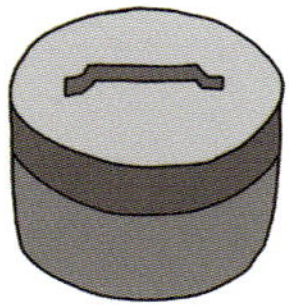

- 목적: 작은 소독 재료 보관용
- 특징: 병원마다 명칭 차이 있음, Borica 에 비해 작고 주로 소독솜(알코올, 포비돈, 헥시타놀) 멸균 보관 목적으로 사용함

19 Pus Pan / Kidney Basin

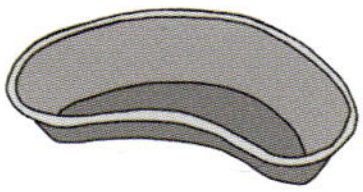

- 목적: 분비물, 오염물 보관용
- 특징: Foley Set에 많이 들어있으며 곡반이라 함 구토,(다량) 객혈, 토혈 시 환자에게 제공해 줌 주치의 Noti 위해 보관 시에도 사용함
- 옆 이미지 외에도 빈 용기를 퍼스팬이라고도 함

20 White Can

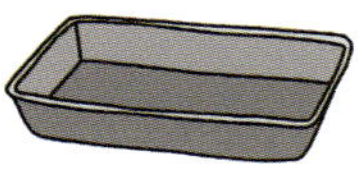

- 목적: 보관목적(오염물, 소독용액 등)
- 특징: Tray와 달리 폭이 높고 작은 크기임. 주로 드레싱, 관장(Kaliminate), 오심·구토 환자 제공에 사용함. 병원마다 명칭 차이 있음
- Saline 1L 용액 다 들어감

다음은 '**물품 Count하는 Tip 아닌 Tip**'이다.

1. 물품 Check List 보면서 **병동 CSR 물품 보관함**에서 수량 확인
- 꼭 1개씩 직접 세워보면서 할 것

2. **소독 내리기 위해 모아둔 곳**에 물품 있는지 확인
- 사용한 물품은 CSR로 소독 내리기 위해 컨베이어 벨트에 모아둠

3. **오염물세척구역**에 물품 있는지 확인
- 사용한 물품은 사원님이 카운트하고 CSR 소독장부 만듦
- 대개 오염물세척구역(스테이션 안에 Tray 씻는 곳)에 모아둠

4. **환자**가 사용하고 있는지 확인
- White Can, Sand Bag 같은 물품은 환자가 가지고 있을 수 있음
- 혈압계: 수혈환자에게 펌핑기 대신 혈액 Bag에 감겨 있을 수 있음

5. 소독 내려갔는지 **CSR**에 확인
- Scissor, Kelly 등은 앞 Duty에 사용하고 소독 내려갔을 수 있음
- 그전 Duty에 소독 내려간 물품도 꼭 CSR 전화해서 물어보기

6. **다른 병동 빌려줬는지 확인**
- Scissor, Kelly, Foley Set처럼 자주 사용하는 물품은 다른 병동에서빌려갔을 수도 있음(대여 장부에 안 적어 놓고 빌려줄 때도 있음)

+ 안 보이는 물품은 반드시 '전 Duty의 막내'에게 묻기
- 물카는 막내 잡이어서 올드들에게 물어보면 모른다 하고 자기가 어떻게 아냐고 한소리 듣는다. 눈치껏 막내 선생님한테 물어보면 잘 알려주심
- 대여 경우엔(스테이션에 있던) 차지선생님이 아는 경우가 더 많기도 함

+ 환자에게 있는지 확인할 때, '그날 Event 있던 사람'에게 먼저 가기
- 검사·시술·수혈·항암·Drain Remove 한 환자들에게 물품이 주로 있으므로 병동 모든 환자에게 갈 시간을 줄여줌

+ 꼭! 안 보이는 물품은 전 Duty가 '퇴근하기 전'에 물어보자!
- 무서워서 못 물어봤다가 영영 못 찾을 수도 있고, 금방 찾을 수 있는데 퇴근도 못하고 후에 다른 선생님들께 무지하게 혼나고 퇴근한 선생님께 연락하게 됨
-(그럼 더 혼남) 꼭 안 보이면 퇴근하기 전에 물어보자

★ '인턴(의사)'이 사용한 물품은 반드시 챙기자!
- 잃어버리는 사람 따로 있고, 찾는 사람·혼나는 사람 따로 있나 봄
- 내가 잃어버리지 않았는데 폐기물 Box 뒤지고, 내가 물어냄

Plus+

'Dressing Assist' - 드레싱 & 소독제

CSR 물품과 함께 알아두면 좋은 게 'Dressing 재료'다. 대개 CSR **물품을 사용하는 경우가 'S/O, Suture, Remove'이므로 'Dressing'을 병동에서 꼭 해야 하고 챙겨줘야 한다.**

내과 병동이라 드레싱 어시를 설 일이 거의 없어서 드레싱 재료를 잘 몰랐는데, 가끔 Post OP 환자를 받으면 사용한 드레싱 재료가 뭔지 몰라 온갖 재료를 다 꺼내서 비교하여 알아내곤 했다. 또한 보호자분들이 드레싱 재료 차이에 대해 물어보면 제대로 몰라서 얼버무리기도 했었다.

그래서 드레싱 재료에 대해 공부를 하다 보니 기본간호학 시간 때 드레싱 종류에 따라 재료가 달라진다는 게 그제야 생각이 났다. 당연한 말이지만 잊어먹고 있었던 부분으로, 다시 잊지 않으려고 물품의 사진과 함께 정리해두니 상처에 따라 무슨 드레싱 재료를 어떻게 사용할지도 예측이 가능해졌다.

드레싱 재료와 떼놓을 수 없는 게 소독제다. 드레싱 어시를 설 때 드레싱 재료는 눈치껏 전에 사용한 것을 보고 미리 준비해 줄 수 있었는데, 소독제의 경우 차이를 잘 몰라서 무엇을 준비해줘야 할지 몰라서 필요한 물품을 직접 말할 때까지 기다렸었다.

내 생각엔 전부 소독제라서 문제가 생기진 않을 거 같아서 관심이 없었다. 그런데 한 고집불통 인턴이 Sore Dx.에 일반적으로 사용하는 소독제가 아닌 다른 소독제를 계속해서 사용하여 전체적으로 Sore가 심해져 수선생님과 교수님까지 그렇게 하면 안 된다고 말하는 걸 지켜보면서 소독제도 중요하다는 것을 깨달았다.

드레싱에 대해 궁금한 사람들과 어시를 걱정하는 신규간호사들을 위해 다음처럼 드레싱 종류와 재료, 소독제에 대해 정리해두었으니 알아두길 바란다.

다음은 'Dressing 종류에 대해 정리한 것'이다.

❖ **드레싱(상처 소독, 상처 관리)**

- 상처 보호 위해 무엇인가로 상처를 덮어 **최적의 상처치유환경**을 만드는 것
- 목적: 손상예방, 감염예방, 삼출물 흡수, 습윤 환경 제공 등

+ 상처치유 과정(드레싱: 염증기와 증식기 초기에 필요)

- 염증기(초반~1주일) → 증식기(3일~3주) → 재생기(3주~1, 2년)
- 드레싱 물품: 초반 – 삼출물 흡수용 → 상피화 – 습윤 환경 조성용

1. 건조 드레싱

- 창상 건조시켜 치유하는 방법으로 **'거즈 드레싱'**이 대표적임
- 삼출물이나 분비물이 많아 **드레싱이 여러 번 필요할 때 사용함**
- 장점: 삼출액 흡수성 좋음, 물리적 보호(감염방지), 저렴함
- 단점: 세균 침입방어능력 부족, 상처에 고착됨, 창상치유 인자 부족 등
- 건조 환경: 수분 증발(딱지 형성 – 재생상피세포가 건조한 상처 면이 아닌 피부 속에서 재생하므로 상처 회복속도가 느림), 재생 물질 제기능 못함

▶ 건조 드레싱 종류

- 건식: 건조한 상태의 거즈 적용하여 삼출물 흡수
- 습건식: N/S에 거즈 적셔 적용함 → 괴사조직이 거즈에 붙어 제거됨
- 습윤: 상처 기저부가 Healing 되고 육아조직으로 변경되었을 때 적용

+ 주의: N/S에 너무 적셔서 물이 뚝뚝 떨어지지 않게 하기

2. 습윤 드레싱

- **상처 치유는 건조 상태보다 습윤 상태에서 더 잘 이루어짐**
- 습윤 환경: 수분 증발 감소(피부재생속도 빠름), 삼출액 속 다핵백혈구, 대식세포, 단백질 분해효소, 세포성장인자 등이 원활하게 제 기능함

▶ 습윤 드레싱 종류에 따른 자주 쓰이는 재료 이름

- 폼 드레싱: **Medifoam, Allevyn, Biatain**
- 반투과성 필름: Tegaderm, Opsite, New-plus
- 하이드로 콜로이드: **Duoderm, Comfeel**, Tegasorb, Replicare Ultra
- 하이드로 겔: Duoderm Hydroactive Gel, Comfeel Purilon Gel
- 칼슘 알지네이트: Algisite, Kaltostat, Seasorb Ag
- 하이드로 화이버 – Aqua Cel

01 Gauze - Neo

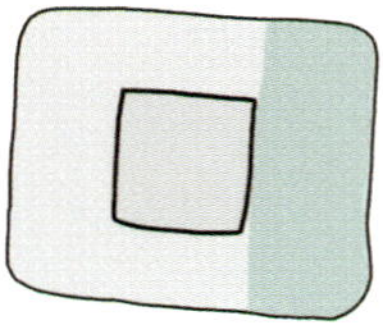

- 종류: 건조 드레싱(거즈드레싱)
- 특징: **거즈와 반창고가 합쳐진 밴드형**
- 타 회사의 **'메딕스'**(상품명)도 같은 종류임
- **Simple Dressing 시 가장 많이 사용함**
- 일반 밴드처럼 가운데 거즈가 있는 형식임
- 구분: 네오는 포장지가 초록색, 메딕스는 하얀색임

02 Foam - Medifoam

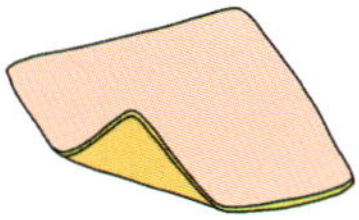

- 종류: 습윤 드레싱(폼)
- 특징: 가장 대표적인 폼 드레싱 재료
- '메디폼', '메디터치'(친수성, H 등 종류가 다양함)
- **상처 부위에 부착능력이 부족하므로 'Hyper Fix'와 같이 사용함**(고정 위한 2차 드레싱이 필요함)
- 구분: 스펀지처럼 두툼함, 내면이 노랗게 생김

03 Foam - Allevyn

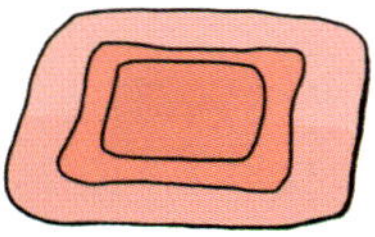

- 종류: 습윤 드레싱(폼)
- 특징: 최근 많이 사용하는 폼 드레싱 재료
- 밴드처럼 생겼으며 가운데 Foam이 부착되어 있음
- Hyper fix 같은 고정용 Plaster를 덧붙일 필요 없이 **'알레빈'만 붙여도 돼서 최근 많이 사용하는 추세임**
- 구분: 포장과 겉면이 분홍색으로 되어있음

04 Foam - Biatain

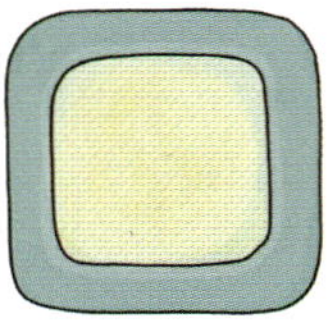

- 종류: 습윤 드레싱(폼)
- 특징: 최근 많이 사용하는 폼 드레싱 재료
- 밴드처럼 생겼으며 가운데 Foam이 부착되어 있음
- **알레빈과 같은 역할**(타 회사 제품임)
- 구분: '비아테인'은 겉이 초록색으로 되어있음

\+ **폼 재질: 삼출물 흡수를 가장 잘함**

05 Transparent Film - Tegaderm

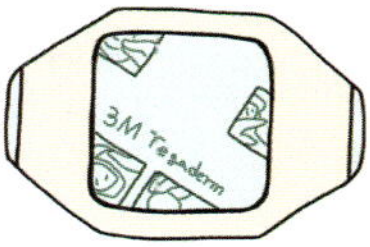

- 종류: 습윤 드레싱(필름)
- 특징: 가장 대표적인 필름 드레싱 재료
- **주로 C-line / C-port 삽입 부위 많이 사용함**
- Needle을 고정해주고 방수기능이 되므로 선호함
- 거즈 알레르기 있는 분들도 많이 사용함
- 구분: 필름 재질로 된 밴드 모양

06 Transparent Film - Opsite

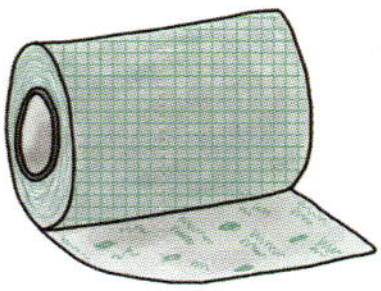

- 종류: 습윤 드레싱(필름)
- 특징: 주로 방수기능(2차 드레싱)으로 사용함
- 산소 투과성이 좋고, 외부의 균 침입을 막아주지만 **삼출물 흡수기능이 없어 주로 방수 목적으로 사용**
- 구분: 필름이므로 투명하고 초록 선이 그어져 있음

07 Hydrocolloid - Duoderm

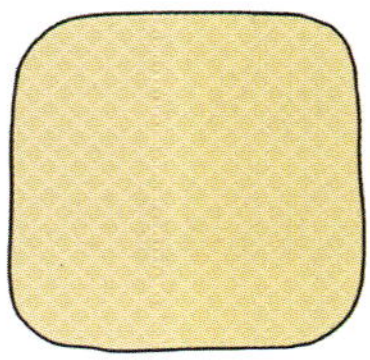

- 종류: 습윤 드레싱(하이드로콜로이드)
- 특징: **얼굴 상처**에 많이 사용하는 드레싱 재료
- 구분: 말랑하고 약간 두툼한 노란색 재질

\+ **하이드로콜로이드: 육아조직 형성 및 혈관 생성 촉진, 괴사조직 녹여주는 기능이 있음**

- **오염되거나 건조가피 덮인 상처엔 사용하지 않음**

08 Hydrocolloid - Comfeel

- 종류: 습윤 드레싱(하이드로콜로이드)
- 특징: **얼굴 상처**에 많이 사용하는 드레싱 재료
- (듀오덤도) 제품 자체에 접착성이 있어 부착이 쉬움
- Comfeel Ulcer는 일반 Comfeel보다 훨씬 두터움
- 구분: 말랑하고 약간 두툼한 노란색 재질

\+ **과도한 삼출물 상처에 부착 후 방치 시 염증 발생**

09 Hydrogel - Duoderm Hydroactive Gel

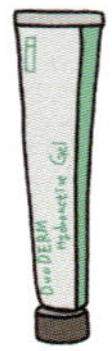

- 종류: 습윤 드레싱(하이드로 겔)
- 특징: 파여 있는 상처에 사용하는 드레싱 재료
- 건조가피 상처에 사용 가능함(5㎜ 두께로 적용)
- 습윤 환경 제공과 **괴사조직을 녹여줌**
- 구분: Gel 형태라 Tube 안에 들어있음

\+ 상처 주변 부위를 짓무르게 할 수 있으므로 조심

10 Ca Alginate - Algisite

- 종류: 습윤 드레싱(칼슘 알지네이트)
- 특징: **삼출물 많은 상처**에 사용하는 드레싱 재료
- 해조류 성분으로 만들어서 흡수성이 좋음(ex, 미역)
- **Ca의 혈액 응고 인자기능으로 지혈** 시에도 사용함
- 상처 기저부에 출혈이 있을 때 사용할 수 있음
- 구분: 하얀 거즈처럼 생겼지만 더 촘촘함

11 Hydrofiber - Aqua cel

- 종류: 습윤 드레싱(하이드로 화이버)
- 특징: **다량 삼출물 상처**에 사용하는 드레싱 재료
- 일반 거즈의 5배의 흡수력을 보임
- 상처 크기보다 2~3㎝ 크게 부착하여 짓무름 줄임
- 특징: 하얀 거즈처럼 생겼지만 더 촘촘함

12 기타(Sore) - Sorbact

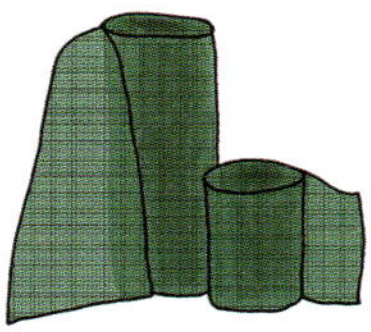

- 종류: hydrophobic Dressing
- 특징: **세균 제거** 시 사용하는 드레싱 재료
- 세균과 곰팡이는 소수성으로, 소수성 드레싱 재료와 만나면 물 분자의 도움으로 서로 결합하여 세균을 제거할 수 있음(**pressure injury Dx. 시 많이 사용함**)
- 구분: 초록색 붕대처럼 생김

13 기타(Foam) - Renofoam Heel

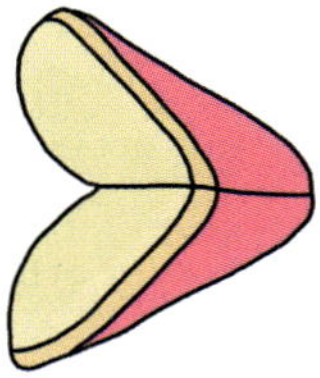

- 종류: Foam Dressing
- 특징: **발뒤꿈치 욕창 예방 목적**으로 사용하는 재료
- '메디폼' 같은 폼 재질로 되어있음
- 구분: 입체 형태로 포장지가 두툼함
+ Tip: ICU에서 병동으로 올라왔다면 환자 짐에서 레노폼 있는지 찾아보자(개봉하면 청구해야 함)

14 기타(방수밴드) - Chung Goo Band

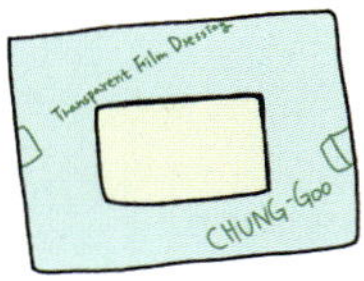

- 종류: Waterproof Band
- 특징: **방수 목적**으로 사용하는 드레싱 재료
- Lap. OP, C/Sec 환자에게 많이 사용함
- 구분: 가운데 얇은 폼이 부착된 필름 밴드 형식
+ Lap. OP: Laparoscopic OP(복강경 수술)

15 기타 - Parafin Gauze

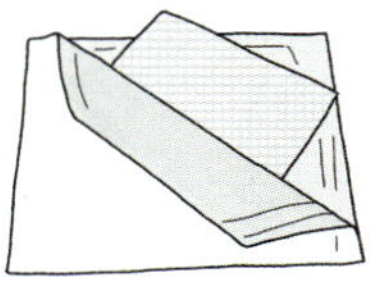

- 종류: Tulles
- 특징: 거즈 드레싱의 습윤 환경을 보완한 재료
- 흔히 '바세린 거즈', '파라핀 거즈'라고 함
- 거즈 드레싱 시 병균 침투를 막아주고 후에 거즈를 더 쉽고 덜 아프게 떼도록 도와줌
- 구분: 끈끈하며 얇은 천 같은 형태

16 기타(Tracoe) - Tube Guard

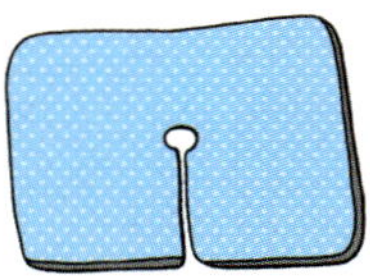

- 종류: T-tube Dressing 재료
- 특징: 분비물로부터 T-tube를 보호하는 재료
- Y-Gauze가 이물질 흡수 후 상처에 부착되는 것을 보완한 특수 재질로 만들어짐
- 구분: 파랗게 생겼고 가운데 구멍이 있음
+ T-tube: Tracheostomy Tube(기관절개관)

17 기타 - Hyper Fix

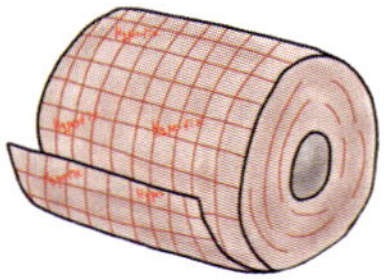

- 종류: 부직 Band(최근 방수형도 출시됨)
- 특징: 2차 드레싱에 주로 사용하는 드레싱 재료
- 자체 접착능력이 없어 2차 드레싱이 필요한 제품에 고정목적으로 사용하는 제품임

\+ **Tip: 포장 부분을 양쪽으로 살짝 벗겨 잡고 있으면 벗겨진 부분을 의사가 잡고 포장지를 벗겨감**

18 기타 - 면 Plastar

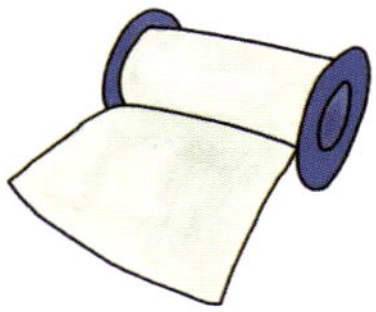

- 종류: Plastar
- 특징: 고정에 사용하는 드레싱 재료
- 면으로 되어있어 짱짱하여 고정에 사용하기 좋음
- 구분: 플라스타 부분이 면으로 되어있음

\+ **Tip: 드레싱 마무리 단계에서 거의 사용하므로,**

- **미리 여러 개를 잘라서 준비해두기(잘 안 뜯어짐)**

19 기타 - Gauze

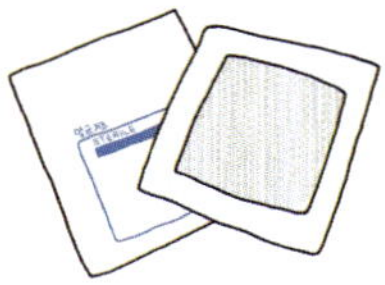

- 종류: Gauze
- 특징: 재질이 부직포형과 솜형이 있는 드레싱 재료
- 습윤 드레싱에 삼출물 흡수를 위해 사용함
- 구분: 솜거즈가 더 부드럽고 푹신함
- Tip: 탭거즈라고 하는 것은 팩거즈로 훨씬 두꺼움
- 솜거즈를 보솜이 거즈라고 부르기도 하며 더 선호함

20 기타 - EB(Elastic Bandage)

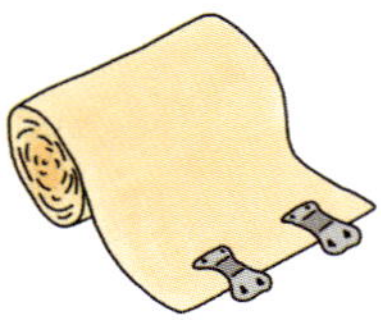

- 종류: Band
- 특징: 압박붕대로 고정할 때 사용하는 드레싱 재료
- 상지엔 4인치, 하지엔 6인치를 주로 사용함
- '이비'라고 부르며 많이 사용함
- 구분: 일반 붕대로 탄력성이 좋음

\+ **EB: 탄력붕대 / CB(Cotton Band): 면 붕대**

다음은 **'소독제에 대해 간략히 정리한 것'**이다.

1. **알코올** – Inject 전 피부소독 / 증발하면서 소독효과가 나타남
2. **베타딘** – 포비돈 / 넓은 부위 상처소독 / 지속적인 살균효과
3. **제파논 – 벤잘 / 그린헥시딘** / 눈가나 입가 점막 소독
4. **과산화수소** – 작은 부위 상처소독 / 상처 외에는 효과 없음[3)]
5. **보릭** – 가장 약한 소독약품 / 연한조직 상처 소독 / 안과 드레싱

01 Alcohol Swabs(70% Isopropanol) [알코올]

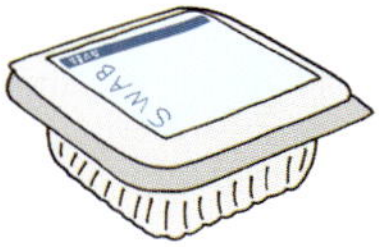

- 용도: Injection 전 피부소독, Vial 뚜껑 소독
  IV Inject 전 Cap, 3way Stopcock 소독
- 특징: 미생물의 원형질막 파괴하여 소독효과를 냄
  증발하면서 소독효과가 나타남
- 구분: 에탄올에 비해 독성이 2배 정도 큼
- 주의: 지각장애, 혼수상태 등을 초래할 수 있음

02 83% Ethanol [에탄올]

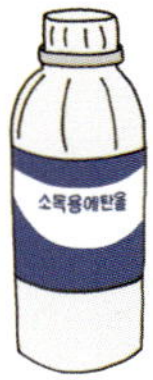

- 용도: Blood Culture 시 병뚜껑 소독
- 특징: **소독 효과가 제일 빠름** 동일부위 반복 사용 시 피부가 거칠어짐
- 세균의 살균 작용은 있으나 에포엔 효과 없음
- 구분: 소독용액이 분홍색임(투명한 용액도 있음)
- 주의: 점막, 손상된 피부는 자극되므로 사용 금기임

03 2% Chlorhexidine Gluconate(CHG) [클로르헥시딘, 히비탄]

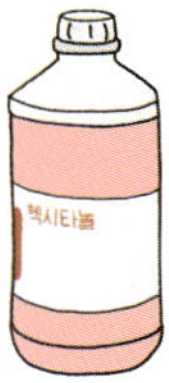

- 용도: Blood Culture 시 피부 부위 소독
  C-line Insertion 및 Dressing 시 소독
- 특징: 미생물의 세포막에 작용하여 살균작용함
- 구분: 0.25%, 0.5%, 2%, 4%가 있음
  소독용액이 분홍색도 있고 파란색도 있음
- 주의: 뇌, 척수, 눈, 귀에는 사용하지 않음

3) H_2O_2는 효소와 반응하여 작용하므로 상처를 통해 피부 안쪽 효소가 있어야 함

04 10% Povidon-iodine [베타딘, 포비돈]

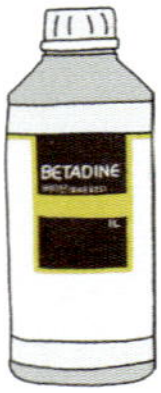

- 용도: Nelaton, Foley Insertion 등 많이 쓰임
- 특징: 미생물 세포벽에 작용하여 살균작용함
  용액이 건조 되어야 살균효과가 나타남
  오래 사용 시 노랗게 착색되어 얼굴에 안 씀
- 구분: 7.5%는 수술방에서 손 위생 시 사용함
- 주의: 안과용, 내복용으로 사용 안 함

05 Zephanon [제파논, 염화벤잘코늄]

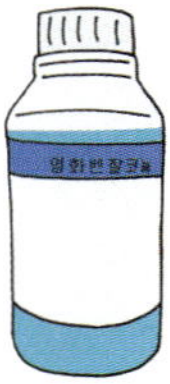

- 용도: 상처 부위 소독
- 특징: 에탄올과 다르게 상처 부위에 자극 주지 않음
  어린아이들 상처 부위에 많이 쓰는 소독제임
- 구분: 희석하여 점안액으로 사용 가능하며 파란색임
  피부·점막 소독에 0.01~0.025% 용액 사용함
- 주의: 원액으로 사용하면 큰일 남

06 H_2O_2 [과산화수소]

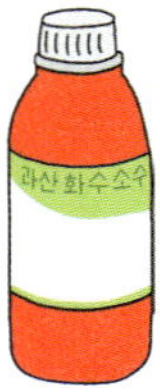

- 용도: 작은 부위 소독
- 특징: 생체촉매에 의해 생성된 활성산소가 피부에 소독 효과 냄(거품 미발생 시 소독 효과 없음)
- Tip: **혈액을 지울 때 사용하면 잘 지워짐**
  잠혈 간이검사로 사용할 수 있음
- 기타: 눈에 사용 안 함

07 Boric [보릭, 붕산]

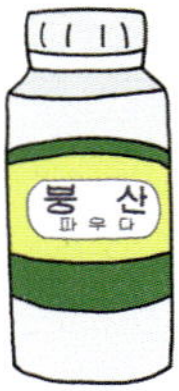

- 용도: 안과나 이비인후과 상처 부위 소독
- 특징: 방부제 효과와 약한 살균효과 있음
  예전에는 많이 사용했으나 최근 잘 사용 안 함
  증류수에 붕산을 녹여 만든 소독제임
- 기타: 점안, 이비인후과에서만 주로 사용함

다음은 'Dressing Assist할 때의 Tip 아닌 Tip'이다.

새로 Dressing 하는 경우

- **기존 Dressing한 것을 '뗄 때' 어떤 걸 썼고 어떻게 되어 있는지 보기**
- 대개 특별히 악화되거나 많이 완화된 경우 아니라면 **똑같이 Dressing 함**

⇨ 제거할 때 거즈-메디폼-하이퍼픽스 순으로 붙어있었고, 거즈에 노랗게 소독액이 묻어있다면 포비딘으로 소독하고 거즈-메디폼-하이퍼픽스로 할 가능성이 높다. 상처상태 보면서 "똑같이 거즈에 폼 드릴까요?" 묻고 그런다고 하면 똑같은 물품으로 준비해 주기

처음 Dressing 하는 경우

- 처음부터 어떤 재료로 Dressing 할지 묻기
- 상처 보면서 재료 고를 때가 많으므로 소독용액과 소독솜 준비하면서 물어보면 '거즈'인지 '폼'인지 말해주므로 그에 맞춰 준비해 주면 됨

+ 드레싱 종류에 따른 Tip 아닌 Tip

1) Simple Dressing: 기본 드레싱으로 사용함

⇨ 상처가 별로 안 심한 경우에 간단하게 함

⇨ 주치의(교수) 오기 전에 인턴선생님이 일시적으로 함

⇨ 응급 처치 위해 검사나 다른 처치 하기 전에 우선적으로 함

- 얼굴: N/S or 보릭 + 제파논 사용함
- 몸통: 제파논 + 베타딘(포비돈) 사용함

2) Wet Dressing: 찢긴 상처, 베인 상처에 주로 사용함

⇨ 상처 부위 심플 드레싱 후 거즈에 N/S를 적신 다음 물기 제거 후상처 부위를 채우거나 겉에 덧댄 후 마른 거즈를 대줌
이후 면 플라스타나 EB붕대로 감아줌

⇨ 상처 상태에 따라 N/S 대신 베타딘을 사용함

+ Burn Dressing: 화상 상처에 사용함

- N/S Wet Dressing과 일바돈(실바딘) Dresssing 사용함, 포비돈 금지

⇨ 일바돈 드레싱: 심플 드레싱 후 일바돈 크림을 환부에 듬뿍 발라준 후 거즈를 하나씩 다 펴서 상처 부위를 덮은 후 EB 밴드를 감음

⇨ 크림은 소독된 설압자를 이용하거나, 소독장갑을 끼고 직접 펴서 바름

- 스티븐스-존슨 증후군에도 Burn Dressing 이용함

+ Suture 시 Tip 아닌 Tip

*** Sutre Set 준비하기**

- 병원마다 Suture Set의 구성물품은 다르므로 자세한 설명은 생략함
- 제파논, 포비딘 소독용액을 준비하고 Syringe와 Gauze를 Set에 넣음
- 모든 준비는 멸균적으로 해야 하며 Surgical Glove 필수로 챙겨가야 함
- Suture에 사용될 의료용 실은 몇 번(번호) 쓸 건지 물어보고 챙기기
- 국소 마취가 필요한 경우 Lidocain 용액을 준비함 + 굵은 바늘도 준비함

⇨ 리도카인 약물은 내가 병뚜껑이 아래로 가도록 들어서 Suture 시행자가 주사기에 재가기 편하도록 들어줘야 함

⇨ Cutting이나 삼출물이 많이 흐르면 닦아주기

+ Splint 시 Tip 아닌 Tip

*** Splint**

- 솜거즈(Joint 부위), EB밴드, 듀라포 + Arm Sling, Cast Shose 준비함

- 팔: 팔목을 기준으로 짧으면 Short, 길면 Long을 사용함

⇨ Short는 손바닥과 팔을 납작하게 대야 함

⇨ Long은 손바닥과 팔을 세워서 감싸듯이 대고 팔꿈치는 직각 이루게 함

- 다리: 무릎(슬관절) 하부 Short, 슬관절 포함 대퇴까지 길면 Long을 사용함

⇨ Shor는 발목이 직각이 되도록 대야 함

⇨ Long은 발목이 직각이 이루고 무릎이 15도 가량 유지하게 함

⇨ 스프린트를 Fx.된 부위에 맞게 준비하고 솜 붕대를 먼저 감아줌
그 후 스프린트를 물에 적신 뒤 짠 후 Fx.된 부위를 중심으로 감아줌
스프린트가 열을 내면서 굳어가므로 최대한 빨리 대어주어야 함
그 뒤 압박붕대와 듀라포로 고정하고 각도를 맞춰서 굳어주게 함

- Tip: 장기간 하지 Splint/Cast 제거 시 근력이 소실되어있으므로 낙상사고 조심하기

암또 일화

하이퍼픽스를 4×6으로 잘라 달라고 했을 때 무슨 말인지 몰라서 칸이 그려져 있어 4×6칸으로 잘라주니 한숨 쉬며 "4㎝×6㎝ 크기로 잘라 달란 거예요." 하며 본인이 잘라 간 적도 있고, 리도카인을 주라 해서 병을 건네주니 다른 의료진이 리도카인 병을 기울여 들어줄 때마다 참 민망하고 무안했다.

1-05 신규간호사 임상에서의 첫 시작!(OT편)

'Routine Job' - Day & Eve & Night

'Routine Job(이하 '루틴 잡'이라 칭함)'을 파악해야 지금 무슨 일을 해야 하는지 알고 우선순위를 세워 일을 할 수 있다. **'루틴 잡'이란 그 시간이면 해야 하는 반복되는 일이다.** 오전 10시엔 Vital Sign, 오후 12시엔 BST 이렇게 정해진 시간에 행하는 일을 '루틴 잡'이라 표현하고 각 Duty별로 '루틴 잡'을 나열해 놓은 것을 'Flow Sheet'라고 표현한다.

처음 첫 주는 대개 신규 간호사들이 병동 적응이라는 주제를 갖고 주요 질병, 검사 및 시술, 약물들에 대해서 공부하며 상황에 맞춰 기본간호 술기와 기구 사용법 등에 대해 배우는데, 선임 선생님을 따라다니다 보면 "지금 시간엔 이걸 해야 해."라는 말을 자주 듣게 된다. 이렇게 '루틴 잡'을 알려주는데, 저 말 뜻을 잘못 이해하고 '앞으로 할 처치에 대해 나한테 미리 알려주는 거구나.'라고만 생각한다면 루틴 잡 파악이 어려워진다.

선생님들이 '지금 시간엔 이걸 해야 해'라는 식의 말을 한다면 반드시 시간과 일을 함께 기록해 두도록 하자. 며칠 뒤 "자, 지금은 무엇을 해야 할까?"라는 질문을 해온다면 '루틴 잡'을 파악하고 있는지 묻는 것이기 때문이다.

물론 저렇게 대놓고 알려주지 않고 며칠 따라다니다 보면 그동안 지켜본 것을 토대로 "지금은 뭘 해야 해?" 하고 묻는 경우가 더 많기 때문에, **교육기간 동안에는 시간과 업무를 꼭 같이 기록해 두고 정리해서 나만의 노트 맨 앞장에 붙여서 루틴 업무를 파악하자.**

병원마다 병동마다 순서의 차이는 있겠지만 대략 어떤 흐름으로 근무를 하는지 알아두길 바라는 마음으로 내가 근무한 병동의 Routine Job을 다음과 같이 정리해두었다. 업무 초반에는 업무용 노트 앞에 붙여 다니길 바란다.

다음은 **내가 근무한 병원의** 'Day Routine Job'이다.

〈Day〉

6am: 물품 카운트, 처치 준비, 인계장 출력, EMR Review

7am: 인수인계

8am: ***닥터 라운딩, 낙상예방 간호진단 - 간호일지***
스케줄 준비(동의서 확인, work list 확인)
낙상 라운딩(고/저위험-교육-팜플릿-사이드레일-체크리스트)
(오전) 수액, 라인 교환 상태, 수액량, gtt수, O_2 투여량
NPO, 속옷 탈의 확인
(오후) 수액-line '수액 cart에 준비' - 언제든 검사 가능하도록
라운딩 및 line 정리(line 교환, fluid 교환)
전산기록(욕창, 통증(8시 daily 사정), 기본간호, 일지, 투약기록)
의사 팀 회진참여

9am: *낙상예방 → Result - 간호일지*
처치, V/S, 검사 - 스케줄 진행, 퇴원 수속

10am: SOAP(D, A까지)
7point E/T[4](혈당)

12md: 기본간호, 식전 E/T, 식전 약 투여, **인슐린 투여(혈당)**

1pm: ***상태 - 간호일지***
식후 약 투여, I&O(오전 V/S 결과 recheck → F/U)

3pm: **7point(혈당) - 인수인계**

내가 근무한 병동에는 Duty별 Flow Sheet가 있어서 이것을 바탕으로 각 근무 때마다 해야 할 일들을 더 자세히 적어서 출력하여 다녔다. 처음 막 Day 독립을 했을 때는 6주간의 교육기간 동안 Day만 주로 해서 루틴 업무에 어느 정도 익숙해져서 큰 어려움이 없었는데, 6주 동안 딱 2번 경험해본 Eve와 1번 경험해본 Night근무 때는 **루틴 업무 표를 아예 출력 해서 '처치 Car'에 붙이고 다니면서 빼먹는 게 없는지 확인하면서 일했었다.**

주변 선생님들도 서투른 것을 이해해주며 빼먹지 않고 일하려는 모습에 그 누구도 뭐라 하지 않고 오히려 격려하며 도와주셨다.

4) E/T은 BST(Blood Sugar Test)로 혈당기계가 '아이톤'이라는 회사에서 나와서 근무한 병원에서는 혈당을 BST보다는 '아이톤(E/T)이라고 말함

다음은 **내가 근무한 병원의** 'Eve Routine Job'이다.

〈Eve〉

2pm: E-duty 물품 카운트, 기기카운트, 처치 준비, 인계장 출력
3pm: 인수인계
4pm: ***간호순회 - 간호일지***
기본간호, 처치, V/S 〈통증 - 통증 중재 중인 사람만〉
6pm: **E/T(혈당)** 식전 약 투여, 인슐린 투여
전산기록(기본간호, 일지, 투약기록), HS 처치 준비
7pm: 식후 약 투여, I&O
8pm: ***SOAP(R기입) - 간호일지* / 7point(혈당)**
식사 확인&입력, 기본간호
익일 스케줄 준비 - 동의서, NPO, 피부 준비, line 준비
lab check(환자의사 확인 후 line 준비 함께함)
9pm: ***검사 전 간호 SOAP - 간호일지***
9:30pm: 처치, QID V/S,**(H/S) E/T(혈당)** 취침 전 약 투여
10pm: **인수인계**

다음은 **내가 근무한 병원의** 'Night Routine Job'이다.

〈Night〉

9:30pm: N-duty 물품 카운트, 투약 완료 약 카드 수거 정리
인턴메모 작성, 인계장 출력
10pm: 인수인계
11pm: 익일 처방 확인, 식사입력 확인, 간호처방
12mn: 반환약 집계, 마약불출, 통증 확인, ***간호순회 - 간호일지***
day 인계장 출력, 라운딩 list 출력
x-ray 접수, Night 채혈 준비, 기본간호
3am: 기본간호, 중증, 낙상 재사정, **7point +3AM(혈당)**
4am: ***환자상태 - 간호일지***
채혈, V/S, I/O, 임상관찰기록 / QID 약물 처치
6am: **아침 식전 E/T**, I/O, V/S, lab 결과 주치의 보고 → 추가처방 진행
식전 약 투여
7am: **인수인계**, 인슐린 투여**(혈당)**

+ 예시로 보는 실제 임상 흐름 - Day 예시

〈인계 전〉

- 6시에 간호복을 입고 투약카드에 맞춰 약을 준비함
- 수액에 환자 라벨을 붙인 뒤 Main Fluid Mix를 시작함
- Side로 줄 Anti, Steroid 약물을 녹이는 것을 15분까지 해야 함
- 약물이 녹는 것을 기다리면서 물품 카운트를 20분까지 함

⇨ 약물 준비하면서 눈으로 Tray, 혈압계, 청진기, 체온계 숫자 미리 확인함

- Side 약물에 연결할 수액 Set에 Needle 꽂으면서 약물 녹기를 기다리면서 먼저 녹은 약물들을 Side 약물에 Mix를 35~40분까지 함
- 끝나자마자 EMR 보면서 환자 스케줄 파악함

⇨ Night가 Day 인계장 출력이 Night 업무에 포함되어 있음

- 6시 45~50분 되기 전까지 Tea Time 준비해둠
- 7시까지 Tea Time 후 인계를 들음

〈 Schedule 예정 〉: Total 20명 환자 봄

- Pig-Tail 아침 일찍 oncall 예정 1명, Bronchoscopy AM Oncall 1명
- PCNA PM Oncall 예정 1명, 퇴원 3명, 항암 1명, 수혈 1명 예정

〈 인계 후 〉

- Pig Tail 대비해서 Long Car에 시트 한 개 미리 깔아두기(찜해둠)

⇨ 환자에게 가서 Line Function 기능 확인하고 검사용 Fluid 달아두기

⇨ 동의서 준비 상태 확인하고 준비물 다시 확인 후 Long car에 걸어둠

- 이후 낙상 라운딩 돌면서 Q4 V/S 측정하면서 Oral Care 시행함
- 8시 낙상 라운딩하면서 Line 교체해야 하는 사람, Function 여부 확인함

⇨ Line 못 잡겠는 사람 Ⅳ Consult 미리 써두기

⇨ 금일 검사 예정인 사람 Fuction 안 좋으면 바로 다시 잡아야 함

- 8시 20분 안에 다해야 하며 이 사이에 Pig tail 부르면 검사 보냄

⇨ 환자에게 화장실 미리 다녀오라 한 뒤 이송요원 부르고 Long car 태움

- 8시 40분~45분까지 통증, 욕창 및 간호일지 씀
- 10시 30분까지(늦어도 11시까지) 정규 V/S 및 투약처치 끝내도록 함
- 중간 중간 퇴원한 사람 자리 정리하고 수혈 진행함

⇨ 퇴원은 9시 이후부터 심사 돌아가므로 투약할 약물 있으면 제일 먼저 투약하고 Line 제거 및 환자 팔찌 제거해 줌

- Post Pig Tail 환자 V/S 및 통증, 주의사항 설명 후 원래 Main Fluid로 연결해주고 Post Lab 진행함

+ 예시로 보는 실제 임상 흐름 - Day 예시

- V/S 이상 수치 Charge 선생님에게 Notify함
- Bronchoscopy 대비해서 침대 시트 깔아두고 검사용 수액 연결해둠
- Line 교체해야 하는 사람 틈틈이 교환함
- 투약기록 및 간호일지 SOAP 작성을 11시 반까지는 해야 함
- 11시 반부터 E/T 측정하면서 F/U V/S 및 Q4 V/S 측정함
- Bronchoscopy 검사 부르면 선처치 후 이상요원 호출하고 환자분에게 화장실 다녀오라 한 뒤 검사 보냄
- 환자들 식사 나오면 여유 되면 식사하러 가거나 기록 못한 간호일지 기록함
- 13시 항암 올라오는 대로 항암 Regimen에 맞춰 항암투여 시작함
- Post Bronchoscopy 받고 V/S 측정 및 주의사항 설명함
- PCNA 검사 대비하여 Longcar에 시트 깔고 검사용 수액 달아둠
- 13시 30분부터 2시~2시 30분까지는 I/O를 끝내야 함

⇨ Drain 비울 것 먼저 비우면 I/O가 더 빠름
⇨ +700 이상 걸어 다니는 분, 항암환자, 수혈환자는 Bwt 측정함
⇨ 이상 V/S인 분 다시 F/U하여 Charge에게 Noti 함

- PCNA 검사 위해 화장실 다녀오라 한 뒤 이송요원 호출한 뒤 검사 보냄

\+ 중간에 Dr. 회진한 뒤 추가 처치 나면 즉시 바로 함
\+ 응급실 입원이나 외래 입원, 이실이 13시부터 오기 시작함
⇨ 이실을 보낼 사람들은 I/O를 가장 먼저 끊고 Charge에게 Noti 하기
⇨ 입원이 오면 간호정보조사, 필요한 Lab, X-ray, EKG 시행, Fluid 닮
\+ 항암과 수혈환자는 시간 보며 틈틈이 가서 확인해야 함
⇨ 수혈은 4시간 안에 끝내야 하며, 항암은 시간이 중요한 약물임

〈인계 중〉

- 전 병동 환자 34명의 Complain 및 Back을 봐야 함

⇨ 검사 보낸 PCNA 환자 Post 받고, 다른 팀 환자 Post도 받아야 함

〈인계 후〉

- IV Function 안 된다고 한 사람 다시 Line 잡기
- Post 간호 일지, 통증, 중증도 및 기록 못한 것 마저 기록하기

〈퇴근〉

\+ 중간 중간 Suction 및 기본 간호 술기는 계속 수행함

다음은 '나의 Acting Tip 아닌 Tip'이다.

01 최고의 Acting은 검사를 밀리지 않게 보냄

*** 인계 후 검사 준비사항을 가장 먼저 살피기**

- Long car, Line Function, 검사용 Fluid, NPO, 동의서, 환자 설명

⇨ 검사를 보내야 하는데 당일 검사가 많아서 Long car가 부족하다면 미리 다른 병동에 전화하여 Long Car를 빌려놔야 함

⇨ 사용할 Long Car에 찜한다는 의미로 시트랑 동의서 올려두면 좋음

⇨ 검사 보내려고 검사용 Fluid 연결했는데 Function 안되면 큰일 남
마음이 다급해서 Line도 잘 안 잡히고 검사실에서는 독촉 연락 오고 Charge 선생님은 소리치고 이송요원은 독촉하고 난리 남

⇨ NPO와 동의서는 기본인데 가끔 안 되어있는 경우 있음

⇨ 제일 먼저 Rounding 돌면서 미리 금식 여부와 속옷을 벗겨두기
이때 Line도 함께 확인함(Cap 가진 환자는 NS 5cc Push 해보기)

- 검사 예정 1시간~1시간 30분 전이면 검사용 Fluid 달아두기

⇨ KVO(Keep Vein Open)될 정도로만 주면 됨

02 Line은 가장 먼저 해결되어야 함

*** Line이 문제가 생기면 Routine Job이 다 밀림**

- Line이 안되면 정규 투약 처치 Delay 됨, 검사 Delay 됨, I/O 안 맞음
- 기타 수혈도 Delay 되고 추가 처치도 Delay 되고 입원도 Delay 됨

⇨ 선임들에게 무지하게 깨지는 부분 안 될 것 같으면 빨리 도움 요청하기

⇨ IV Tip 관련은 4단원에서 자세히 다룸

03 Remain Fluid I/O를 잘 맞춰야 함

*** Rounding 돌면서 기존 Fluid 남아있는 선에 매직으로 표시하기**

⇨ 근무하면서 매직 아래로 Fluid가 줄어가지 않는다면 무언가 잘못됨

⇨ 간혹 Remain Fluid 안 맞게 받으면 변명할 거리가 되기도 함

⇨ 기타 I/O Tip은 6단원에서 자세히 다룸

Plus+

'간호 처방' - 행위료 & 재료대

Acting을 마치면 간호 기록과 더불어 꼭 해야 하는 일이 있다. 바로 내가 수행한 간호 업무에 대한 행위료와 사용한 재료대를 처방하는 일이다. 근무하는 병원에 따라 '**간호 처방**', '**간호** Cost', '**간호** Fee' 등 다양한 방식으로 불린다(줄여서 'Cost/fee 메긴다'고도 많이 말함).

처방은 의사만 하는 게 아닐까 하는 의문을 가질 수 있다. 예를 들어서 **의사의 Foley(유치도뇨관) 삽관 처방/지시가 나면 간호사가 이를 수행한 뒤, 행위료인 Foley 삽관술과 사용한 재료대인 Foley Catheter, Urine Bag, Ez-Foley 등을 입력하는 것이 간호 처방이다.**

행위료나 재료대를 처음부터 의사가 처방하면 되지 않을까 생각할 수도 있다. 하지만 의사는 환자에게 실제로 사용될 구체적인 재료를 미리 알기 어렵고, 여러 이유로 처치가 중단(D/C)될 경우 전산 업무가 복잡해진다. **그래서 실제로 처치를 수행하고 확인 가능한 간호사가 입력하는 것 같다.**

최근에는 EMR의 발달로 일부 병원에서는 간호사들의 간호 기록을 바탕으로 행위료와 재료대가 자동으로 입력되는 시스템이 도입되었다고 한다. 하지만 아직 대부분의 병원에서는 간호사가 직접 Cost를 입력해야 하는 곳이 많다.

그러나 이와 관련된 내용을(신규) 간호사분들이 잘 모르어 관련 처방이 누락되는 경우가 많다. **우리가 정확히 입력해야만 병원의 수익이 되고, 사용한 재료대도 CSR로부터 다시 보충받을 수 있다.** 누락으로 인해 후에 지적받지 않도록, 어떤 항목들이 있는지 차근차근 살펴보자.

다음은 **'간호 처방'**의 주요 처방 항목이다.

▶ 처치 행위료

– 환자에게 시행한 각종 처치(간호 술기, 주사 등)에 대한 의료 행위 수가임

⇨ 행위료를 기반으로 국가가 인정한 항목에 대해서만 환자에게 청구하는데, **행위에 사용된 재료대 중 별도 산정이 가능한 경우만 환자에게 청구함**

– 보건복지부 고시에 행위별 산정 기준에 따라 환자에게 산정함

⇨ 급여나 비급여로 명시되어 있는 행위가 아닌 경우 환자에게 돈 못 받음

▶ 재료대(치료재료비)

– 각종 처치에 사용되는 치료 재료(소모품, 의료기구 등)의 비용

⇨ 일부 치료재료비는 해당 처치 행위료에 이미 포함되어 있어 별도로 청구가 불가능한 경우 있음(환자에게 Fee 부여 못 함)

Ex) Foley 시행: Foley Cath. 및 Urine Bag 환자에게 청구 가능함
L-tube 시행: Levin Tube 환자에게 청구 불가능함(행위료 포함)

+ 명칭만 존재하는 재료대(치료재료비)

*** 행위료에 재료대가 포함된 경우**

– CSR(중앙공급실)로부터 사용한 소모품 재료대를 다시 공급받기 위해 편의상 **명칭용으로만 사용하는 재료대 수가가 있을 수 있음**

⇨ Ex. Levin Tube: 환자는 행위료인 위관삽입술에 대해 금액을 수납할 때, 이미 재료대 가격을 포함한 금액의 행위료를 수납함

⇨ **But, CSR(중앙공급실)에서는 이 환자가 몇 Fr. Levin Tube를 사용했는지 모르기에 사용한 재료대에 대한 정보를 알 방법이 필요함**

⇨ 병동에서 기록하여 따로 CSR에 청구할 수도 있지만, 편의상 병원 내에서만 사용하는(실제 금액은 0원인) 명칭용 수가가 있을 수 있음

명칭용 수가가 존재하는 경우, 병원마다 환자에게 간호술 및 처치를 시행한 후 반드시 처방해야 하는 품목에 병원마다 차이가 있을 수 있다. 그래도 큰 틀은 같을거라 생각하며 병동에서 많이 이뤄지는 행위들 중 다빈도 누락되는 내역에 대해서만 정리해 보았다.(이를 참고로 하여, 자신이 일하는 병원에서는 어떻게 Fee를 부여하는지 알아두자)

01 Dressing: 단순 및 염증성 처치

*** 수술 후 Dressing은 수술한 다음 날부터 환자에게 처방함**
- 당일 시행한 수술료에 Dressing 등 일반 처치 금액이 포함되어 있음

1. 창상처치(단순처치/염증성 처치)는 1일 1회만 가능

- 환자의 수술 부위 염증, 욕창 등이 심하여 동일 Wound에 Dressing을 BID/TID 시행하여도 1번만 환자에게 금액 부여함

⇨ **[1일당] 처치 행위료로 여러번 시행해도 1번만 인정됨**

2. 창상처치(단순처치/염증성 처치)가 여러 부위에 시행된 경우

- **7부위(두부·복부·배부·Lt.상지·Lt.하지·Rt.상지·Rt.하지)로 구분하여 산정함**
- Dressing 시행한 부위마다 1개씩 환자에게 금액 부여함

⇨ 머리, 왼손, 왼발 Simple Dx. 환자: 단순 처치 3개

⇨ 왼손, 왼팔, 왼발, 왼무릎 Simple Dx. 환자: 단순 처치 2개

3. 염증성 처치가 단순 처치보다 약 2배 가량 비쌈

- 욕창 1단계는 단순 처치, 욕창 2단계부터 염증성 처치로 산정함

+ Dressing 시행한 환자에게 산정 가능한 재료대

*** 재료대: 거즈, 탈지면, 붕대, 반창고는 기본 Dressing 행위료에 포함됨**

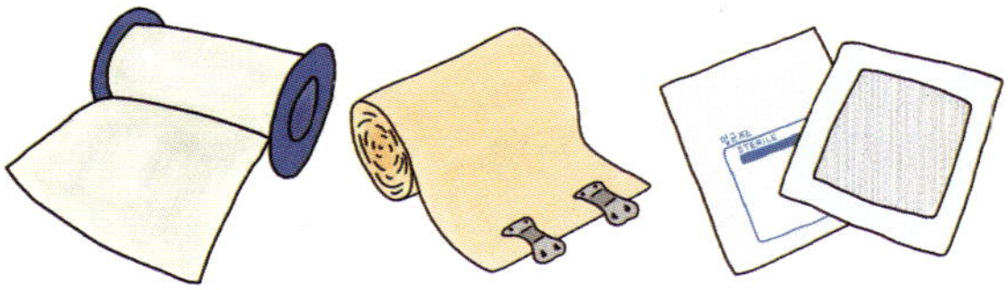

일반 드레싱에 사용된 재료대인 4*3 거즈나 EB 밴드는 환자에게 부여 X
: 보통 사용한 소모품에 대해서는 병동에서 월/주청구로 CSR에 물품 신청함

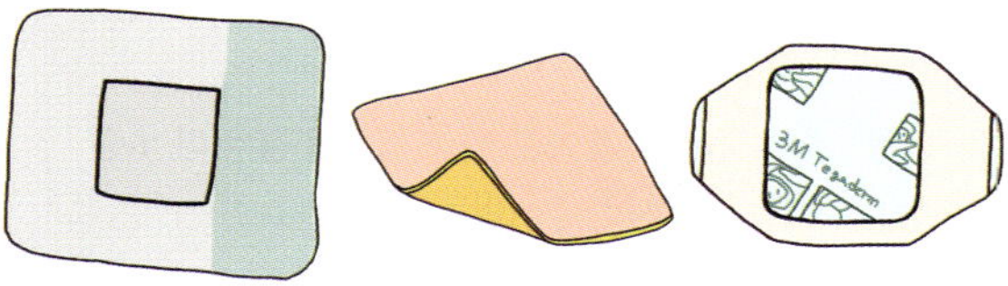

별도로 환자에게 금액 부여 가능한 Dressing 재료대
: 합성 거즈류, '은 함유 이외' 드레싱류 등, 필름 드레싱류 등

+ 필름 드레싱류: Ex. 테가덤

1. 피부 이식 공여 부위(Skin Graft Donor Site)
2. **중심정맥관 삽관 부위**(Central Venous Catheter Site: PICC, Port 등)

⇨ **Dressing에 사용된 경우가 아니라면 환자에게 재료대 금액 못 받음**

⇨ 방수기능이 있다고 무분별하게 환자에게 사용하지 않도록 해야 함

+ 폼 드레싱류: Ex. 메디폼

1. 만성 궤양 등 장기적 드레싱이 필요한 경우

⇨ 4개/주, 4주간 급여로 환자에게 금액을 부여할 수 있음

⇨ 초과하여 사용한 재료대의 비용은 환자가 80% 부담함

2. 삼출액이 많은 심부 2도 이상 화상의 경우

1) 체표면적이 20% 미만의 경우 4개/주, 4주간

2) 체표면적이 20% 이상의 경우 실/사용량, 4주간

⇨ 초과하여 사용한 재료대의 비용은 환자가 80% 부담함

- 본래는 환자는 재료대의 80% 금액을 부담하여야 하는데, 위에 해당되면 외래 환자는 40%, 입원 환자는 20%만 환자가 부담함

⇨ Ex. 메디폼이 1,000원일 때. 단순 타박에 사용하면 환자는 800원 부담함
Ex. 20% 미만 2도 화상으로 Daily Burn Dressing 한 입원 환자 경우.
1주에 총 7개를 사용했다면 200원*4개, 800원*3개=3,200원만 부담함

⇨ 간혹 병원에서 [선별 80%]메디폼, [급여]메디폼 등으로 분류하여 전산에 나올 때가 있는데 이런 정보를 안다면 환자의 부담을 줄여 줄 수 있음

⇨ Tip: 선별급여 80%를 급여 B라고도 표현할 수 있음

+ 화상 처치 처방 Tip

1. 1도 화상은 화상 처치가 아닌 단순/염증성 처치로 처방함

- ★화상 처치는 2도 화상★부터 인정함

2. 수. 족. 지. 안면. 경부. 성기를 포함한 화상 처치의 경우 더 비쌈

- 정확한 화상 부위의 간호 기록/사진을 찍어두면 좋음

3. 화상은 7부위가 아닌 화상을 입은 범위에 따라 행위료 처방이 다름

- 참고: 9% 이하, 10~18%, 19~36%, 37%~54%, 55% 이상

02 SC 및 IM: 인슐린 투여

*** 대개 주사 행위료는 EMR 전산에서 Inj. 방법에 따라 자동으로 들어옴**

- 피하 또는 근육내주사 / 정맥 내 일시 주사 / 정맥 내 점적 주사 / 수액제 주입로를 통한 주사(IV Side inj.) / 관절강내주사 등

1. 피하 또는 근육내 주사

- 외래 환자는 1일 1회, 입원 환자에게는 1일 2회까지 산정 가능함

⇨ 입원 환자에게 인슐린 Pen을 이용하여 아침 식전, 매 식전마다 인슐린을 간호사가 직접 Inj. 한다면 환자에게 SC 수기료를 최대 2회까지 줄 수 있음

⇨ 인슐린 펜이 아닌 휴물린R 경우, 인슐린 추가 처방이 들어오면서 자동으로 피하 주사 수기료가 생성되는 경우가 많음

⇨ But, 환자에게 란투스 Pen, 휴마로그 Pen이 기존에 처방난 상태에서 의사 지시로 매일 아침 식전 란투스 15U+매 식전 휴마로그 2IU 처방이 있으면 새로운 약물 처방이 없어서 주사(SC) 행위료가 누락되는 경우가 많음

- 입원 환자에게 간호사가 직접 SC 투여하고 있다면 최대 2회까지 가능함

2. 환자가 Self 인슐린 투여하고 있다면 주사 행위료 산정 금지

- 당연히 SC 주사 행위료를 받는 경우는 의료진이 직접 투여한 경우만 가능

⇨ 환자/보호자가 교육받은 후 직접 투여하고 있다면 산정하지 않음

- Tip: 병원마다 업무 Flow의 차이가 있겠으나 Routine 인슐린 투여를 하는 환자의 경우 Night 번이 SC 간호 처방을 넣음

⇨ 자동으로 SC/IM 처방이 들어오는 병원이 아니라면 인슐린을 투여하거나 IM으로 투여하는 약물을 투약한 후 자신의 근무 때 환자에게 Fee 부여함

- Plus: **주요 SC 처방이 누락되는 약물에는 인슐린, 골다공증 치료제가 있음**

⇨ 인슐린(란투스 등), 골다공증 치료제(포스테오 등) 같은 펜형 약물 제제

+ IV 관련 행위료

- 정맥내 일시 주사는 [1일당] 행위료로 하루에 여러번 시행해도 1번만 입력
- 정맥내 점적 주사는 [1병 또는 포장단위당] 행위료로 투여하는 수액 Bag의 용량에 따라 환자가 부담하는 금액이 다름
- 수액제 주입로를 통한 주사(IVS)는 외래 1일 1회, 입원은 1일 2회까지 입력

+ IV 시행한 환자에게 산정 가능한 재료대

* 재료대: 주사 시 사용된 주사 재료대, 수혈에 소요된 약제 및 재료대는 환자에게 별도로 금액 부여하지 않음

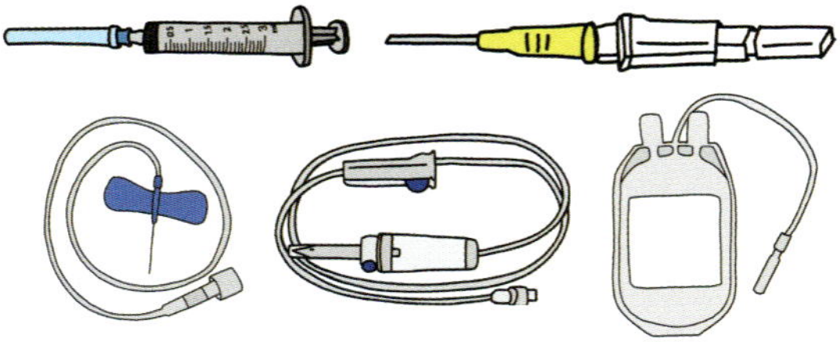

1회용 주사기, 1회용 주사침, 나비침, 정맥내유지침, 수액세트, 혈액 Bag 등
: 보통 사용한 소모품에 대해서는 병동에서 월/주청구로 CSR에 물품 신청함
Plus+ 정맥 내 일시 주사에 사용되는 Medicut은 인정하지 않는다는 뜻임

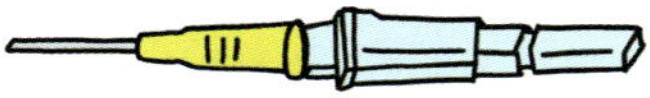

예외: 정맥 내 점적 주사 [1병 또는 포장 단위당]
: **Bag/Bottle에 들어있는 약물 점적 투여 시는 Medicut 산정 가능함**
★ 수액 유지하는 환자에게 IV Line 잡은 후 Medicut 처방하기 ★
Plus+ 안전 정맥내유지침 사용한 경우 안전 정맥내유지침으로 입력함

+ 카테터 고정용 장치: 말초혈관 고정용 [필름용(+고정장치)]

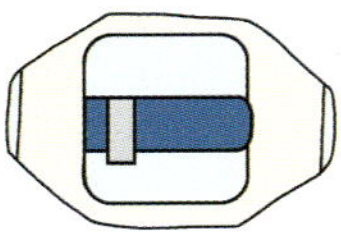

IV Line 잡은 후 Medicut 및 수액 세트를 고정하기 위해 사용하는 재료대: **테가덤 IV 드레싱 등**
⇨ 환자에게 청구 가능하므로 사용했다면 입력함

+ Port Needle: Huber Needle(=Wingt Set)

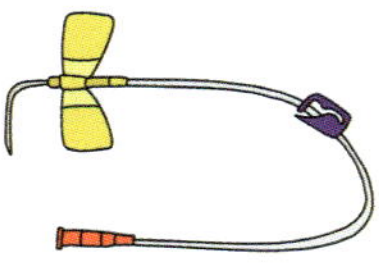

Chemo port 가지고 있는 환자에게서 Line 교체 시 처방하는 Port Needle
⇨ 사용 후 CSR로부터 다시 공급받아야 함
⇨ 사용한 Needle Gauge 맞춰서 입력 함

+ 의약품주입여과기: 수액 Filter

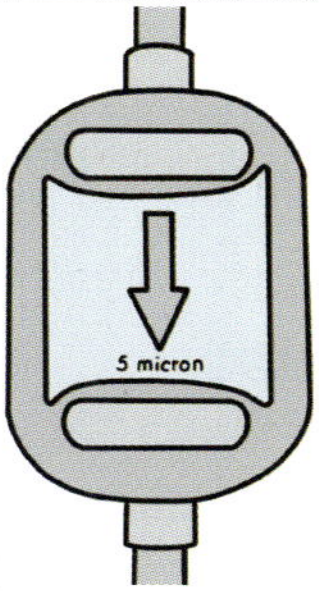

＊ 주사료 산정 시 산정 횟수 범위 내에서 산정함

⇨ 의약품 주입 여과기 중 수액 Filter는 인라인 Filter로 〈정맥내 점적 주사〉 주사 행위료에 따라 산정 가능함

⇨ 환자에게 수액 Filter 사용하였다면 Fee 입력함

주의! 건강보험 / 의료급여 / 산재 / 자동차보험 자격 상관없이수액 Filter에 대한 환자의 본인부담률은 80%가 나옴

⇨ 비용 항의가 많은 재료대로 사용 전 설명 필요함

+ 수액 유량 조절 세트: Infusion Pump

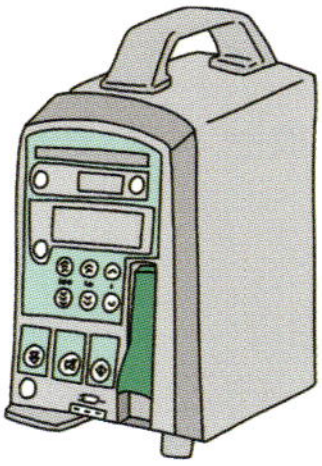

1. 8세 미만 소아

2. 약제 투여용량의 정확성이 요구되는 항암제 투여 환자 또는 중증 · 응급 환자

3. 유도분만을 위한 옥시토신 또는 조산 방지를 위한 자궁 수축억제제 주입 시

4. 제4조 중증질환,자 산정특례 대상

⇨ 위의 환자에게 사용한 경우만 Pump 사용료 받음

＊ Tip: Infusion Pump 사용 시 [기기당 1일 1회] 환자에게 Fee 입력함
– 정밀 지속 점적 주입위한 Infusion Pump 사용료 [기기당 1일 1회] 입력

+ 수액 유량 조절 세트: Dosi Flow

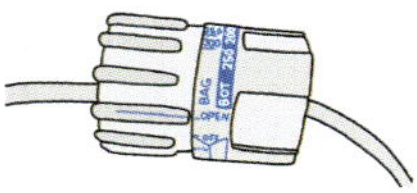

5. 8세 미만 소아

6. 약제 투여용량의 정확성이 요구되는 항암제 투여 환자 또는 중증 · 응급 환자

7. 유도분만을 위한 옥시토신 또는 조산 방지를 위한 자궁 수축억제제 주입 시

8. 제4조 중증질환,자 산정특례 대상

⇨ 위의 환자에게 사용한 경우만 재료대 금액 받음

참고로 국가가 급여를 인정하지 않으면 비급여로 환자에게 돈을 받으면 된다고 생각할 수도 있는데, **국가에서 정해 놓은 비급여 대상에 해당하지 않는 경우라면 비급여로도 환자에게 돈을 받지 못한다.(오로지 병원 손해임)**

03 V/S 中 BP: 혈압

*** V/S 측정(사지 혈압 측정): 행위료 산정 X**

- 진찰료 및 입원료의 소정점수에 포함되어 있어 행위료를 더 받지는 않음
- **단, 침습적 동맥압 혈압(ABP)을 측정하는 경우는 환자에게 비용 더 받음**

⇨ 침습적 동맥압 혈압측정 [1일당] 입력함

1. 환자의 상태가 중한 경우, 응급상황인 경우: 기준 충족 시 추가 산정함

- 참고: ICU에서 중심정맥압 측정 시 침습적동맥압혈압측정[1일당] 입력함
- **ICU 및 Sub ICU(집중치료실) 환자, ER-응급환자에서 q2hr 간격으로 BP 측정 및 관찰 결과를 기록했다면 24시간 혈압측정검사[1일당] Fee 입력함**

⇨ 24시간동안 지속적으로 침상감시하면 〈24시간 지속 혈압측정검사〉 입력함

+ 병동에서의 24시간 혈압 측정검사 [1일당]

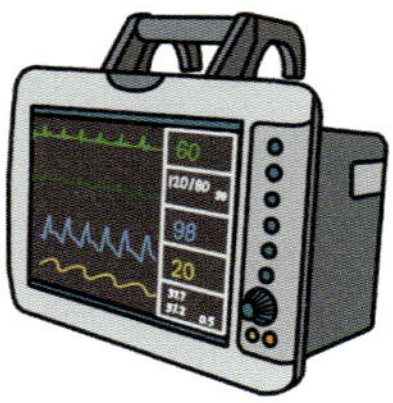

1. 진료실 혈압과 실제 혈압의 차이가 있는 백의 고혈압 또는 가면 고혈압
2. 경계성 고혈압
3. 변화가 심한 혈압을 지닌 고혈압 의심환자
4. 고혈압 약물 복용 중에 저혈압 증상이 나타나는 경우
5. 약물 투여에 잘 반응하지 않는 환자
6. 임상증상과 혈압측정치가 불일치하는 경우

⇨ 위의 환자에게 사용한 경우만 행위료 Fee 입력함

*** Tip: Patient Monitor 부착 후 상태 지켜보는 환자가 위에 해당한다면 24시간 혈압 측정검사 행위료 입력함: V/S 기록지에 BP 기록해야 함**

⇨ 사용한 1회용 Electrode 또는 1회용 Sensor, Battery도 Fee 입력 가능

이외에도 환자에게 부착한 기계에 따라 경피적 혈액산소포화도 측정, 경피적 일산화탄소 헤모글로빈 측정, 경피적 파형변이지수 측정, 경피적 총 헤모글로빈 측정, 경피적 혈액산소분압측정, 경피적 혈액이산화탄소 및 산소포화도 측정 등의 검사 행위료를 환자에게 받고 있다.

이와 관련된 검사 행위료는 Dr.가 처방하겠지만 우리는 이 검사료에 대한 증빙자료가 될 수 있도록 꼭 V/S 기록지에 기록을 잘해두자.

04 V/S 中 Pulse: EKG

*** 심전도 검사: 심전도기록 및 판독 [표준 12유도]**

- 환자 상태가 갑자기 안 좋아서 병동에서 EKG 시행하는 경우 있음
- 부하 심전도 검사에서 Treadmil Test 또는 Bicycle Ergometer 검사는 1회용 Electrode 환자에게 Fee 입력함

1. 심전도 감시: 심전도 침상감시 [1일당]

- Patient Monitor나 제세동기 환자 옆에 Keep 해두고 EKG 리듬을 계속 감시하는 경우 〈심전도 침상감시〉 행위료 받을 수 있음

⇨ **사용한 재료대: 1회용 Electrode 환자에게 Fee 입력함**

- 참고: 심전도 검사와 심전도 감시는 시행한 목적이 달라서 같은 날에 시행했어도 둘 다 행위료를 입력함
- **Tip: 응급 환자, 임종이 가까워지는 환자에게 EKG 리듬 감시하고 있다면 환자에게 Fee 입력 가능함(꼭! 사용한 Electrode도 입력하도록 함)**

2. 심전도 감시: 홀터 기록(Holter Monitoring)

- Holter를 이용하여 심전도 감시를 한 경우에는 홀터를 부착한 시간에 맞춰 〈48시간 이내 홀터〉 또는 〈48시간 초과 7일 이내 홀터〉 행위료 입력됨

⇨ **사용한 재료대: 1회용 Electrode, Paper, Battery 환자에게 Fee 입력**

+ EKG Monitoring 환자에게 산정 가능한 재료대

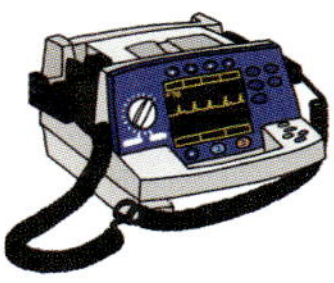 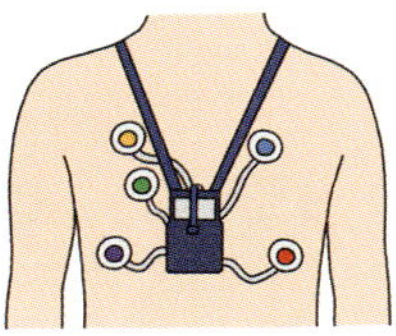	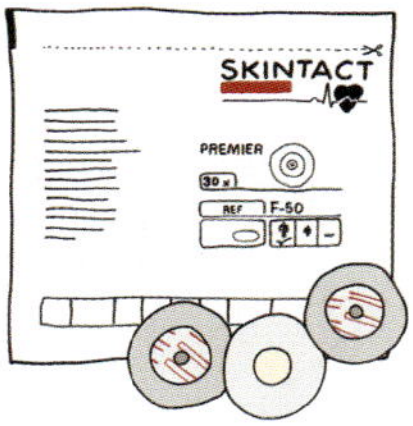
검사 행위료 : 침상 감시, Holter	**재료대 : 1회용 Electrode(전극)**

EKG 검사 및 EKG 감시 행위료는 Dr.가 처방할 내용이다. 우리는 간호기록에 환자에게 EKG 검사/EKG 감시를 하고 있다는 내용을 남기고, 환자에게 사용한 재료대를 입력하도록 하자.

05 V/S 中 Respiration: O_2

*** O_2 inhalation 적용하는 환자에게 행위료와 산소 가격 받을 수 있음**

- 행위료: 산소흡입 [1일당]
- 재료대: O_2(병원에서 환자에게 제공하는 산소 - Wall O_2)

⇨ **산소 팁(O_2 Tip), 산소마스크는 환자에게 Fee 입력 못 함**

1. 경피적 혈액산소분압측정 [1일당]

- O_2 적용하고 있는 환자에게 Pulse Oximeter 적용하여 SpO_2 측정한다면 환자에게 Fee 입력함(사용한 Finger Sensor 재료대는 별도로 입력 X)

+ O_2 Inhalation 환자에게 산정 가능한 재료대

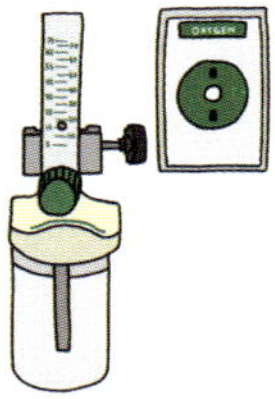	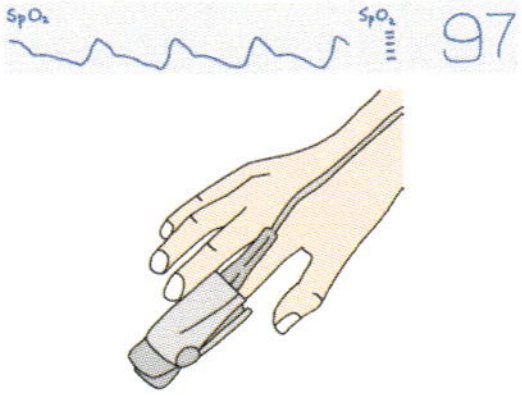
행위료: 산소 흡입 **재료대: O_2 - 용량**	**행위료: 경피적 혈액산소분압 측정** **재료대: 별도 산정 가능한 것 없음**

+ High Flow 환자에게 산정 가능한 재료대

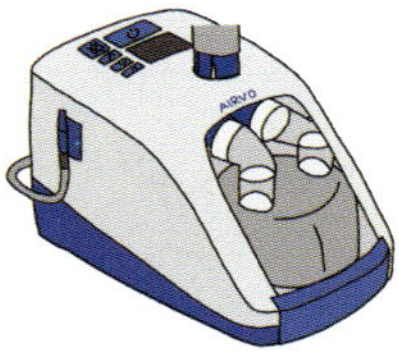	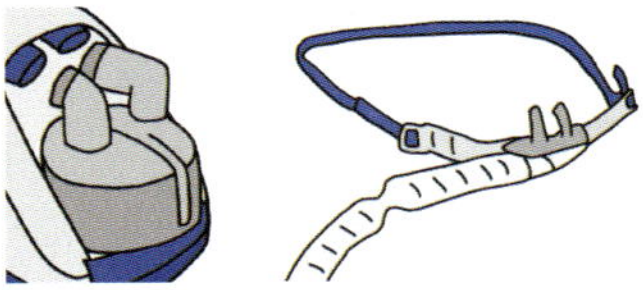
검사 행위료 **: 가온가습고유량비강캐뉼라요법**	**사용한 재료대 - Circuit** **: 가온가습고유량캐뉼라(비급여)**

- **주의: O2 사용해도 행위료는 가온가습고유량비강캐뉼러만 입력함(포함됨)**

⇨ 사용한 Wall O2 재료대는 환자에게 Fee 입력함

- **Tip: High Flow 적용한 환자에서도 Pulse Oximeter 적용하여 SpO2 측정한다면 〈경피적 혈액산손분압 측정〉 행위료 입력함**

06 V/S 中 Respiration: Nebulizer

＊ 하기도 증기흡입치료(Nebulizer)

- 1일 1회 산정이 원칙이나 소아, 노인, 안면마비, 의식불명 등 일반흡입제 사용이 곤란한 환자의 천식발작 치료시에는 1일 3회까지 인정함

⇨ 천식 지속성 상태 치료 시에는 1일 6회까지 인정함

- 행위료: 하기도 증기흡입치료 [1일당]
- **재료대: Disposable Nebulizer Kit, Mask 재료대 환자에게 Fee 입력함**

⇨ 주의: 환자가 Self Nebulizer 기기, Kit 이용한 경우는 Fee 입력 못 함

+ Nebulizer 환자에게 산정 가능한 재료대

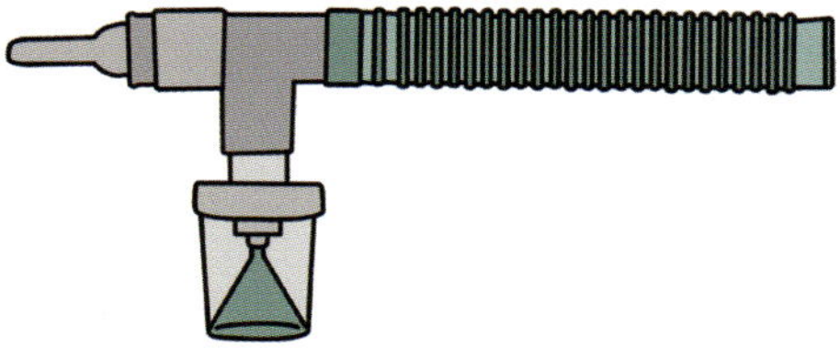

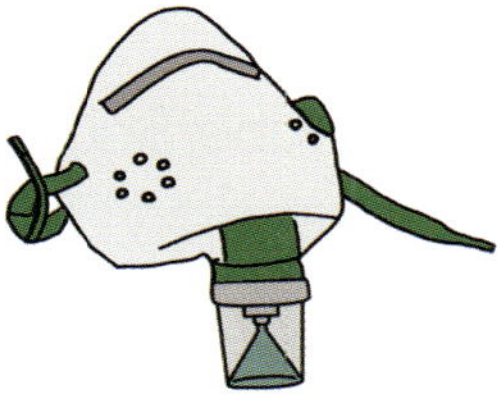

검사 행위료 : 하기도 증기흡입치료	재료대 : Nebulizer Kit, Mask

+ BIPAP 환자

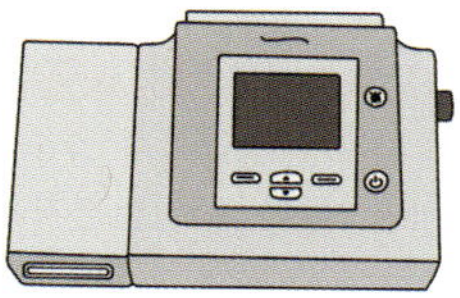

＊ BIPAP 적용 시

- **행위료: 양위 양압호흡치료[1일당]**

⇨ 환자가 직접 대여하여 사용하고 있는 기기라면 행위료 입력 안 함(병원 기기만 산정 가능함)

- 재료대: Wall O_2(산소)

⇨ Pulse Oximeter 적용하여 SpO2 측정한다면 〈경피적 혈액산소분압 측정〉 행위료 입력함

- **주의: BIPAP 적용 환자에게 Nebulizer 적용 시 행위료 추가 입력 안 함**

⇨ BIPAP 이용하여 Nebulizer 적용할 수 있어서 〈하기도증기흡입치료〉는 추가로 입력하지 않음(BIPAP 행위료가 비쌈)

07 V/S 中 Respiration: Suction

＊ Oral Suction(구강 흡입)

– 구강으로 Suction 하는 환자의 경우 행위료 별도 산정 못 함

⇨ 구강, 비강내 흡입배액처치는 기관내 흡인배액 처치와 비교하여 난이도 및 위험도에 차이가 난다면서 구강, 비강내 Suction은 〈기본진료료〉에 포함됨

1. T-tube 가진 환자에게 시행하는 Suction은 행위료 별도 산정 가능함

⇨ 행위료: 흡입배농 및 배액처치 [1일당]

⇨ 재료대: Suction Tip 등 별도로 환자에게 산정하지 못 함

2. T-tube Suction 하는 환자의 Dressing

– 행위료: 흡입배농 및 배액처치 [1일당]만 산정함

⇨ **T-tube Site에 Dressing 하여도 〈흡입배농 및 배액처치〉 행위료만 넣음**

+ T-tube Scution 환자

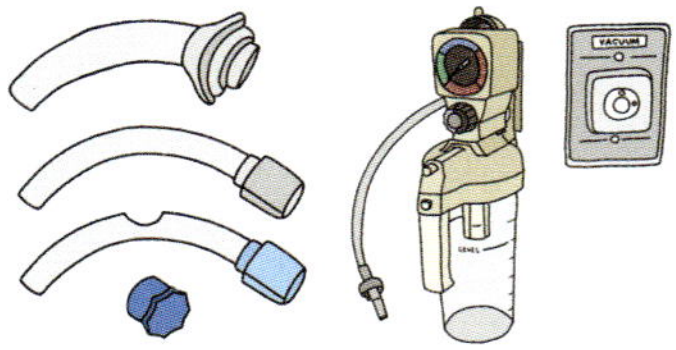	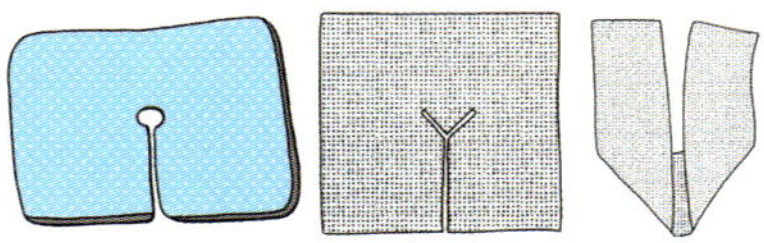
행위료: 흡입 배농 및 배액 처치 **(Oral Scution은 산정 불가)**	**Suction + T-tube Dressing** **행위료: 흡입 배농 및 배액 처치** **재료대: Gauze는 별도 입력 불가**

암또 생각

[일반처치 또는 수술후 처치] 행위에 해당하는 세부 행위에는 창상처치, 장루처치, 수술후 튜브삽입에 의한 자연 배액감시 및 처치, 흡입배농 및 배액처치, 좌욕, 체위변경처치, 회음부 간호, 통목욕 간호, 침상목욕 간호가 있고 이 중에 몇 개는 둘을 함께 시행한 경우 둘 중 더 주된 행위만 인정하라고 되어 있다. 이때, 위의 T-tube 관련된 고시가 나오면서 일부에서 〈창상처치: 단순 처치, 염증성 처치〉와 〈수술후 튜브삽입에 의한 자연 배액감시 및 처치: Natural Drainage〉도 둘중 하나만 인정된다는 말이 나오기 시작했다. 이에 Natural Drain 하는 날에 Dressing을 했다면 Dressing 행위(Fee)만 입력하고 있는데, 이렇게 생각하지 않거나 삭감이 없는 병원에서는 둘 다 입력할 수도 있다.(본인이 근무하는 병원의 규정에 따르길 바람)

08 L-tube: 비관영양

*** 행위료: 비위관(L-tube) 삽관술**

- 제료대: Levin Tube, Feeding Bag 별도로 환자에게 금액 받지 못 함

⇨ But, CSR로부터 사용한 소모품을 공급받기 위해 전산에 입력할 수도 있음
본인이 근무하는 병원 규정에 따를 것

- Tip: L-tube 고정에 사용하는 〈카테터 고정용 치료 재료〉는 비용 산정함

⇨ 카테터 고정용-비위관 고정용: Ez-Levin, Medi-Fix 등

1. 비위관 삽관술: 시행한 만큼 입력함

- L-tube 시행 후 환자가 Self Remove 한 경우 기록 남기고 재입력할 것

⇨ [1회당] 행위료 수가는 아니지만 [1일당] 행위료 수가도 아니기에 타당한 사유가 있다면 인정받을 것으로 여겨짐

- 참고: 비위관 말고 비위장관으로 시행하면 비위장관 삽관술로 입력함

- Tip: 위출혈/약물중독으로 위세척 목적으로 L-tube Insertion 한 경우는 위세척 [1일당] 행위료만 입력함(비위관 삽관술 금액 포함된 행위료임)

2. 비위관 영양: 간호사가 직접 Feeding 하는 경우 환자에게 Fee 입력함

- 보호자나 간병인이 L-tube Feeding 한다면 환자에게 입력하면 안 됨

- 참고: 비강영양은 [1일당] 행위 수가로 1번만 입력함

⇨ Gastrostomy 또는 Enterostomy Feeding 하면 장루영양으로 입력함

+ L-tube 시행한 환자에게 산정 가능한 재료대

*** 재료대: L-tube, Feeding Bag은 비위관 삽관술 행위료에 포함됨**		
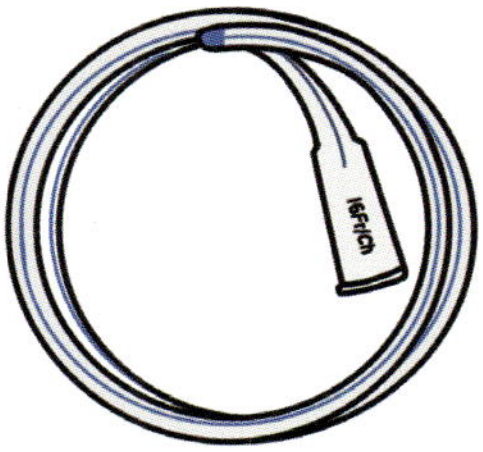	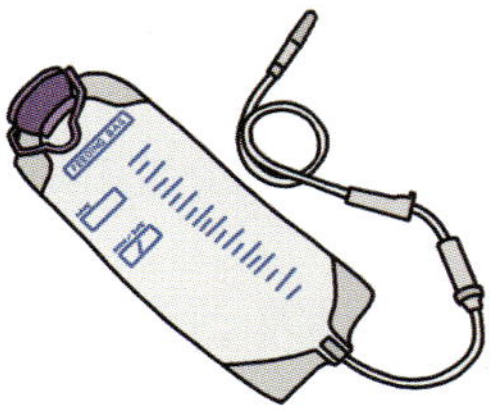	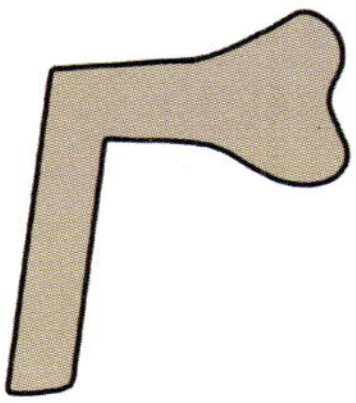
L-tube : 산정 불가	**Feeding Bag : 산정 불가**	**카테터 고정용 재료대 - 비위관 고정용: 가능**

09 Foley Catheterization: 유치 도뇨

*** 행위료: 유치 카테터 설치**
- 재료대: Foley Catheter. Urine Bag, 카테터 고정용-Lock/일반 Type
- 참고: Bladder irrigation 하면 〈요도 및 방광세척 [1일당]〉 추가 입력함
⇨ 요로의 **출혈**로 인한 응고물의 **배출** 시 시행항
⇨ 방광내 부유물 혹은 이물질로 인한 카테터의 폐색 시 시행함

1. 회음부 간호(Perineal Care)
- 여성 환자에게만 산정 가능함 [남성 환자에게는 인정되지 않음]
⇨ Foley Cath. 가지고 있는 환자 중 거동이 어려운 여성 환자에게 산정함
당연히 환자에게 직접 회음부 간호 시행한 후 Fee 입력해야 함

+ Foley 시행한 환자에게 산정 가능한 재료대

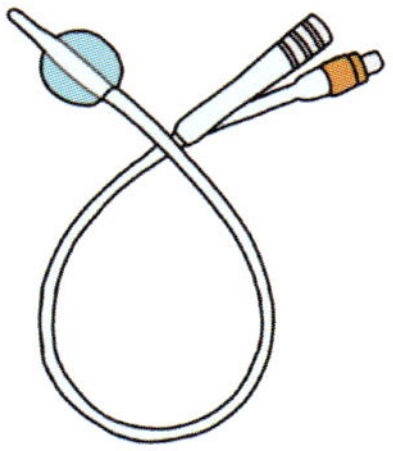	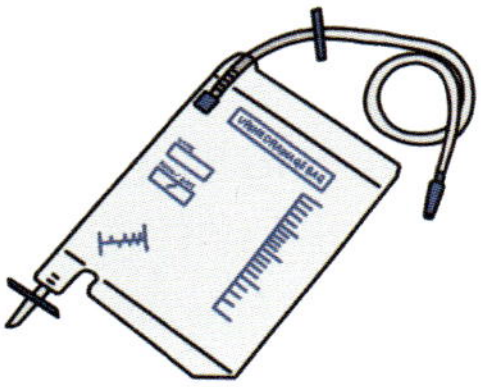	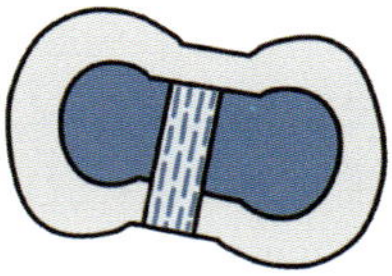
Foley Cather	Urine Bag	카테터 고정용 재료대

10 Nelaton Catheterization: 단순 도뇨

*** 행위료: 도뇨 [1회당]**
- 재료대: 도뇨 행위료 안에 Nelaton Cath. 금액 포함되어 있음(별도 X)
- **Tip: 단순 도뇨 시행한 만큼 환자에게 Fee 입력함**

+ Nelaton 시행한 환자에게 산정 가능한 재료대는 없음

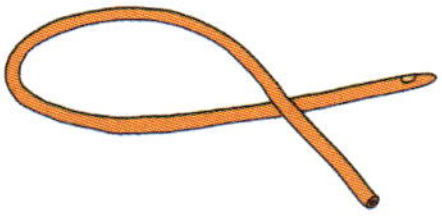	Sucion 할 때 사용하는 Suction 용 Catheter / Nelaton 할 때 사용하는 Nelaton 용 Catheter 모두 환자에게 별도로 산정하지 않음 ⇨ CSR에 청구하여 병동 비품으로 구비해둬야 함
Nelaton Cather	

11 Enema: 관장

*** 행위료: 기타 관장(글리세린 관장, 생리식염수 관장, 에스에스 관장 등)**

- 재료대: 행위료에 관장제 포함된 금액이므로 약제(글리세린) 별도 산정 X

⇨ 관장 시행 시 Rectal Tube 사용해도 재료대 산정할 수 없음

- 예외: 간경변 환자에게 시행하는 High Retention Enema 시행 시 사용한 듀파락, 칼리메이트 약제의 경우 별도 산정 가능함
- **참고: 치료 목적의 약물 이용한 관장 시행한 경우 약물저류관장으로 입력함**

⇨ 글리세린 이용한 관장: 기타 관장(글리세린 관장)

⇨ 듀파락/칼리메이트 약물 이용한 치료 목적의 관장: 약물저류관장

- **Plus: 의사가 Finger Enema 시행하면 〈직장분변 제거술〉 입력가능함**

⇨ Enema와 Finger Enema 모두 시행했어도 〈직장분변 제거술〉만 입력함
같은 목적의 행위료로 여겨서 더 비싼 행위인 Finger Enema만 인정함

+ Enema 시행한 환자에게 산정 가능한 재료대

* 일반적인 변비에 시행하는 관장		
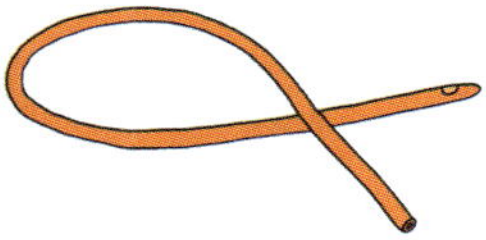	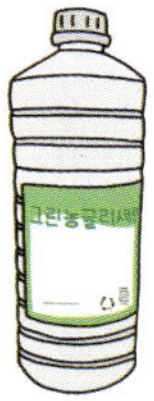	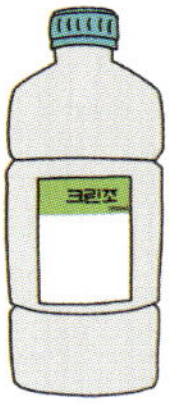
Rectal Catheter : 별도 산정 불가	**1/2 Glycerin : 별도 산정 불가**	**Saline Solution : 별도 산정 불가**
*** 치료 목적으로 시행하는 관장: 간경변 환자**		
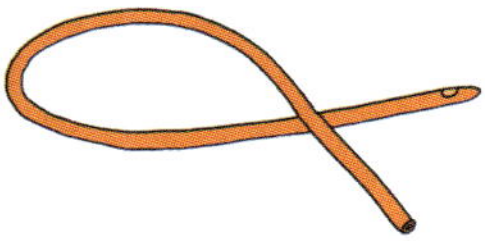	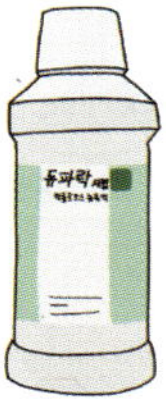	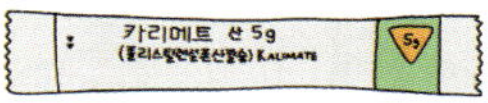
Rectal Catheter : 별도 산정 불가	**Lactulose : 별도 산정 가능**	**Kalimate : 별도 산정 가능**

12 Natural Drainage & Care after Operation

*** 행위료: 수술 후 튜브삽입에 의한 자연 배액감시 및 처치 [1일당]**

- 시술 및 수술 후에 CTD, Pig Tail, PTBD, Hemo Vac, J-P Bag 가지고 나온 경우 행위료 Fee 환자에게 입력함**(수술 다음 날부터 산정 가능함)**

⇨ T-tube 가진 환자에게 〈흡입배농 및 배액처치[1일당]〉를 입력하고 있다면 수술 후 튜브삽입에 의한 자연 배액감시 및 처치는 입력하지 않음

⇨ 국내 보험 기준 상 1개만 인정하며, T-tube Suction이 더 비싼 행위임

- **참고: Tube Irrigation 시 추가로 환자에게 입력할 것 없음**
- 수술 후 튜브삽입에 의한 자연 배액감시 및 처치 or 흡입배농 및 배액처치 행위료 안에 포함되는 행위로 별도로 환자에게 입력할 것은 없음

+ 배액관 가지고 있는 환자에게 산정 가능한 재료대는 없음

* 행위료: 수술 후 튜브삽입에 의한 자연 배액감시 및 처치 입력함
- T-tube 보유한 Suction 환자면 〈흡입배농 및 배액처치〉 입력함

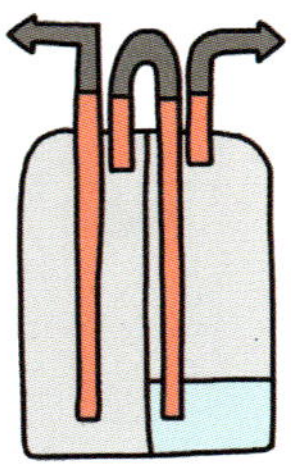	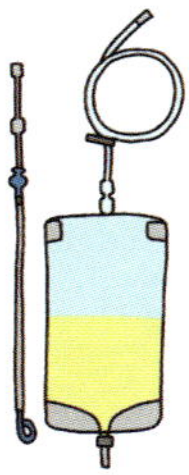	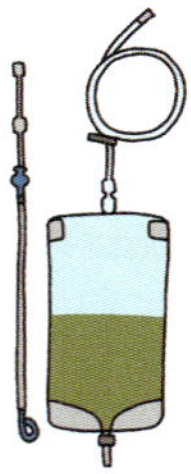
CTD **: 자연 배액감시 및 처치**	PCD(Pig-Tail) **: 자연 배액감시 및 처치**	PTBD **: 자연 배액감시 및 처치**
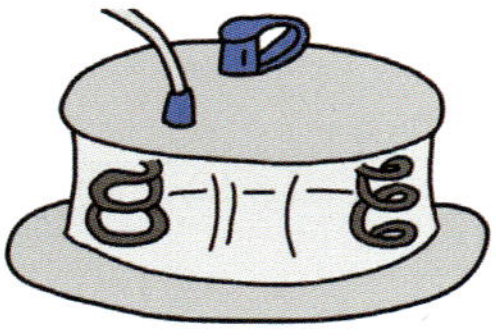	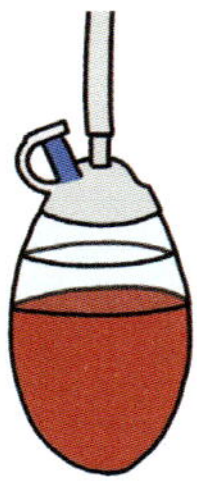	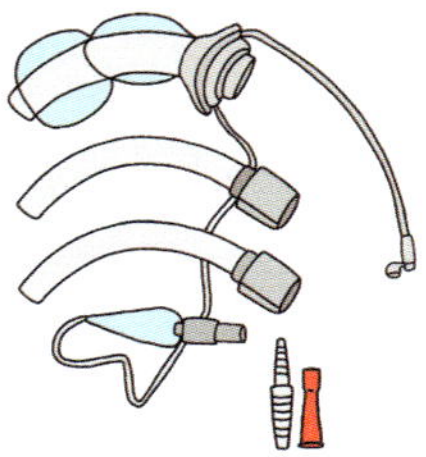
Hemo Vac **: 자연 배액감시 및 처치**	J-P Bag **: 자연 배액감시 및 처치**	T-tube **: 흡입배농 및 배액처치**

임상 NOTE

CHAPTER
02

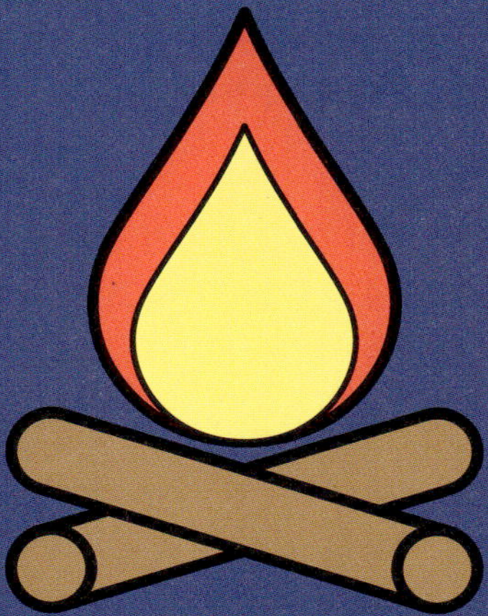

‘갓 입사’한 신규간호사
‘God 신규’가 되어보자!
(V/S편)

2-01 '갓 입사'한 신규간호사 'God 신규'가 되어보자!(V/S편)

'BP Master' - HTN & Patient Monitor

V/S이 환자 상태를 알려주는 가장 기본적인 지표라는 것을 모두 알고는 있지만, Routine으로 하다 보니 그 중요성을 간과하는 친구들이 많았다. 물론 나 역시 그랬으며, 그저 최대한 빨리 많은 환자를 측정하는 것만을 목표로 삼았었다.

특히나 V/S에서도 BP는 충분한 시간을 가지고 측정하지 않으면 잘못된 값으로 측정된다는 것을 알고 있었지만, 혈압 재는 것에만 급급했었다. 그래서 **'얼마나 크게 잘못 측정되겠어. 이상한 환자는 딱 보면 느낌이 오겠지. 그러니까 그때 제대로 측정하면 되는 거 아닌가.'라는 약은 마음가짐을 품고 있었다.**

그러던 어느 날, 다른 병동에서 CPR이 터져 돕기 위해 갔었는데 그곳에서 당직의가 담당 간호사를 몰아붙이는 것을 보게 되었다. 당직의가 V/S 측정하기 위해 갔을 때, 환자 상태를 발견했다고 했는데 그때 의식 있던 게 맞는 건지 정말로 저 V/S이 맞는 건지 강하게 몰아붙였다.

ABGA 수치로 추정하면 당시에 이미 Expire 상태인 것 같은데, 확실하게 말해보라던 당직의와 그 싸늘한 분위기 속에서 V/S의 중요성을 강하게 느끼게 되었었다.

그렇게 다시 V/S을 공부하게 되었고, 이번에는 **각 항목이 문제가 있는 질병과 치료 약물, 검사, 이상 증상을 호소할 때 간호사인 내가 대처해야 할 자세 위주로 공부를 하게 되었다.**

이 중에서도 BP 부분은 고혈압과 저혈압 중심으로 정리하였으며, 특히 BP가 흔들릴 때 환자를 주의 깊게 살피기 위해 사용하는 Patient Monitor도 함께 정리해두었다.

다음은 **'혈압에 대해 정리한 것'**이다.

▶ BP(Blood Pressure, 혈압)

- 혈액이 혈관 벽에 가하는 힘을 혈압이라고 함
- 수축기 혈압(최고 혈압)과 이완기 혈압(최저 혈압)으로 표현 가능함
- 혈압은 항상 '수축기압/이완기압' 순으로 표기함

Systolic(수축기)	Diastolic(이완기)	의미
120	80	정상 혈압
120~139	80~89	고혈압 전단계
140~159	90~99	1기 고혈압
160 이상	100 이상	2기 고혈압

▶ HBP(High Blood Pressure, 고혈압) / HTN(Hypertension)

- 고혈압은 본태성 고혈압과 이차성 고혈압으로 구분됨
- Systolic 140mmHg 이상 or Diastolic 90mmHg 이상인 경우를 말함

1) 본태성/일차성 고혈압(Essential Hypertension)

- 원인 질환이 발견되지 않은 경우를 본태성 고혈압이라고 함
- 전체 고혈압 환자의 약 95%가 본태성 고혈압임

⇨ 심박출량 증가나 말초혈관 저항 증가에 의해 발생하는 것으로 추정함

2) 이차성 고혈압(Secondary Hypertension)

- 밝혀진 기저 질환으로부터 발생된 고혈압을 이차성 고혈압이라고 함

▶ LBP(Low Blood Pressure, 저혈압) / Hypotension / Hypotonia

- 저혈압은 본태성 저혈압과 이차성 저혈압, 기립성 저혈압으로 구분됨
- 수치가 정해져 있지는 않지만 대개 90/60mmHg 이하인 경우를 말함

1) 본태성/일차성 저혈압(Essential Hypotension)

- 원인 질환이 발견되지 않은 경우를 본태성 저혈압이라고 함

2) 이차성 저혈압(Secodary Hypotension)

- 밝혀진 기저 질환으로부터 발생된 저혈압을 이차성 저혈압이라고 함

3) 기립성 저혈압(Orthostatic Hypotension)

- 누워 있거나 / 앉아 있다가 갑자기 일어나는 경우 등의 체위 변경 or 장시간 서 있는 상황에서 발생된 저혈압을 기립성 저혈압이라고 함

⇨ 중력에 의해 하반신에 혈액이 모이게 되어 심장으로 귀환하는 혈액량이 줄어들지만 혈압 유지 반사 기구에 의해 혈압은 유지될 수 있음

⇨ 혈압 유지 반사 기구에 문제가 생기면 기립성 저혈압이 발생됨

+ 혈압 = 심박출량 X 말초혈관 저항

*** 혈압(BP. Blood Pressure)**
- 혈압은 심박출량(CO)과 말초혈관 저항 값(SVR)으로 측정됨

⇨ BP = CO × SVR

*** 심박출량(CO. Cardiac Output)**
- 심박출량은 심박동수(HR)와 1회 박출량(SV) 값으로 측정됨

⇨ CO = HR × SV

+ 수축기압 VS 이완기압

*** 수축기압(Systolic Blood Pressure)**
- 심장이 수축하면서 혈액을 내보낼 때 혈관에 가해지는 압력을 말함
- 혈압이 가장 높은 순간이므로 최고 혈압이라고 함

*** 이완기압(Diastolic Blood Pressure)**
- 심장이 이완하면서 혈액을 받아들일 때 혈관이 받는 압력을 말함
- 혈압이 가장 낮은 순간이므로 최저 혈압이라고 함

+ 맥압 = 수축기압 - 이완기압

*** 맥압(Pulse Pressure)**
- 맥압은 수축기압과 이완기압의 차이를 말함

⇨ 수축기압이 120㎜Hg, 이완기압이 80㎜Hg인 경우

⇨ 맥압은 120㎜Hg−80㎜Hg으로 40㎜Hg임

+ 평균 혈압 ★

*** 평균 혈압(Mean Blood Pressure)**
- 혈압의 평균 값을 말함 보통 Mean BP라고 함

⇨ $\text{평균혈압} = \dfrac{\text{수축기압} + 2 \times \text{이완기압}}{3}$

⇨ 수축기압이 120㎜Hg, 이완기압이 80㎜Hg인 경우

⇨ $Mean = \dfrac{120 + 2 \times 80}{3}$ 로 약 90㎜Hg임

다음은 **'혈압 측정법에 대해 정리한 것'**이다.

▶ 혈압 측정법

- 직접/침습적 측정법과 간접적/비침습적 측정법이 있음

1) 직접/침습적 측정법(Direct Blood Pressure)

- 동맥 내에 얇은 Catheter를 삽입하여 Patient Monitor에 연결하여 혈압을 측정하는 방법으로 거의 ICU에서만 시행함

⇨ ABP(Arterior Blood Pressure, 동맥압)라고 더 많이 부름

2) 간접/비침습적 측정법(Non-Invasive Blood Pressure)

- 혈압계의 Cuff를 이용하여 환자 몸에 감아 혈압을 측정하는 방법으로 일반적으로 사용하는 혈압 측정법임

⇨ 수동 혈압계와 청진기를 이용하여 청진하여 혈압을 측정하는 방법
⇨ 수동 혈압계와 손가락을 이용하여 촉진하여 혈압을 측정하는 방법
⇨ 전자 혈압계를 이용하여 혈압을 측정하는 방법이 있음

▶ 혈압이 잘못 측정되는 원인

너무 넓은 커프를 이용함	혈압이 낮게 측정됨
너무 작은 커프를 이용함	혈압이 높게 측정됨
커프를 느슨하게 감음	혈압이 높게 측정됨
공기를 너무 천천히 뺌	이완기압이 높게 측정됨
공기를 너무 빨리 뺌	수축기압은 낮고 이완기압은 높게 측정됨
제대로 혈압음을 못 들음	수축기압은 낮고 이완기압이 높게 측정됨
압력을 충분히 주지 않음	수축기압이 낮게 측정됨
환자가 팔에 힘을 너무 줌	이완기압이 높게 측정됨

+ 기본 BP 측정법

＊ 일반적인 BP 측정법(상완)

- 혈압계의 Cuff를 상완동맥(팔 Joint) 2~3㎝ 정도 위에 감고 압력을 가함

⇨ 청진법을 이용하는 경우 상완동맥 위에 청진기를 올려놓음
⇨ 촉진법을 이용하는 경우 요골동맥 위에 손가락을 올려놓음

- Cuff 압이 120㎜Hg가 넘어가면 동맥이 눌리게 되어 혈액 흐름이 막힘 충분히 Cuff 압을 180㎜Hg까지 가한 뒤 초당 2㎜Hg 속도로 풀어줌

⇨ Pulse가 초당 1회 이상이므로 오차범위를 2㎜Hg 이내로 낮추기 위해 초당 2㎜Hg 속도로 압력을 풀어주는 게 원칙이지만 적당히 풀어줌

01 청진법

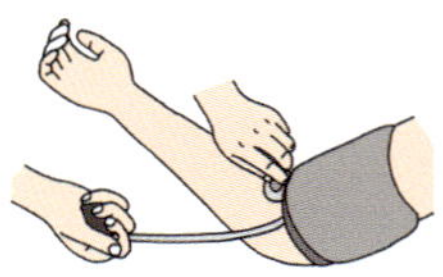

- 혈압을 잴 부위 위쪽을 Cuff로 압박하여 혈액의 흐름을 막은 뒤 Cuff 압력을 풀어주면서 혈액이 다시 흐르게 하여 수축기압과 이완기압을 확인함
- 청진기를 이용하여 수축기압과 이완기압을 확인함

⇨ **Korotkoff Sound라고 하는 '툭-툭' 거리는 소리가 들리는 압력과 사라지는 압력을 확인함**

- 수축기압: Korotkoff Sound가 들리는 순간
- 이완기압: Korotkoff Sound가 사라지는 순간

+ 아네로이드형 혈압계는 혈압계의 눈금보기

＊ Korotkoff Sound가 안 들리는 경우

- 한 손은 Cuff의 압력계를 조절하고 다른 한 손은 청진기를 잡고 있어서 Korotkoff Sound가 안 들릴 때 촉진법을 이용하기가 어려움
- **이때 아네로이드형 혈압계는 혈압계의 눈금이 흔들리는 지점을 보면 좋음**
- 수축기압: 혈압계의 눈금이 흔들리기 시작하는 순간
- 이완기압: 혈압계의 눈금이 흔들리지 않는 순간

+ Korotkoff Sound

＊ Phase Ⅰ: 날카롭게 툭-툭 거리는 소리

- 수축기압의 소리가 처음 들림

＊ Phase Ⅱ: 쉭-쉭 거리는 소리

- 여러 잡음과 함께 혈관이 이완되면서 혈관 벽에 진동을 일으키는 소리임

＊ Phase Ⅲ: 부드럽게 툭-툭 거리는 소리

- 힘차고 강한 소리가 들림(잡음이 사라짐)

＊ Phase Ⅳ: 부드러우면서 약한 소리

- 혈관이 거의 이완되면서 소리가 약해짐

＊ Phase Ⅴ: 소리 없음

- 완전히 이완되어 소리가 안 들림

Korotkoff Sound는 이론상 구간이 나뉘어 있지만, 실제 임상에서는 주위의 소란스러움으로 인해 정확히 구간을 나누어 듣기 어려우며 짧은 시간 안에 많은 사람을 측정해야 해서 큰 의미가 없었다.

02 촉진법

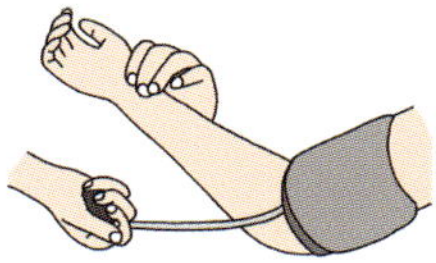

- 혈압을 잴 부위 위쪽을 Cuff로 압박하여 혈액의 흐름을 막은 뒤 Cuff 압력을 풀어주면서 혈액이 다시 흐르게 하여 수축기압과 이완기압을 확인함
- **손가락을 이용하여 수축기압을 확인함**

⇨ 맥박이 다시 뛰기 시작하는 지점을 확인함

- 수축기압: Pulse가 뛰기 시작하는 순간

⇨ 이완기압은 촉진법으로 측정할 수 없음

- 원칙상 촉진법을 이용하면 따로 표시를 해줘야 함

암또 생각

경험상 학부 때의 실습부터 아파서 병원을 방문했을 때를 생각해보면 촉진법을 이용하여 혈압을 재던 곳이 많았다. 원칙상 청진법을 이용하여 이완기압까지 정확하게 측정해야 하지만, Charge-Acting인 곳은 혼자서 50명이 넘는 환자들을 1시간 안에 V/S 측정해야 해서 촉진법을 이용하는 곳이 많은 것 같았다.(거의 30분 안에 잼).

더불어 정확히 청진법을 사용하고 싶어도 주변 모두가 촉진법을 이용하는데 혼자서 청진기를 들고 가는 것이 유난스러워 보이기도 하고 안 그래도 느린데 더 느리다고 한소리 듣게 될까 봐 촉진법을 이용하는 친구들이 많다고 했다. 원칙상 촉진법은 이완기압을 측정하기 어렵지만, 실습 때의 한 간호사 선생님이 수축기압에서 40 가량 뺀 것을 이완기압이라고 생각하라고 했다.(약간 맥박이 약해지는 지점을 이완기압이라고 하는 분도 있었다.) 또한, 실제로 이런 방법으로 쟀다는 표시도 하지 않았다.

+ 하지 BP 측정법

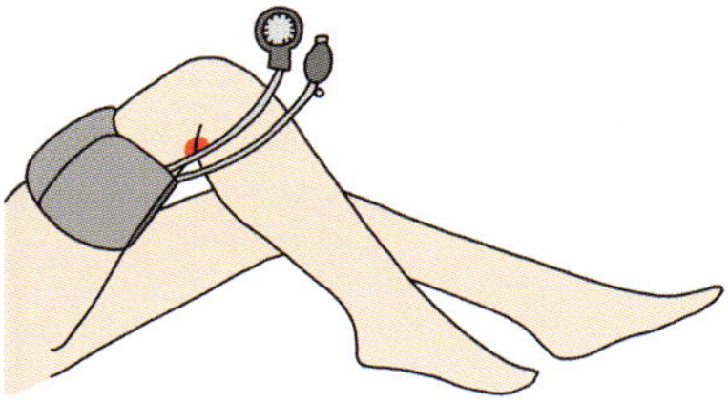

대퇴에 Cuff 감고 슬와동맥에서 청진

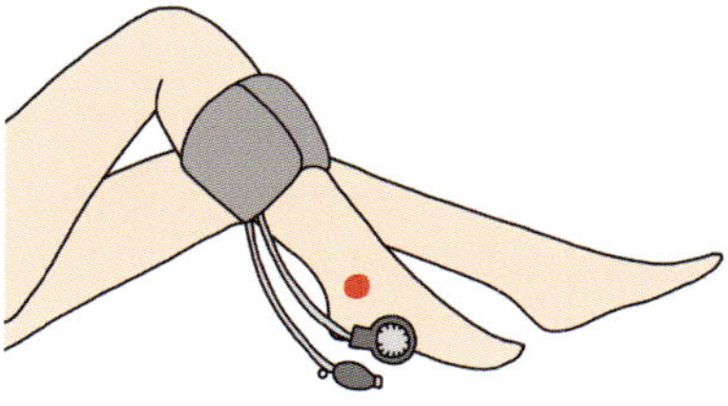

종아리에 Cuff 감고 후경골동맥에서 청진

- OP site, Arm Save 등의 이유로 하지에서 BP 측정해야 하는 경우가 생김
- **하지 BP는 상지보다 10~40㎜Hg 정도 수축기압이 더 높게 측정됨**
- 이완기압은 거의 비슷하게 측정되며 방법은 상지에서 재는 원리와 같음

+ Cuff

＊ Cuff의 길이
- 원칙상 Cuff의 가로 길이는 상완 둘레의 80~100%가 적당함
- 원칙상 Cuff의 세로 길이는 상완 둘레의 40%가 적당함

⇨ 실제 임상에서는 일반 병동에는 성인용이 구비되어 있음
⇨ 소아가 입원 오는 소아과 병동에는 소아용이 구비되어 있음
⇨ 소아가 입원 오면 소아과 병동에 연락하여 Cuff를 빌려다 사용함
⇨ 소아의 경우 BP를 제외하거나 QD 측정인 경우가 많으므로 잘 확인하기
⇨ 대퇴용 큰 Cuff는 OS 병동에 있기도 하므로 연락하여 빌려다가 사용함

03 자동혈압계

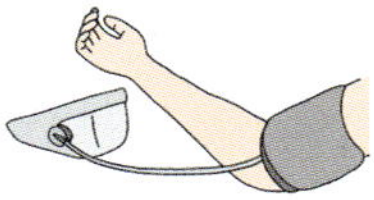

- 혈압을 잴 부위 위쪽을 Cuff로 압박하여 혈액의 흐름을 막은 뒤 Cuff 압력을 풀어주면서 혈액이 다시 흐르게 하여 수축기압과 이완기압을 확인함
- 자동혈압계를 이용하여 혈압을 측정함

⇨ 상향식과 하향식 종류가 있음
- 상향식: 압력을 올리면서 측정함
- 하향식: 압력을 내리면서 측정함

+ 이상 BP 측정 시 자동으로 잿으면 수동으로 다시 측정하기

＊ 기계가 부정확할 수 있으므로 Manual로 Recheck 함
- 자동혈압계를 이용하여 V/S를 측정하다가 BP가 너무 이상하게 측정된다면 수동으로 다시 측정해보고 두 개의 수치 모두를 확인해두는 게 좋음

⇨ 대개 BP가 180/100㎜Hg라고 한다면, Manual로도 재보았는지 물어봄

+ 자동혈압계의 경우 상완 측정이 원칙이지만 팔목에서 재도 큰 차이가 많이 안 난다고 배웠음(물론 손목용 자동혈압계가 따로 출시되어 있음)

⇨ 가끔 너무 Obesity 한 환자의 경우 도저히 측정 가능한 Cuff가 없을 때 자동혈압계를 이용하여 손목에서 측정하곤 했음

V/S의 경우 너무 기본 중의 기본이라 BP 측정을 제대로 못 하는 경우 꽤 무시를 받게 된다. 반드시 V/S 측정을 신속하고 정확하게 할 수 있도록 연습 후에 입사했으면 좋겠다.(정말 무시 받음)

다음은 '혈압 간호의 Tip 아닌 Tip'이다.

01 비정상 BP 측정 시 다른 이상 증상 확인함

＊ 두통, 현기증의 증상이 있는지 확인함

- 혈압은 체위, 활동 여부에 따라 수치가 영향을 받음

⇨ 애매한 수치는 30분~1시간 이후에 F/U하여 Dr. Noti 하면 좋음

⇨ 격렬한 활동을 한 경우에도 30분~1시간 이후에 F/U한 수치를 확인함

- 고혈압은 무증상이 많아 '조용한 살인마'라는 별명을 갖고 있음

⇨ 증상이 없더라도 높은 수치의 혈압은 Dr.에게 반드시 Noti 해야 함

+ 커피, 흡연, 격렬한 운동은 혈압을 상승시킴

＊ 혈압상승

- 카페인, 니코틴, 격렬한 운동은 혈압을 상승시킬 수 있음
- 혈압측정 시에 과도하게 움직이며 말하는 경우도 혈압이 높게 측정됨

⇨ 원칙은 이렇지만 격렬한 운동을 한 경우가 아니라면 수치에 큰 영향 안 줌

02 고혈압은 침상 머리를, 저혈압은 침상 다리를 올려줌

＊ 고혈압은 침상 머리를 올려줌

- 두통이나 다른 증상이 없다고 하더라도 상체를 올려주면 좋음

⇨ 혈액이 아래로 내려가게 도와주어 혈압이 조금 더 감소하는 효과를 줌

＊ 저혈압은 침상 다리를 올려줌

- 혈액이 다시 심장으로 귀환하게 도와주어 정상 혈압으로 돌아가게 해줌

⇨ 원리는 이렇지만 큰 효과는 사실 미미해서 하지 말라는 Dr.도 있음

+ 기립성저혈압

＊ 체위변경 시 더 어지러운지 확인함

- 체위변경을 급격히 했을 때 어지러운 경우를 기립성저혈압이라고 함
- 이 경우 3P BP라고 하여 3가지 Position에서 혈압을 재도록 함
- 누워서 혈압을 측정하고, 앉아서 혈압을 측정하고, 일어서서 혈압을 측정함
- 간격은 5분 단위로 Position을 바꿔서 측정함

다음은 'Patient Monitor에 대해 정리한 것'이다.

❖ 환자 감시장치(Patient Monitor)

- EKG, BP, HR, RR, BT, SpO_2 등을 지속해서 감시할 수 있는 장치임
- 미리 설정해둔 수치 이상으로 측정되면 알람이 울리게 되어있음
- ICU, ER에는 간호사 스테이션 가까이에 각 Bed의 Patient Monitor를 한꺼번에 감시할 수 있도록 마련된 장치가 따로 있음

▶ Multi Monitor

- 병동에 있는 바퀴가 달린 Patient Monitor를 멀티 모니터라고도 부름

▶ 환자 감시장치의 항목

- 각 항목은 장치에 부착된 Sensor를 이용해 측정함

1. EKG: 환자에게 부착한 EKG Sensor로 심장 리듬 상태를 측정함

⇨ RA(흰색), LA(검정), LL(빨강)에 부착한 Sensor를 부착함

- 부정맥, 심실세동, 무수축 등의 이상 심전도를 확인할 수 있음

⇨ EKG sensor를 이용하여 HR 측정이 가능함

2. SpO_2

- SpO_2 측정 Sensor를 이용하여 혈중 산소포화도를 측정함

⇨ 적외선 Sensor를 손톱, 발톱이나 귓불에 부착하여 측정함

- 체내 산소 공급이 적절한지 확인할 수 있음

3. RR: Sensor의 전극 간의 저항 변화를 감지하여 호흡수를 측정함

- 빈호흡, 무호흡 등을 확인할 수 있음

⇨ 부정확하여 직접 다시 확인하는 것이 좋음

4. BP: 기계의 Cuff를 이용하여 혈압을 측정함

- 수축기압, 이완기압, 평균 혈압(Mean BP)을 확인할 수 있음
- Manual Mode와 Auto Mode가 있음

⇨ Manual은 필요할 때만 측정, Auto는 수시로 자동으로 측정됨

⇨ 동맥에 카테터를 삽입하면 ABP를 확인할 수 있음

⇨ 정맥에 카테터를 삽입하면 CVP를 확인할 수 있음

5. PR: SpO_2 측정 Sensor를 이용하여 맥박을 측정함

- 빈맥, 서맥 등의 부정맥을 확인할 수 있음

⇨ HR와 PR과 차이가 심하게 나면 Noti 해야 함

6. BT: Sensor를 이용하여 체온을 측정함

- 고체온, 저체온을 확인할 수 있음

⇨ OR에서 확인하는 주요 지표임

★ Patient Monitor

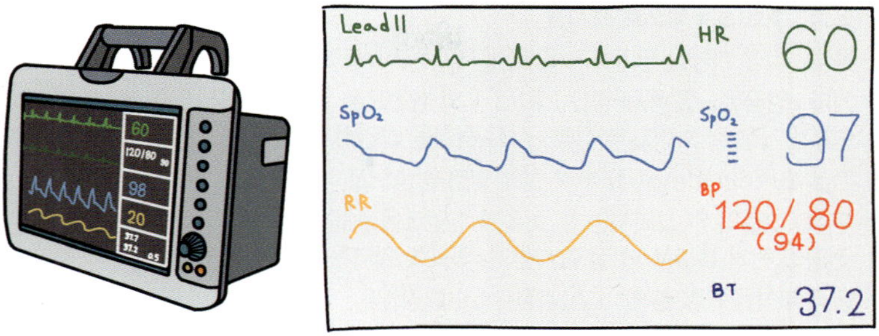

＊ 환자 감시장치

1. EKG(Electro Cardio Graph, 심전도)

– 주로 녹색으로 표시되며 Lead Ⅱ 심전도 이용함

2. HR(Heart Rate. 심박 수)

– 성인 정상 심박 수는 60~100회/Min

3. SpO_2(산소포화도)

– 정상 산소포화도는 95~100%임

– 주로 하늘색으로 Plethysmographic Wave가 그려짐

4. RR(Respiratory Rate, 호흡수)

– 성인 정상 호흡수는 12~20회/Min

– 주로 노란색으로 $ETCO_2$(호기말이산화탄소분압) 그려짐

5. SBP/DBP(Mean BP)

– 성인 정상 혈압은 120/80㎜Hg임

– 성인 정상 평균 혈압은 70~100㎜Hg임

+ NIBP는 주로 흰색으로 표시됨

+ IBP는 주로 빨간색으로 표시됨

6. PR(Pulse Rate, 맥박)

– 성인 정상 맥박 수는 60~100회/Min

7. BT(Body Temperature, 체온)

– 성인 정상 체온은 36.7±0.7℃

01 Patient Monitor - EKG

*** EKG(Electro Cardio Graph, 심전도)**

- 특징: **주로 초록색으로 표시됨**
- 목적: 심장 기능을 평가하기 위함임(TEE는 비싸므로 EKG 이용함)
- 기타: 양극유도를 통해 얻은 Lead Ⅱ의 심전도를 주로 사용함
  P파가 가장 잘 보이고 부정맥, 심장 허혈을 발견하기 쉬움
- Tip: Electrode(전극) 부착 전에 알코올 솜으로 피부를 닦고 부착함

⇨ EKG 리듬이 안 그려지면 손 소독제나 알코올 솜을 이용해서 닦아줌
전극이 전기 흐름을 더 잘 감지할 수 있도록 알코올 성분을 묻혀줌

- 전극 부착은 RA(흰색), LA(검정), LL(빨강)임

02 Patient Monitor - SpO_2

*** SpO_2(산소포화도)**

- 특징: **주로 하늘색으로 표시됨**
- 목적: 조직의 산소화를 평가하기 위함임
- 기타: Pulse Oximeter로 동맥혈의 산소포화도를 비침습적으로 측정함
  Plethysmographic Wave라고 하는 산소포화도 그림도 그려짐
- 정상: 95~100%이며 심각한 저산소혈증은 85% 이하임
- Tip: 두꺼운 엄지발가락에서 측정하면 산소포화도 값이 더 작게 나옴
  손가락이나 발가락에서 측정이 잘 안 되면 귓불을 이용하면 좋음
- 혈압측정 시 일시적으로 측정이 안 되므로 BP Cuff 반대편에 센서 부착함

03 Patient Monitor - $ETCO_2$

*** $ETCO_2$(호기말이산화탄소분압)**

- 특징: **주로 노란색으로 표시됨**
- 목적: 환기 상태를 평가하기 위함임
- 기타: End-tidal Capnography라고 하는 CO_2 waveform이 그려짐
- 정상: $PaCO_2$ 40 전·후지만 사강의 영향으로 더 낮게 측정됨
- Tip: Fighting이 일어나면 Curare Cleft가 발생하여 그래프 모양이 바뀜

⇨ 기계적 환기와 스스로의 호흡의 충돌이 일어나는 것을 Fighting이라 함

Plus+

'주요 BP 관련 약물' - 혈압강하제

성인병이 만연하는 요즘은 40대만 넘어가도 고혈압과 당뇨가 있는 환자분들이 많아졌다. 그렇기에 입원한 원래 질환과 별개로 혈압과 당뇨에 관해서 묻는 분들도 많았다.

그래서 혈압강하제와 혈당강하제를 공부해두면 입원을 받을 때도 편리하고 평소에 환자분들이 무슨 약인지 물어보면 대답해 드리기 편하다. 기존의 혈압강하제가 효능이 없을 때, 다른 약으로 바꿔 들어가는 경우도 많으므로 꼭 본인이 근무하는 병원에서 자주 처방하는 약물의 이름과 생김새를 익혀두었으면 좋겠다.

노인분들의 경우 **고혈압이 있다고 해서 꾸준히 혈압강하제를 복용해왔는데, V/S 측정해보니 오히려 저혈압이 나오기도 해서 추가로** Fluid를 달고 다리를 올려주는 경우도 종종 있었다. 이런 분들은 **2~3일 지켜보다 주치의와 상의하여 혈압강하제를 Hold 하기도 했다.**

또는 **투석을 돌리고 온 후에 기존에 고혈압이 있던 분들이 아침에 혈압강하제를 복용하고 나면, 급격하게 저혈압이 되기도 해서 투석 당일은 혈압강하제를 Hold 하는 처방이** 나곤 했었다.

이런 상황에서 이미 다른 약물과 뒤섞여 있는 혈압강하제를 다시 수거하기 위해서는 약 생김새를 알아야만 했다. 그렇지 않으면 혈압강하제 하나를 수거하기 위해 너무 오랜 시간이 필요해진다.

물론 몰라도 일은 가능하겠지만, 그래도 혈압강하제와 혈당강하제만큼은 알아두면 편한 약이므로 꼭 약 모양새와 이름, 효능에 대해 눈으로라도 익혀두었으면 좋겠다. 약을 직접 환자에게 주는 사람은 우리 간호사이므로 어떤 약인지 만큼은 꼭 알아두었으면 한다.

01 Angiotensin 전환효소 억제제(ACE Inhibitor)

- Angiotensin I 이 Angiotensin II 로 전환되는 것을 억제하여 혈압 하강시킴
- 특징: 칼륨을 다량 함유한 식품 섭취를 피하고 공복에 복용하도록 함
- 기타: 지속적인 마른기침 등의 부작용 호소 가능함

⇨ Bradykinin 효소도 억제하여 호흡 기도를 수축시켜 기침을 유발함

- Captopril　　- Enalapril

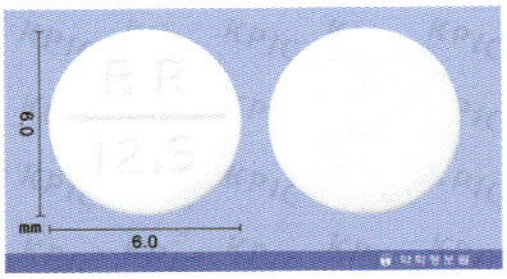	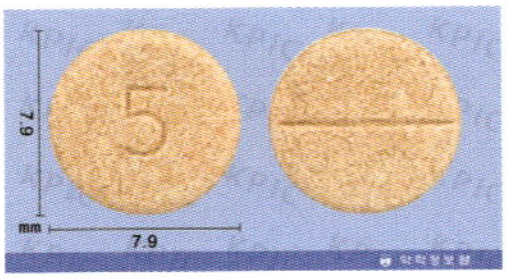	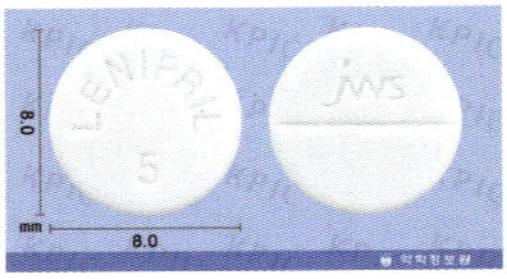
카프릴정 12.5mg	에나프린정 5mg	레니프릴정 5mg
Captopril 성분	Enalapril 성분	

02 Angiotensin II 수용체 차단제(ARB)

- 혈압을 상승시키는 Angiotensin II 를 선택적으로 차단하여 혈압을 하강시킴
- 특징: ACEI는 마른기침 부작용이 있어서 ARB를 더 많이 사용함
- Losartan　- Valsartan　- Olmesartan
- Irbesartan　- Candesartan　- Telmisartan

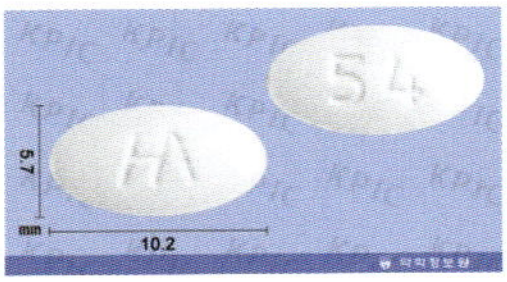	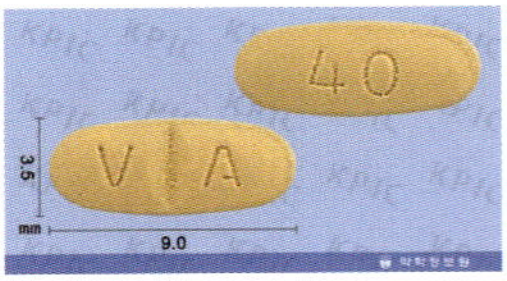	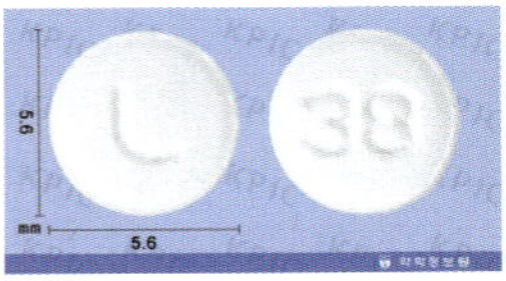
로살탄정	바로살탄정 40mg	올메탄정 10mg
Losartan 성분	Valsartan 성분	Olmesartan 성분
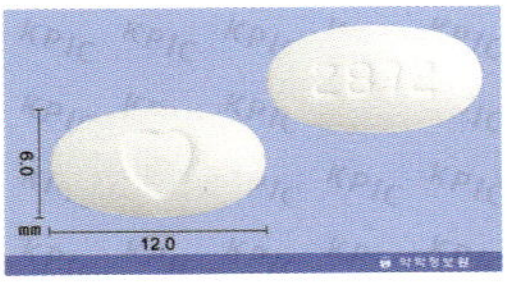	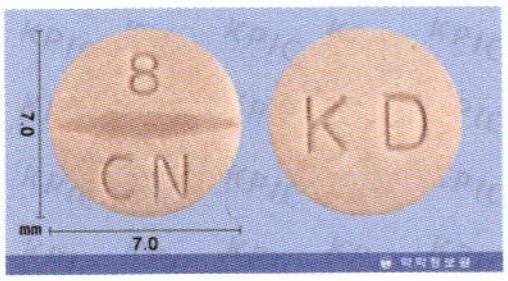	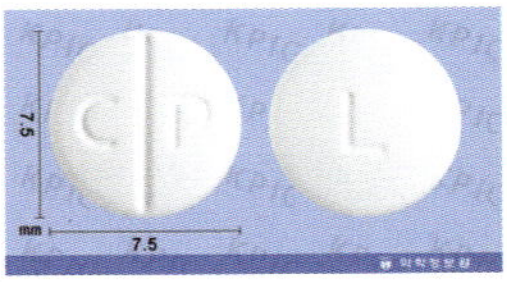
Irbesartan 성분	Candesartan 성분	Telmisartan 성분
아프로벨정 150mg	칸사타정 8mg	텔미로탄정 40mg
이외 약물 생략함		

03 β-차단제(BB, Beta Blocker)

- 심장 및 혈관 근육세포에 존재하는 β-수용체를 억제하여 심박동을 늦추고 심박출량을 감소시키며 말초혈관을 확장시켜 혈압을 하강시킴
- 특징: β-차단제 고혈압약은 저혈당을 유발할 수 있어서 주의해야 함
  교감 신경 차단제로 α-차단제와 α·β 모두 차단하는 약물도 있음
  교감 신경 차단제 약물 중 β-차단제를 가장 많이 사용함
- 기타: 졸음, 피로감, 현기증의 부작용 호소 가능함
⇨ 교감 신경을 조절하는 중추신경에 작용하기 때문임
- Propranolol - Carvedilol - Atenolol

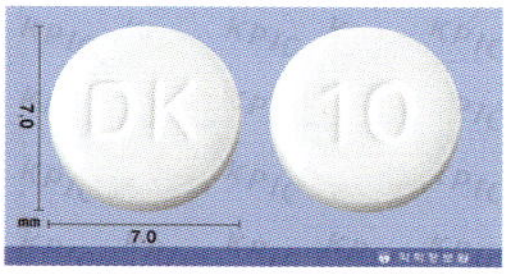	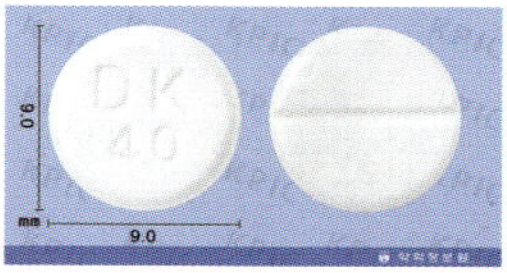	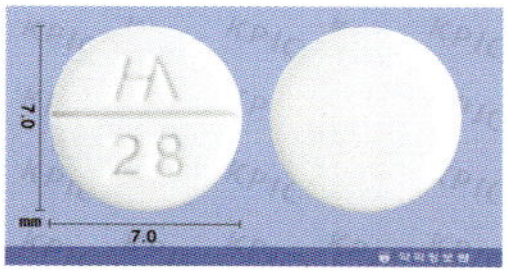
인데놀정 10mg	인데놀정 40mg	테프라정 40mg
Propranolol 계열 이외 약물 생략함		

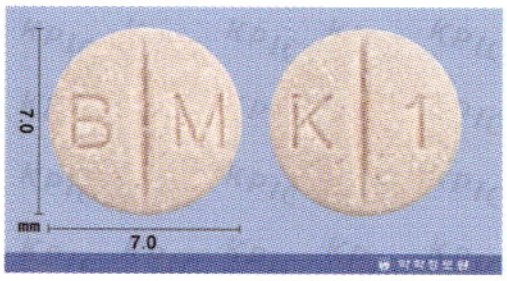	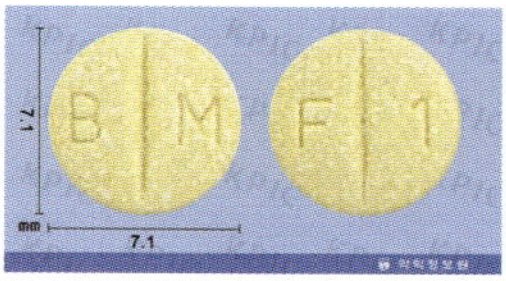	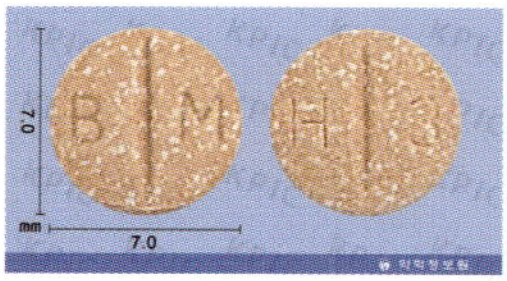
딜라트렌정 3.125mg	딜라트렌정 6.25mg	딜라트렌정 12.5mg
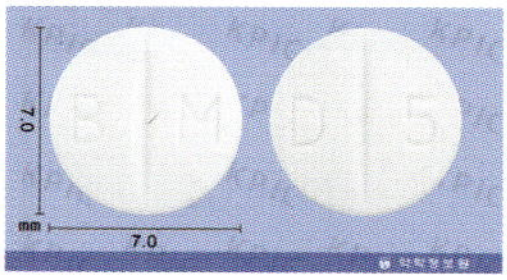	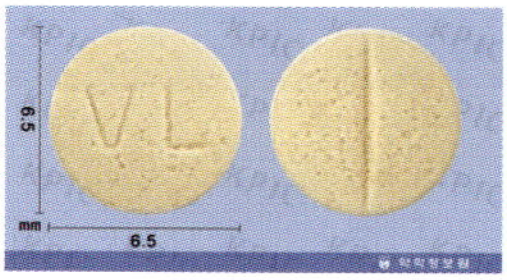	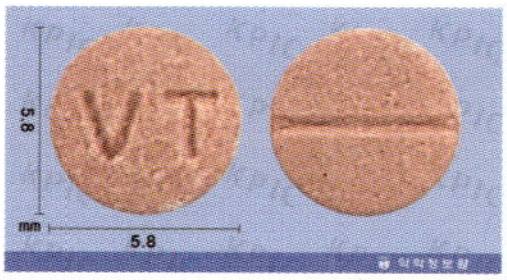
딜라트렌정 25mg	바소트롤정 6.25mg	바소트롤정 12.5mg
Carvedilol 계열 이외 약물 생략함		

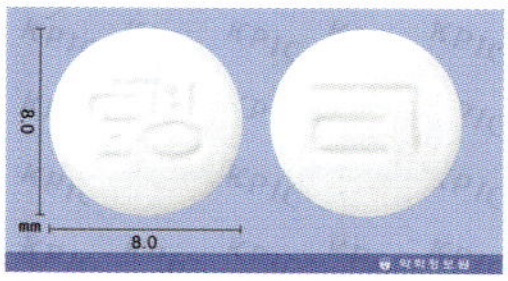	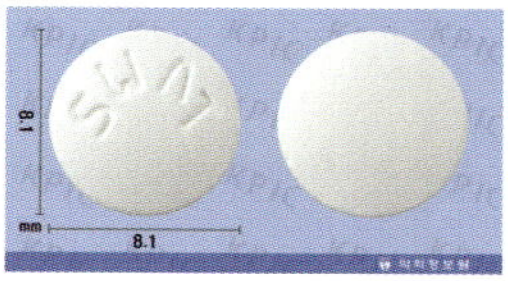	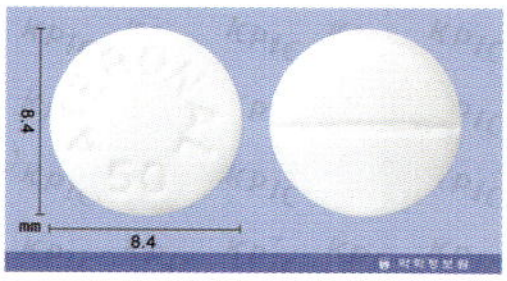
아테놀정	아테날정	아테로날정
Atenolol 계열 이외 약물 생략함		

04 이뇨제

- 신장 세뇨관 각 부위에서 Na 재흡수를 저해하거나 억제하여 소변량을 증가시켜 신체 수분량을 감소시켜 혈압을 하강시킴
- 특징: 밤에는 이뇨작용으로 수면을 방해하므로 주로 아침에 복용함
  순환 혈액량을 감소시켜 다른 고혈압 치료제의 보조 약물로 사용함
- Spironolactone은 칼륨이 다량 함유된 식품 섭취는 피하도록 함
- Furosemide&Hydrochlorothiazide는 칼륨 함유된 음식 섭취하도록 함
- 기타: 저칼륨혈증, 저나트륨혈증 등의 부작용 호소 가능함

⇨ Na과 물이 함께 배설되면서 저칼륨혈증, 저나트륨혈증을 유발함

- Spironolactone　　- Furosemide　　- Hydrochlorothiazide

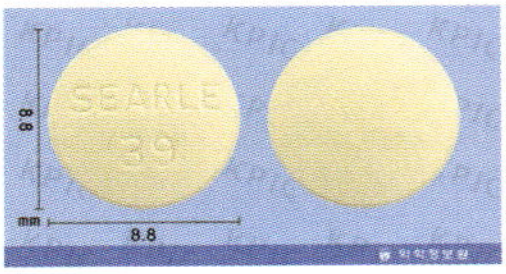	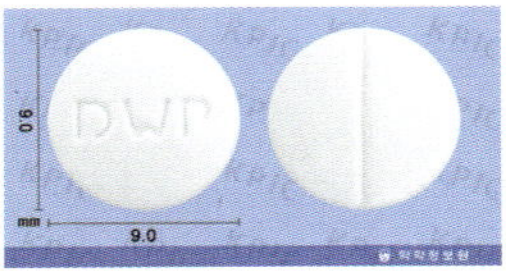	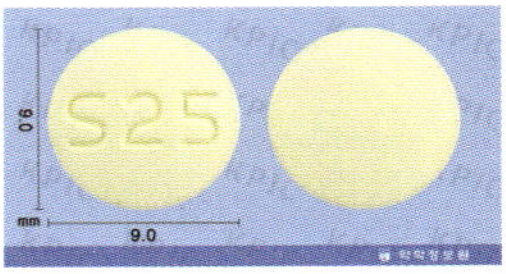
알닥톤필름코팅정 25㎎	스피락톤정 50㎎	구주스피로닥톤정
Spironolactone 계열 이외 약물 생략함		

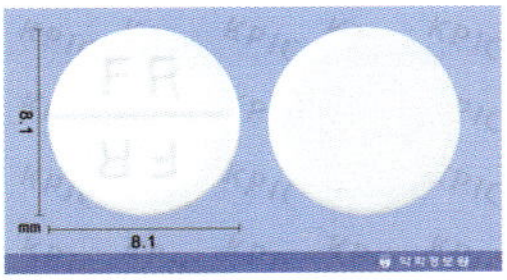	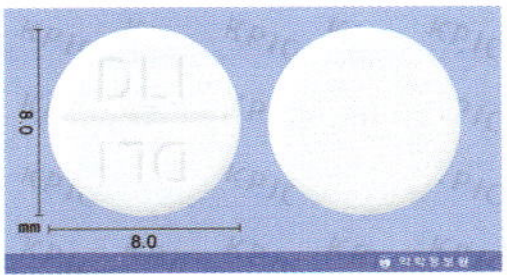	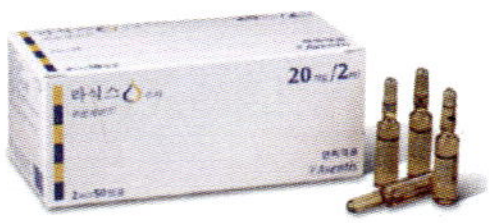
후릭스정	라식스정	라식스주
Furosemide 계열 이외 약물 생략함		

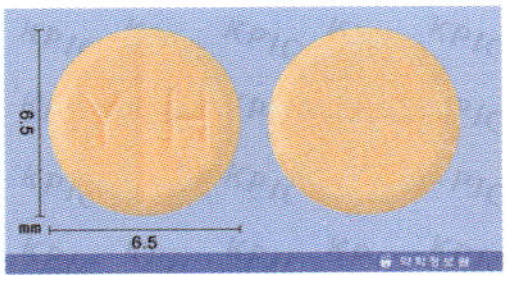	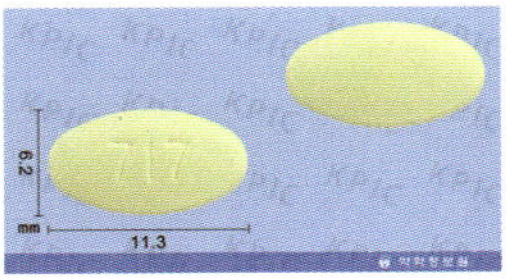	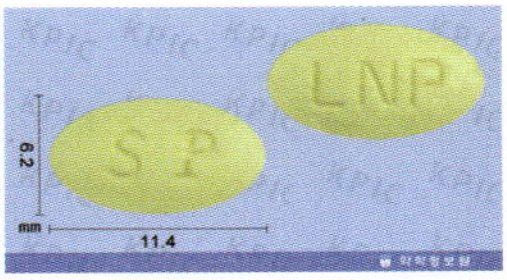
다이크로짇정	코자플러스정	로자신플러스정
Hydrochlorothiazide	Hydrochlorothiazide 포함 복합제 이외 생략함	

05 Ca 길항제(CA, Calcium Antagonist)

- 혈관과 심장의 세포막에 존재하는 Ca 통로에 작용하여 혈관을 확장시켜 혈압을 하강시킴(항부정맥제 개발 중 만들어진 혈압약임)
- 특징: 심장에 작용하여 심장 수축력을 억제하고 박동수를 낮춰줌
- 기타: 부종, 안면홍조, 두통 등의 부작용을 호소함
  갑자기 복용 중단하면 혈압이 상승하는 리바운드 현상 나타남
- Amlodipine
- Diltiazem
- Verapamil
- Nicardipine

<table>
<tr><td>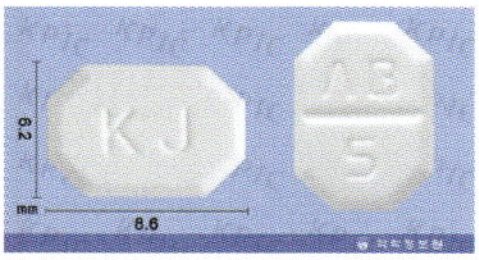</td><td>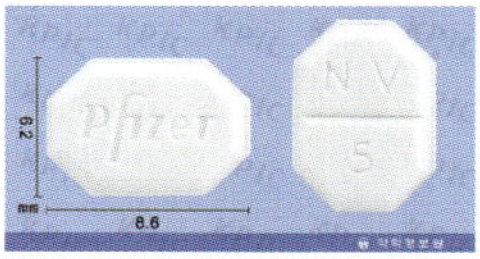</td><td>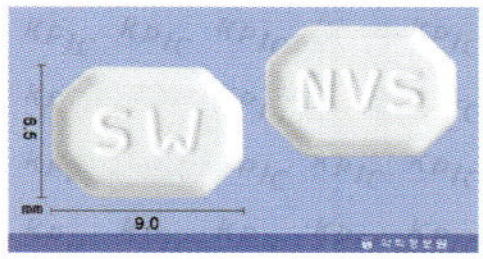</td></tr>
<tr><td>국제암로디핀정 5㎎</td><td>노바스크정 5mg</td><td>노바디핀정</td></tr>
<tr><td colspan="3">Amlodipine 계열 이외 약물 생략함</td></tr>
<tr><td>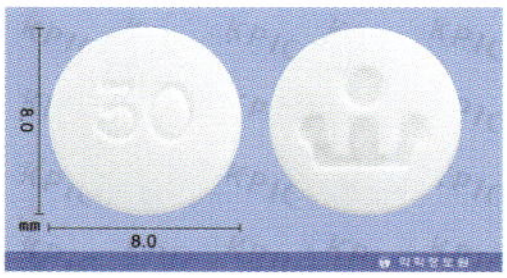</td><td>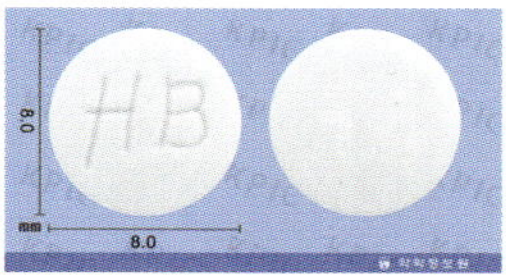</td><td>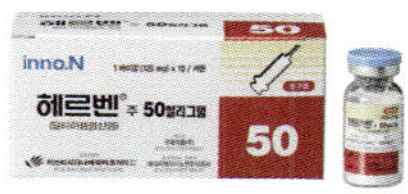</td></tr>
<tr><td>카디아젬정 30mg</td><td>헤르벤정</td><td>헤르벤주 50㎎</td></tr>
<tr><td colspan="3">Diltiazem 계열 이외 약물 생략함</td></tr>
<tr><td>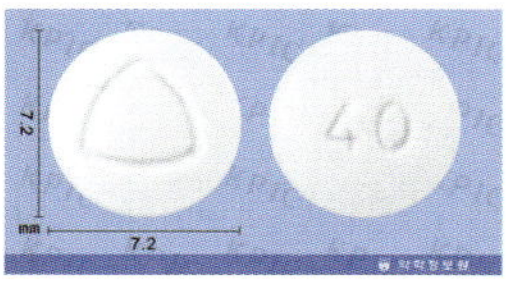</td><td>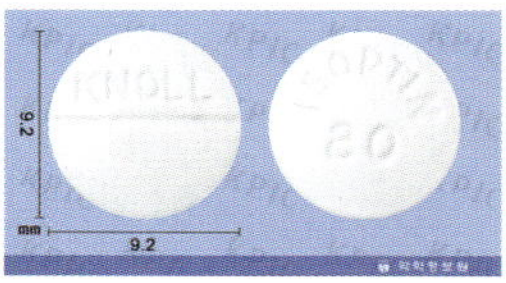</td><td>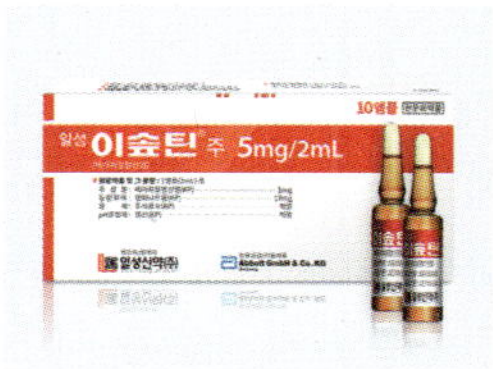</td></tr>
<tr><td>일성이솦틴정 40㎎</td><td>일성이솦틴정 80㎎</td><td>일성이솦틴주</td></tr>
<tr><td>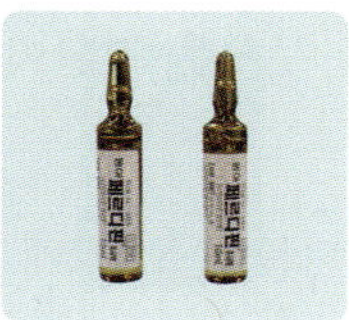</td><td>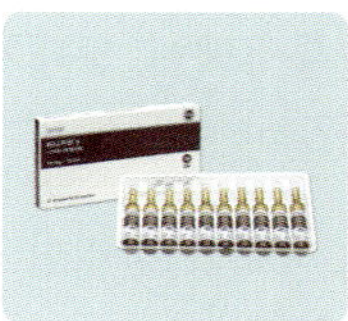</td><td>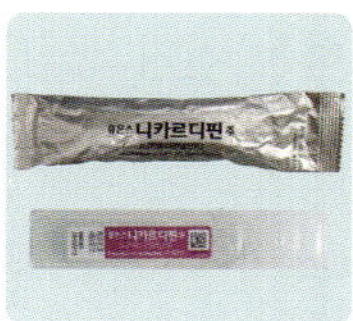</td></tr>
<tr><td>동아페르디핀주사액</td><td>비니카핀주 10ml</td><td>휴온스니카르디핀주</td></tr>
<tr><td colspan="3">Nicardipine 계열 이외 약물 생략함</td></tr>
</table>

2-02 '갓 입사'한 신규간호사 'God 신규'가 되어보자!(V/S편)

'HR Master' - PSVT & EKG Monitor

호흡기내과 병동에서 근무하다 보니 많은 환자가 Pulse-Oximeter를 **가지고 있어서 따로 Pulse를 재지 않아도, Monitor상에 표시되는 수치로 맥박을 가늠할 수 있었다.** 그렇게 처음 본 환자여도 직접 재지 않고 기계 수치만 보고 기록하곤 했었다.

그러다 어느 날, 수 선생님이 내게 다가와 기계 수치만 보지 말고 제대로 측정하라고 경고를 했다. 과연 다른 선생님들 모두 1분 Full로 재는 건지 궁금했지만, 차마 물어보거나 옆에서 지켜볼 수 없어서 눈치껏 부정맥 있는 사람은 제대로 1분 Full로 쟀고, 다른 사람들은 기계의 Pulse 수치를 보며 기록했었다.

그렇게 기계의 Pulse 수치를 믿었으며 100~120대의 Tachycardia의 수치가 떠도 크게 개의치 않았다. 꾸준히 120대로 Tachycardia로 측정되던 한 환자가 Bronchoscopy를 하러 갔었고, Post를 받을 준비를 하는데 갑자기 수술실에서 연락이 왔다.

Tachycardia가 무척 심하므로 EKG Keep하고, 안정화되지 않으면 헤르벤을 투여할 거라고 했다. 그런 상황이 되니까 해야 할 일이 늘어난다 생각해서 기계의 Pulse가 정말 맞는 건지, 직접 1분 Full로 재보면서 실제 Pulse와 기계상의 Pulse의 차이가 크게 난다는 것을 깨닫게 되었다.

그러면서 **PSVT는 어떤 질환이기에 EKG Monitor 하면서 약물을 주입하는 건지 궁금해졌고, '부정맥이 도대체 얼마나 무서운 질환이기에 이와 관련된 검사가 많은 걸까?'** 하며 공부하기 시작했다.

다음은 이와 관련하여 공부한 자료를 정리한 것이고, 더불어 EKG에 대해 정리한 내용으로 알아두길 바란다.

다음은 **'맥박에 대해 정리한 것'**이다.

❖ 맥박(Pulse Rate)

- 신체의 각 부분으로 혈액이 순환될 수 있도록 동맥이 팽창 및 수축하는데 심장의 좌심실이 수축하면서 혈액이 대동맥으로 보내질 때 말초 동맥에서 촉진되는 혈관의 박동수를 말함
- 맥박은 동맥벽의 탄력성, 맥박수, 리듬, 강도, 동일성을 함께 측정함
- 맥박 측정 시에는 두 번째, 세 번째,(네 번째) 손가락을 이용함

⇨ 엄지손가락은 측정자의 맥박수와 혼동되기 때문에 사용하지 않음

▶ 맥박의 정상 범위

- 성인기준으로 60~100회/Min임
- 빈맥(Tachycardia)은 맥박 수가 100회/Min 이상을 말함
- 서맥(Bradycardia)는 맥박 수가 60회/Min 이하를 말함

▶ 부정맥(Arrhythmia)

- 맥박이 빨라졌다가 늦어졌다 하는 불규칙한 상태를 말함
- 심장 박동수의 이상 or 율동의 이상으로 심방이나 심실 어디에서나 발생함

▶ 심계항진(Palpitation)

- 심장이 두근거리면서 심장이 뛰는 것을 지각하는 상태를 말함
- 맥박 수가 증가하면 호흡 수도 함께 증가함(호흡 1회에 맥박 4회)

▶ 자주 사용되는 말초맥박 측정 부위

- 상지: 측두동맥, 경동맥, 상완동맥, 요골동맥
- 하지: 대퇴동맥, 슬와동맥, 후경골동맥, 족배동맥

⇨ 말초맥박은 주로 요골동맥에서 측정함

▶ 심첨맥박

- 신생아나 심장 이상 있는 환자들에게서 측정하는 부위임
- 건강한 사람은 말초맥박과 심첨맥박의 수가 같음
- 청진기로 맥박 수를 청진하여 측정함

+ Pulse Deficit

*** 맥박결손**

- 말초맥박이 심첨맥박보다 수가 적은 경우를 말함

⇨ 보통 요골맥박과 심첨맥박을 비교하여 맥박결손 유무를 판단함

- 한 명은 요골동맥에서 요골맥박, 다른 한 명은 심장에서 심첨맥박을 동시에 측정하여 두 수치의 차이를 비교하여 10회 이상 차이가 나면 맥박결손임

+ 연령별 정상 범위

연령	정상 범위	연령	정상 범위
신생아	70~190회/Min	학령기	75~110회/Min
영아	80~160회/Min	청소년	60~90회/Min
유아	80~130회/Min	성인	60~100회/Min
학령전기	80~120회/Min	노인	60~100회/Min

+ 맥박 측정 부위

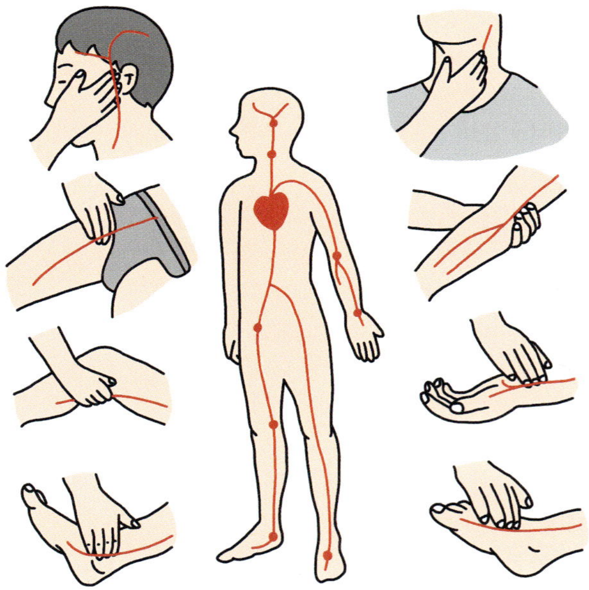

암또 일화

SN일 때 메르스로 인해 소아과 실습을 성인 병동에서 대체하여 내 인생에 아동은 더 이상 없을 줄 알았다. 그런데 대체된 병동에의 상급 병실로 영아가 입원하였고 V/S 재러 갈 때마다 "맥박 어디서 쟀어?"라고 물어보면서 너무 빠르고 어렵지 않냐고 물어봤다. 후에 아이는 청진기를 이용하여 심장에서 뛰는 소리를 Counting 한다는 것을 알게 되었다. 뭣 모를 때는 측두동맥부터 족배동맥까지 각 동맥위치에 손을 올리고 가장 잘 감지되는 부분을 찾으려 보호자 눈치를 보며 땀흘렸다.

다음은 '맥박과 관련한 Tip 아닌 Tip'이다.

01 부정맥 환자는 반드시 Full로 측정

*** 부정맥, 빈맥, 서맥 환자는 반드시 Full로 측정하기**

- 맥박이 규칙적이면 30초 * 2로 1분 맥박을 측정함
- But 부정맥 환자는 반드시 1분 Full 측정해야 함(차이가 생각보다 큼)
- 특히 SpO_2 Monitor를 하고 있어도 직접 1분 Full로 재야 함

⇨ 차이가 생각보다 크게 나서 한소리 들을 수 있음

02 족배 동맥의 위치는 알아두는 게 좋음

*** 족배 동맥의 위치는 알아두는 게 좋음**

- TACE처럼 대퇴로 Catheter를 삽입하여 검사를 시행한 경우 족배 동맥의 맥박결손 유무를 확인하기 위해 양쪽 발의 맥박을 동시에 측정함

⇨ 일반적으로 맥박 측정은 요골동맥, BP 측정은 상완동맥을 이용함
CPR 상황 맥박 측정 경동맥, ABGA 위해서 대퇴동맥 부위 알아야 함

03 갑작스러운 Tachycardia는 EKG Monitoring 함

*** 심질환 환자는 멀쩡하다가도 갑자기 Arrest남**

- 평소에 Pulse가 이상이 없었는데 갑자기 과도하게 Pulse가 높게 측정되면 1분 Full로 측정하고, 다른 이상 여부를 파악한 뒤 Dr. Noti 함
- 과하게 땀을 흘리고 Tachycardia와 함께 과다호흡 있으면 EKG Monitor 하면서 환자 상태를 보는 게 좋음

⇨ 헤르벤이나 아데노신 투여할 가능성이 크고 Cardiac Arrest 대비 가능함

⇨ 아데노신은 DC 기능이 되는 EKG를 준비하는 게 좋음

04 임종 임박한 DNR 환자는 EKG Monitoring 함

*** 사망진단서에 Flat Rhythm이 들어간 EKG 첨부해야 함**

- 임종하게 되면 사망진단서에 Flat Rhythm을 첨부해야 함
- 급격한 Condition 저하와 함께 체인-스톡 호흡, 소변량이 줄어들고 맥박 및 산소포화도가 줄어들게 되면 EKG를 부착하고 Monitor 함

⇨ 40대로 맥박 수가 떨어지면 임종이 거의 가까이 다가와 있음

⇨ 사후처치 간호에 쓸 시간을 마련하기 위해 남은 일을 서둘러 해야 함

다음은 **'발작성 심실성 빈맥을 정리한 것'**이다.

❖ PSVT(Paroxysmal Supraventricular Tachycardia)

- 발작성 심실성 빈맥으로 갑작스럽게 빈맥이 발생하고 사라지는 것을 말함
- 방실결절을 통한 방실결절회귀성 빈맥과 방실결절 불현성 우회로를 이용한 방실회귀성 빈맥을 말함
- EKG 상 리듬이 빈맥이 발작적이고 규칙적이며 QRS군 너비가 좁게 나타남
- 맥박 수가 150~200회/Min으로 심계항진과 함께 흉통, 실신 등을 호소함

⇨ 심장 내부의 전기신호가 소멸되지 않고 계속 반복되어 심장이 빨리 뜀

- PVST 유형으로 AVNRT와 AVRT 등이 있음

▶ PSVT 관련 검사

- 증상 발작 시간이 짧아 EKG 파악이 어려운 경우 Holter Monitoring 함
- 운동 중 심장을 모니터하여 이상 여부를 보는 Stress Test 시행하기도 함
- 기저 심질환 여부 파악을 위해 Echocardiography 시행함
- 최종 확진을 위해 EPS(심장 내 전기 생리학 검사) 시행함

▶ PSVT 치료

1. 발살바 조작법(Valsalva Manual)

- 몸을 앞으로 굽히고 앉은 상태에서 숨을 멈추고 배변을 위해 힘주듯이 함
- 어린 영아들 경우엔 얼굴에 찬 얼음 물수건을 5~10초간 덮어줌

\+ 부교감신경 자극법(Vegal Maneuver)

- 빈맥 발생 시박동을 늦추기 위해 미주신경을 자극하는 방법임

⇨ 기침, 구역질, 구토, 숨을 참고 앞으로 숙이기, 찬물 찜질, 경동맥마사지

⇨ 환자를 눕혀놓고 턱을 올려서 목을 신장시키고 경동맥 마사지함

2. 약물치료

- 방실결절의 전기 전도를 지연시키는 아데노신(IADS, 6㎎/2mL) 사용함

⇨ 최초 6㎎(1 Vial)을 상완정맥에 Injection하고 무반응 시 2 Vial을 추가 투여함(1차에서 6㎎, 2차에서 12㎎ 사용함)

- 아데노신이 효과가 없으면 Ca 통로 차단제로 Diltiazem(헤르벤)이나 Verapamil(이솦틴)을 사용함

⇨ Verapamil은 최초 5㎎(1 Amp.) Injection하고 무반응 시 7.5㎎ 투여함

- 증상 경미한 경우 Verapamil이나 Propranolol을 PO 투여함

3. 심율동전환술(Cardioversion)

- 약물치료로도 치료되지 않으면 심율동전환술을 시행함

01 AVNRT(AV Node Reentrant Tachycardia)

*** 방실결절성 회귀성 빈맥**

- 전기 전도속도가 빠른 급속 방실결절로와 느린 완속 방실결절로에 의해 발생함

⇨ 평상시는 급속 방실결절로만 전기자극이 전달되어 방실전도를 나타내는 PR간격이 정상으로 나타남

⇨ 심방조기수축이 나타나면 급속 방실결절로를 이용한 전기 전도가 차단되고 완속 방실결절로만 전기 전도가 진행되어 두 전도가 만나는 방실결절로 말단 부위에서 심실로 전달됨

⇨ 같은 전기자극이 결절 말단 부위에서 급속 방실결절로를 통해 심방으로 전달되고 전도속도가 일정히 유지되면 전기자극이 다시 완속 방실결절로를 통한 심실로 향하면 회귀성 빈맥이 지속됨

02 AVRT(AV Reentrant Tachycardia Utilizing Concealed Bypass Tract)

*** 불현성 우회로를 이용한 방실회귀성 빈맥**

- 방실결절 외 심방과 심실 사이에 심근조직으로 구성된 우회로에 의해 발생함
- 심실에서 심방으로만 전달하는 특성을 가진 불현성 우회로에 의해 빈맥이 없는 안정 시 기록한 심전도에서는 이상 소견을 확인할 수 없음
- 심방 → 방실결절 → His 속 → 심실 → 불현성 우회로 → 심방으로 전기가 회귀하면서 회귀성 빈맥이 나타남

+ WPW Syndrome(Wolf-Parkison-White Syndrome)

*** 조기흥분 증후군**

- 소아와 유아의 PSVT 가장 흔한 원인임
- 심장의 발달 과정에서 심방과 심실이 분리되고 방실결절을 제외한 나머지 부분에서 전기적 연결이 소실되는데, 완전히 분리되지 못한 채 심방과 심실 사이에 심근의 연결이 남아있게 되면 전기 흐름이 부전도로에 작용하게 됨

⇨ 심방과 심실 사이에 선천적으로 존재하는 비정상적인 전기자극 전달통로를 통해 전기신호가 전기 전도보다 먼저 전달되어 조기흥분이 일어나게 됨

- 주된 증상은 심계항진으로 소아에게 발견되었을 때 당장 치료하지 않아도 됨

2장 V/S편

+ Adenosine 투여 방법

*** Adenosine(Adenocor)**

- EKG, DC기와 Patient Monitor 준비함

⇨ EKG를 계속 Monitoring 해야 하고 V/S 자주 측정해야 함

⇨ 투여 후 Asystole, PVC 등의 리듬이 나타날 수 있어서 DC기 준비해야 함

- IV Line은 심장에 가까운 상완에 18G로 준비함

⇨ 아데노신은 혈액 내 반감기가 5초로 신속하게 투여되어야 함

⇨ 심장과 가까이에 Line을 유지해야 함(손등 안 됨)

⇨ 투여 후 N/S 20cc Push 하거나 팔을 들게 함

*** 투여 방법**

- 아데노신은 1Vial이 6㎎/2mL이며 반드시 bolus로 투여해야 함
- 최초 6㎎ IV하고 1~2분 내 반응 없으면 12㎎을 빠르게 투여함
  1~2분 내 반응 없으면 Dr. Order에 따라 세 번째도 12㎎ 투여함

\+ 아데노신은 부정맥 약물 Class에 속하지 않는 약임

+ Echocardiography

*** 심초음파(Echo)**

- 비침습성 검사로 음파를 이용하여 심장의 움직이는 모습을 촬영함
  일반적으로 Echo라고 말하는 심초음파는 TTE를 말함

\+ TTE(Transthoracic Echocardiography)는 경흉부 심초음파로 비침습적으로 흉부(4번째 늑간)에 젤리를 발라서 심장의 모습을 촬영한 것임

\+ TEE(Transesophageal Echocardiography)는 식도 경유 심초음파로 침습적으로 식도에 검사 기구를 넣어서 심장의 모습을 촬영한 것임

+ EPS(Electro Physiology Study)

*** 전기생리검사**

- 심장에 계획된 전기자극을 주어 심장 내 전기활동을 기록하는 침습적 검사로 부정맥과 전도 장애를 유도하는 검사임
- 부정맥 발생 기전을 확인하고 심실 상부 부정맥과 심실성 부정맥을 구별함
- 동방결절이나 방실결절의 기능을 평가하고 Pacemaker가 필요한지 확인함
- 항부정맥 약물의 효과를 평가하기 위해 시행하는 검사임

⇨ 입원 오더 중에 EKG를 받아서 찍어야 하고 Echo 처방이 필요함

+ Holter Monitor

*** 24hrs Holter Monitor**

– 부정맥이 간헐적으로 일어나는 경우 휴대용 EKG Monitor인 Holter를 몸에 부착하여 24시간 동안의 심장 리듬을 기록하는 검사를 말함

– 보통 24시간 동안 부착하는데 48시간, 72시간 이상 부착하기도 함

+ Event Monitor는 증상을 느낄 때만 심장의 상태를 기록하는 장치로 이상이 나타날 때까지 수주 간 몸에 부착하고 있음

⇨ Holter를 부착한 체 생활을 하므로 큰 활동 변화(식사, 화장실 등)가 있을 때마다 기록하도록 하기 위해 생활 수첩을 제공하므로 검사가 끝난 시점에 생활 수첩과 함께 Holter를 검사실에 내림

⇨ Holter 부착 시에는 X-ray 촬영이 어려우므로 처방이 있는 경우 Dr.에게 X-ray 처방을 미룰 건지, Holter를 X-ray 촬영을 위해 떼었다가 촬영 후 다시 부착할 건지 Confirm을 받아야 함

암또일화

Holter를 부착하고 있으면 기기가 X-ray에 찍히게 되어, 폐나 심장을 보기 위해 찍는 Chest PA 경우 촬영이 무의미해져서 Dr.에게 Confirm을 받곤 했었다. 대개 정말 급한 경우가 아니면 다음날 진행해주라고 해서 괜찮았는데, 문제는 EKG였다. Holter 부착 부위가 딱 EKG 부위랑 겹쳐서 이것도 내일 해야 하나 고민을 했는데, Charge 선생님이 "EKG는 그 부위 살짝 옆으로 부착해도 찍을 수 있고 찝찝하면 Dr.한테 Noti 하고 잠시 뗐다가 붙인다고 해."라고 조언을 해주셨다. 그래서 떼었다 다시 붙이는 걸로 Confirm 받고 환자에게 갔는데, Holter의 Electrode가 부착된 부위가 생각보다 너무 많았다. 어디에 무엇을 붙여야 할지 헷갈린다고 벗고 있는 환자의 몸을 찍을 수도 없는 노릇이라, 최대한 이름과 위치를 외워가며 떼어냈다. 다행히 Electrode가 붙어있던 부위에 작은 먼지들이 붙어서, 어디인지 위치는 대략 가늠이 될 거 같았다. 그렇게 EKG를 다 찍고 나서 다시 Holter를 부착해주려고 하니 갑자기 딱 두 개의 전극 순서가 헷갈리기 시작했다. '이게 더 앞에 부착되어있던 것 같긴 한데....' 찜찜한 마음이 계속 되어, 결국 Holter 방에 사정사정해서 이러한 이유로 잠시 Holter를 뗐었고 다시 부착했는데 맞게 부착되었는지 확인해 줄 수 있는지 굽실거렸다. 후에 살펴보니 제대로 부착한 게 맞았다. 한 가지, EKG와 관련하여 당부하고 싶은 말은 꼭 확실히 커튼을 친 상태에서 EKG 촬영을 하고, 환자의 옷을 어느 정도 벗겨놓은 상태에서 다른 일을 위해 뛰어가지 말라는 말을 당부하고 싶다. 종종 신규 선생님들이 다른 선생님들이 자신을 부른다며 환자 EKG를 찍다 말고 뛰어가 버려서 Complain이 심하게 나오곤 했다. 최소 커튼의 틈이 보이지 않게 하고, 말이라도 하고 나오면 좋았을 텐데, 아무 말 없이 무작정 뛰어가버린 간호사에 의해 신체를 노출당한 환자분들의 분노는 정말 컸다.

다음은 'DC Cardioversion에 대해 정리한 것'이다.

▶ DC Cardioversion(심율동 전환)

- 맥박이 있고 QRS군이 뚜렷한 환자에게 Synchronization을 가하는 것임

⇨ QRS파에 맞춰 전기 충격을 가해 너무 빠른 리듬을 줄여줌

- AF, AFL, PSVT, Pulse 있는 VT 환자에게 낮은 에너지의 전기 충격을 가함

⇨ Pulse가 있는 부정맥 환자에게 제세동을 하면 오히려 VF를 유발하게 됨

⇨ VF나 PVT는 Synchronization 할 수 있는 QRS파를 찾을 수 없음

▶ Defibrillation(제세동)

- 강한 자극으로 잔떨림(Fibrillation, 세동)을 제거(De-)하는 것을 말함
- VF, PVT 환자에게 높은 에너지의 전기 충격을 가함

⇨ 동기화가 필요 없어서 환자의 심전도에 상관없이 전기 충격을 가함

+ Pacemaker

*** 심박조율기**

- 서맥성 부정맥을 치료하기 위해 사용되는 장치임
- 주로 4x4㎝ 정도의 납작한 금속성 기계를 어깨 피부밑에 삽입함
- 심장에서 나오는 전기신호를 감지하여 일정 Setting 값보다 맥박이 느리면 전기자극을 심장에 내보내서 정상적인 심장 리듬이 유지되도록 함

+ ICD(Implantable Cardioverter Defibillator)

*** 삽입형 제세동기**

- 중증 부정맥을 치료하기 위해 체내에 이식하는 제세동기를 말함
- 급성 심장사의 위험이 높은 심실성 부정맥을 가진 사람들에게 삽입하게 됨
- 과거 Cardiac Arrest를 겪었고 지속적인 위험이 있는 사람에게도 삽입함

+ Catheter Ablation

*** 카테터 박리**

- 부정맥에 의한 심장 돌연사를 억제하기 위해 피부 표면에 전극 카테터의 한쪽 끝을 심장의 내막면까지 삽입하여 통전하는 것임

⇨ PSVT나 AF처럼 심장 전도계에 우회로를 가진 환자의 우회로를 끊어줌

⇨ 대퇴동맥에 카테터를 삽입하여 전기적 소작법(박리)을 이용함

다음은 'EKG Monitor에 대해 정리한 것'이다.

❖ EKG(Electrocardiogram, 심전도)

- 피부에 부착한 전극을 통해 심장의 전기신호를 측정하여 그래프에 나타낸 것 심장 상태를 측정하여 부정맥을 진단하거나 손상 범위를 진단할 때 사용함

⇨ 심근경색, 협심증, 부정맥, 심근증, 심방 및 심실 비대, 심장 약물 평가 등

⇨ 수술 전, 환자 전신 마취 전 심장 기능을 확인하기 위한 기본 검사임

표준 EKG

- 전극을 사지 4개와 흉부 6개 부위에 부착함
- 양극을 향해 움직일 때 상향파, 음극을 향하여 움직일 때 하향파가 그려짐

12 유도 심전도

- 심장은 3차원의 구조물로 정확한 벡터를 알기 위해 3차원적으로 측정함

⇨ 표준유도와 사지유도(6), 흉부유도(6)를 12 유도 심전도라 함

⇨ 유도법으로 양극 사지유도, 증폭 단극 사지유도, 단극 흉부유도가 있음

1. 양극 사지유도(보통 Lead II를 사용함)

- 두 개의 선택된 사지 사이의 전압차를 절대 수치로 기록한 것을 말함
- Lead II가 사람 몸에서 심장으로 흐르는 전류 방향과 가장 유사하고 정확함

⇨ Lead Ⅰ: RA와 LA 사이의 전위차를 나타냄

⇨ Lead Ⅱ: RA와 LF 사이의 전위차를 나타냄

⇨ Lead Ⅲ: LA와 LF 사이의 전위차를 나타냄

2. 증폭 단극 사지유도

- 쉽게 판독하기 위해 50% 증폭하여 기록한 것을 말함
- a는 Augmented(증폭)을 뜻하고 V는 단극 흉부유도를 뜻함

⇨ aVR: 심장의 중심부와 RA 사이의 전위차를 나타냄

⇨ aVL: 심장의 중심부와 LA 사이의 전위차를 나타냄

⇨ aVF: 심장의 중심부와 LF 사이의 전위차를 나타냄

3. 단극 흉부유도

- V1: 제 4늑간의 우측 흉골연
- V2: 제 4늑간의 좌측 흉골연
- V3: 제 V2와 V4 사이의 중간부위
- V4: 제 5늑간과 좌측 쇄골 중앙선이 만나는 부위
- V5: V4와 수평이 되는 전액와선
- V6: V4와 수평이 되는 중액와선

01 사지유도

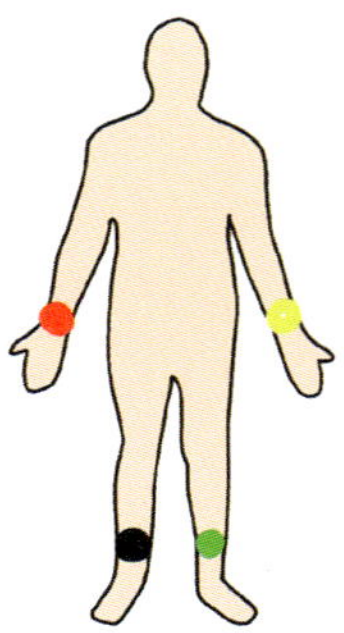

＊ Tip 아닌 Tip: 색을 외워두면 부착하는 속도가 더 빨라짐

– 기계 장비에 따라 색이 다를 수 있으므로 글씨 보고 해도 좋음

＊ EKG 집게 형식

– RA = 빨강, LA = 노랑, LL = 초록, RL = 검정

＊ DC기 Electrode 형식 ★

– RA = 흰색, LA = 검정, LL = 빨강

– RA = 오른쪽 쇄골 아래, LA = 왼쪽 쇄골 아래, LL = 왼쪽 흉부 아래

02 흉부유도

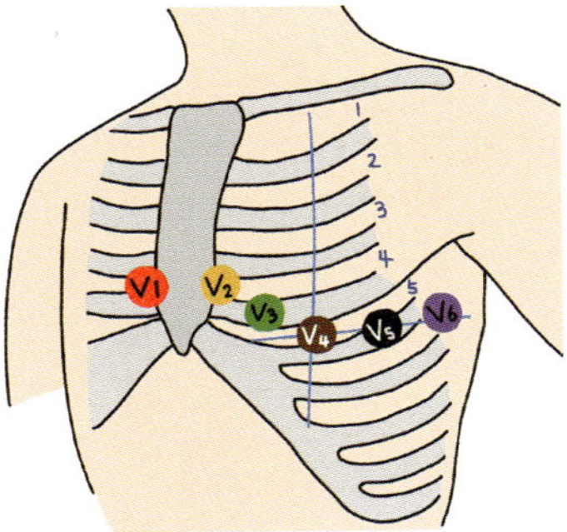

＊ EKG 부착 Tip 아닌 Tip

– V1과 V2는 쇄골 부위 아래로 가슴(유방)의 상측 내측 부위에 부착해줌

– V4는 좌측 몸통의 절반 부위쯤 유두 아래에 부착해줌

– V5와 V6는 V4와 같은 높이에서 같은 간격으로 부착해줌

– V3는 V2와 V4 사이에 부착해줌(하다 보면 위치 외워져서 바로 부착함)

+ EKG 측정 Tip 아닌 Tip

1. 리듬이 측정이 안 된다면 전극을 붙인 부분을 알코올 솜으로 다시 닦아줌
- 알콜 솜이 없다면 손 소독제를 조금 짜서 전극 부분에 발라줘도 좋음
⇨ 물 묻은 손에 전기가 잘 통하는 원리로 심전도가 더 잘 측정됨

2. 최대한 깔끔하게 측정되도록 기다림
- 급하다고 막 EKG를 찍으면 한 소리 듣고 다시 찍게 됨
⇨ 특히 OP 전 EKG가 Abnormal 하면 Dr. Confirm이 필요할 수 있음

3. 주변에 전자기기가 없도록 함
- 블루투스 스피커, 스마트폰, 노트북 등의 전자파가 EKG 파형에 영향을 줌
- 삐뚤삐뚤한 성난 느낌의 파형으로 EKG가 나타남

4. DBS 시술한 파킨슨 환자는 리모콘으로 끄지 않으면 EKG 의미가 없음
- DBS에 의해 성난 느낌의 파형으로 촬영됨 (리모콘 있으면 끌 수 있음)
⇨ 주치의에게 Noti하여 이런데도 EKG 찍을 건지 확인하면 좋음

+ EKG 판독

1. P파의 유무와 파형을 확인함
⇨ P파가 존재하는지, QRS파 앞에 P파가 한 개인지 확인함

2. PR 간격을 측정함 (0.12~0.2초)
⇨ 간격이 규칙적인지 확인하고, PR 간격이 늘어지면 심질환을 의심함

3. QRS 군을 측정함 (0.06~0.12초)
⇨ 폭 간격이 규칙적인지 확인하고, ST 분절이 상승 or 하강하면 MI 의심함

4. 규칙적인지 불규칙적인지 리듬을 확인함
⇨ 흉통이나 다른 이상 증상 없는지도 확인함 (갑작스러운 부정맥인지 확인)

5. 심박 수를 측정함
- 6초 동안 (30칸) P파를 세서 X 10함 / 6초 동안 QRS군을 세서 X10함
- 리듬이 규칙적이면 2개의 R파 사이의 심전도의 큰 칸을 세서 계산함
⇨ 300, 150, 100, 75, 60, 50 순임

암또일화

병원이 무료하다며 편의점에서 각종 블루투스 스피커와 헤드폰을 구매하여 침상에 즐비해둔 한 환자에게 EKG를 찍으러 갔었는데, 찌지직거리는 파형만 계속 나와서 한참을 시간을 허비한 적이 있었다. 그때 Charge 선생님이 등장하여 침대에 있는 기기들 치우고 찍는 건 기본 아니냐며 한 소리 크게 들은 적이 있었다.

+ DBS(Deep Brain Stimulation)

*** 뇌심부자극술 (DBS)**

- 전극 및 전원발생기의 의료장치를 수술을 통해 뇌 심부에 이식함으로써, 뇌 심부의 운동 조절에 관여하는 시상하핵 or 내측 담창구 or 시상부위에 정확하게 전기적인 자극을 전달하여 운동 기능 이상을 일으키는 비정상적인 신호를 차단시켜 운동기능의 호전을 보이게 하는 시술임

⇨ **파킨슨병과 같은 불수의운동증 환자**에게 시행함

⇨ DBS 기기에서 전류가 계속 나오므로 EKG 측정이 어려움

⇨ DBS를 끌 수 있는 리모콘이 있는 경우에 끄고 EKG를 측정할 수 있음

+ Pacemaker 및 ICD와 EKG

*** 심박조율기(Pacemaker) & 삽입형 제세동기(ICD)**

- 심장의 기능이상에 의해 발생한 부정맥을 치료하기 위해 삽입한 장치임
- 기기로부터 전기자극이 발생하지만 이는 심장이 제 기능을 할 수 있도록 나오는 것이며 EKG 측정을 하는데 어려움이 없음

⇨ 삽입 시술 후에는 EKG 리듬이 정상적으로 측정되는지를 확인해야 함

- 주기적으로 EKG를 F/U하여 기기가 정상적으로 작동하는지 점검 필요함

⇨ Pacemaker 및 ICD 기기가 꺼지면 안 됨

*** Pacemaker 또는 ICD를 삽입한 환자에게서의 특징적인 EKG 리듬**

- 정상 심장 리듬을 유지시키기 위해 의도적으로 기기로부터 전기자극이 나와 조절하고자 하는 P-QRS-T파 앞에 **줄자로 그은 듯한 일자 선이 나타남**

⇨ **AAI mode, VVI mode, DDD mode에 따라 선의 위치는 달라짐**

- 심조율부위(Pacing), 감지부위(Sensing), 감지반응(Response) 순으로 심조율부위와 감지부위에서 A는 심방, V는 심실, D는 듀얼(심방+심실), 감지반응의 T는 방출, I는 억제, D는 듀얼(방출+억제)를 뜻함

⇨ 즉, AAI Mode는 심방에서 자극을 주고 심방에서 감지하여 환자에게서 전기적 신호가 있을 때는 전기적 자극을 방출하지 않는 Mode라는 것임

⇨ SA node의 이상 : DDD, AAI / SV Node 이상 : DDD, VVI 사용함

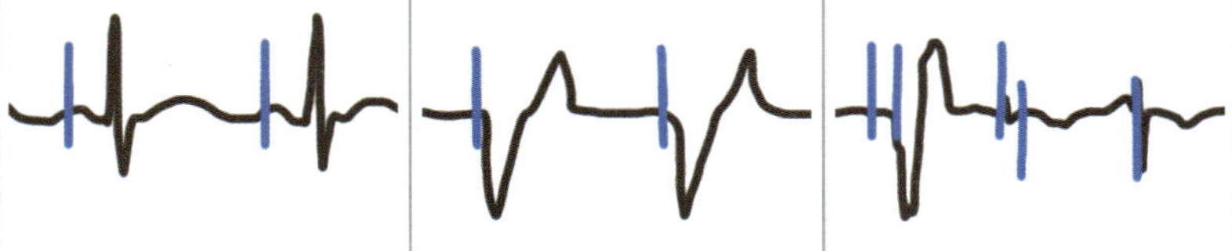

AAI Mode	VVI Mode	DDD Mode

Plus+

'주요 HR 관련 약물'
- AAD: 항부정맥제

고혈압 질환이 있는 분들은 심장에 문제가 생기다 보니, 부정맥도 있는 분들이 많았다. 그러면서 부정맥 증상을 완화해주는 AAD의 처방도 많이 났다.

PSVT와 함께 AAD 주사제는 매우 중요한 약물이므로 심장내과에 근무 하는 간호사라면 꼭 알고 있기를 바란다. 약물에 대해 잘 모르는 상태에서 갑자기 AAD 투여를 위해 준비를 하면 허둥댈 수 있기 때문에 미리 대비하여 공부해두었으면 좋겠다.

특히나 AAD는 E-Cart에도 들어가 있을 정도로, 갑작스러운 PSVT 발생은 자칫 응급상황까지 몰고 갈 수 있어서 침착하게 주위 도움을 받으며 투여 준비를 할 수 있는 상황이 안 될 수도 있다. **다급하게 빠른 처치가 이뤄 져야 하는데 어떻게 신경을 써서 투여해야 한다는 것까지는 알지만, 무엇을 어떻게 해야 할지 몰라서 허둥대다가는 한소리 크게 듣게 되므로 꼭 약 생김새와 사용법에 대해 알아두길 바란다.**

예전에 우리 병동에 이솔틴 180mg 1T를 타 병원에서 타와서 복용하던 환자분이 있었는데, 자가 약을 수거하여 우리가 챙겨주다가 약이 분실된 일이 있었다. 어떻게 해야 할지를 고민하다가 사실대로 말한 뒤, 본원 약을 다시 처방받아서 들어가기로 했는데 하필 우리 병원은 이솔틴이 40mg만 처방이 나서 4T와 1/2T로 드려야 해서 더 눈치가 보였던 적이 있었다. 그리고 며칠 뒤에는 약국에서 이렇게 먹으면 효과가 없다고 하루 3번 나눠서 복용해야 한다고 하여 환자분의 눈치를 무척 봤던 적이 있었다. 보호자가 AAD는 이제 안 먹냐는 질문에 바뀐 약에서 찾아서 설명했었는데, 그나마 그때 약 모양이라도 알고 있어서 다행이라고 생각했다.

01 Class Ⅰ(Na⁺ Channel Blocker)

- 세포 내로 나트륨이 유입되는 것을 방지하여 부정맥을 조절함

⇨ 흥분성과 전도속도를 감소시키고 기전에 따라 ⅠA, ⅠB, ⅠC로 구분됨

- ClassⅠA: Na^+ 통로에 결합하여 Na^+ 유입을 막아 탈분극 속도를 낮춤
- ClassⅠB: Na^+ 통로와 결합하여 재분극 단축시켜 활동전위 기간 감소시킴
- ClassⅠC: 휴지기에 Na^+ 통로에서 천천히 분리되게 하여 전도속도 낮춤
- ⅠA: Procainamide, Quinidine(거의 잘 사용하지 않아서 생략함)
- ⅠB: Lidocaine　　- ⅠC: Propafenone, Flecainide

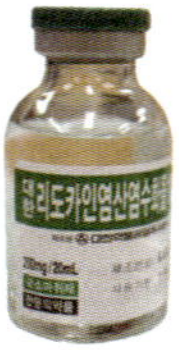	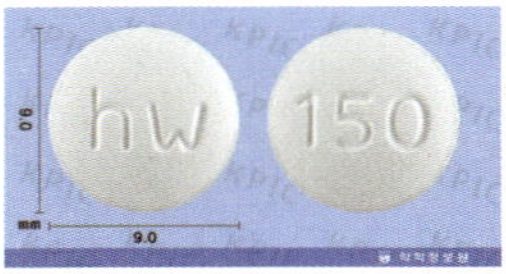	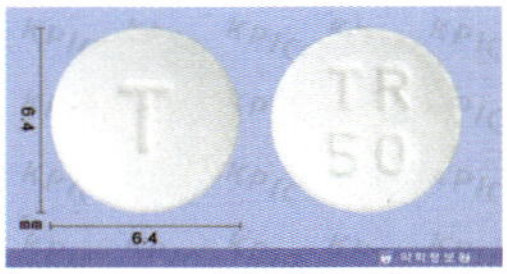
대한리도카인 1%주	**프로페논정**	**탬보코정**
Class ⅠB - Lidocaine 계열	Class ⅠC - Propafenone 계열	Class ⅠC - Flecainide 계열
이외 약물 생략함		

+ Class ⅠA & Class ⅠB & Class ⅠC

*** ClassⅠA**

- 심근세포막을 변형시키고 박동조율기에 대한 자율신경계 조절을 방해하여 부정맥을 조절함(PVC, VT, PAT에 주로 사용함)
- 특징: PO는 너무 빨리 효과가 나타내기 때문에 서방형으로 만들어짐

*** ClassⅠB**

- Na^+의 빠른 유입을 차단하여 불응기를 단축시켜 부정맥 위험성을 감소시킴
  푸르키네 섬유와 심근세포에 영향을 주기 때문에 심실성 부정맥을 치료함
  (급성 심실성 부정맥 치료에 주로 사용함)
- 특징: 심각한 부작용이 적어 급성 치료의 일차 선택 약임

*** ClassⅠC**

- 심장 전도계통을 따라 전도속도를 늦춤(심실 위 부정맥 치료에 주로 사용함)
- 특징: 생명이 위급한 심실 부정맥 환자의 치료에 사용됨

02 Class II(β-Blocker)

- 탈분극을 감소시켜 심근의 자동성을 억제하여 부정맥을 조절함
⇨ SA Node 자동성 억제하고 방실전도를 연장시키며 심장 수축력 감소시킴
- 교감 신경 활성 증가에 의한 빈맥성 부정맥 치료에 유용함
- 특징: Esmolol은 IV로만 투여함
- Carteolol - Nadolol - Metoprolol - Atenolol
- Propranol - Propranol - Esmolol

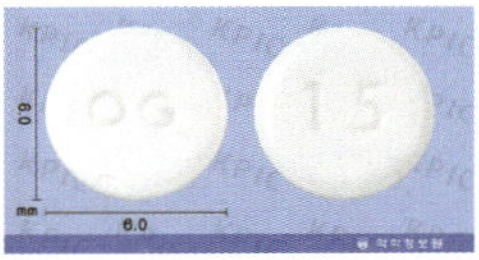	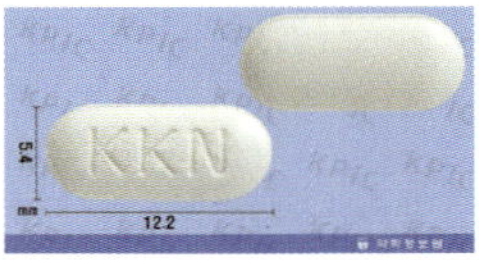	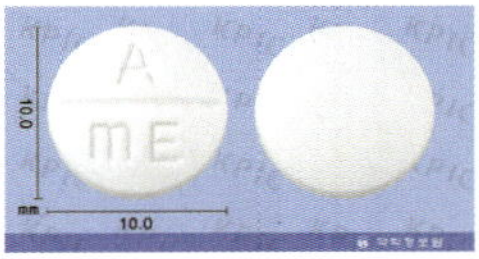
미케란정	나도가드정 40mg	베타록정 100mg
Carteolol	Nadolol	Metoprolol

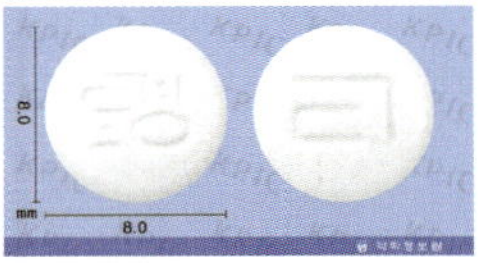	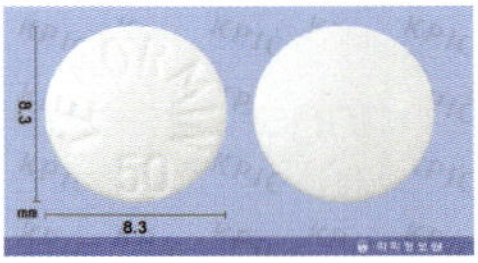	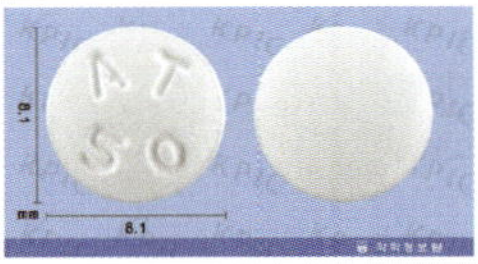
아테놀정	현대테놀민정	아소틴정
Atenolol 계열 이외 약물 생략함		

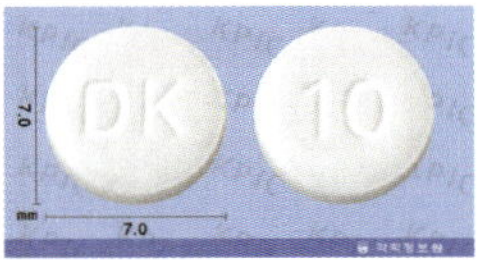	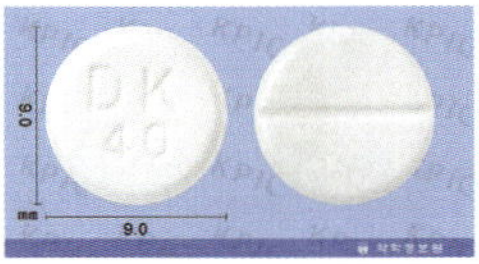	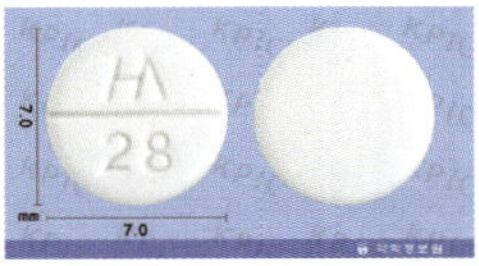
인데놀정 10mg	인데놀정 40mg	테프라정 40mg
Propranol 계열 약물 이외 생략함		

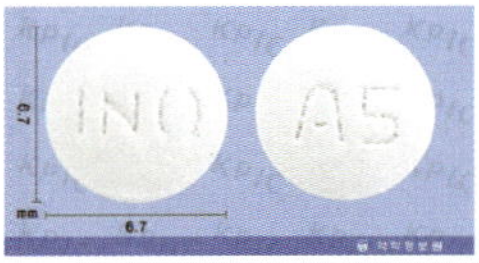	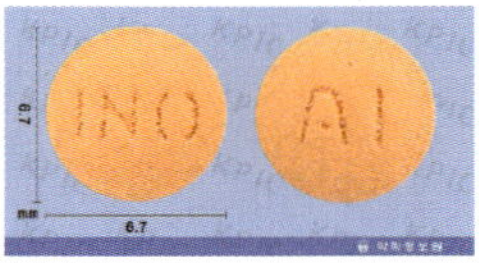	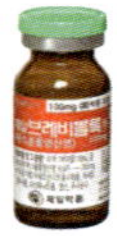
알말정 5mg	알말정 10mg	제일브레비블록주 100㎎
Arotinolol 계열 이외 약물 생략함		Esmolol

03 Class Ⅲ(K^+ Channel Blocker)

- K^+ 통로 차단하여 재분극 기간 동안 칼륨 유출 감소시켜 부정맥을 조절함
  활동 전위 기간이 연장되어 QT 간격이 연장됨
- 특징: 주로 심실 부정맥 치료에 사용되는 약물임
  부작용이 있어 다른 AAD에 반응하지 않을 때 사용됨
- 기타: Amiodarone은 오히려 부정맥을 악화시키기도 함
- Amiodarone　　- Sotalol

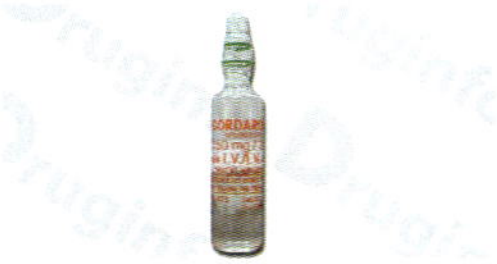	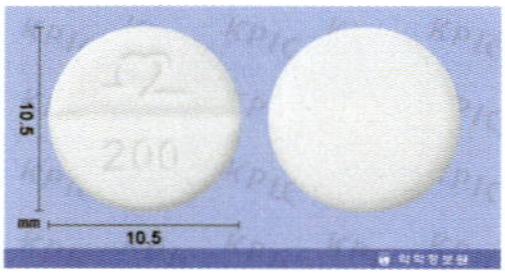	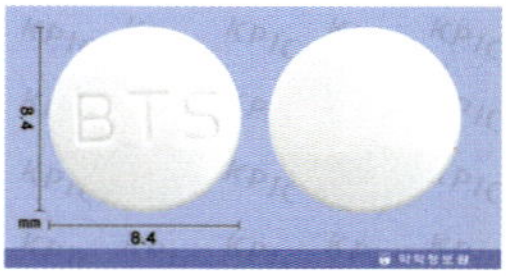
코다론주	**코다론정**	**소타론정**
Amiodarone 계열 약물		

04 Class Ⅳ(Ca^{2+} Channel Blocker)

- Ca^{2+} 통로 차단하여 자발적 탈분극을 감소시켜 부정맥을 조절함
⇨ 빠른 심실 반응속도를 동반하여 심실 위 부정맥 치료에 사용됨
- 특징: Verapamil과 Diltiazem 성분을 이용하여 혈압약으로도 사용함

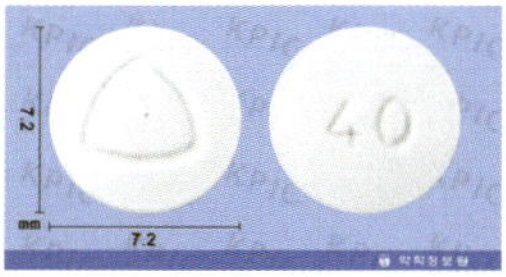	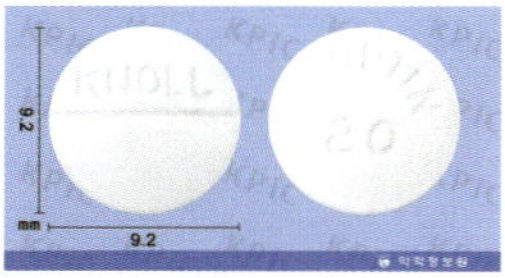	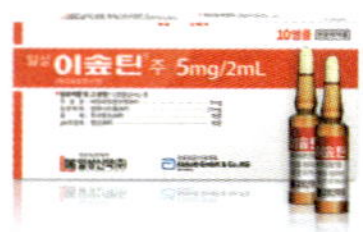
일성이솦틴정 40㎎	**일성이솦틴정 80㎎**	**일성이솦틴주**
Verapamil 계열 이외 약물 생략함		

암또 일화

호흡기 내과 병동이다 보니 상태가 안 좋은 환자들은 Pulse-Oximeter를 기본으로 부착하고 있었다. 대개 Sensor를 손가락에 부착하다 보니 Pulse의 이상 알람 경우, 손을 움직인다거나 Sensor가 조금 떨어지거나 하면 울리곤 했었다. 그런데 갑자기 Pulse가 150~160대로 솟구쳐 알람이 울려서, 처음에는 기계가 잘못되었나 보다 하고 일시적으로 알람을 해제하였는데 계속 알람이 울려서 Full로 Pulse를 잰 뒤 Charge 선생님께 말씀드렸다. 그리고 선생님은 Dr.에게 Noti 했고 상태를 보고 PSVT인 거 같다고 코다론주를 투여할 거라고 했다. 그래서 Loading 하면서 투여할 거고 계속 주의 깊게 봐야 한다고 강조하셔서 무척 떨렸던 날이 있었다.

2-03 '갓 입사'한 신규간호사 'God 신규'가 되어보자!(V/S편)

'RR Master' - COPD & O_2 Therapy

호흡기내과 병동 출신의 내가 V/S 항목에서도 가장 중요하게 봤던 항목이 RR과 SpO_2였다. **산소 유지가 안 되면 곧바로 증상이 나타나기 때문에 산소요법에 대해 자세히 공부하려 했다. 특히나 Nasal High Flow와 Bipap, Home Vent의 Line 연결하는 방법과 Setting 값을 변경하는 법은 무조건 알아야 하는 부분**이라 더 신경을 써서 공부했다.(본 단원에서는 High Flow만 정리해두었다.)

이와 동시에 T-tube를 가진 환자에게 산소 공급을 하며 T-tube의 종류가 다양하다는 것을 알게 되었다. 특히, 우리 병원은 Tracoe 제품을 많이 사용하여 각 제품의 특징을 호흡기 내과니까 꼭 알아야 하는 지식이라 하여 차이를 구분할 수 있도록 공부하곤 했었다.(T-tube 종류에서도 Tracoe 제품 위주로 정리해두었다.)

더불어 천식과 COPD 환자들의 치료제로 사용하는 Nebulizer와 Inhaler에 대해서도 정리를 해두었다. Inhaler 종류는 이 단원에서 정리한 것보다 실제로 더 많은 형태도 있고, 다른 종류도 있지만 그나마 많이 사용하는 기계 위주로 정리하였다.

BP, Pulse, Fever도 물론 중요하지만, RR과 SpO_2저하 시 급격한 환자 Condition 변화가 보이고 자칫하다간 생명까지 잃을 수 있기 때문에 꼭 알아두기를 바란다. 호흡기 내과가 아니더라도 산소를 공급받는 환자들이 많으므로 흘려보지 않았으면 좋겠다. 간혹 다른 병동 간호사들이 우리 병동에 전화로 다급하게 도움을 요청할 때마다 이런 내용만큼은 알아두면 좋을 텐데 하고 생각했었다.

호흡기 내과 출신으로서 더 많은 내용을 알려주고 싶지만, 그래도 이것만큼은 꼭 알아두길 바라는 내용만을 선별하여 정리하였으므로 눈에 조금이라도 담아두길 바란다.

다음은 **'호흡에 대해 정리한 것'**이다.

❖ 호흡(Respiration Rate)

- 산소를 들이마시고 이산화탄소를 내보내는 가스교환을 말함

⇨ 호흡의 주된 목적은 산소를 얻는 것보단 이산화탄소를 배출하는 것임

- 호흡은 뇌 연수에 있는 호흡중추에 의해 조절됨

⇨ 연수가 자극을 받으면 교감 신경이 촉진되어 호흡수가 많아짐

▶ 호흡의 종류

- 외호흡: 폐와 대기 사이의 가스교환을 말함
- 내호흡: 세포호흡으로 헤모글로빈과 세포 사이의 가스교환을 말함

▶ 호흡수 정상 범위

- 성인 정상 범위는 12~20회/Min임

⇨ Tachypnea: 분당 호흡수가 20회/Min 이상인 경우를 말함

⇨ Bradypnea: 분당 호흡수가 12회/Min 이하인 경우를 말함

⇨ 호흡수는 의식하는 순간 정확한 수치가 측정되지 않으므로 자연스럽게 맥박 측정 후 호흡수를 이어서 측정함

⇨ 숨을 들이마시고 내쉬는 것까지가 1회임

+ 연령별 호흡수 정상 범위

연령	호흡수 정상 범위	연령	호흡수 정상 범위
신생아	30~40회/Min	**어린이**	20~30회/Min
영아	30~40회/Min	**청소년**	16~20회/Min
유아	25~30회/Min	**성인**	12~20회/Min

암또 일화

호흡과 관련된 일화로 입사한 지 2개월 되었을 때, 우리 병동으로 실습을 나왔던 한 학생간호사가 자꾸만 생각이 난다. 그분은 언제나 열의가 가득하여 V/S 잴 때마다 모든 환자에게 자신을 소개하고, 무엇을 본인이 할 것인지 일일이 설명해주던 분이었다. "안녕하세요. 저는 실습을 나온 학생 간호사 ooo입니다. 오늘은 우리 몸의 상태를 알려주는 혈압, 맥박, 호흡, 체온을 측정하겠습니다. 혈압을 재도록 할게요. 이제 맥박을 잴게요. 호흡을 재도록 하겠습니다. 호흡은 저를 의식하면 호흡수가 변하게 되므로 평소처럼 호흡하시길 바랍니다. 이제 체온을 잴게요. 감사합니다."라며 환자에게 의식하지 말아달라고 하면서 진지하게 너무 환자를 뚫어져라 바라보던 그분의 눈빛과 이런 학생간호사 선생님을 의식하며 호흡을 자연스럽게 하기 위해 노력하던 환자분의 모습이 무척 인상적이어서 그 장면이 잊혀지지 않는다.

+ SpO_2

＊ 혈중 산소포화도

- 헤모글로빈에 결합한 산소의 양을 측정한 것임

⇨ 적혈구에 의해 운반되는 산소의 양을 측정한 것임

- 정상 범위는 96~100%이며 COPD는 90%까지 정상으로 봄

+ Pulse Oximeter

＊ 맥박-산소 농도계

- 컴퓨터화된 모니터와 탐지기로 구성되어 있음
- 탐지기는 손가락, 발가락, 귓불에 부착하여 측정함

⇨ 두 개의 광원인 적외선과 자외선을 손가락에 투사하고 손가락이 흡수한 빛의 비율을 산소 센서가 측정하는 원리임

- 모니터에 환자의 혈중 산소 농도가 시각화되어 해석한 파형과 맥박이 표시됨

⇨ Plethysmograph라고 하는 산소포화도 그래프가 안 나오는 기계도 있음

⇨ 가장 최신형은 Plethysmograph를 분석하여 RR까지 계산하여 표시됨

+ Finger Sensor

＊ 방법

- 원칙은 LED 빛이 나오는 부분이 손톱(발톱)에 닿아야 함

⇨ 반대로 끼워도 산소포화도 측정되긴 함

- 1회용 스티커형 센서의 경우 LED와 Photo 센서가 마주 봐야 함

⇨ 마주 보게 붙이지 않으면 산소포화도가 더 낮게 측정됨

⇨ 스티커형을 붙이면 낮은데 집게형을 끼면 산소가 높게 측정되는 경우임

⇨ 온도 영향을 받으므로 혈액순환이 안 돼서 손이 차면 낮게 측정됨

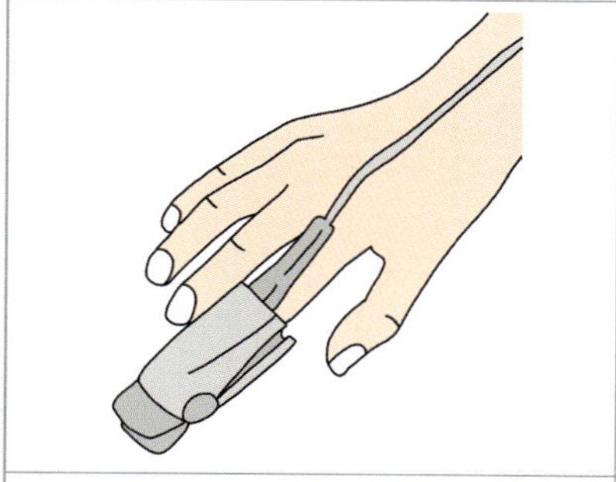

집게형

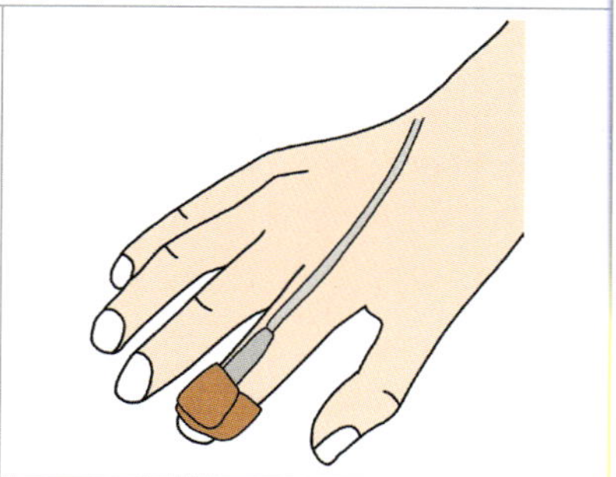

스티커형(1회용)

다음은 'Tracheostomy에 대해 정리한 것'이다.

❖ Tracheostomy(기관 절개술)

- 기도 유지를 위해 시행하며 기관 내 삽관을 대신해서도 시행함
- 기침 할 수 없는 대상자의 기관 내 분비물을 제거하기 위해 시행함
- 인공호흡기 사용 시 무의식 환자가 분비물에 질식되지 않기 위해 시행함

▶ 종류

1. 이중 내관 기관 절개관

- 내·외관이 분리되는 Double Cannular임
- 세척 시 외관은 그대로 두고 내관만을 빼내어 세척 후 다시 사용 가능함
- 비용면에서 효과적이고 관리시간을 줄여주며 장기간 사용 가능함

2. 단순 기관 절개관

- 내관이 없는 Single Cannular임(신생아와 소아에게 사용함)
- Uncuffed형과 Single형은 수술 직후와 같이 단기간에 주로 사용함
+ Cuffed: 객담이 많고 인공호흡기를 사용하는 경우 사용함
+ Uncuffed: 스스로 호흡이 가능하고 발성 연습이 필요한 경우 사용함

1) Blue Line Tube

- 내관이 없는 Single Cannular
- 기관 절개술 시행 직후 초기 단계에 사용하며 Portex를 많이 사용함
- 1주일마다 새것으로 교환하는데 처음 시행 후에는 2주일 후에 교환함
  개당 5만 원 정도여서 계속 T-tube를 유지해야 하면 Tracoe로 바꿈
- Tracoe 내관은 소독하여 매일 교환하며 1달에 1번씩 새것으로 교환함

2) Blue Line Ultra Tube

- 내·외관이 분리되는 Double Cannular
- 특징: 부드러운 Cuff를 사용하여 기관 벽에 자극을 줄여주어 손상을 줄임

3) Tracoe Tube

- 내관이 없는 Single Cannular
- 특징: Size는 5.0~8.5가 있고 0.5단위로 구성되며 Only Cuff형임

4) Tracoe Tube - Twist

- 내외관이 분리되는 Double Cannular
- 특징: Size는 4~8이 있고 1단위로 구성되며 내관이 있어 세척 편리함

5) Koken Tube

- 내·외관이 분리되는 Double Cannular
- 특징: 인공호흡기는 연결할 수 없어 Weaning 단계에서 사용함

01 Tracoe 301

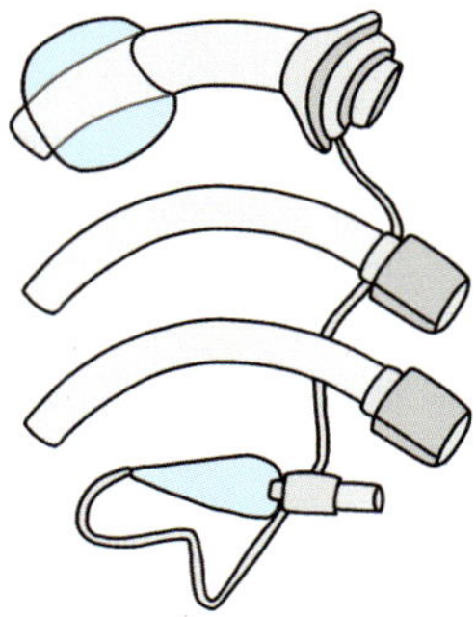

- 인공호흡 또는 인공호흡기가 필요한 환자를 위해 기관을 절개하여 적절한 공기주입 하기 위해 사용하는 Tube임
- 특징: Cuff가 있어 Ballooning 가능함
- 기타: 현재 301 단종으로 302나 306 씀

02 Tracoe 302

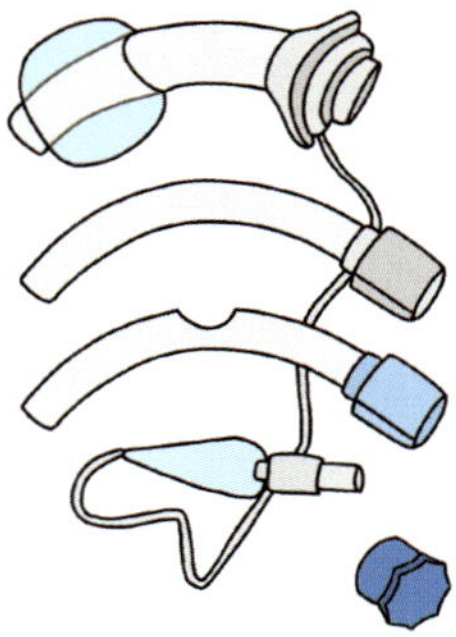

- 인공호흡 또는 인공호흡기가 필요한 환자를 위해 기관을 절개하여 적절한 공기주입 하기 위해 사용하는 Tube임
- 특징: 환자의 발음 및 발성 훈련 도와주기 위해 사용 가능함
- Tip: 발음 및 발성 훈련 시 De-Balloon 해야 함

03 Tracoe 303

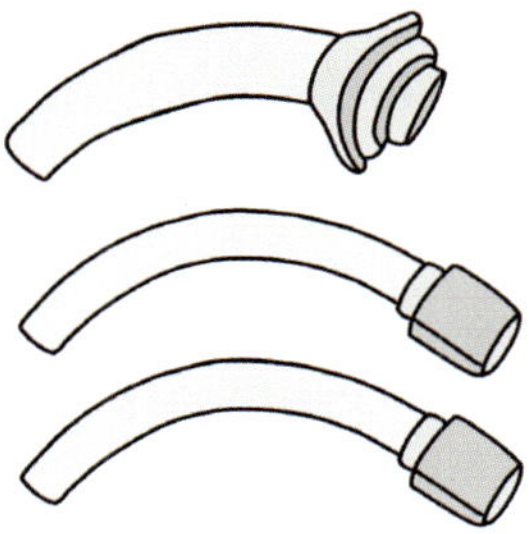

- 장기간 인공호흡기가 필요한 환자를 위해 기관을 절개하여 적절한 공기주입을 위해 사용하는 Tube임
- 특징: Cuff가 없어서 Ballooning 불가함

04 Tracoe 304

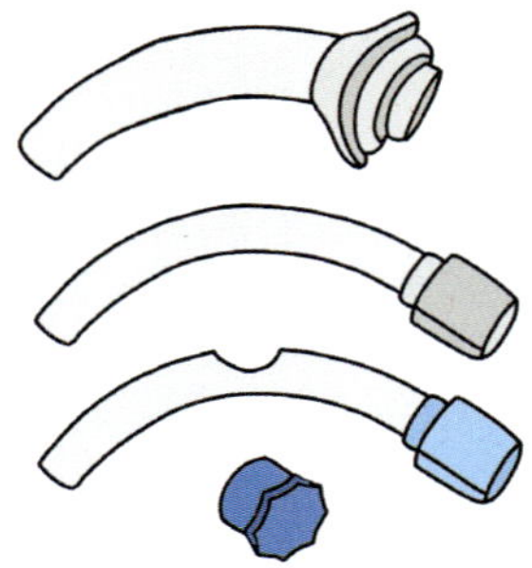

- 장기간 인공호흡기가 필요한 환자를 위해 기관을 절개하여 적절한 공기주입을 위해 사용하는 Tube임(Cuff가 없어서 Ballooning 불가함)
- 특징: 환자의 발음 및 발성 훈련을 도와주기 위해 사용 가능함

05 Tracoe 305

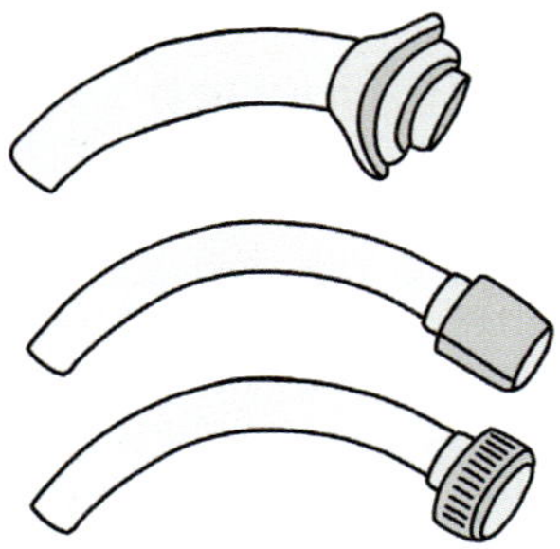

- 후두 절개술 후 발음 교정 및 발성 훈련을 하기 위해 사용하는 Tube임
- 특징: Cuff가 없어 Ballooning 불가함

06 Tracoe 306

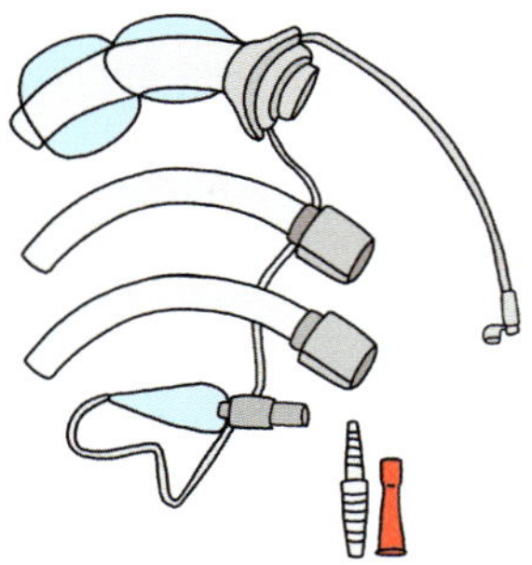

- 기관 내 삽입용으로 기관 절개 시 또는 기관을 통하여 관을 삽입하여 기도 확보를 위해 사용하는 Tube임
- 특징: T-tube에 연결된 Line으로 Wall Suction 걸 수 있음

⇨ Suction Line과 T-tube의 Line을 연결하여 5~10mmHg 압력을 걸어줌

+ T-Tube Insertion

*** 남자: 7.5~8.0㎜, 여자: 7~7.5㎜, 아동: 4.5~6㎜ 사용**

1. 기관 절개술을 위해 기관지의 윤상연골을 소독함
2. 삽관 시 성문이 잘 노출되도록 환자의 머리를 Sniffing Position 취해줌
3. 연골륜에 국소마취제를 주입하고 연골륜 바로 아래를 절개함
4. 밀폐장치가 있는 기관 절개술 Tube를 개방한 상태에서 삽입함
5. 밀폐장치를 제거할 때 T-tube를 통해 호흡하는지 확인해야 함
6. T-tube가 적절한 위치에 놓이면 목에 끈으로 묶어 고정함

+ T-Tube Remove

*** T-Tube 제거 조건**

- 72시간 이상 T-tube를 막고 호흡곤란의 증세가 없어야 함
- 폐에서 생기는 객담을 기침을 통해 스스로 뱉어낼 수 있어야 함
- 음식물 섭취를 구강을 통해 스스로 할 수 있고 기관으로 넘어가지 않아야 함
- 다음과 같은 조건이 충족될 만큼 상태가 호전되면 T-tube를 제거함
- ENT에서 후두 내시경을 통해 성대마비, 육아종의 문제나 T-tube 제거 후에 호흡곤란의 문제가 다시 발생하지 않을지 주치의와 상의 후 시행함

+ T-Tube Dressing

*** 소독방법**

- 0.25% CHG나 N/S 이용하여 Tracheostomy 주변 부위를 닦아줌
- 소독 후 Dressing 재료를 이용하여 T-tube 옆에 끼워줌

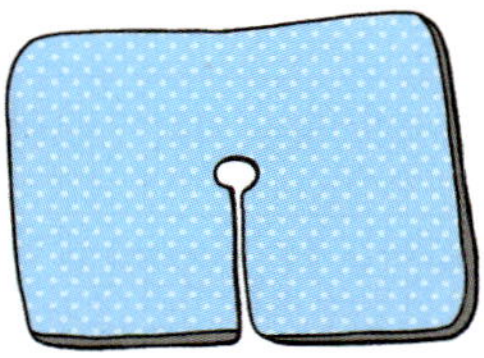	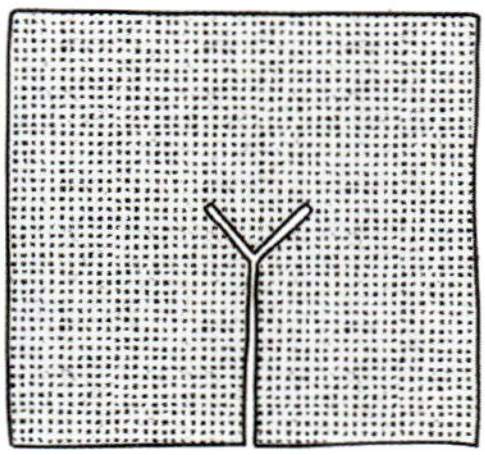	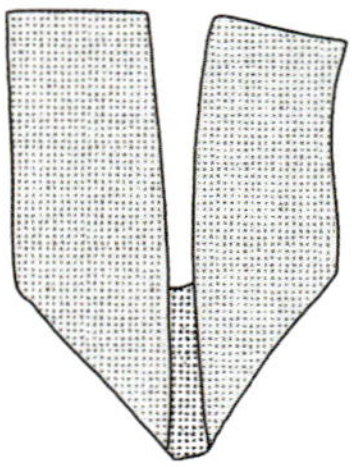
Tube-Guard	Y-Gauze	C-Gauze

⇨ C-Gauze는 얇은 Gauze를 접어서 만들어 사용하는 것을 말함

⇨ Y-Gauze가 T-tube에 고정할 수 있도록 만들어져있지만 얇고 생각보다 가래가 많을 때 효율적이지 못해서 Gauze를 접어서 사용하는 분들이 많음

+ T-tube Inner Cleaning

*** 기관 내관 세척**

– 준비물: 기관 내관, 세척용 보호구, 1:100 Cidezyme 희석액, Cidex OPA 멸균 증류수, 세척용 거즈

*** 기관 내관 세척 방법**

1. 세척용 보호구 착용함(장갑, 마스크, 가운)
2. 1:100으로 희석한 Cidezyme 용액에 3분간 침적함
3. 1:100으로 희석한 Cidezyme 용액에 내관을 담그고 세척용 거즈로 세척함
4. 흐르는 물로 세척 후 물기 제거한 뒤에 Cidex OPA 원액에 5분간 침적함
5. 소독제 잔유물이 없도록 멸균 증류수로 세척 후 청결한 건조대에서 건조함

+ T-tube Change

*** 기관 절개관 교체**

– 준비물: 기관 절개관 새것, 멸균용 증류수, Puspan / White Can, Kelly 10cc Syringe, Surgical Glove, Ez-Guard, T-tube Tie, Pulse-Oximetry Suction 준비물, O_2 공급 장치

*** 기관 절개관 교체 방법**

1. 충분한 과산소화 및 과환기시켜주며 산소포화도 보며 기존 드레싱 제거함
2. Suction 하면서 기존의 T-tube를 제거하고 새 기관 절개관을 삽입함

⇨ T-tube를 제거하고 난 기관 절개 부위(Stoma)도 조심히 Suction 함

⇨ Obturator 안 버리고 보관하면 후에 T-tube 빠졌을 때 가이드로 쓸 수 있음

3. 새 T-tube를 고정하고 드레싱 새로 해준 다음에 필요하면 산소 공급함

암또 일화

기관 절개관 교체는 인턴 선생님들의 업무인데, 한 번도 교체를 해본 적이 없으면 주치의가 옆에서 알려주면서 교체하곤 했었다. 어느 날, 한 인턴 선생님이 주치의 선생님 지도하에 침착하게 새로운 기관 절개관으로 교체를 하고 있었다. Ballooning 해줄 차례라 10cc Syringe를 건네니 인턴 선생님이 주변을 살피다가 윤활을 위해 따라 두었던 멸균증류수를 Syringe에 채우기 시작했다. 그래서 다급하게 주치의 선생님을 비롯하여 우리 간호사 모두 "선생님 Air, Air로 해야죠. 여기 기도예요."라고 말하니 본인의 실수를 깨닫고 Air로 Ballooning한 후에 "큰일 날 뻔했다."며 안도의 한숨을 내쉬었다. 그리고 그 옆의 우리 또한 안도의 한숨을 내쉬었다.

이렇게 종종 Foley Ballooning과 착각하여 증류수로 Ballooning 시도하는 분들이 있는데 정말 조심해야 한다. Aspiration Pneumonia는 끔찍한 질병이기 때문에.

다음은 **'Suction에 대해 정리한 것'**이다.

❖ **Suction(흡인)**

- 스스로 객담과 같은 기도 분비물을 제거할 수 없을 때 흡인장치를 통해 분비물을 제거하는 것을 말함(흡인은 구강, 비강, 기관에서 가능함)
- 흡인 시 산소 공급을 방해하므로 흡인 전·후에 충분한 산소 공급을 해줌
- 흡인은 개방형 방법과 T-tube나 E-tube를 이용한 폐쇄형 방법이 있음

⇨ ICU이지 않은 이상 폐쇄형을 잘 이용하지 않으므로 개방형만 설명함

▶ **Oral Suction**

- 구강을 통해 흡인하는 방법으로 삽입 길이는 약 13㎝ 정도임

▶ **Nasal Cavity Suction**

- 비강을 통해 흡인하는 방법으로 삽입 길이는 약 16~20㎝ 정도임

▶ **Tracheal Suction**

- 기관 내로 흡인하는 방법으로 삽입 길이는 약 10~12㎝ 정도임

⇨ T-tube나 E-tube의 직경 1/2 이상 넘지 않도록 삽입함

▶ **Suction 준비물**

- 흡인 카테터, 장갑, 흡인용 생리식염수

⇨ Suction Catheter는 PVC 소재와 Latex 소재가 있음

⇨ PVC는 E-tube Suction, Latex는 Oral, Nasal, T-tube에 사용함

⇨ Suction Catheter는 성인은 12~14Fr, 아동은 8~10Fr 사용함

▶ **Suction 압력**

- 성인 120~150㎜Hg, 아동 80~120㎜Hg, 영아 60~80㎜Hg

⇨ 분비물 상태에 따라 약간 더 압력을 올려도 되지만 Full은 지양해야 함

암또 일화

T-tube를 가지고 있는 환자들 중에서 상태가 호전되어 ICU에서 병동으로 전실을 오게 되면, 종종 CTSS(폐쇄형 기관 흡입체계, Closed Tracheal Suction System) 장치를 달고 올라왔다. 그리고 보호자분들이 ICU에서 받았다며 세척용 솔을 보여 주며 이건 어떻게 사용하는 거냐고 물을 때마다 병동에서는 잘 사용하지 않는 방법이라 항상 당황했다. ICU 동기들에게 사용법을 물어보면, 비닐 커버 안에 흡인 카테터를 넣어서 Suction해서 편하다고 하지만 정확히 알지 못하여 본 책에서는 생략하게 되었다. Suction과 관련하여 다른 일화로, 간병인님들과 자주 투덕거렸던 일들이 있다. 가래가 잘 나오지 않는다며 자꾸만 Suction 압력을 Full로 하여, 기도 내부를 상처 입혀서 피가 나오는 데도 자꾸만 Full로 Suction 할 때마다 다퉜다. "아니 피가 이렇게 많이 나잖아요. 이건 가래를 빼는 게 아니라 피를 빼는 거예요. 그냥 앞으로 혈액검사도 이렇게 피 뽑아서 주세요."라고 말할 정도로 다퉜다.

다음은 'Suction에 대한 Tip 아닌 Tip'이다.

01 등 밑에 베개를 넣어 목을 과신전 시키기

- 그렁그렁하는 가래 소리가 들리는데 Suction을 통해 나오는 가래가 없다면 등 밑에 베개를 넣고 머리에는 베개를 받치지 않은 ∩ 자세를 취해줌

⇨ 위와 같은 자세는 목이 과신전되어 Suction Catheter가 기도 안으로 더 잘 들어가게 만들어 주어 깊은 곳에 위치한 가래를 제거할 수 있음

02 입을 벌려주지 않는다면 코로 Suction 해보기

- 의사소통되지 않는 Bedridden 환자의 경우 Suction이 괴로우므로 입을 잘 벌려주지 않는데 이때 Air-way를 억지로 입안에 욱여넣게 되면 상처는 물론 치아가 부러지는 사태가 일어남

⇨ 이런 경우에 목 부위를 간지럽히는 등의 자극을 줌

⇨ 정말 위급한 상황이라면 볼에 통증을 주어서라도 입을 강제로 벌리게 할 수 있음 뺨 때리는 게 아니라 볼 옆을 약간 비틀어 꼬집으면 순간적으로 입을 벌림

⇨ 되도록 다른 자극을 주어 입을 벌리게 하면 좋으나 입안에 거즈 등을 삼켜버린 Aspiration 상황에서 입을 벌려주지 않는다면 어쩔 수 없이 시행하는 것

- 통증 자극은 환자에게도 고통이므로 비강으로 Suction을 시도해볼 수 있음

⇨ 경험에 의하면 비강 Suction을 구강 Suction보다 더 괴로워하는 경향이 있어 후에 입을 벌려주기도 함(이때 Airway 넣고 구강 Suction 시도함)

⇨ 간혹 구강으로 Suction 되는 양이 없는데 비강으로 더 잘되기도 함

03 T-tube 환자의 경우 0.1~0.2cc 정도 뮤코미스트 넣어주기

- 이 방법은 자칫 Aspiration이 일어날 수 있으므로 무척 조심해야 함
- T-tube를 가진 분 중에 유난히 끈끈한 가래로 인해 Catheter가 진입되지 않는 경우가 있음

⇨ N/S나 뮤코미스트를 이용하여 T-tube에 아주 극소량을 살짝 넣어주면 끈적이던 가래가 살짝 더 묽어져서 Catheter 진입이 잘 됨

⇨ Aspiration 위험이 강하므로 자신 없으면 시도하지 말 것

⇨ 윤활제 같은 지용성 물질로 Catheter 윤활 시키면 절대 안 됨

다음은 **'천식과 COPD에 대해 정리한 것'**이다.

❖ **Asthma(천식)**
- 기관지 알레르기 염증반응으로 발생하는 알레르기 질환임
- 증상: 기관지가 좁아져 숨이 차고 그렁그렁한 숨소리와 함께 심한 기침

⇨ 공기가 흐르는 길인 기관지에 염증이 생겨 기관지 점막이 부음
기관지 근육이 경련이 일어나면서 기관지가 막혀서 숨이 차게 됨

❖ **COPD(Chronic Obstructive Pulmonary Disease, 만성폐쇄성폐질환)**
- 회복될 수 없는 기도 폐색으로 인하여 폐 기능이 저하되는 질환임
- 증상: 만성기침, 만성가래, 호흡 시 호흡곤란
- 특징: 만성 기관지 염증과 폐기종이 동반됨

▶ **Asthma와 COPD 치료**
- 흡입용 지속성 기관지 확장제 투여를 위해 Nebulizer와 Inhaler 사용함

▶ **Nebulizer(분무기)**
- 약물을 에어로졸 혹은 가루 형태로 만들어 약물이 직접 코안, 목구멍, 기관, 기관지에 닿게 하여 치료하는 방법임
- 종류: 제트형 흡입 치료기와 초음파형 흡입 치료기가 있음
- 장점: 들이마시는 방법이 특별히 필요하지 않아 소아에게도 사용 가능함
- 단점: 흡입 시간이 오래 걸리고 대기 중으로 약물이 흩어져 효율이 떨어짐

▶ **Inhaler(흡입기)**
- 약물 전달 시스템인 흡입기의 종류: MDI, DPI, SMI가 있음
- 흡입제 성분 종류: LAMA, LABA, SABA, ICS가 있음
- Spacer라는 흡입 보조기를 이용하여 MDI를 사용하기도 함

⇨ Spacer 없이 MDI를 사용하면 약제의 80% 이상이 구강에 침착하며
흡입스테로이드 등으로 쉰 목소리나 구강 칸디다증을 발현시킴

▶ **흡입 치료의 입자크기**

종류	특징
20㎛ 이상	비강에서 걸러짐
10㎛ 이상	인두의 후벽에 충돌함
8㎛ 이상	기관지 분기점과 큰 기관지 분지 부위에서 걸러짐
5~8㎛	기관 및 기관지 부위에 가장 많이 침착됨
4㎛ 미만	말단 기관지에 침착하거나 폐포 부위까지 도달함
1~5㎛ 입자를 치료 목적으로 사용함. 이보다 작은 경우는 흡입되어도 호기 시 다시 밖으로 빠져나가거나 침착되더라도 치료 효과가 미비함	

다음은 '자주 사용하는 Nebulizer 약물을 정리한 것'이다.

01 벤토린네뷸 2.5mg

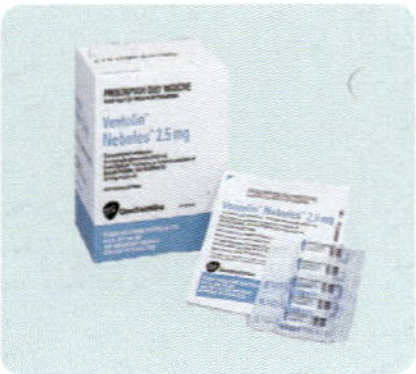

약학정보원

- 성분: Salbutamol Sulfate
- 특징: 기관지를 확장시켜 호흡을 편하게 하는 약물임
  급성 천식 발작 증상 완화·만성 기관지 경련에 사용함
  15분 만에 효과가 나타나며 3~4시간 동안 약효 지속됨
- 주의: 심계항진, 빈맥, 손떨림, 두통 나타날 수 있음

02 아트로벤트

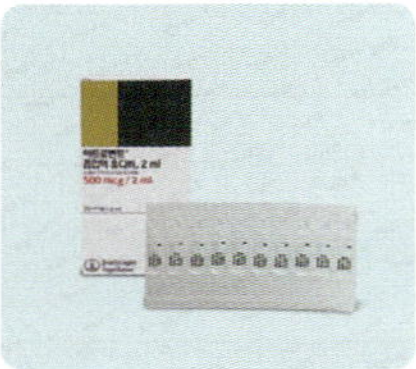

약학정보원

- 성분: Ipratropium Bromide
- 특징: 기관지를 확장시켜 호흡을 편하게 하는 약물임
  기도 폐쇄성 질환(천식, 만성기관지염, 폐기종)에 사용함
  1~3분 만에 효과가 나타나며 6시간 동안 약효 지속됨
- 주의: 구갈, 배뇨장애, 시야 혼탁 등이 나타날 수 있음

03 부데코트흡입액

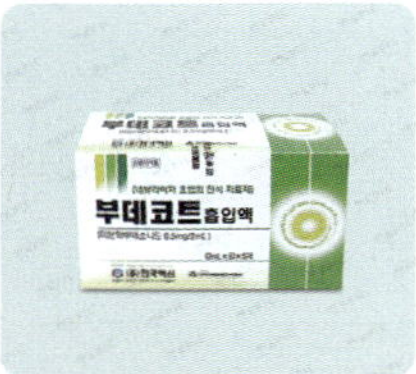

약학정보원

- 성분: Budesonide Micronized
- 특징: 기관지 염증반응을 억제하는 약물임
  기관지 천식 치료제로 사용함
- 주의: 구내염, 인후염, 쉰 목소리가 나타날 수 있음

⇨ 사용 직후 물로 입안과 얼굴을 잘 헹구어줘야 함

+ 풀미칸분무용현탄액

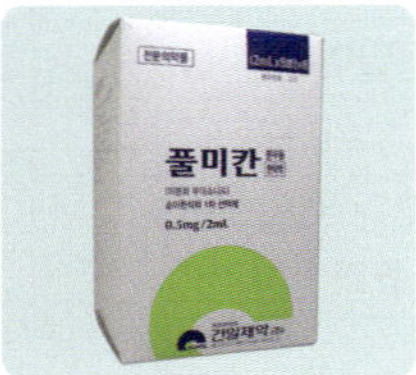

약학정보원

- 성분: Budesonide Micronized
- 특징: 기관지 염증반응을 억제하는 약물임
  기관지 천식 치료제로 사용함
- 주의: 구내염, 인후염, 쉰 목소리가 나타날 수 있음

⇨ 사용 직후 물로 입안과 얼굴을 잘 헹구어줘야 함

04 보령 뮤코미스트

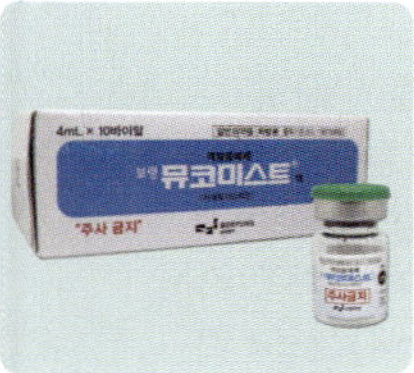

약학정보원

- 성분: Acetylcysteine
- 특징: 가래의 점도를 낮춰 쉽게 배출되도록 돕는 약물임 기관지 천식, 기관지 확장증 환자 치료제로 사용함
- 기타: 아세트아미노펜 급성 중독 시 해독제로도 사용함
- 주의: 항생제와 함께 사용 시 착색이 나타날 수 있음

+ Nebulizer 순서

*** 벤톨린 → 아트로벤트 → 부데코트(풀미칸) → 뮤코미스트 순**
- 벤톨린과 아트로벤트를 섞어서 한 번에 사용해도 같은 효과를 냄
- 뮤코미스트는 단독으로 사용해야 함(다른 약물과 섞지 않도록 함)
- 진해거담제는 가장 처음에 사용하거나 가장 마지막에 사용하는 것이 좋음
- 스테로이드는 기관지 확장제 다음에 사용하는 것이 좋음

+ Tip: Nebulizer 기계 밑에 수건 깔면 소음을 조금이나마 줄여줌
- 기계가 진동하면서 내는 소음을 시끄럽다고 하는 분들이 있음

+ 3% NaCL Nebulizer

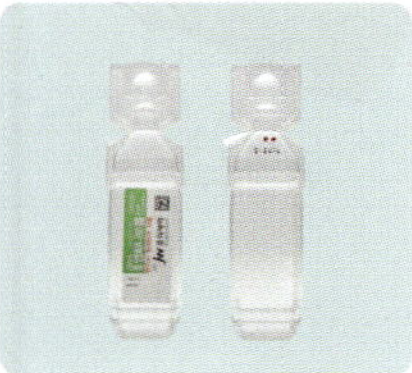
약학정보원

- 목적: 객담을 유도하여 채취하기 위해 시행함
- 특징: 우리 몸은 0.9% NaCL인데 3% NaCL 고장성 용액을 이용하면 삼투압의 원리로 기관지 내의 객담을 유도하여 배출시킬 수 있음(7%로도 시행하기도 함)

⇨ 3% NaCL = N/S 400mL + NacL 5@ Mix함
- Tip: 일반 N/S 이용하여 Nebulizer 시행하기도 함

+ Lidocaine Nebulizer

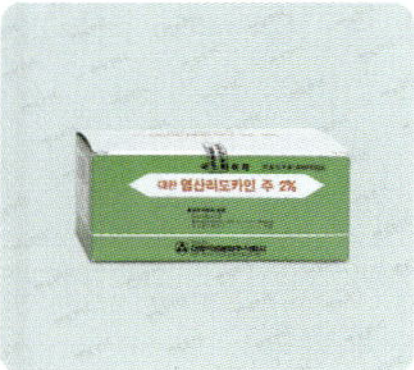

약학정보원

- 목적: 기침을 억제하기 위해 시행함
- 특징: 코데인, 코프시럽 등의 약물을 복용하여도 효과 없을 때 Lidocaine Nebulizer 하게 되면 구강 내부가 일시적인 마취 효과로 기침이 억제됨
- Tip: 기침으로 잠들지 못하고 계속적으로 다른 중재를 원할 때 주치의에게 제안해 볼 수 있음

01 MDI(Metered Dose Inhaler)

＊ 정량분무 흡입기
- 추진제에 의한 압력을 이용하여 에어로졸 형태의 약물 입자를 분사함
- 장점: 분사 속도가 매우 빨라 환자의 약물 흡입 노력이 적게 듦
- 단점: 약물을 분사시키는 동작과 환자가 숨을 천천히 깊게 들이마셔야 함 두 동작을 일치시키기 어렵거나 악력이 약한 노인과 소아는 사용이 어려움
- Tip: 사용 전 충분히 흔들어 액이 골고루 섞이도록 한 후에 사용해야 함

⇨ 추진제와 약물이 비중 차이에 의해 분리되기 때문에 흔들어야 함

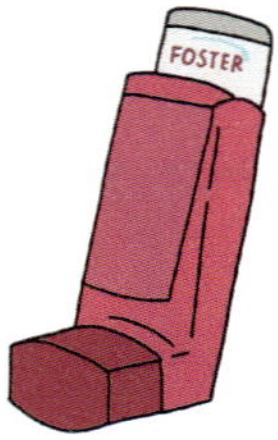	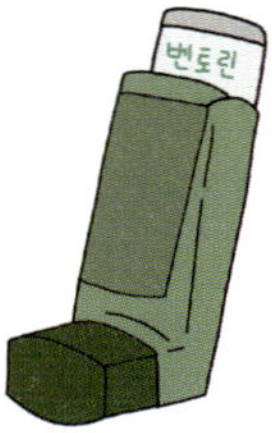	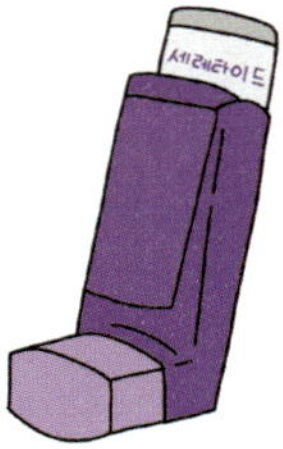
포스터	**벤토린 에보할러**	**세레타이드 에보할러**
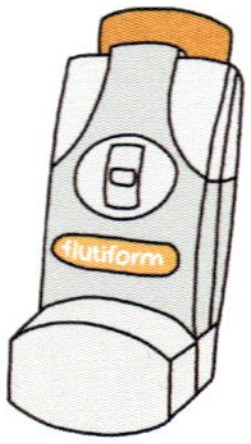	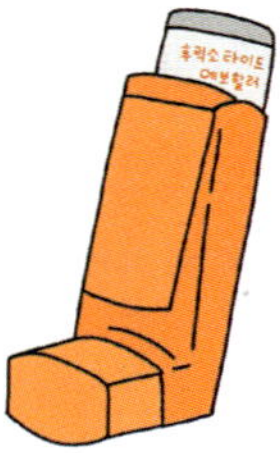	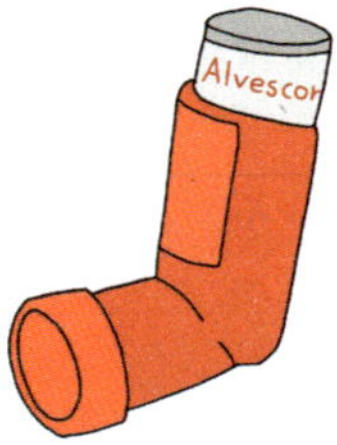
플루티폼	**후릭소타이드 에보할러**	**알베스코**

+ Spacer

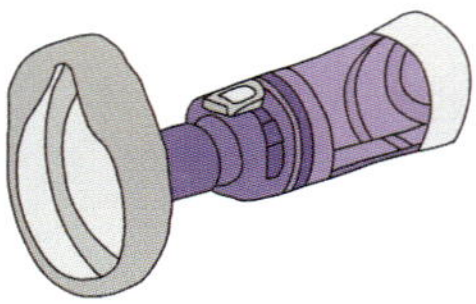	- 목적: 약물 방출과 흡입 타이밍의 문제 개선하고 폐에 약물 유효량이 도달할 수 있도록 사용함 - 특징: Spacer 없이 Inhaler(흡입기)를 사용하기 위해서는 약물 방출과 동시에 흡입을 해야 하는데 타이밍을 맞추기 어려워 약물이 입안에 남게 됨 ⇨ 입안에 약물이 남게 되면 구강 칸디다증이 발생함 ⇨ 적은 양의 약물만 폐에 도달하여 효과도 줄어듦 - Tip: 보통 흡입 능력이 부족한 소아와 노인에게 자주 사용함(Spacer 생김새는 다양함)

02 DPI(Dry Powder Inhaler)

*** 건조 분말 흡입기**

- 환자의 흡기력에 의해 미세화된 분말 형태의 약물을 분사함

⇨ 구멍이 뚫린 약물 저장공간 주변의 공기를 들이마셔서 기도로 전달됨

- 장점: 호흡에 의해 약물이 전달되어 특별한 노력이 필요하지 않음
- 단점: 흡입력이 약한 소아 또는 T-tube 환자는 사용하기 어려움
  흡입력이 약할 경우 구강 침착이 증가하여 칸디다증이 발생할 수 있음

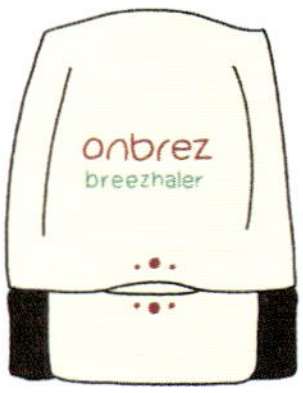

온브리즈

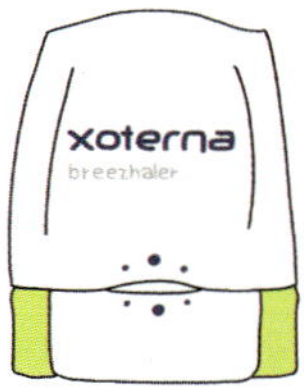

조터나

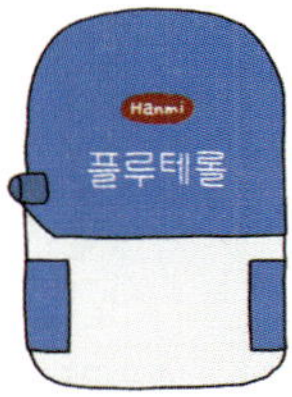

플루테롤

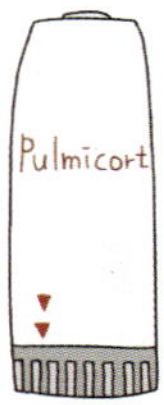

풀미코트 터부헬러

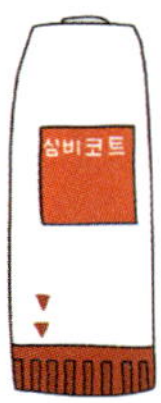

심비코트 터부헬러

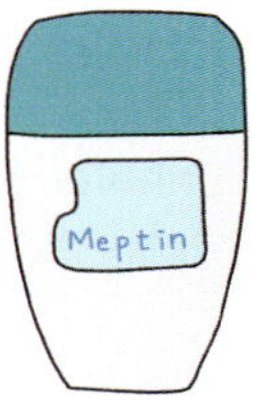

메프친 스윙헬러

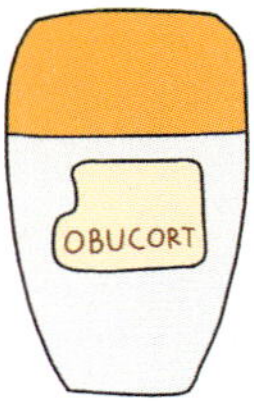

오부코트 스윙헬러

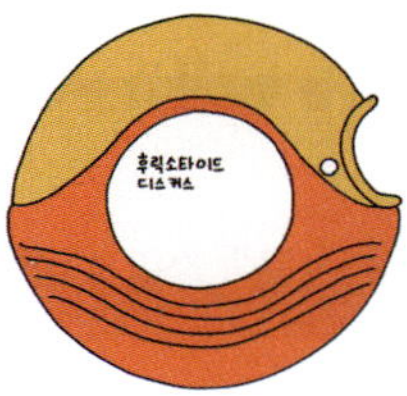

후릭소타이드 디스커스

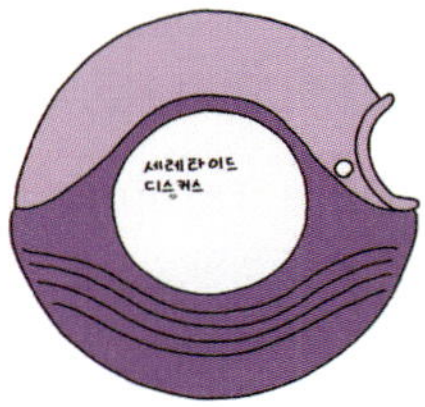

세레타이드 디스커스

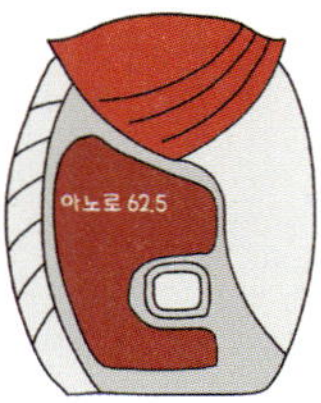

아노로 62.5 엘립타

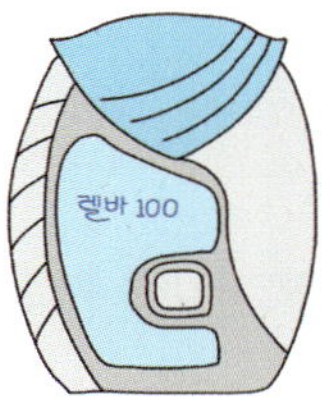

렐바 엘립타

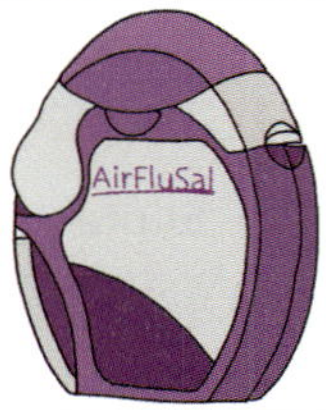

에어플루잘 포스피로

03 SMI(Soft Mist Inhaler)

*** 연무용 흡입기**
- 스프링에 의한 기계적 에너지로 연무 형태의 약물을 분사함
- 특징: 입자크기가 작아 말초 기도로 약물 전달률이 높음
  구강과 인두의 약물 침착이 줄어들어 칸디다증의 부작용 발생이 적음
- Tip: 추진제가 없어서 사용 전 흔들 필요가 없음

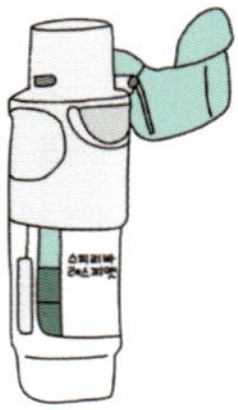	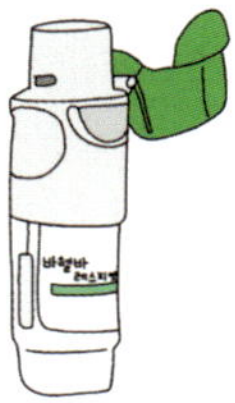
스피리바 레스피맷	**바헬바 레스피맷**

+ Inhaler 사용법

*** 모든 Inhaler 공통사항**
- 사용 전에는 숨을 충분히 내쉬고 들이마신 후에는 5~10초간 숨을 참아야 함

*** MDI**
- 사용 전 충분히 흔든 뒤 약통이 삽입된 부분을 누르면 약물이 방출됨

*** DPI - Breezhaler**
- 약물이 든 캡슐을 넣고 양옆 버튼을 누르면서 들이마심

*** DPI - Turbuhaler**
- 아래 돌림판을 오른쪽 끝까지 돌려 딸깍 소리가 나면 들이마심

*** DPI - Swinghaler**
- 몸통을 아래로 눌러서 딸깍 소리가 나면 들이마심

*** DPI - Discuss**
- 몸통을 돌리고 옆의 버튼을 한 번 아래로 내린 후 들이마심

*** DPI - Elipta**
- 뚜껑을 옆으로 딸깍 소리가 날 때까지 내린 후 들이마심

*** SMI**
- 몸통을 오른쪽으로 돌려 딸깍 소리가 나면 버튼을 누르면서 들이마심

+ Inhaler 기계 정리

분류	MDI	DPI	SMI
성상	추진제와 약물이 포함된 현탁액	미세화된 건조 분말	액제
주의사항	사용 전 흔들어야 함	흔들 필요 없음	흔들 필요 없음
	기기 작동 버튼과 흡입 시기 같아야 함	기기 작동 버튼과 흡입 시기 상관없음	기기 작동 버튼과 흡입 시기 같아야 함
	천천히 길게 흡입	빠르고 깊게 흡입	천천히 깊게 흡입
	흡입 전 숨을 최대한 내쉬어야 함 흡입 후 가능한 10~15초간 숨을 참아야 함		

+ Inhaler 사용 횟수 정리

분류	1puff QD	2Puff QD	BID	Prn
종류	온브리즈, 조터나 아노로 엘립타 렐바 엘립타	스피리바 레스피맷 바헬바 레스피맷	포스터(2puff) 세레타이드 디스커스	벤토린 에보할러
상태에 따라 사용 횟수는 변경되므로 참고만 하기 자주 처방 나는 Inhaler 사용 횟수를 정리한 것임 + Puff는 흡입기를 눌러 약물을 들이마시는 횟수임				

암또 일화

학부시절 Inhaler 중에서도 MDI를 위주로 배웠다. 어떻게 사용하는지 영상을 찍어 발표를 시키기도 해서 Inhaler 사용법을 잘 알고 있다고 생각했다. 그래서 OT 기간에 Charge 선생님이 Inhaler 처방이 났는데 설명할 수 있겠냐고 물으셔서 당당하게 "네!"라고 외치고 환자에게 갔다. 문제는 당시 내가 Inhaler는 MDI 종류만 있는 줄 알았다는 거였다. 그래서 DPI 중에서도 온브리즈를 사용해야 하는 환자 앞에서 생전 처음 보는 흡입기를 보며, '이게 Inhaler라고? 뭐야, 어떻게 써....' 하며 이제 나는 죽었구나 싶었다. 그런데 다행히도 환자분이 아주 오래 전부터 온브리즈를 써온 분이라 "사용법 알고 있는데."라고 말했다. 그래서 태연하게 "그래도 올바르게 사용하시는지 확인해봐야죠, 잘못되었으면 다시 알려드리고요. 한번 제게 설명해 보시겠어요?"라고 말해 사용법을 익혔다. 그 뒤 스테이션에 돌아가서 선생님이 어떻게 사용한다고 알려줬냐는 질문에, 마치 원래 알고 있던 것처럼 태연하게 대답했고 그날 집에 가서 급하게 Inhaler 종류와 사용법을 익혔다.

★ Inhaler 성분

*** ICS(Inhaled Corticosteroids, 흡입용 스테로이드)**
- 특징: 항염증 치료로 유지요법으로 사용함
- 기타: 사용 후 구강 내에 약물이 남아있으면 구강 칸디다증이 발생함

⇨ 사용 후 입안을 물로 헹궈내도록 해야 함

*** β2 효능제**
- SABA(Short Acting β2 Agonist, 속효성 β2 효능제)
- 특징: 기관지를 확장시켜주며 증상 완화 목적으로 사용함
- 기타: 사용 횟수가 증가하면 증상이 악화되었음을 의미함
- LABA(Long Acting β2 Agonist, 지속성 β2 효능제)
- 특징: 기관지를 확장시켜주며 유지요법으로 사용함
- 기타: 심계항진, 손 떨림 증상, 혈당을 상승시킬 수 있음

*** LAMA(Long Acting Muscarinic Antagonist, 항콜린제)**
- 특징: 부교감신경 억제로 기도 수축을 방지하는 유지요법으로 사용함

⇨ 기관지 평활근과 부교감신경에 억제 작용하여 기관지 확장을 유도함
- 기타: 장기간 사용 시 구강 건조가 생기므로 수분 섭취를 격려함

+ Inhaler 성분별 정리

분류		MDI	DPI	SMI
흡입용 스테로이드	ICS	알베스코 후릭소타이드 에보할러	오부코트 스윙헬러 풀미코트 터부헬러 후릭소타이드 디스커스	-
β2-효능제	SABA	벤토린 에보할러	-	-
	LABA	-	온브리즈 메프친 스윙헬러	-
항콜린제	LAMA	-	-	스피리바 레스피맷
ICS + LABA		세레타이드 에보할러 심비코트 라피헬러 플루티폼, 포스터	세러타이드 디스커스 심비코트 터부헬러 에어플루잘 포스피로 플루테롤, 렐바 엘립타	
LABA + LAMA			조터나 아노로 62.5 엘립타	바헬바 레스피맷

다음은 **'산소요법에 대해 정리한 것'**이다.

▶ 산소흡입(Oxygen Inhalation)

- 폐포 내 산소분압의 증가로 저산소혈증을 개선하기 위함임
- 동맥혈 산소분압을 유지하는 데 필요한 심근작업량을 줄이기 위함임
- 폐포 내 산소분압을 유지하는 데 필요한 호흡작업량을 감소시키기 위함임
- 적응증: 저혈압, 고혈압, 빈호흡, 청색증
- 합병증: 무기폐, 폐 산소중독, 이산화탄소 중독

01 O_2 Tip

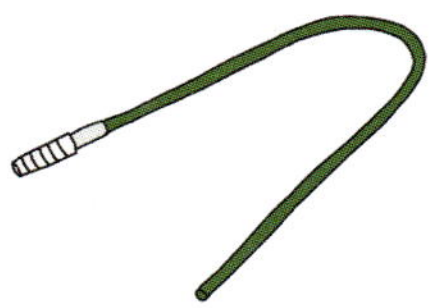

- 특징: Tracheostomy 가지고 있는 환자에게 산소 공급해주는 물품임(PVC Oxygen Catheter)
- 기타: 정식 명칭은 산소투여용 튜브·카테터임
- Tip: O_2 Tip이 없는 경우에 수액 Set를 이용함
  Chamber 반을 잘라서 T-tube에 연결하고 수액 연결 부위를 잘라서 산소 유량계에 연결함

02 Nasal Prong

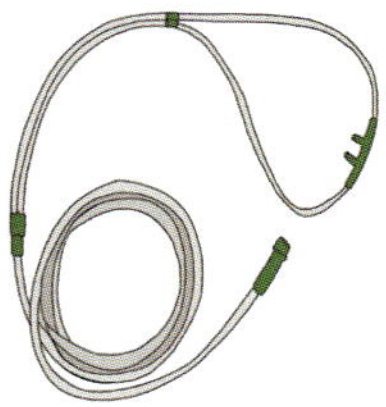

- 특징: 저농도(2~5L/Min) 산소 공급해주는 물품임
- 기타: Nasal Cannula라고도 하며 O_2 6L 이상을 공급하면 두통이나 점막 건조를 초래함
- Tip: 코 아래와 귀 뒤의 눌리는 부위에 듀오덤을 붙이면 피부가 짓무르는 것을 예방해줌

03 Simple Mask

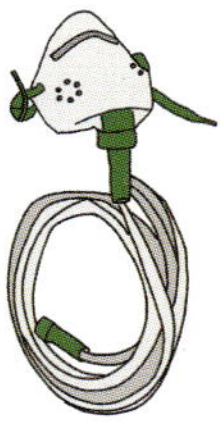

- 특징: 고농도(5~8L/Min) 산소 공급해주는 물품임
- 기타: COPD 환자에게는 사용하지 않음
- Tip: 마스크와 얼굴이 맞닿는 부위에 거즈나 듀오덤을 붙이면 피부가 짓무르는 것을 예방해줌
  Mask 사용자는 식사 시에 Nasal Prong으로 교체함

04 Partial Re-breathing Mask

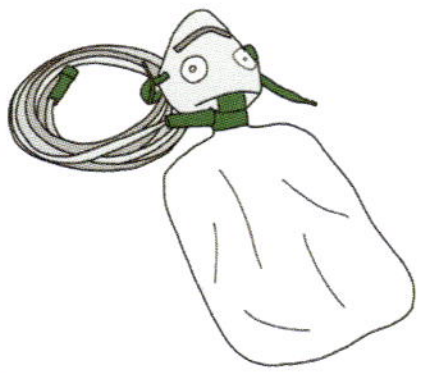

- 특징: 고농도(6~10L/Min) 산소 공급해주는 물품임
- 기타: Exhalation Port가 열려 있어서 외부 공기와 자신이 내쉰 공기의 일부를 들이마실 수 있음
- Tip: 마스크 산소 구멍이 막혀 있지 않음
  위급 시엔 Non-Breathing Mask 가져가는 게 좋음

05 Non-breathing Mask

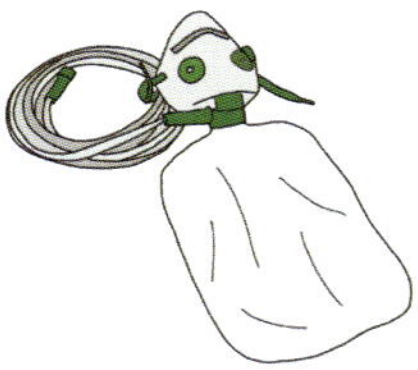

- 특징: 고농도(6~15L/Min) 산소 공급해주는 물품임
- 기타: Exhalation Port가 내보내는 것은 가능하지만 들이마시는 것은 불가능한 플랩 형식임
- Tip: 마스크 산소 구멍이 막혀 있음
  Bag 부분 떼어내고 산소투여 부분의 고무 부품을 떼어낸 후 Nebulizer Mask로 사용할 수 있음

06 Venturi Mask

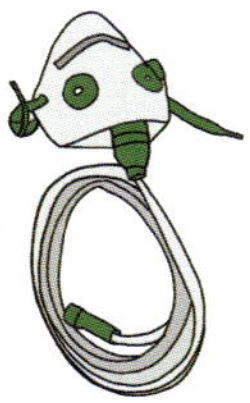

- 특징: 일정한 FiO_2를 공급해주는 고유량 물품임
- 기타: 아래쪽에서 산소가 들어오는 구멍의 Size의 직경이 좁아지면서 들어오는 산소의 압력이 줄어듦 구멍의 크기에 따라 FiO_2가 결정됨
- Tip: COPD 환자에게 적용되는 물품으로 배우는데 실제 임상은 Nasal Prong 더 많이 사용함

07 Nasal High Flow

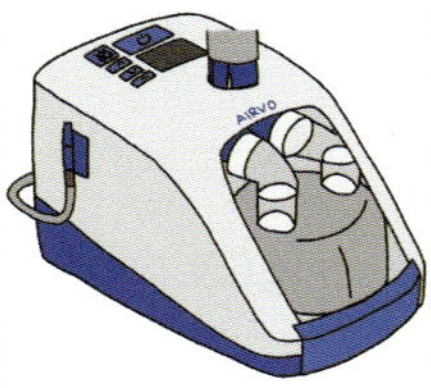

- 특징: 고농도(10~60L/Min) 산소 공급해주는 물품임
- 기타: 따뜻하고 가습 된 산소를 널따란 Nasal Prong 형식으로 공급하여 불편함과 점막 손상을 줄여
- Tip: FiO_2도 기계로 설정 가능함(21~95%)
  Full이라고 하면 O_2 60L에 FiO_2 95%임

\+ Airvo 2 앱을 이용하면 사용법을 익힐 수 있음

+ Nasal High Flow 사용법

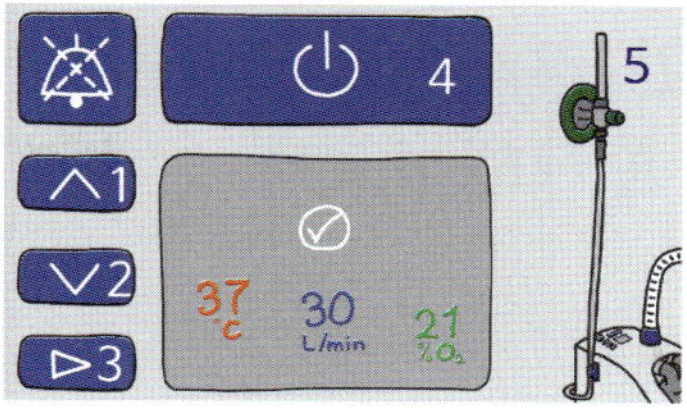

＊ 전원 켜기
- 4번을 길게 누르면 켜짐
- 화면: 이슬점 온도, 유량, 산소 분율

＊ 설정 변경
- 3번을 누르면 설정을 변경할 수 있음
- 3번을 길게 누르면 소아모드로 전환됨

＊ 잠금해제
- 1번과 2번을 동시에 3초 이상 누르면 잠금이 해제됨
- 온도와 유량은 1, 2번 버튼으로 조절하고 산소 분율은 5번을 돌려서 조절함

+ Nasal High Flow Alarm

막힘 확인	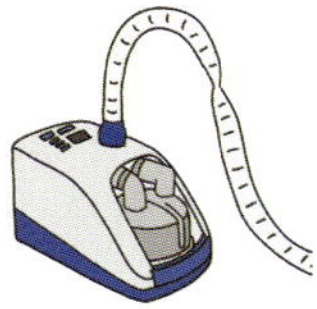	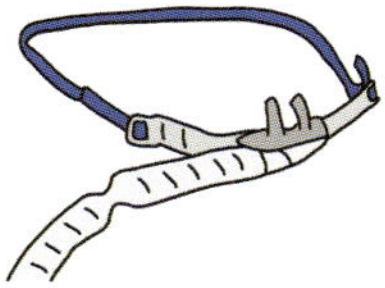	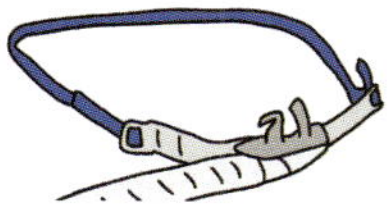
	산소 공급되는 Line 일부가 찌그러져 있음		
누설 유량 확인	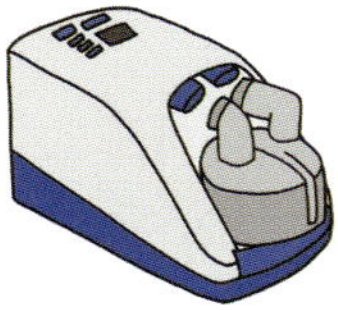	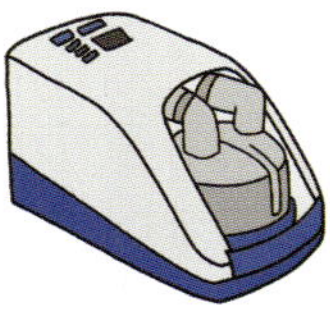	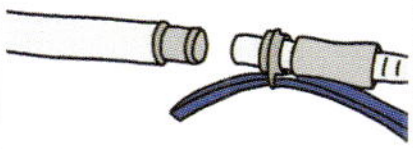
	물 담는 통이나 산소 공급 Line이 제대로 연결 안 되어있음		
목표 유량에 도달 할 수 없음	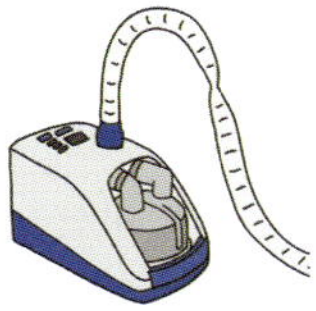	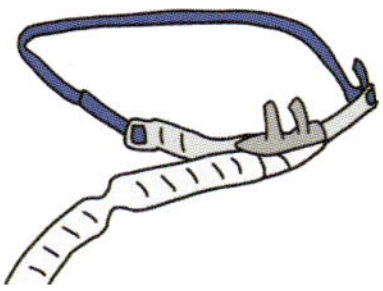	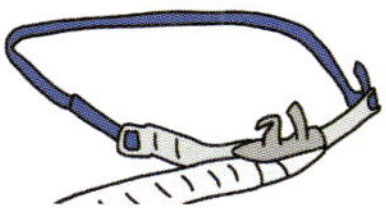
	산소 공급되는 Line 일부가 찌그러져 있음		
물 확인	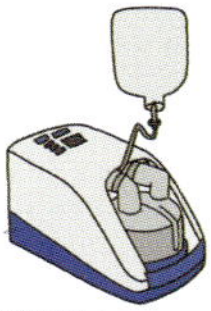	멸균증류수 1L를 High Flow에 연결하여 가습하는데, 멸균증류수의 물이 떨어지면 물을 교체해주라는 알람이 울리게 됨	

Plus+

'주요 RR 관련 약물' - 항결핵제 & 진해거담제

결핵이 후진국 질병이라고는 하지만, 간간이 결핵 환자들이 꾸준히 발생했다. **항결핵제 경우에는 유난히 부작용이 많아서 약이 계속 바뀌는 경우가 많아, 환자분들이 약에 대해 궁금해하는 분들이 많았다.**

초기에 1차 약제로 결핵균을 잡아내지 못하고 여러 부작용에 의해 중지하다 보면, 2차 약제로까지 넘어가 더 큰 부작용을 호소한다는 것을 알고 있어서 어떤 분들은 이게 2차 약제인지도 물어봤다.

항결핵제는 이름과 생김새, 부작용 위주로 공부해두면 좋은 약물로 개수가 많지 않으므로 꼭 알아두었으면 좋겠다. 혹시 여기에 조금 더 공부하고 싶은 분들이 있다면, 간 수치와 관련한 약물들도 함께 공부하면 좋다. 꼭 그런 것은 아니지만 대개 간 수치가 높게 상승하는 분들이 많아서, 레가론, 우루사, 헤파멜즈 등의 약물이 함께 처방되어 들어가곤 했다.

이와 더불어서 호흡기 환자들이 자주 찾는 약물로 기침약에 대해 정리를 해두었다. 흔히 말하는 기침약은 진해거담제, 항히스타민제, 항생제를 지칭하는 말인데, 이 중에서도 자주 사용하는 진해거담제를 정리해두었으므로 다음 약물들이 어떠한 효능을 가진 약물인지 공부하는 데 도움이 되리라 믿는다.

환자분들이 다인실을 쓰다 보니 본인이 기침하는 것으로 인해 다른 사람의 잠에 방해가 될까봐 무척 신경을 쓰고 밖에서 배회하는 분들이 많으므로, 환자 상태를 보고 TID로 기침약이 들어가는데 유난히 취침 전에 기침이 더 심하다면 Hs에 1 Time 더 추가해서 QID로 주면 안 되는지를 주치의에게 Confirm 받아줄 수 있다는 걸 기억했으면 한다.

다음은 **'결핵에 대해 정리한 것'**이다.

❖ **TB(Tuberculous Mycobacteria, 결핵)**
- 결핵균에 의해 발생하는 감염병임
- 결핵균은 사람에서 사람으로 공기를 통해 전파됨
- 대부분 폐에서 감염을 유발하지만 다른 부위에서도 감염을 일으킴

TB Medication(항결핵제)
- 결핵균에 의해 감염되었을 때 치료하는 약물임
- 결핵균의 세포벽 형성을 저해하거나 증식을 억제하는 작용함
- 결핵균은 다른 세균들에 비해 증식 속도가 느리고 간헐적으로 증식하며 지방 성분이 많은 세포벽에 둘러싸여서 건조상태, 강산성이나 알칼리성 환경에서도 잘 견딤

⇨ 결핵 치료 기간이 길며 항결핵제에 대한 내성이 발생하기 쉬움

TB Medication 종류

1) 1차 약제
- 치료 효과가 좋고 부작용이 적어 초기 치료에 사용하는 약물

⇨ Isoniazid, Rifampicin, Pyrazinamide, Embutamol 사용함
- 초기 치료 2개월, 유지 치료 4개월로 6개월이 일반적인 치료 기간임

⇨ 초기 2개월에는 4가지 약제, 유지 4개월에는 2가지 약제를 복용함

⇨ 다제약제내성 환자가 많아져 최근 유지 치료에 3제 요법을 사용함

2) 2차 약제
- 1차 약제의 효과가 없거나 내성이 생겼을 때 사용하는 약물
- 1차 약제보다 치료 효과가 낮고 부작용이 많음

⇨ SM, KM, PAS, CS, OFX 등을 사용함

+ NTM(Not Tuberculous Mycobacteria)

*** 비결핵 항산균**
- 결핵균이 아닌 항산균에 감염된 상태를 말함

⇨ 결핵균이나 나병균을 제외한 산(Acid)에 대한 저항성이 강한 항산균류를 말함
- 감염 시 X-ray나 CT상 결핵과 구분이 쉽지 않음
  결핵과 유사한 공동을 형성하며 기관지 확장증 등의 기관지 병변을 보임
- NTM은 결핵과 달리 전염되지 않아 격리 치료가 필요하지 않음

⇨ NTM 진단을 받아도 EMR에 공기 전파를 나타내는 표시가 나타남
- 치료방법으로 Amikacin Nebulizer를 많이 사용함

2장 VS편

01 1차 약제 - 유한짓정 100mg

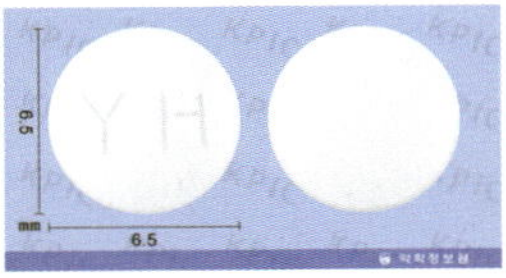

* INH(Isoniazid)
- 용법: 아침 공복에 복용함
- 특징: 말초 신경염을 유발할 수 있음
- 기타: 6개월 동안 유지하는 약물임

+ 신일피리독신정

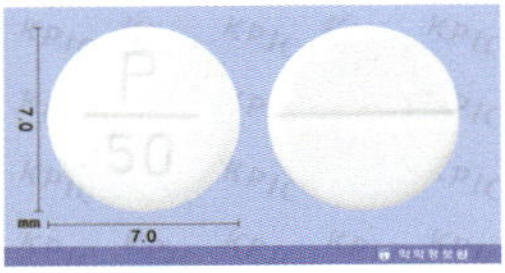

* Pyridoxine
- Vit. B_6를 보충해주는 약물임
- 적응증: 구내염, 습진, 말초 신경염
- INH는 말초 신경염을 유발하여 함께 처방됨

02 1차 약제 - 리포덱스

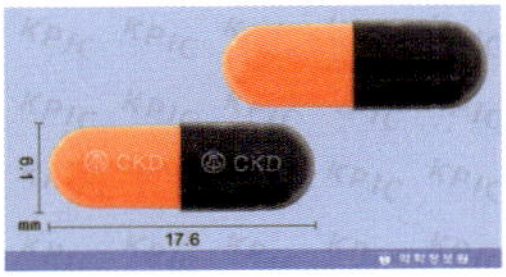

리포덱스캡슐

* RMP(Rifampicin)
- 용법: 아침 공복에 복용함
- 특징: 소변이 붉어질 수 있음
- 기타: 6개월 동안 유지하는 약물임

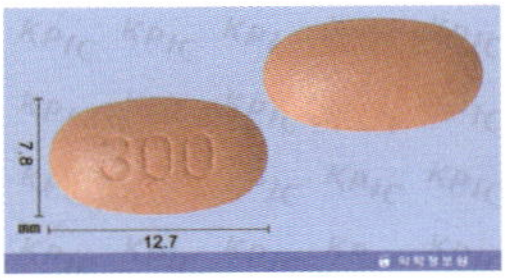

리포덱스정 300㎎

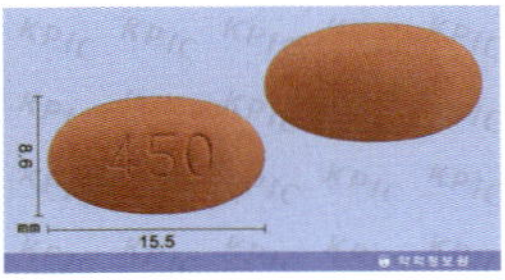

리포덱스정 450㎎

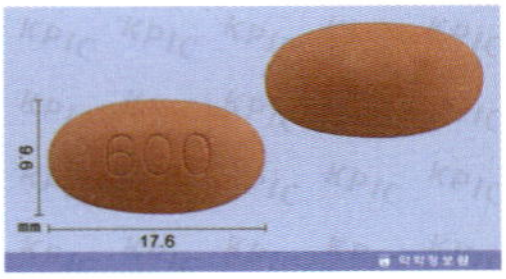

리포덱스정 600㎎

03 1차 약제 - 유한피라진아미드정 500㎎

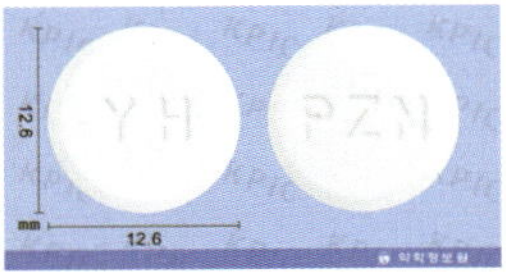

* PZA(Pyrazinamide)
- 용법: 아침 공복에 복용함
- 특징: 간 장애를 유발할 수 있음

⇨ 복용 2개월까지가 효과가 가장 좋음

04 1차 약제 - 마이암부톨제피정 400㎎

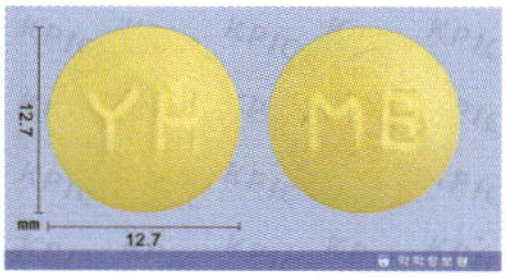

* EMB(Embutamol)
- 용법: 아침 공복에 복용함
- 특징: 시신경 장애를 유발할 수 있음
⇨ 복용 2개월 후부터 시신경 장애를 유발함

+ 튜비스정

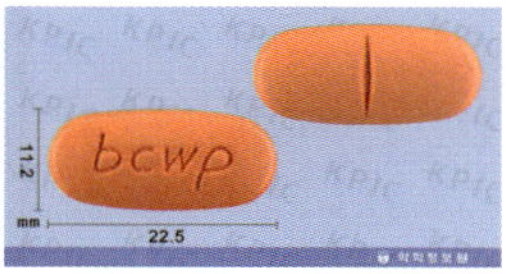

* 1차 약제 복합제
- 특징: INH, RMP, PZA, EMB 복합성분임
- 최근 많이 사용되고 있는 결핵제임

05 2차 약제 - 동인당파스과립

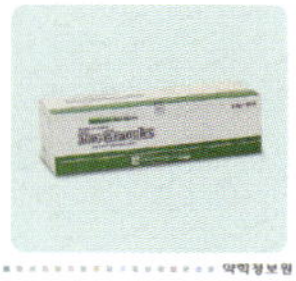

* PAS(P-Aminosalicylic)
- 특징: 위장 장애를 유발할 수 있음

06 2차 약제 - 구주프로티온아미드정 125㎎

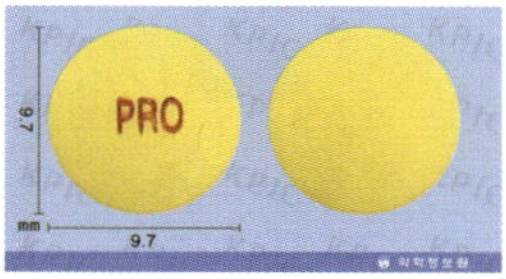

* Prothionamide
- 특징: 위장관 장애를 유발할 수 있음

07 2차 약제 - 크로세린캡슐 250㎎

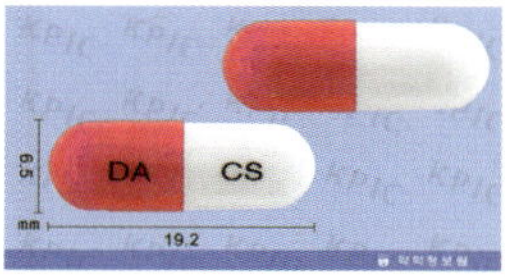

* CS(Cycloserine)
- 특징: 중추신경 장애를 유발할 수 있음

08 2차 약제 - 종근당황산스트렙토마이신주

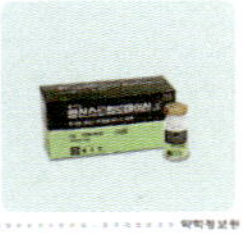	* SM(Streptomycin) – 특징: 청각 장애를 유발할 수 있음

09 2차 약제 - 유한카나마이신황산염주

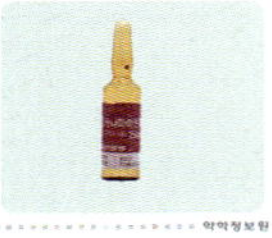	* KM(Kanamycin) – 특징: 청각 장애를 유발할 수 있음 – 기타: 유한 카나마이신은 무상공급 약물임

10 2차 약제 - 신풍아미카신황산염주

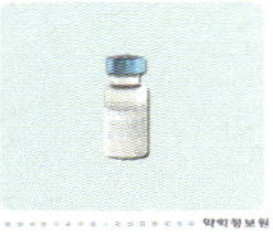	* Amikacin – 특징: 액상의 바이알 주사제임 – 기타: Nebulizer 약물 치료제로도 사용함

+ 퀴놀론계 항생제

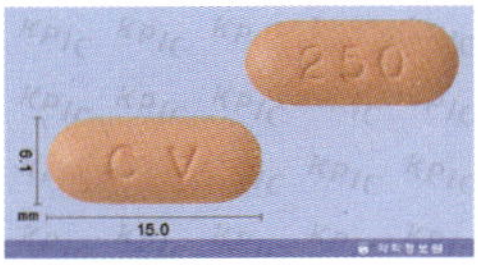	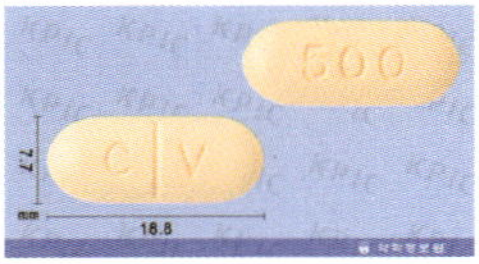	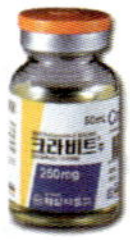
크라비트정 250㎎	크라비트정 500㎎	크라비트주
Levofloxacin 계열		
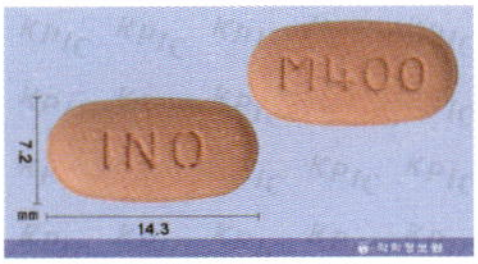	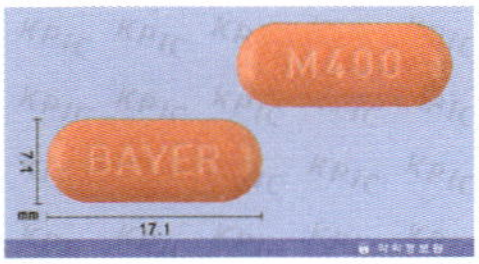	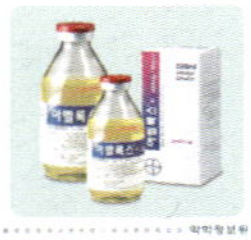
모벨록신정 400mg	아벨록스정 400㎎	아벨록스주 400㎎
Moxifloxacin 계열		

+ TB Medication 종류

분류	TB Medication	비교
1군	이소니아지드	PO 1차 약제
	리팜핀	
	에탐부톨	
	피라진아미드	
	리파부틴	
2군	카나마이신	주사제
	아미카신	
	스트렙토마이신	
	카프레오마이신	
3군	레보플록사신	퀴놀론계
	목시플록사신	
	프로치온아미드	PO 2차 약제
	시클로세린	
	파스(PAS)	
5군	리네졸리드	내성 결핵 선택적 사용
	델라마니드	
	베다퀼린	
	클로파지민	
	이미페넴	
	아목시실린	

암또 일화

항생제가 바뀌거나 새로 추가되면 효능을 보기 위해서 Blood Culture를 시행해야 한다고 배웠다. 만약 Culture Order가 없다면 Dr.에게 Culture 없이 항생제를 주는 건지 Confirm 받아야 한다고 선생님들이 정말 강조했다. 어느 날 크라비트 처방이 나서 환자에게 달아주고 스테이션에 돌아왔는데, 액팅 선생님께 레지던트 3년 차가 "DC 친 크라비트를 왜 준 거냐."라며 화를 내고 있었다. '실수했나 보네.' 하고 대화를 듣다가 문득 Blood Culture 없이 크라비트를 투여한 나의 실수를 깨닫게 되었다. 안 그래도 분위기가 안 좋은데 '나한테는 더 화내겠지.' 하며 내가 놓친 것을 말하니, 레지던트 3년차가 '그분은 2차 항결핵제로 준거라 Culture 안 해도 되요.'라고 답했다. 그날 처음으로 항생제도 항결핵제로 사용될 수 있다는 걸 알았다.

다음은 '진해거담제에 대해 정리한 것'이다.

▶ 기침약

– 진해거담제, 항히스타민제, 항생제를 보통 기침약이라고 말함

▶ 진해거담제

– 기침을 멎게 하는 진해제와 가래를 억제하는 거담제를 아우르는 말임
– 진해제와 거담제는 따로 사용하기보다는 함께 사용하는 경우가 많음
⇨ 단독 사용보다는 다른 감기약과 함께 사용하는 경우가 많음

▶ Cough(기침)

– 이물질이나 과도하게 생성된 분비물을 제거하기 위해 일어나는 현상임
– 코, 기도, 기관지 등 존재하는 기침 수용체가 자극을 받아 미주신경 통해 기침 중추에 자극이 전달되어 횡격막과 주변 근육들이 수축하며 일어남

▶ 진해제

– 기침이 일어나는 과정에서 중추신경을 억제하거나 기침 수용체를 억제함

▶ 중추작용 진해제

– 중추를 억제하는 마약성과 비마약성으로 나뉨
– 마약성 진해제로 대표 성분으로 Codeine, Dihydrocodeine 등
– 비마약성 진해제로 대표 성분으로 Dextromethrophan, Noscapine 등

▶ 말초작용 진해제

– 기도 및 기관지, 폐의 기침 수용체를 직접 억제하는 작용함
– 대표 성분으로 Benzonatate, Levodropropizine, Theobromine 등

▶ Sputum(객담)

– 호흡기를 보호하기 위해 분비되는 물질임
– 끈적끈적한 점액 성분이 있어서 이물질과 흡착해 내보내는 역할을 함

▶ 거담제

– 객담 배출을 유도하는 객담 배출 유도제와 용해시키는 점액용해제가 있음

▶ 객담 배출 유도제

– 분비물의 수분 비율을 증가시켜 객담 유동성과 섬모운동을 증가시킴
– 대표 성분으로 Guaifenesin 등

▶ 점액용해제

– 점액을 구성하는 당단백질의 이황화물 결합을 분해하여 점성을 떨어뜨림
– 객담의 점액 성분을 용해하여 점성을 떨어뜨려 객담 배출을 도와줌
– 대표 성분으로 Acetylcysteine, Bromhexine, Erdostein 등

01 마약성 중추작용 진해제

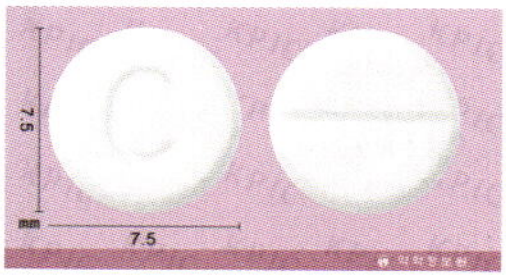	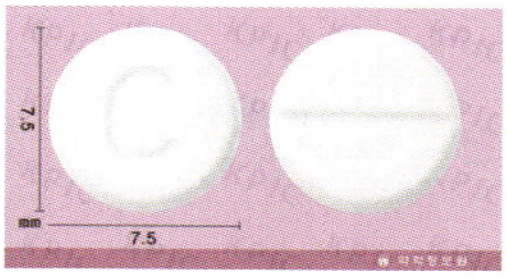	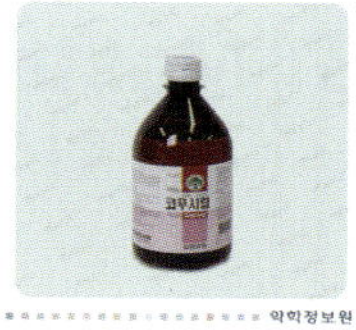
구주인산코데인정	디코데서방정	코푸시럽
Codeine 계열	Dihydrocodeine 계열	Dihydrocodeine 복합

02 비마약성 중추작용 진해제 + 객담 배출 유도제

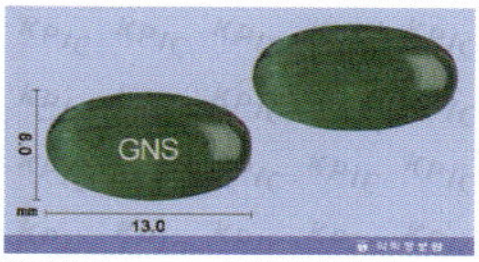	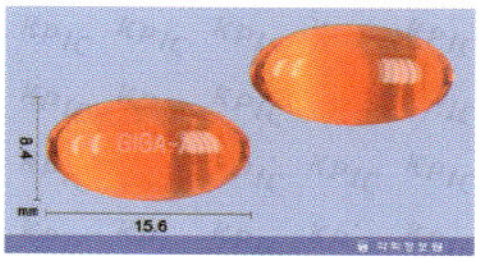	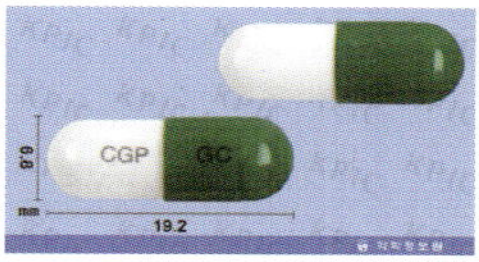
그날엔코프S연질캡슐	기가에이연질캡슐	가치코프S캡슐
Noscapin + Guaifenesin 포함 복합제제 이외 생략함		

03 말초작용 진해제

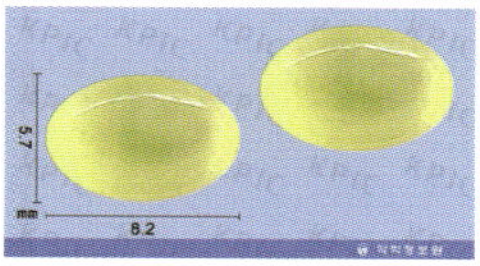	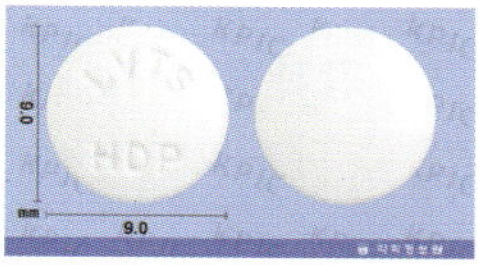	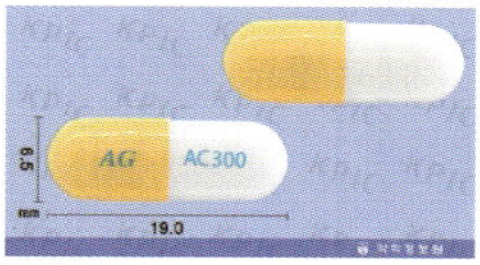
지콜연질캡슐	레보투스정	애니코프캡슐 300㎎
Benzonatate 계열	Levodropropizine 계열	Theobromine 계열

04 점액용해제

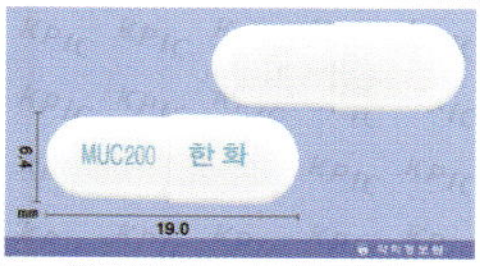	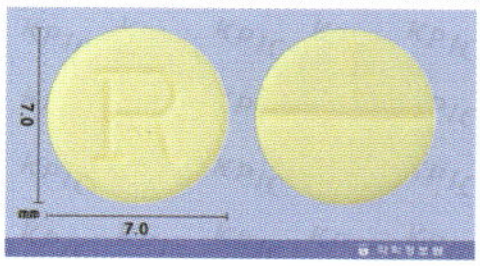	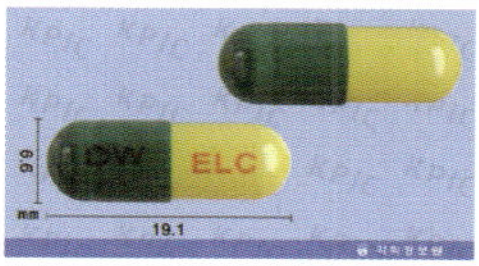
뮤테란 200㎎	신일브롬헥신염산염정	엘도스캡슐
Acetylcysteine 계열	Bromhexine 계열	Erdostein 계열

2-04 '갓 입사'한 신규간호사 'God 신규'가 되어보자!(V/S편)

'BT Master' - Influenza & Fever Study

솔직하게 말해서 감기나 독감으로 인해 입원하는 사람들은 그렇게 심각하게 생각하지 않았다. 고열이 힘들기는 해도 약을 먹으면 열이 내려간다고 생각해서, **고열이 있으면 주치의 Noti 해서 해열제 주고 Ice Bag과 Tepid Massage를 이용하여 열을 내리면 된다고 가볍게 생각했었다.**

그런데 어느 날, 한 Lung Cancer 환자가 입원을 했는데 고열 증상을 보여서 Fever Study를 나갔고, 처방된 항생제를 달고 인계를 주고 퇴근했었는데 다음 날 출근하여 보니 그분이 Expire 했다는 소식을 접하게 되었다.

그분은 과거 High Flow까지 하면서 생과 사의 갈림길에서 간신히 목숨을 유지하셨던 분으로, 살고자 했던 강한 의지로 운동하면서 기적적으로 상태가 호전하여 Room Air로 퇴원했던 분이었다. 그런데 단지 고열로 몸의 기능이 다 망가져서 Expire 하게 되었다는 사실이 당시의 나에게 꽤나 충격적으로 다가왔었다.

물론 Fever가 올라가면 산소 요구량이 많아지고, 산소 유지하기가 쉽지 않아서 Expire 하는 데 영향을 끼친다는 것을 알고는 있었지만 죽음에 이르게 할 거라고는 생각도 못했다.

그 뒤로 Fever의 중요성을 크게 생각하기 시작했고, 그러면서 Fever Study라고 말하는 검사는 어떠한 종류가 있는 건지, 고열 나기 쉬운 독감은 어떤 질병이고 진단하기 위해서 어떤 검사를 하는지에 대해 공부하기 시작했다.

다음은 **'체온에 대해 정리한 것'**이다.

❖ BT(Body Temperature, 체온)

- 인체에서 생산되는 열과 외부환경으로부터 소실되는 열 차이를 말함
- 체온은 대뇌반구에 위치한 시상하부에 의해 조절 받음

⇨ 시상하부 전엽은 열소실 중추이며 후엽은 열생산 중추임

⇨ 시상하부는 36.7~37℃를 편안한 체온으로 받아들임

- 생존 가능한 체온의 범위는 30~44℃이지만 생존과 기능 유지를 위한 화학적 반응은 37℃ 전후에서 가장 활발하므로 37℃를 안 넘는 게 건강에 좋음
- 체온은 새벽 4~6시가 가장 낮고 저녁 6~8시가 가장 높음

⇨ 하루에 1~2℃가량의 온도 차가 생기는 것은 정상임

▶ BT 측정 목적

- 기초자료 및 비정상적인 체온 상태 사정하고 중재하기 위함임
- 치료에 대한 반응으로 체온 변화를 확인하고 중재하기 위함임

1. 심부체온(Core Temprature)

- 두개골, 흉곽, 골반강과 같은 인체의 심부 조직에서 측정한 체온을 말함
- 직장이 가장 정확히 심부체온을 반영하지만 거의 사용되지 않는 부위임
- 성인은 대개 고막 체온계를 이용하여 심부체온을 측정함

⇨ 고막은 체온 조절 중추인 시상하부와 같은 혈관(동맥)에서 혈액공급을 받고 측정하기가 간편하여 임상에서 자주 선택되는 측정 부위임

\+ 구강의 설하온도 측정 부위는 말초에서 측정은 하지만 심부체온을 반영함

\+ 액와에서 측정하는 것 역시 심부체온을 반영하며 자주 선택되는 부위임

⇨ 액와에서의 체온 측정법은 비교적 부정확함(이마보다는 정확함)

2. 표면체온(Surface Temprature)

- 피부와 같이 인체의 표면에서 측정한 체온을 말함
- 심부체온에 비해 주변 환경에 영향을 받는 측정법임
- 대개 이마 체온계를 이용하여 이마에서 표면체온을 측정함

⇨ 측정법이 간편하여 소아 환자에게 자주 사용하지만 정확성이 떨어짐

▶ 발열

- 체온 조절 중추 기준점의 상승으로 인해 정상 체온 범위보다 높아진 경우

정상 체온: 36.8±0.7℃					
미열	37.5℃~38.2℃	중간 열	38.2℃~40.4℃	고열	40℃이상

- 이론상 체온은 나이, 측정 부위에 따라 각각 다른 정상 범위를 적용함

+ 연령에 따른 정상 체온 범위

연령	정상 체온 범위
0~2세	36.4℃ ~ 38.0℃
3~10세	36.1℃ ~ 37.8℃
11~65세	35.9℃ ~ 37.6℃
65세 이상	35.8℃ ~ 37.5℃

+ 측정 부위에 따른 정상 체온 범위

측정 부위	정상 체온 범위
귀(고막)	35.8℃ ~ 37.5℃
입(구강)	35.5℃ ~ 37.5℃
겨드랑이(액와)	35.7℃ ~ 37.3℃
항문(직장)	36.6℃ ~ 37.9℃

+ 연령에 따른 체온 측정 부위

연령	추천 측정 부위		
	1순위	2순위	3순위
0~2세	항문(직장)	겨드랑이(액와)	귀(고막)
2~5세	항문(직장)	귀(고막)	겨드랑이(액와)
5세 이상	입(구강)	귀(고막)	겨드랑이(액와)

암또 생각

NICU가 아닌 이상 일반 병동에서는 직장 체온계는 거의 사용하지 않는 것 같다. 가장 정확하게 측정할 수 있다고 하지만, 관장도 꺼리는 판에 항문으로의 체온 측정은 대부분의 사람에게 거부감을 주기 때문이다. 또한 병원에서 동일 체온계를 가지고 여러 사람에게 사용하는데 알코올 솜으로 소독한다 해도 구강으로의 체온 측정 역시 거부감을 주기 때문에 잘 사용하지 않는 것 같다. 그렇기에 심부 체온을 반영해 줄 수 있는 고막 체온계와 이마 표면에서 간편하게 측정할 수 있는 도토리 체온계를 사용하는 것 같다. 또한 이 체온계들은 측정시간이 짧아 빠른 시간 내에 많은 환자의 체온을 잴 수 있어 간편하기에 의료진 입장에서도 선호하는 것 같다.

다음은 'Fever 간호의 Tip 아닌 Tip'이다.

01 미열인지 고열인지 확인함

*** 37.5~37.7℃ 이상부터 미열, 38℃ 이상부터 고열**
- Fever Study의 기준을 38℃로 보는 병원이 많음
⇨ 38℃ 이상부터 약이 Change 되는 병원이 많음
- Fever가 37.5℃ 이상이면 미온수 마사지 권고하기
⇨ 고열로 진행되는 것을 어느 정도 막아줌
- 필요 시 Dr. Noti 후 해열진통제를 투여 고열로 올라가는 것을 막아줌
⇨ 무조건 해열진통제 투여가 가능한 것은 아님

+ Tepid Massage ★

*** 미온수 마사지(Tepid Massage)**
- 열의 발산을 위해 의복을 제거하고 피부 온도를 낮추기 위해 미지근한 물로 몸을 닦아주면 체온이 내려감
- 찬물은 피부와 신경을 자극하기 때문에 미지근한 물로 닦는 것을 권고함

02 Fever Sign 확인함

*** 항상 Fever Sign(Chilling-오한, Shivering-떨림) 확인하기**
- 추위나 오한으로 힘들어 증상이 있다면 Fever와 함께 Noti 하기
- 구토, 설사, 발진과 같은 증상도 확인하고 함께 Noti 하기

+ 38℃ 이상 고열 간호

*** 오한이 있는 경우**
- 담요나 이불을 제공하고 자리에서 안정을 취하도록 함
⇨ Chilling Sign이 있다는 것은 체온이 더 오른다는 의미임
⇨ 두통, 전신 쇠약감을 호소하고 고온일 경우 Noti 후 진통제를 주는 게 좋음

*** 오한이 없는 경우**
- Ice Bag을 목 뒤나 양쪽 겨드랑이에 끼고 안고 있도록 함
⇨ 큰 혈관이 지나가는 곳으로 체온을 떨어뜨리기에 효과적임
- 땀에 젖어 있다면 옷을 갈아입도록 하고 미온수 마사지를 해주는 게 좋음

03 Cancer 환자의 경우 Fever Sign이 없기도 함

＊ Cancer Fever의 경우 고열임에도 Fever Sign이 없기도 함

– 암에 의해 이차적으로 발생하는 Fever를 Cancer Fever라 함

⇨ 아침에는 Fever가 오르고 밤이 되면 Fever가 떨어지는 양상을 보임
Fever Sign이 없는 환자들의 경우 Cancer Fever인 분들이 있었음

– 백혈구가 줄거나 면역력이 떨어지면 감염이 되어 열이 남

– 암세포가 파괴되어 세포 안에서 열나게 하는 물질들이 방출되면서 열이 남

– 암 덩어리가 너무 커져서 안쪽 세포가 죽으면서 고름이 차면서 열이 남

⇨ Cancer Fever로 Anti Change는 안 하고 Fever Study만 하기도 함

+ Neutropenic Fever

＊ 호중구 감소성 발열(Neutropenic Fever)

– Cancer Fever라고 하는 열의 정식 명칭임

– Fever: 38.3℃ 이상 & Neutropenia: ANC[1] 500개 이하

＊ High Risk

– 입원환자, 폐렴환자, 조절되지 않는 암환자, 심각한 합병증

– 혈청 크레아틴 2㎎/dL 이상, 간 기능 검사 비정상

– ANC 500 이하(100 이하는 더욱 심각함)

＊ Low Risk

– 외래환자, 안정된 암환자, 합병증 없음

– 혈청 크레아틴 2㎎/dL 이하, 간 기능 검사 정상

– 짧은 기간의 호중구 감소 증상

04 TB 환자의 경우 밤에 Fever가 나타나는 특징이 있음

＊ 결핵 환자는 야간발한 특징이 있음

– 밤에 열이 나고 아침이 되면 괜찮아지는 양상을 보이는 TB 환자의 경우
Fever Sign을 확인하고 Noti할 때 TB와 연관지어 언급해주면 좋음

⇨ 대개 심한 고열로 진행되지 않으면 Observation 많이 함

⇨ 결핵 환자가 밤에만 열이 난다고 하면 병의 특징을 설명할 수 있어야 함

---

1) **ANC(Absolute Neutrophil Count, 절대호중구수)**
- 호중구는 백혈구의 일종으로 체내에 침투한 균을 제거하는 역할을 하여 면역력을 나타내는 지표임

다음은 'Fever Study에 대해 정리한 것'이다.

❖ **Fever Study**

- Fever가 나는 원인을 찾기 위해 시행하는 검사를 총칭하는 말
- Blood Culture, Urine Culture, Sptum Culture, Wound Culture, X-ray, 일반 UA, Lab(CBC, ESR, CRP 기타), Korean Virus 검사, Influenza A&B 검사 등
- 각 병원마다 Routine으로 나가는 항목은 차이가 있음

⇨ Blood Cx. Urine Cx. Sptum Cx.는 대개 공통으로 시행함

⇨ 종종 Fever Study를 Blood Culture라고 생각하는데 잘못된 지식임

목적

- Fever Study 중 배양검사를 통해 원인 균을 찾아내어 감수성이 있는 항생제를 선택하여 치료하기 위함
- 기존에 항생제를 투여하고 있음에도 열이 떨어지지 않는 경우 항생제의 치료 효과를 보기 위해 시행하기도 함(Culture 목적)

+ Anti 주기 전에 Culture 다 진행하기

*** 항상 Anti는 Culture가 다 끝난 뒤에 투여해야 함**

- 원칙은 혈액, 소변, 가래 모두 Culture가 끝난 후 Anti를 줘야 하지만 임상에서는 Blood Culture 2Time이 다 끝나면 Anti Start 하는 곳도 있음
- Bedrriden 환자 중 Foley, T-tube 가지고 있으면 한 번에 진행해야 함

+ Korea Virus 3종류

* Korea Ab3

1. Hantan Virus(한타바이러스, 신증후군 출혈열)

- 유행성 출혈열로 바이러스에 감염된 설치류의 소변, 대변, 타액 등을 통해 분비되는 바이러스를 사람이 흡입함으로써 감염됨

2. Leptospira Ab(렙토스피라증)

- 쥐나 가축 등의 오줌에 오염된 물, 토양을 매개로 하여 피부나 입을 통해 감염되는 인수공통 감염병임

3. R. Tsutsugamushi(R)(쯔쯔가무시)

- 털진드기 유충이 사람의 피부에 부착하여 체액을 흡입할 때 체내로 침투함

다음은 'Influenza에 대해 정리한 것'이다.

❖ **Influenza**

- Influenza Virus는 A, B, C형으로 분류됨
- 매년 유행하는 A형 Influenza virus는 표면항원에 따라 아형이 결정됨

⇨ Hemaglutinine(H1~H16), Neuraminase(N1~N9)로 구분

▶ **진단**

- 바이러스 검출과 바이러스에 대한 환자의 면역방법을 이용하여 진단함

1) 호흡기 검체 채취

- Swab을 이용하여 환자의 비인두 도찰물, 비강 흡입물 또는 비인두와 구강인두로부터 혼합된 도찰물을 검체로 채취함
- 검체는 72시간 안에 검사실로 보내야 하며 4℃의 냉장보관 해야 함
- 72시간 이상이 걸린다면 -70℃에서 검체를 보관해야 함

2) 신속 항원검사(Rapid Antigen Test)

- Influenza Virus 뉴클레오단백질을 항원으로 발견하는 검사 방법임
- 30분 안에 결과가 나오지만 A형의 아형까지는 확인할 수가 없음

3) 면역형광법

- 호흡기 상피 세포 침전물에 Influenza Virus 특이항체로 염색하여 진단하는 방법으로 1~4시간 안에 검사 결과가 나옴(A형 아형 확인 불가)

4) RT-PCR(Reverse Transcriptase-Polymerase Chain Reaction)

- 신종 Influenza의 확진을 위해 Viral Cx와 Real Time PCR을 이용함
- Conventional RT-PCR, Multiplex RT-PCR 등 종류가 다양하게 있음

+ 검체 접수시간 잘 확인하기

*** 검체 접수를 안 받는 날이 있음(혹은 검체 접수 마감 시간이 있음)**

- 검체 접수가 안 되는 날에 미리 검체를 채취하여 보관 후 검사를 나갈 건지 아니면 검체 접수가 되는 날 시행할 건지 주치의에게 확인해야 함
- 다른 검사들은 검사 접수가 가능한 날 보통 시행하고 접수를 함
- Influenza 검사 경우는 증상이 있는 날 검체를 채취해야 해서 검체 접수가 안되더라도 시행하는 경우가 있기 때문에 확인받아두는 게 좋음

⇨ Real PCR Time, Nasal Swab 경우에는 검사실에서 검체를 타온 뒤에 진행하는 Cost 붙는 검사이기 때문에 확인해두어야 후에 문제가 안 생김

⇨ 만약 검체 접수가 안 되는 날이라고 하면 검체 Bottle은 타와서 접수 되는 날 진행해달라고 인계를 주면 됨(검체 Bottle은 꼭 타오기)

01 Nasal Swab

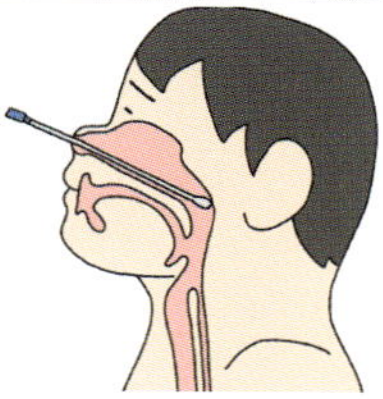

- 비인후 도말 시 멸균 면봉을 하비갑개 중·하부 근처에서 점막을 수차례 3~4회 돌려서 채취함
- 주의: 생각보다 Swab을 깊게 넣으므로 미리 설명해주는 게 좋음(엄청 불편해 함)

02 Throat Swab

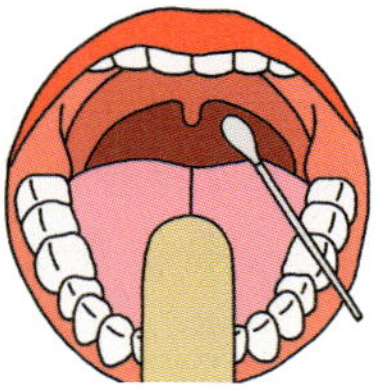

- 한 손으로 설압자를 잡고 설압자로 혀를 누른 후 다른 손으로 Swab을 잡고 인두 후벽을 면봉으로 360°로 3~4회 돌려서 도말 채취함

+ 검체 용기

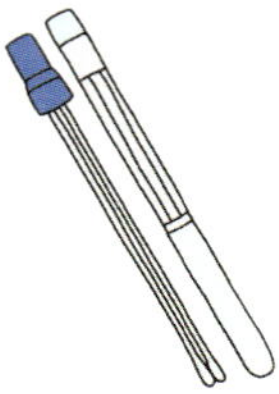	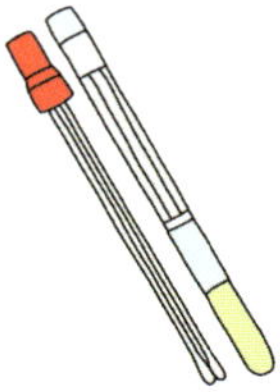	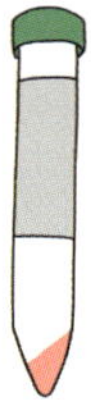
Nasal Swab	Throat Swab	Real Time PCR

암또 일화

Influenza 검사를 위해 검체를 빼두기만 하고 실제로 시행하는 것은 인턴 선생님이 하기 때문에 깊게 들어간다는 것은 알았지만, 얼마나 깊게 들어가는지는 가늠이 잘 안 되었다. 그러던 어느 날, Influenza가 우리 간호사들에게도 옮겨져서 고열이 나서 ER에 내려가 검사를 받은 날이 있었다. "무슨 검사인지 아시죠, 시행할게요." 이 말과 함께 정말 깊게 Swab이 내 코안을 헤집는 것을 느끼면서 '코피 나겠는데, 이러니까 애들이 그렇게 울고불고 난리였구나.' 하며 환자의 마음을 이해했었다. Throat Swab도 해봤었는데 그래도 이건 구역질이 나오는 정도에 그쳐서 다음에 또 검사받아야 한다면 받겠지만, Nasal Swab은 다시는 검사 받고 싶지 않았다.

Plus+

'주요 BT 관련 약물' - 해열진통제

열이 나게 되면 대개 많은 환자가 해열진통제를 처방해 주길 원했다. 그렇게 약을 먹은 뒤에도 계속되는 오한과 고열로 인한 피로, 힘듦이 지속되면 다른 약을 바꿔주기를 원했다.

그러면서 열이 떨어지면, 그 약이 무엇인지 물어보고 무슨 차이로 이약은 열이 떨어지는지 물어보기도 했다. **특히, 소아 환자 보호자들은 더욱 해열진통제에 민감하여 무슨 약을 어떻게 투여하는지 많은 질문을 해왔다.**

그래서 우리가 흔히 말하는 해열제가 무엇인지 정리해두었고, 자주 사용하는 약물들은 무엇이 있는지 그 특징들에 대해 공부한 것을 다음과 같이 정리해두었다.

다음 약물은 **정말 자주 사용되는 약물이기 때문에 기본적으로 어떤 효능을 가졌는지 알아두고 주의사항까지 함께 알아두면 좋다.** 여기에는 약간 다른 성분으로 분류되어 소개하지는 않았지만, 타이레놀이나 다른 약물로도 열이 떨어지지 않는 분들에게 종종 낙센이 처방이 났었다. 이 약물은 엄청난 땀과 함께 열이 확 떨어지는데, 이와 동시에 혈압까지 떨어지게 해주는 등의 부작용도 종종 보여서 환자분들이 "그 노란 약 먹고 죽을 뻔했어."라고 표현하기도 했다.

그래서 약효가 강한 약물이라면 환자분이나 보호자가 너무 놀라지 않도록 설명해주는 자세도 필요하다. 타이레놀 경우에도 많은 땀과 함께 열이 떨어지기 때문에 꼭 설명해주고 이와 함께 간 수치에도 영향을 주므로 OT/PT도 함께 봐주면 좋긴 하다. 나의 동기는 간 수치가 너무 높은 환자를 생각해서, 다른 약물 안 쓰고 타이레놀 줄 것인지 Confirm 받으려 했다가 언제부터 타이레놀이 간 수치 조절 지표가 되었냐는 Dr.의 비아냥거림을 듣기도 했다.

다음은 **'진통제에 대해 정리한 것'**이다.

❖ **Analgesic(진통제)**
- 마약성 진통제와 비마약성 진통제로 구분됨

▸ **Narcotic Analgesics(마약성 진통제)**
- 중추 신경계를 직접 마비시켜 뇌에서 통증을 느끼지 못하게 함

⇨ 통각구심로를 선택적으로 차단하여 통증을 줄여줌(의존성도 생김)

⇨ 심한 통증을 느끼는 암 환자, 다른 진통제가 통하지 않을 때 사용함
- 아편알카로이드(Morphine, Codein)과 합성마약제(Pethidine)이 있음

▸ **Non-Narcotic Analgesics(비마약성 진통제)**
- 말초신경 등 체내에 직접 작용하여 통증 유발물질을 줄이는 역할을 함
- 크게 중추성 진통제와 비스테로이드성 소염진통제로 구분됨
- 효능에 따라 해열진통제, 소염진통제, 해열진통소염제로 구분됨

1. 중추성 진통제(Acetaminophen)
- 진통 및 해열 효과를 나타내고 위장장애 부작용이 적음
- Para-Acetylaminophenol 줄여서 파세타몰, 아세트아미노펜이라고 함
- 미국에서 개발된 '타이레놀'로 많이 알려져 있음
- 비스테로이드성 소염진통제 성분과 복합된 '펜잘큐', '게보린' 등이 있음

2. 비스테로이드성 소염진통제(NSAIDs)
- 해열, 진통, 소염 효과를 나타내는 약물임
- 구조에 따라 COX-2 저해제, Oxicam 유도체, Propionic Acid 유도체, Salicylic acid 유도체, Acetic Acid 유도체, Fenamic acid 등이 있음

▸ **Antipyretic-Analgesic(해열진통제)**
- 말초성 및 중추성 기전에 의해 진통 효과를 내는 약물임
- 발열 시에는 체온 중추에 영향을 주어 해열 효과를 줌

⇨ 염증반응에서 통증과 발열의 유발물질인 'Prostaglandin'을 억제함

▸ **Antiinflammatory-Analgesic(소염진통제)**
- 염증으로 인한 통증을 완화시켜주는 약물임
- 해열진통제보다 소염진통제의 효과가 더 빠름
- 위 보호 물질 생성을 억제하여 위염, 위출혈의 부작용이 있음

▸ **Antipyretic-Antiinflammatory-Analgesic(해열진통소염제)**
- Prostaglandin을 만드는 Cyclooxygenase를 차단하여 염증을 막아줌
- 위 점막 보호 물질도 함께 차단하여 속 쓰림, 위점막 출혈 부작용이 있음 면역반응에도 영향을 주어 피부알레르기나 천식 등 부작용 있음

다음은 '자주 사용하는 해열진통제에 대해 정리한 것'이다.

01 Acetaminophen

- 중추 신경계에서 Prostaglandin 합성을 억제하여 진통작용과 함께 시상하부의 열 조절 중추에 직접 작용하여 해열 효과를 냄
- 특징: NSAIDs와 달리 소염작용이 없음, Aspirin과 달리 출혈 위험 없음
- 주의: 성인기준 1일 4,000㎎ 이상 복용 시 간독성의 문제가 있음

⇨ 간에서 대사되고 Glutathione에 의해 해독되기 때문임

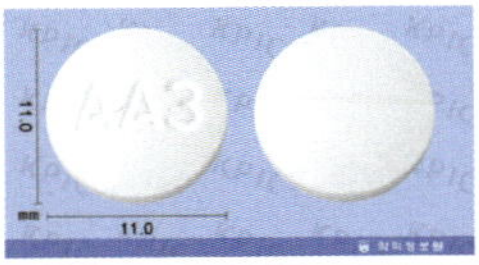	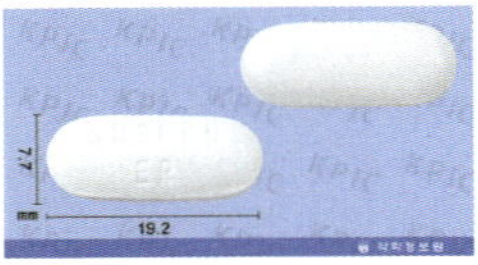	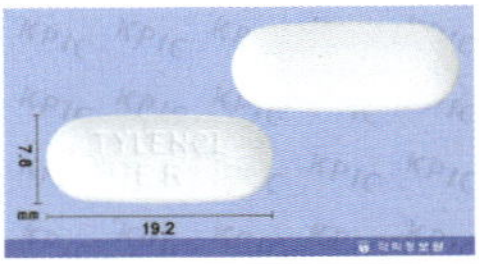
삼남아세트아미노펜정	써스펜8시간ER서방정 650mg	타이레놀8시간ER서방정

02 NSAIDs(Non-Steroidal Anti Inflammatory Drugs)

- COx(Cyclooxygenase)를 억제하여 해열, 진통, 소염 작용을 함

⇨ COx는 위점막 보호 및 혈소판을 응집시키고 염증을 유발함

- 특징: Acetaminophen과 교차 복용 가능함
- 주의: 위점막을 보호해주는 기능을 억제하여 위장장애의 문제가 있음

⇨ 식후에 복용하도록 하고 NSAIDs끼리는 교차 및 동시 복용 절대 안 됨

- Ibuprofen
- Dexibuprofen
- Pelubiprofen
- Morniflumate
- diclofenac
- Etc.

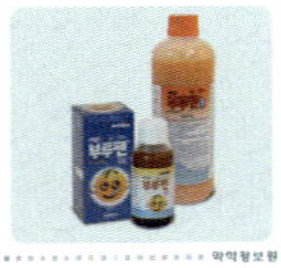	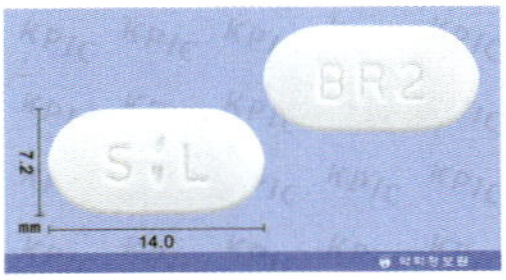	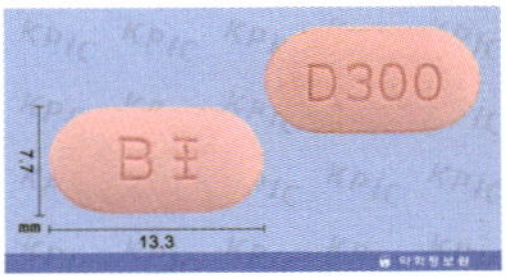
어린이부루펜시럽	부루펜정 200mg	닥스펜정
Ibuprofen 계열 이외 약물 생략함		Dexibuprofen
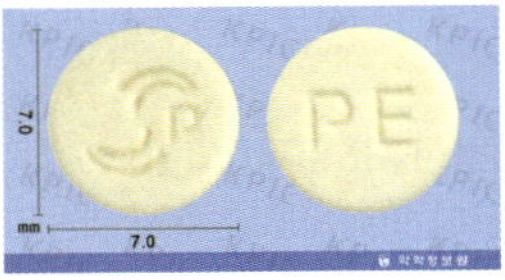	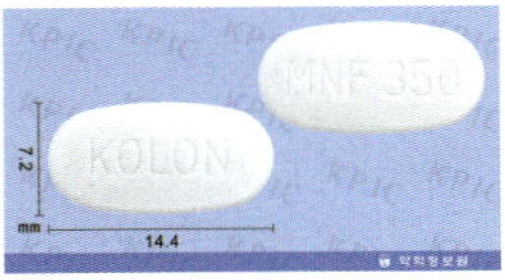	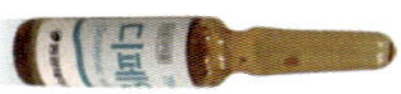
펠루비정	모니플루정 350mg	디페인주사
Pelubiprofen	Morniflumate	Diclofenac

+ Denogan Inj.

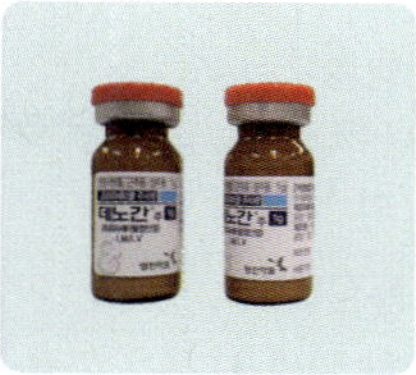

약학정보원

*** 데노간주**

- Propacetamol 성분으로 통증이나 고열의 증상을 단기간에 치료하기 위한 주사용 해열진통제임
- Propacetamol은 Acetaminophen의 전구물질로 투여하면 체내에서 Acetaminophen으로 전환됨

⇨ Prostaglandin을 억제하여 진통, 해열 효과 있음

- NSAIDs처럼 소염 효과는 없음

03 Aspirin

- COx(Cyclooxygenase)를 억제하여 해열, 진통, 소염 작용을 함
- 특징: 저용량 아스피린(100㎎ 이하)는 혈전 예방을 위해 복용함
- 주의: 15세 미만 아이들에게는 복용 금지이며 출혈 위험성이 있음

⇨ 레이증후군으로 신경 손상, 뇌병증의 위험이 있음

⇨ 소아에게는 'Acetaminophen'이나 'NSAIDs' 약물을 선택함

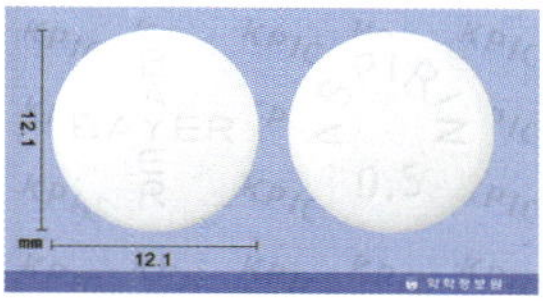

바이엘아스피린정 500mg

- **고용량의 아스피린은 해열 · 진통 · 소염 효능이 있음**
- **참고: 저용량(100mg)의 아스피린은 혈전 예방 목적으로 주로 사용함**

+ 소아 - 해열진통제(Syrup) 복용 방법

*** 38℃ 이상 열이 오르면 해열진통제를 복용시킴**

- 3세 미만 소아의 정상 체온은 36.5~37.2℃로 성인보다 체온이 높음
- 해열진통제 1가지 종류를 최소 4~5시간 간격으로 복용시킴

⇨ 고열 지속 시 2시간 이후에 다른 계열의 해열진통제를 교차 복용시킴

⇨ 계열별로 하루 최대 4회까지 복용 가능함

+ 소아 - 해열진통제(Syrup) 복용 가능한 나이

*** 생후 만 3개월 미만은 해열진통제를 복용할 수 없음**
- Acetaminophen은 생후 4개월부터 2.5ml/회를 복용 가능함
- Ibuprofen은 생후 12개월, Dexibuprofen은 생후 6개월부터 복용 가능함
- 단 생후 2개월에 예방접종 후에는 Acetaminophen 2ml/회 복용 가능함

성분명	복용 가능 나이	특징
Acetaminophen	생후 4개월	부루펜 계열과 교차 및 동시 복용 가능
Ibuprophen	생후 12개월	같은 부루펜 계열끼리 교차 및 동시 복용 불가함
Dexibuprofen	생후 6개월	

+ Febrile Seizure

*** 열성 경련**
- 생후 9개월에서 5세 사이의 소아에게 열과 함께 경련이 발생한 것을 말함

⇨ 뇌수막염·뇌염과 같은 중추신경계의 감염에 의해 경련이 유발되었거나 평소 경련성 질환을 앓고 있는 환자들에게 발생한 것은 열성 경련이 아님

- 열성 경련의 정확한 원인은 밝혀져 있지는 않지만, 열성 경련을 유발하는 열성 질환은 약 70%가 바이러스성 상기도 감염임(편도염·인후염·중이염)
- 주로 39℃ 이상에서 발생하며 체온이 빠르게 오를 때 열성 경련이 발생함

⇨ 소아 환자들은 체온을 더 자주 재야 함(보통 열이 오르는 첫날 발생함)

암또 일화

Main 호흡기 내과 병동이지만, 소아 환자가 폐렴이나 독감으로 입원을 오게 되면 우리 병동보다는 소아과 병동으로 입원을 시켰다. 그렇기에 소아 환자들의 간호 방법을 잘 몰랐는데, 우리 병동의 경우 무조건 열이 나면 Ice Bag을 제공하는 게 기본이라 상급 병실을 원해 입원해 있던 폐렴 소아 환자에게도 Ice Bag을 주기 위해 만들고 있었다. 그런데 옆에 Charge 선생님이 "소아 환자들은 Ice Bag 안 해줄 걸, 그거 Main 소아과 병동에 물어보고 해줘."라고 해서, '아!' 싶었다. Main 소아과 병동에 문의하니 보통 Tepid Massage 정도만 하고 Ice Bag도 주치의 Confirm 받고 해준다는 것을 알게 되었다. 또한, 소아 환자들은 고열이 지속되면 교차복용을 하는데, 교대 근무를 하기 때문에 이전 근무선생님이 마지막으로 무슨 약을 사용했는지 제대로 알아둬야 했다. 저번에 약 순서를 잘못 생각해서 다른 약물을 주려 했다가, 옆에서 다른 선생님이 걸러주셔서 간신히 투약사고를 피할 수 있었다. 소아 환자의 Fever 간호는 더 신경써야 할 게 많은 것 같았다.

다음은 'V/S Notify 관련한 Tip 아닌 Tip'이다.

01 BP - 가장 먼저 Cuff가 잘 감겨 있는지 확인하기

*** Cuff기가 헐겁게 되어 있으면 혈압이 더 낮게 측정됨**
- 다시 측정하여도 혈압이 낮거나 높으면 환자 상태가 이상하다고 판단함
- 어지러움, 오심, 구토 양상 확인 및 체위 확인하기

⇨ 고혈압은 침상 머리를 올리고 저혈압은 침상 머리를 낮춰줌

02 BP - Infusion Pump로 승압제 사용 시 Line Function 확인하기

*** Line Function이 안되면 승압제가 안 들어감**
- 승압제는 1시간 당 2~12cc/hr와 같이 적은 양이 지속적으로 들어감

⇨ 특히 Line 기능이 좋지 않은 Bedridden 환자의 경우 적은 양의 승압제가 안 들어가고 있을 수도 있음(적은 양이다 보니 Infusion Alarm 안 울림)

- Line Function 확인한다고 Line 중간을 Disconnection 한 상태로 N/S Push 하면 Line에 걸려있는 승압제가 그대로 다 들어감

03 BP Notify - 수액과 최근 투약된 약물 확인하기

*** 저혈압은 수액 속도를 증가시킴**
- 이뇨제와 진정제는 저혈압을 유발할 수 있음
- 몇 개의 진통제는 부작용으로 저혈압이 유발될 수 있음

⇨ Notify 할 때는, 최근 투여된 약물에 이뇨제가 있는지 혹은 평소와 달리 투여된 약물이 있는지 확인하고 부작용으로 저혈압을 유발하는지 확인함

⇨ Ex) ooo호 ooo님 1시간 전에 I/O Positive 돼서 Lasix 1@ 들어간 후, Urine 1500 나오면서 BP 80/60㎜Hg 측정되고 어지럽다고 하는데요
침상 안정시키고 다리 부분 올려놓았는데, 뭐 더 해드릴까요?

⇨ Plus) 침상 안정시키고 다리 부분 올려놓았습니다. 지금 Fluid NS500 20cc/hr로 들어가는데 속도 더 증량할까요? 아니면 Fluid 교체할까요?

➡ 만약 NS500 20cc/hr에서 100cc/hr 속도로 증량된다면 Fluid가 현재 500cc이므로 최대 5시간밖에 줄 수 없는 용량이기 때문에, 2~3 Bottle 추가로 처방받아야 함

⇨ 본인 근무 시간에서 하루가 끝나는 기점 혹은 Order를 받는 기점으로 남은 시간을 계산해서 필요한 수액 처방을 받아야 함

➡ 신규들이 많이 하는 실수로 수액 속도 증량만 Confirm 받고 그에 따른 필요한 추가 Fluid 처방을 안 받음

04 BP - 승압제 사용 시 Target BP와 증감량 속도 확인해야 함

＊ 승압제 사용 시 반드시 Target BP와 증감량 속도 확인받아야 함
- 승압제 사용하기로 했다면 Target BP를 몇으로 볼지 확인함
- 조절되지 않는다면 어떻게 증감량할 것인지 확인함

⇨ 혈압이 Target BP에 도달했다면 감량하고 그렇지 않으면 증가시킴
⇨ 무한으로 증량시키지 않으면 Maximum도 함께 확인함
➡ 24시간마다 Fluid 교체하므로 Start 시간과 Target을 카덱스에 적어둠
⇨ 주로 Target BP는 SBP나 Mean BP로 설정함

05 Pulse - 가장 먼저 Sensor가 제대로 부착되어 있는지 확인하기

＊ Sensor가 잘 부착되어 있는지 확인함
- 손가락 부착 시, 손 떨림이 심하거나 너무 찬 경우 이상하게 측정됨

⇨ 환자 상태가 예사롭지 않은 기분이 들 때는 다른 Potable 측정기를 함께 측정하는 Double Check 방식으로 확인함
⇨ 무엇이든 기계 알람이 울릴 때, 기계가 잘 작동되는지를 확인해야 함

06 Pulse - 흉통 여부와 식은땀을 흘리는지 확인하기

＊ 흉통 및 식은땀과 같은 이상 증상이 있다면 양상을 사정해야 함
- 발생 시간: 언제부터 발생했는지 & 지속 시간: 얼마나 오래되었는지
  통증 부위: 어디가 아픈지, 양상: 어떻게 아픈지, 강도: 얼마나 아픈지
  촉진 요인: 어떻게 하면 더 아픈지를 사정함(NRS 이용함)

⇨ 협심증 환자 경우 가슴이 아프다고 말하기보다 답답하단 표현을 더 많이 하므로 Chest Discomfort를 표현하면 더 주의 깊게 봐야 함
⇨ 특히 방사통이 많으므로 가슴이 아닌 턱, 목, 가슴, 팔, 어깨, 등 쪽에서 통증을 느끼거나 불편감을 느낄 수 있으므로 주의 깊게 봐야 함
➡ 생각보다 가슴 답답하다고 한 환자가 갑자기 넘어가는 일이 많음 ★

07 Pulse - 이상 증상 확인된다면 바로 D/C기부터 달기

＊ D/C기를 달고 EKG를 확인함
- 환자 상태를 Noti 하면서 EKG도 함께 봄 ST 분절 상승은 STEMI 뜻함

⇨ ooo호 ooo님 2시간 전부터 명치 쪽 가슴이 계속 답답하다 하셔서 DC기 부착하고 EKG 보니 ST 분절 상승되어 있습니다. 와서 봐주셔야겠어요.

08 RR & SpO_2 - 가장 먼저 Sensor 제대로 부착되어 있는지 확인하기

*** Sensor가 잘 부착되어 있는지 확인함**

- 손가락 부착 시, 손 떨림이 심하거나 너무 찬 경우 이상하게 측정됨

⇨ 특히 SpO_2 경우 급격히 변화하므로 측정할 수 있는 여러 기계를 가져와 확인하는 게 좋음(수치가 계속 안 뜬다고 바라보다가 Hypoxia 상태 됨)

- 숨차다고 하면 우선 머리를 올리고 좌위나 파울러 체위를 취해 줌

09 RR & SpO_2 - 호흡수, 호흡 양상, 호흡음 및 가래 양상 확인하기

*** 다른 중재와 함께 환자 호흡 상태를 재빠르게 사정함**

- Secretion이라고 하는 객담과 같은 분비물이 많으면 호흡 유지가 어려움

⇨ 재빨리 Suction 시행하면서 산소 수치가 오르는지 확인해야 함

- 호흡수, 호흡 양상, 호흡음을 최대한 빨리 사정한 뒤에 Notify 해야 함

⇨ Hypoxia가 너무 심하다면 우선 산소 공급을 하면서 상태 Notify 함

⇨ ooo호 ooo님 Pneumonia 인분, Room Air 상에서 SpO_2 70 나와서 O_2 Full로 주고 줘도 88밖에 안 나오는데 어떻게 해드릴까요?

⇨ Plus) Secretion 많지 않아서 Suction 해도 나오는 양 없으며, 벤토린 네불라이저 해도 효과 없으며 분당 30회로 거친 호흡을 보이고 있습니다.

➡ High Flow나 다른 Home Vent 달지 물어보고 심하면 ICU 입실 고려함

10 RR & SpO_2 & Fever - Fever가 나면 SpO_2도 떨어짐

*** 고열이 지속되면 산소 수치도 함께 떨어짐**

- 산소 수치가 급격히 떨어지면 열이 나는지 확인해보면 좋음
  혹은 고열이 지속되면 산소 수치는 괜찮은지 확인해야 함

⇨ Pneumonia 환자가 입원하면 열과 산소 수치를 함께 보는 이유임

11 Fever - 처음 열 난 건지 확인하기

*** 한 번도 열나지 않았다면 Blood Culture 할 건지도 물어봄**

- 보통 38℃ 이상 시 Culture 하면서 Anti를 사용함

⇨ Blood Culture 처음 할 때 Anti AST를 하면 시간을 줄여줄 수 있음

- 항생제는 보통 2주 정도 사용함

⇨ 마지막 Blood Culture 시행 후 2주가 지났다면 다시 한 번 더 Culture 할 건지 묻고, Anti 변경할 건지 물으면 좋음

12 Fever - 증상과 열 조절 방법 Noti 함

*** 언제부터 열이 지속하였으며 해열제 줄 건지 확인함**

- 오한, 힘겨워함 등의 Fever Symptom이 언제부터 있었는지 확인함
- 이전에 열 조정 방법과 함께 해열제를 줄 건지 확인하면 좋음
- SpO_2 떨어지는지 확인하여 현재 적용 중인 산소요법도 함께 Noti 함

⇨ ooo호 ooo님 Pneumonia 인분, Fever 38.3℃ Check 되면서 Chilling Sign 보이면서 많이 힘겨워 하시는데, 전에 Tridol 드렸었는데 드릴까요? 그리고 3주 전에 Blood Culture하고 Tazoperan 썼다가 지금은 들어가는 Anti는 없는데 혹시 Culture하고 Anti 붙이실 건가요?

⇨ Plus) "SpO_2 유지 안 돼서 O_2 2L Nasal Prong으로 주면서 94% 측정 되고 있습니다." 등의 내용을 상황에 따라 첨가해줘도 좋음

★ Notify 하는 기본 틀

*** 병실 - 환자명 - 진료과 - 진단명(담당 교수님) 환자로 소개함**

- 이상 수치와 함께 사정한 이상 증상을 함께 말함

⇨ 특히 언제부터, 어떻게 이상한지를 말해야 함

- 원하는 대답을 듣기 위해서 원하는 바를 유도하는 게 좋음

암또 일화

저혈압이 지속되어 노르에피네프린을 수액에 Mix 하여 Infusion pump로 투여받고 있던 환자가 있었다. 승압제를 씀에도 불구하고 혈압이 오르지 않아서, 나이트 인계 동안 Back을 보고 있던 내게 다른 팀 선생님이 Line Function을 확인해주라 하셨다. 그래서 아무 생각 없이 Line의 중간 부분을 Disconnection하고 N/S 5cc 정도 Push를 했었다. Line이 피떡져서 들어가지 않는다는 것을 확인하고, 피떡을 전부 제거하고 N/S를 밀어 넣었더니 수액이 잘 들어가서 뿌듯했다. 내가 다른 팀 문제를 해결했다니! 후에 가서 말해야지 생각했는데 문제는 그때부터였다. 이제껏 안 들어가던 노르에피네프린을 N/S push 하면서 한 번에 들어갔더니 혈압이 엄청 뜨기 시작한 것이다. 시간당 2cc/hr로 들어가던 사람에게 약 5cc 가까이가 한 번에 주입되니 100~110㎜Hg가 간신히 유지되던 혈압이 200㎜Hg를 거뜬하게 넘어버릴뿐더러, 높은 수치로 인해 Patient Monitor에 계속 알람이 울리기 시작했다. 그 순간 든 생각은 '미쳤다. 이걸 왜 한 번에 밀어 넣은 거지.' 하며 높은 고혈압에 어찌할 바를 모른 채 발만 동동 굴렀다. 어떻게든 인계가 끝나기 전에 정상으로 다시 만들기 위해, 침상 머리를 올려주고 혈압을 재측정했다. 약 3분 뒤, 정상 범위로 다시 혈압이 돌아왔고 큰 문제가 생기지 않아서 안도했던 하루였다.

임상 NOTE

CHAPTER 03

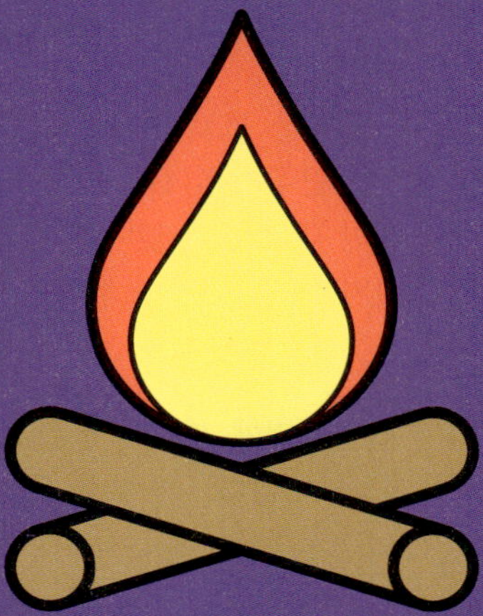

'갓 입사'한 신규간호사
'God 신규'가 되어보자!
(GCS편)

3-01 '갓 입사'한 신규간호사 'God 신규'가 되어보자!(GCS편)

'Mental State와 Motor Grade' - GCS & 사정 Tip

호흡기내과가 Main인 병동이다 보니 GCS와 Pupil을 사정할 일이 많지 않았다. 학부 때부터 GCS 사정이 어려워서 Simulation 실습 시 같이 들어간 조원들에게 교수님 몰래 GCS 점수를 확인받곤 했었다.

그만큼 GCS 사정의 취약체였는데 가끔 **신경계 병동의 자리가 부족하여 우리 병동으로 입원한다든지 상급병실(2인실·1인실)에 신경과 환자가 입원하거나 Cancer가 뇌로 전이되어 Mental이 떨어지면 GCS 사정**을 할 줄 알아야 했다.

긴급상황이 아닐 때면 환자 상태를 보고 온 뒤 **EMR의 정보를 참고해서 GCS 점수를 매기거나 앞 번 근무자의 GCS 점수를 참고해서 큰 차이 없게 점수를 매겼다.** 이럴 때면 내가 지금 맞게 잘하고 있는 건지 의구심이 들어서 공부의 필요성은 느꼈지만, 큰 문제가 발생하진 않아서 항상 찜찜한 마음으로 공부는 하지 않았다.

그러다 **환자의 Mental이 급작스럽게 떨어져서 Dr.에게 전화 Notify를 하는데** GCS에서 말문이 막혀 버렸다. 다행히 처치실에 있던 Charge 선생님이 GCS 점수를 큰소리로 알려주셔서 겨우 대답할 수 있었다.

Charge 선생님은 내가 GCS 사정을 안 해가서 몰랐던 거라 알고 있었을 테지만, 사실 나는 EMR 정보 없이 환자 상태만 보고 사정을 제대로 할 자신이 없었다.

응급상황에 대비하여 GCS와 Motor 사정은 필요하므로 반드시 다음 내용을 알아두길 바란다.(응급상황에서 Mental 확인을 제대로 할 줄 모르면 정말 모진 소리를 듣게 된다.)

다음은 'LOC에 관해 정리한 것'이다.

❖ **Mental – LOC(Level of Consciousness, 의식 수준)**
- 의식 사정은 시간·장소·사람에 대한 지남력을 확인함
- **질문하여 환자의 진술 능력을 바탕으로 의식 수준을 평가함**
- **언어에 반응하지 않을 때는 통증을 유발하여 반응을 확인함**
- 의식에 따라 **Alert, Drowsy, Stupor, Semi-Coma, Coma로 구분함**

▶ **Alert(명료): Cooperation / Pain Localization(+ / +)**
- 의식이 완전히 깨어 있는 정상적인 상태
⇨ 시간·장소·사람에 대한 지남력이 있음
⇨ 시각, 청각, 기타 감각에 대한 자극에 즉시 적절한 반응함

▶ **Drowsy(기면): Cooperation / Pain Localization(+ / +)**
- 의사소통 가능하며 자극에 느리게 반응하는 졸음이 오는 상태
⇨ 졸린 상태지만 질문이나 명령에 대해 적절하게 반응함
⇨ 쉽게 깨어나고 시간·장소·사람에 대한 지남력이 있음
⇨ 자극이 없어지면 다시 잠듦

▶ **Stupor(혼미): Cooperation / Pain Localization(– / +)**
- 의사소통 불가능하며 계속된 강한 자극에만 회피 반응 보이는 상태
⇨ 간단한 질문에는 한두 마디 대답하지만 대화를 지속하지는 못함
⇨ 더 이상의 통증 자극을 피하려는 의도적인 행동을 보임(Localization)

▶ **Semi-Coma(반혼수): Cooperation(–)**
Pain Localization 안되는 Abnormal
- 자발적 근수축이 거의 없고 통증 자극에만 굴곡/신전반응 보이는 상태
⇨ 표재성 반응 외에 자발적인 근육 움직임 거의 없음
⇨ 의사소통 불가능하며 고통스러운 자극 시 목적이 없는 반응을 보임
⇨ 꼬집으면 눈을 찡그리고 통증 부위로 손을 움직이거나 신음을 냄

▶ **Coma(혼수): Cooperation / Pain Localization(– / –)**
- 자발적 근수축 없으며 완전한 의식상실 상태
⇨ 통증에 대한 반응도 없으며 각종 반사가 소실됨
⇨ 뇌 연수 기능 유지 시 대광반사가 나타나기도 함

+ Confusion(혼돈)

- 의식이 있고 의사소통은 되지만 매우 Irritable(신경과민) 한 상태
⇨ 의식이 있으나 횡설수설한 환자, 치매 환자 등(경한 의식장애임)

다음은 'LOC 관련 Tip 아닌 Tip'이다.

+ 사례로 보는 LOC 사정하기

＊ Alert와 Drowsy 구별: 깨어 있는 상태 지속과 즉시 반응하는지 여부
- Alert는 깨어 있는 상태로 즉시 적절히 반응함
- Drowsy는 반응이 느리며 자극이 없어지면 다시 잠듦
- 눈 감고 있는 환자에게 이름을 물었을 때 본인의 이름을 정확히 대답해줌

⇨ 적절한 반응과 깨어 있음 ⇒ Alert
- 눈 감고 있는 환자에게 이름을 물었을 때 "어...어...이.. 이름요? 암..또.."라 답할 수 있고 손을 건네라 하면 건네줄 수 있으나 후에 다시 잠듦

⇨ 느린 반응과 다시 잠듦 ⇒ Drowsy

＊ Drowsy와 Stupor 구별: Cooperation(협조) 여부
- Drowsy는 약한 자극에도 반응하며 Cooperation이 조금이라도 됨
- 체위변경 시 왼쪽으로 누워 달라 했을 때 졸려 하면서도 돌아 누워줌

⇨ Cooperation(+) ⇒ Drowsy
- 체위변경 시 말(약한 자극)로 요청했을 때는 협조가 안 됨

⇨ Cooperation(−) ⇒ Stupor

＊ Stupor와 Semi-Coma 구별: Localization(국소화) 여부
- Stupor는 Pain을 피하려는 의도적인 Localization 행동을 보임
- Stupor는 목적이 있는 반응, Semi-coma는 목적이 없는 반응을 보임
- 목적 없는 반사(Non purposeful reflex): 움찔거림, 인상 쓰기 등
- Suction 할 때 고개를 돌리거나 손으로 Suction tip 치움

⇨ Localization(+) ⇒ Stupor
- Suction 할 때 인상을 쓰거나 다리를 움찔거림

⇨ Localization(−) ⇒ Semi-Coma

＊ Semi-Coma와 Coma 구별: 강한 Pain에 반응하는지 여부
- Semi-Coma는 계속된 강한 Pain에 목적이 없는 반응을 보임
- 손가락 끝을 Pen으로 누르는 강한 Pain을 주었을 때 움찔거림

⇨ 강한 Pain(+) ⇒ Semi-Coma
- 손가락 끝을 Pen으로 누르는 강한 Pain을 주어도 무반응

⇨ 강한 Pain(−) ⇒ Coma

암또 용어 팁

M/S(Mental State, 의식 상태)를 물어보면 LOC와 CGS로 사정할 수가 있는데, 가끔 Drowsy와 Stupor의 순서가 헷갈릴 때가 있었다. 그럴 때면 A-B-C-D 알파벳 순서를 기억해서 D 다음에 S니까 Drowsy 다음이 Stupor인 걸 기억했었다.

다음은 'GCS에 관해 정리한 것'이다.

❖ **GCS(Glasgow Coma Scale)**

- 두부외상 환자의 의식상태를 평가하고 예후를 예측하는 객관적인 기준임
- 의식의 변화를 유용하게 측정할 수 있는 간단한 방법임
- **E(눈뜨기), V(언어), M(운동)의 3가지 기능마다 4~6단계로 기재함**

▶ **E(Eye opening, 눈뜨기): 4점 만점**

- **4점, Spontaneously: 자발적으로 눈 뜨는 상태**

⇨ 24시간 계속 뜨고 있는 것은 포함 안 됨

⇨ 잠자는 상태와 깨어 있는 상태 구분해야 함

- **3점, To Verbal: 이름을 부르거나 명령에 눈을 뜨는 상태**
- **2점, To Pain: 통증 자극으로 눈을 뜨는 상태**
- **1점, None: 어떠한 자극에도 눈을 못 뜨는 상태**

▶ **V(Best Verbal Response, 언어반응): 5점 만점**

- 이름, 나이, 장소, 주변 상황 등 보편적으로 알고 있는 사항을 물음
- **5점, Oriented: 육하원칙에 대해 정확한 지남력이 있는 상태**

⇨ 시간·장소·사람에 대해 지남력이 있고 의사소통 가능함

- **4점, Confused: 혼돈되는 대화를 하는 상태**

⇨ 대화는 가능하지만 한 영역 또는 그 이상의 영역에서 지남력이 없음

- **3점, Inappropriate Words: 부적절한 단어를 말하는 상태**

⇨ 단어들을 말하기는 하지만 짧은 문장이나 계속된 대화가 안 됨

⇨ 동문서답, 부적당한 소리, 욕, 같은 말 반복함, 흥분하며 소리 지름

- **2점, Incomprehensible Sounds: 이해할 수 없는 신음 내는 상태**
- **1점, None: 어떠한 자극에도 전혀 소리 내지 않는 상태**

⇨ 소리 낼 수 없음, E-Tube, T-tube 환자

▶ **M(Best Motor Response, 운동): 6점 만점**

- **6점, Obey Commands:(약하게라도) 명령에 따르는 상태**
- **5점, Localizing Pain: 명령에 따르진 않으나 국소 통증엔 따르는 상태**

⇨ 통증을 주면 자극을 피하거나 자극의 대상물을 치우려고 시도함

- **4점, Withdrawal: 정상적인 굴절 반응을 보이는 상태**
- 비정상적인 굴절 없이 통증에 대해 팔을 구부리는 것
- **3점, Abnormal Flexion: 비정상적인 굴절 반응 상태**

⇨ 통증에 대해 목적 없이 팔을 내전하면서 굽히고 주먹을 쥠

- **2점, Abnormal Extension: 비정상적인 신전 반응 상태**

⇨ 통증에 대해 목적 없이 팔을 외전하면서 핌

- **1점, None: 통증에도 전혀 반응하지 않는 상태**

+ GCS 점수와 LOC: 15점 만점

GCS	LOC	GCS 점수 의미
15	Alert	〈 15: 명료한 의식 13 〈: 정상 9~12: 보통 〈 7: 혼수 〈 3: 심한 혼수
13~14	Drowsy	
8~12	Stupor	
4~7	Semi-Coma	
3	Coma	

+ GCS - 추가 내용

＊ Verbal 사정: 지남력 사정 시 시간·장소·사람 순으로 확인

- 지남력은 시간·장소·사람 순으로 사라져 감
- 지남력 회복 사정은 사람·장소·시간 순으로 확인해야 함
- Coma에서 깨어나면 "환자분 제가 누구죠?"라고 사람을 먼저 물어봐야 함

＊ Verbal: E-tube와 T-tube 환자

- 언어반응 확인이 어려울 때 다음과 같이 기록하기도 함
- Endotracheal Tube 환자는 'E'라고 기록함
- Tracheostomy Tube 환자는 'T'라고 기록함

+ Eye 1점 환자: Eye closed by Swelling(안검종창) 환자

- Eye closed by Swelling 환자는 'C'라고 기록함

+ GCS 자극 주는 순서와 부위

＊ 자극 순서

- 청각 자극: 정상적인 목소리에서 큰 목소리나 다른 목소리로 자극함
- 촉각 자극: 약한 자극에서 강한 자극(Pain)을 줌

＊ 자극 부위: 손톱에 펜 이용하여 자극 많이 줌

- 손톱이나 발톱의 Nail Bed(조상, 손톱 바로 아래 살)
- 승모근이나 비복근 / 흉골 / 안저 압박: 두부 손상 시 피함

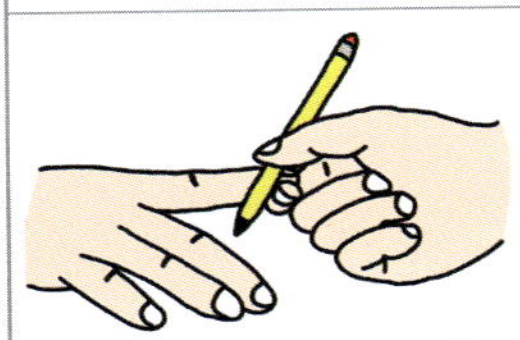

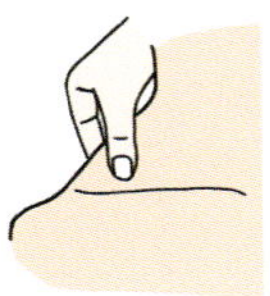

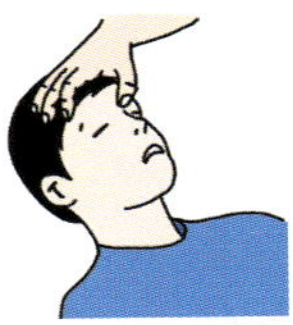

항목	점수	반응	예시 그림
E	4점	자발적으로 눈 뜸 Spontaneously	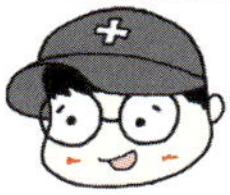
	3점	목소리에 반응하여 눈 뜸 → 이름 부르면 눈 뜸 To Verbal	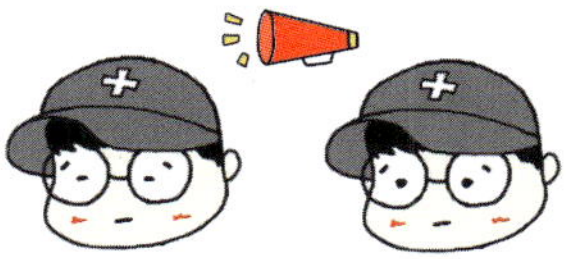
	2점	통증 자극으로 눈 뜸 → 손톱, 승모근 등 자극 줌 To Pain	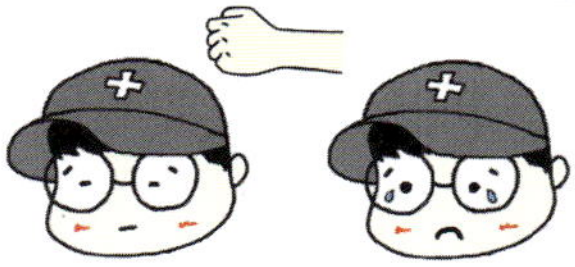
	1점	눈 뜨지 않음 → 통증에도 눈 안 뜸 None	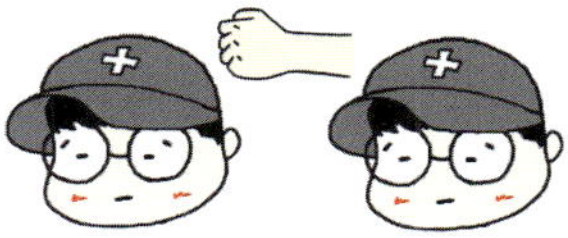
V	5점	지남력 있고 적절한 대화 → 사람·장소·시간 다 앎 Oriented	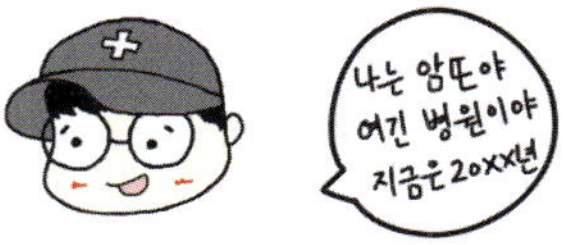
	4점	지남력 없고 혼돈된 대화 → 한 개라도 모르면 안 됨 Confused	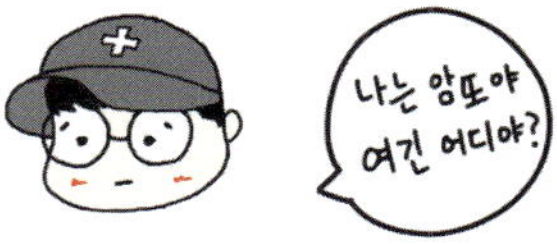
	3점	부적절하고 혼돈된 대화 → 욕, 악, 동문서답 Inappropriate Words	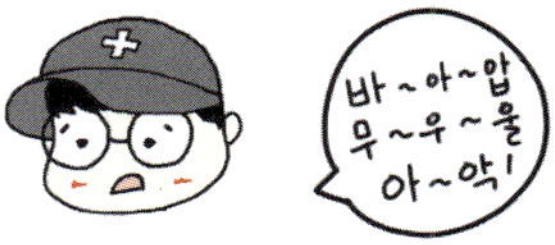
	2점	이해할 수 없는 소리 → 신음 소리 Incomprehensible Sounds	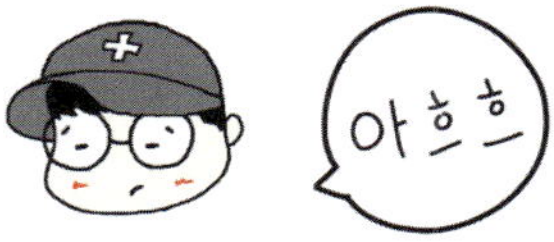
	1점	무응답 None	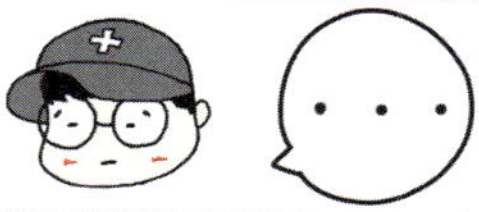

3장 GCS편

M	6점	명령에 따름 → 눈 감기, 박수 치기 등 Obey Commands	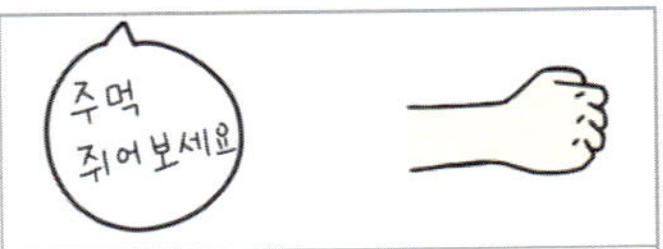
	5점	통증에 부분적으로 따름 → 자극을 치우려고 함 Localizing Pain	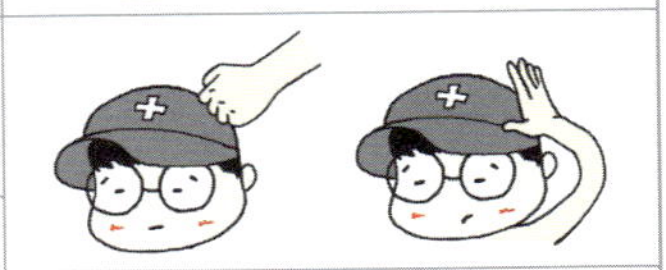
	4점	통증 자극에 움츠림 → 정상적인 굴절반응 → 움츠리며 피하려 하지만 자극을 치우려고는 못함 Withdrawal	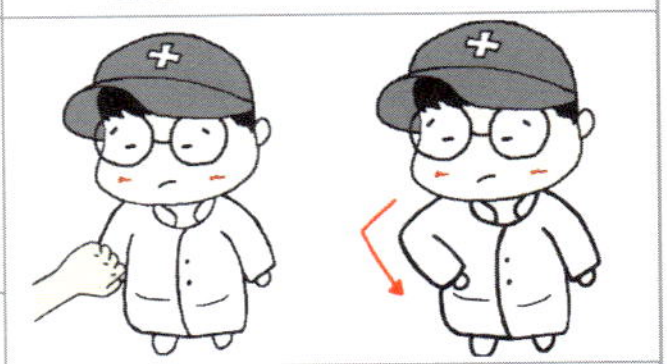
	3점	통증에 이상 굴곡 반응 → 내전하면서 굽힘 → 팔꿈치나 무릎이 구부림 Abnormal Flexion	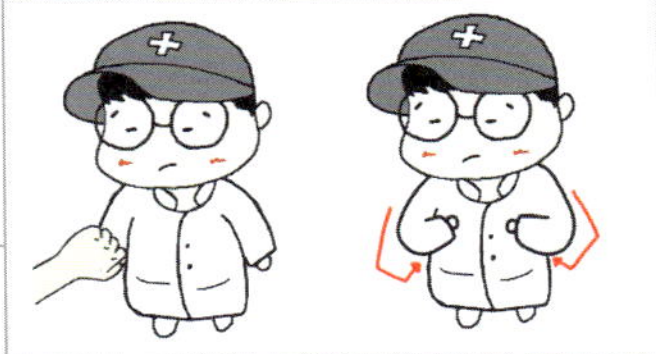
	2점	통증에 이상 신전 반응 → 외전하면서 핌 Abnormal Extension	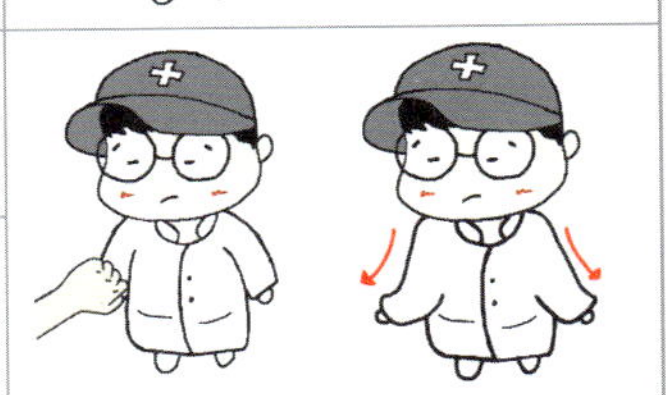
	1점	무반응 None	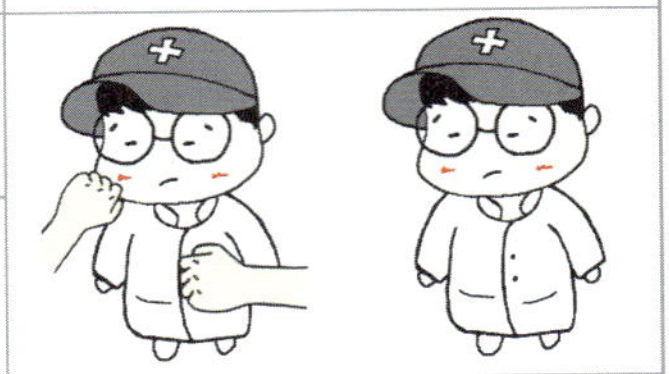

	E	V	M
6	–	–	명령대로 움직임
5	–	지남력 있는 대화	통증에 부분 반응함
4	자연스럽게 눈뜸	지남력 없는 대화	통증 자극에 움츠림
3	목소리 들으면 눈뜸	부적절하고 혼돈된 단어	통증에 이상 굴곡반응
2	통증 주면 눈뜸	이해할 수 없는 소리	통증에 이상 신전반응
1	눈 못 뜸	무응답	무반응

다음은 'Motor Grade에 관해 정리한 것'이다.

❖ **Motor Grade(운동기능 사정): Best Motor로 기록함**

- 목, 상지, 흉부, 하지 순으로 사정함
- **각 부위의 대칭성을 비교함**

⇨ 근육 크기, 긴장도, 힘, 불수의 운동 여부, 자세와 걸음걸이 사정함

- 사지 중 가장 좋은 반응을 보이는 부위에 동일 자극을 **2~3회 반복 후 그중 가장 좋은 반응을 기록함(기록 시 사지 모두를 포함하여 기록함)**
- Grade가 낮아질수록 마비가 나타남

▶ **근육 크기**

- 각 근육을 촉진하고 정밀하게 측정하기 위해 줄자를 사용함
- 근육의 쇠약, 위축을 알아보는 데 도움 됨

▶ **근육 긴장도**

- 휴식 시 사정하고 수동 운동 시 재사정함
- 이완된 상태에서 정상범위를 움직여 평가함
- 비정상적인 근육 긴장으로 경련, 이완, 경축이 있음
- 무의식환자의 근육 긴장으로 제피질 경직, 제뇌경직이 있음

▶ **근력: 사지를 모두 포함하여 기록함 ★**

- 중력에 대한 강도 사정 뒤 검진자의 힘에 대한 저항 강도 사정함
- Motor 5점: 저항과 중력에 대항하여 완전한 관절운동 함(정상 근력)
- Motor 4점: 어느 정도 저항과 중력에 대항하여 완전한 관절운동 함
- Motor 3점: 중력에 대항하여 관절운동 가능함
- Motor 2점: 중력 제거 시 정상 관절운동 가능함
- Motor 1점: 능동적 관절운동 없고 약간의 근수축만 가능함
- Motor 0점: 근수축이 전혀 없는 상태

암또 일화

Motor 사정을 정확하게 할 줄 모르던 때에 NU 환자가 입원을 왔다. 예방적으로 입원을 한 거라 Motor가 떨어지던 사람이 전혀 아니었지만, Motor 사정을 하기는 해야 해서 상지는 손뼉을 쳐보라 했고 하지는 제자리 뛰기를 해보라고 한 뒤 Motor를 만점을 줬었다. 어느 날 Bedridden NU 환자가 입원을 왔고 Night였던 난 4AM에 GCS와 Motor 사정을 하러 갔었는데, 제대로 할 줄 모르니까 공부한 대로 통증을 주고 들었다 놓기를 반복했었는데 아무리 해도 Rt. Motor가 0점으로 밖에 사정이 안 돼서 당직의에게 즉시 Noti를 했었고, 연락이 닿자마자 응급으로 Brain MRI를 찍고 치료를 시작했었다. 그때 보호자가 Complain을 걸려고 했으나 다행히 빨리 발견하여 문제 삼지는 못했다.

01 [원칙] GCS Motr 확인하기: 의식 있는 환자 - 상지

*** 의식 있는 환자 - 상지**

- 경증 편측마비 검사를 위해 눈을 감게 하고 팔을 앞으로 뻗은 채 손바닥을 위로 향하게 한 뒤 20~30초 동안 들고 있게 함

⇨ 편측마비: 한쪽 손바닥이 아래로 내려가면서 손바닥이 내회전됨

- 앞으로 뻗은 팔을 간호사가 눌러 견갑의 운동과 저항하는 힘을 사정함
- 환자는 간호사의 손을 잡고 간호사는 손을 밀고 당김

⇨ 주요 관절의 굴곡 신전을 관찰함

- 환자가 주먹을 쥐고 앞으로 뻗으면 간호사는 환자의 저항에 대해 반대쪽 아래로 밂

02 [원칙] GCS Motr 확인하기: 의식 없는 환자 - 상지

*** 의식 없는 환자 - 상지**

- 자연적인 움직임을 관찰하고 자극을 주어 반응을 관찰함

⇨ 운동기능이 정상이면 자극된 사지에 위축이 나타남

- 자연적인 자세를 취해주고 팔꿈치를 침대로부터 수직으로 세우고 놓아줌

⇨ 마비된 팔이 더 빠르게 이완됨

03 [원칙] GCS Motr 확인하기: 의식 있는 환자 - 하지

*** 의식 있는 환자 - 하지**

- 침대에 누워 다리를 벌렸다 오므렸다 하도록 함
- 무릎을 굽혔다 폈다 하게 하고 저항을 주고 같은 방향으로 움직이게 함
- 발에 저항을 주고 아래·위로 밀고 당기게 함

⇨ 발의 족저, 족배 굴곡검사 함

04 [원칙] GCS Motr 확인하기: 의식 없는 환자 - 하지

*** 의식 없는 환자 - 하지**

- 무릎을 굽히고 발을 침대 바닥에 대었다 놓으면서 다리가 되돌아가는지 확인

⇨ 마비된 쪽은 고관절이 밖으로 돌아가면서 빨리 펴짐

⇨ 정상인 쪽은 잠시 있다가 점차 제자리로 돌아감

Motor Grade 사정: 팔이 최대 올라갈 수 있는 범위와 힘을 사정하기		
Motor	**팔의 최대 위치**	**예시**
Motor Ⅴ	Obey 가능함 → 모두 가능함	팔꿈치와 발꿈치가 바닥에서 떨어짐 간호사의 힘을 버텨낼 수 있음
Motor Ⅳ	팔이 머리 위로는 못 올라감	팔꿈치와 발꿈치가 바닥에서 떨어짐 간호사가 힘을 주면 버티지 못하지만 힘을 살짝 줄 수는 있음
Motor Ⅲ	팔이 가슴까지 올라감	팔꿈치와 발꿈치가 바닥에 살짝 닿음 팔은 가슴까지, 다리는 구부릴 수 있음
Motor Ⅱ	좌우로만 움직임 → 들 수 없음	팔꿈치와 발꿈치가 바닥에 닿아있음 신체를 좌우로 움직이는 것은 가능함
Motor Ⅰ	움찔거리기만 함	팔꿈치와 발꿈치가 바닥에 닿아있음 몸이 까딱거리거나 움찔거림만 가능함
Motor 0	움직임 없음	근 수축력 없음

+ 임상에서의 Motor / Power Grade

＊ Motor/Power Grade

- 근 신경 질환이 의심되는 경우를 제외하고는 자세한 근력 측정은 하지 않음
- 선별검사를 위해서 어깨, 손목, 엉덩이, 발목 근력 측정만으로도 충분함

⇨ 각 부위를 맞대어 밀어내며 근력 확인함

- 어느 한쪽의 팔-다리가 잘 움직이지 않으면 그쪽에 마비를 의심함

⇨ 두 팔/두 다리를 들어 올린 후 동시에 놓으면 마비된 쪽이 먼저 떨어짐

⇨ 두 손을 들어 올리면 마비가 있는 팔의 손목이 더 구부러져 있음

+ 근력과 관련된 의학용어

- Akinesia(실동증): 근력이 상실된 질환
- Paraplegia(하지마비): 사지 중 하지가 마비가 온 질환
- Quadriplegia(사지마비): 상하지 모두 마비가 온 질환
- Hemiplegia(반신마비): 몸의 한쪽 편의 완전 마비가 온 질환
- Hemipharesis(반신 부전마비): 근력이 약한 곳이 있어 불완전한 마비가 옴

다음은 'Motor Grade에 관해 정리한 것'이다.

+ GCS와 Motor 사정의 핵심은 Obey임

＊ 부분적으로 Obey가 되어도 실제 임상에선 6점을 주기도 함
- Motor 사정의 경우 Obey가 중요한데 환자가 주먹을 쥐거나, 손을 펴는 건 못하는데 손뼉은 치는 경우가 있음
- 원칙은 Motor 6점을 주기 위해선 의료진이 명령하는 행위가 모두 가능한 경우에만 6점을 주지만, 부분적으로 Obey가 되는 경우도 6점을 줌

- 인계를 줄 때도 Obey가 되는 행위가 무엇인지 알려주면 좋음
⇨ 다른 행위는 안 하는데 본인이 하고 싶은 행위만 하는 환자분들이 있음
⇨ Dr.들이 회진와서 Obey 되는 행위 뭐 있냐고 묻기도 함
+ Obey가 된다는 것은 어느 정도 의사소통이 된다는 뜻임
Mental State인 LOC에서도 최소 Drowsy 단계임

+ GCS와 Motor는 2~3회 반복하여 가장 높은 점수를 기록함

＊ 2~3회 반복하여 가장 높은 점수 기록: 통증 자극 확실하게 주기
- 더 사정할 필요 없이 최고 점수가 계속되는 경우가 아니라면 2~3회 가량 반복 사정 후 가장 높은 점수로 기록해야 함

⇨ Pain 자극을 줄 때는 확실하게 줘야 함
- 환자가 아플까 봐 Pain을 약하게 주면 GCS-M이 1~2점 가량 떨어짐
- 모두 최고 점수를 주기 때문에 Pain을 처음부터 확실하게 주는 것이 좋음

⇨ 자잘한 통증을 계속 주는 것보다 한 번에 주는 것이 환자에게도 좋음

+ 의식 환자는 힘을 버티는지, 무의식 환자는 통증을 느끼는지 확인함

＊ 상지와 하지의 Motor Check
- 의식 있는 환자는 스스로 신체를 들어보게 하여 높이와 강도를 확인하며 감각의 변화 여부를 물어보면서 사정함
⇨ 환자분 팔/다리를 들어보세요, 팔/다리를 앞으로 뻗어 보세요.
⇨ 더는 안 올라가나요? 제가 힘을 줄 테니 버텨보세요.

- 의식 없는 환자는 환자의 신체를 우리가 들었을 때 환자가 버티는지와 통증에 대한 자극을 얼마나 느끼고 피하는지를 확인함
⇨ 통증에 움직임이 있는지 확인함
⇨ 침대에 무릎을 굽혔다가 펴지는 양상 확인

+ 뇌 신경 주요 기능 - 질문 ★

번호	뇌 신경		기능
Ⅰ	**후각신경**	Olfactory	감각: 후각
Ⅱ	**시신경**	Optic	감각: 시각
Ⅲ	**동안신경**	Oculomotor	운동: 위·옆으로 눈 움직임 동공수축
Ⅳ	**활차신경**	Trochlear	운동: 아래로 눈 움직임
Ⅴ	**삼차신경**	Trigeminal	운동: 저작 운동 감각: 두피, 얼굴 피부, 각막 입과 코점막
Ⅵ	**외전신경**	Abducens	운동: 눈 운동
Ⅶ	**안면신경**	Facial	운동: 얼굴 표정 누선 타액선 분비 감각: 혀 2/3 전방의 맛 귀 주변의 피부
Ⅷ	**청신경**	Vestibulocochlear	감각: 청각, 평형
Ⅸ	**설인신경**	Glossopharyngeal	운동: 이하선의 신경분포 감각: 1/3 후방
Ⅹ	**미주신경**	Vagus	운동: 연구개, 후두, 인두, 연하 운동 부교감신경계의 흉·복부 장기 심근의 신경분포 췌장·위관에서의 샘 분비 감각: 인두, 후두, 목, 복부
XII	**부신경**	Spinal Accesory	운동: 인두, 후두의 운동 어깨·목의 운동 흉쇄유돌근의 승모근, 심근 감각: 흉쇄유돌근과 승모근 부위
XIII	**설하신경**	Hypoglossal	운동: 혀(말하기) 감각: 혀

Plus+

'Pupil 사정' - Size & Shape & Reflex

GCS와 Motor 사정과 더불어서 함께 알아둬야 하는 게 Pupil 사정이다. **응급상황일 때 Pupil을 보면서 뇌 손상 여부를 파악하기 위해서**인데, 이 역시도 내가 실제로 해본 경험은 거의 없었다.

호흡기 환자들의 응급상황은 대개 호흡곤란과 관련된 일이 많아서, O_2 공급과 ABGA, Intubation 후 ICU에 내리는 과정에서 Pupil 사정하는 것은 본 적이 없었다.

그래서 GCS와 Motor 사정은 공부해야겠다고 느꼈지만, Pupil 사정 공부의 필요성은 느껴 본 적이 없었다. 더 솔직히 말하면 'Pupil도 사정해야 한다'라는 것 자체를 잊었다.

아직 Primary 업무를 맡기 전이었는데, Dr. 회진팀이 회진 중 COPD 환자에게 CO2가 많이 차서 **Metal이 떨어지는 것 같다면서 Pupil도 보겠다고 'Pen light'를 달라고 했다.**

1년 가까이 'Pen light'를 한 번도 본 적이 없었는데, 혹시나 해서 Charge 선생님께 물어보니 한숨을 쉬면서 **Emergency Cart에서** 찾아서 Dr.에게 건넸다.

그때 Charge 선생님의 'Pupil도 사정하는 건 알지?'라는 질문은 조만간 물어볼 것이란 느낌을 팍 주어서 그때 Pupil 사정하는 법을 공부했다.

GCS와 더불어 ICU나 NU·NS 병동 간호사가 기본으로 할 줄 알아야 하는 게 Pupil 사정이라 조금이라도 도움되길 바라며 정리해두었다.

다음은 'Pupil 사정법에 대해 정리한 것'이다.

▸ **P/S & L/R(Pupil Size & Light Reflex)**
- 무의식환자 or Sedation 환자
- 동공 크기와 양측 동일성은 동안신경의 기능을 평가함
- Pupil은 Size, Shape, Reflex(Reaction to Light)를 사정함
- 항상 반대편 동공과 비교한 차이를 기록해야 함

▸ **Pupil 사정: 크기(Size), 모양(Shape), 반사(Reflex) 확인**

① 양쪽 눈꺼풀을 들어 올려 동공 크기의 대칭성을 확인함
② 동공이 빛에 반응하는지 반응이 활발한지 느린지 확인함
⇨ 주의: 각각의 눈에 따로 빛을 비춰야 함
⇨ 뇌출혈로 인한 동안 신경 압박 – 대광반사 저하로 동공이 확장됨
뇌간 손상 – 대광반사 상실로 동공이 수축하거나 동공이 확장됨

+ 정상 동공

*** 정상 동공 특징**
- 정상 동공 크기: 2~6㎜, 양안 같은 크기임
- 정상 동공 모양: Round(둥금)
- 정상 동공 반사: Prompt(빛을 가하면 즉시 동공이 줄어듦)

+ 동공 반사

*** 동공 반사**
- 직접 대광반사: 검사하는 동공에 빛을 비추면 동공이 수축함
- 간접 대광반사: 빛을 비춘 동공의 반대편 동공도 함께 수축함

⇨ 뇌탈출증으로 인한 동안 신경 압박은 대광반사 저하로 동공이 확장됨
⇨ 뇌간 손상 시 대광반사 소실되어 동공이 수축하거나 확장함
⇨ 뇌압 상승 시 제 3·4 뇌신경의 압박으로 눈이 외측이나 중앙에 몰림

*** 대광반사**
- 어두운 방에서 환자에게 먼 곳을 응시하도록 함
- 안면에서 측면으로 빛을 비추어 동공 반응을 관찰하고 다른 눈을 관찰함

⇨ 정상: 동공이 수축하고 그 상태를 유지함
⇨ 빛 자극이 존재하는 상태에서 동공이 수축한 후 약간 이완될 수는 있음
⇨ 한쪽 동공이 반대편 동공과 비교해 살짝 클 수도 있음(동공부동증)
특별한 눈의 병리적 변화가 없다면 정상으로 봄

01 Pupil Size: Light 비추기 전 관찰한 크기 기록함

＊ 정상 동공 크기: 평균 3~3.5㎜

– 양 동공의 크기는 같으며 직경은 2~6㎜임
– 각각의 눈의 바깥쪽에서 안쪽으로 빛을 비춤
– Light 비추기 전에 관찰하는 게 원칙임

2mm	3mm	4mm	5mm	6mm

		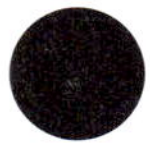
7mm	8mm	9mm

＊ 변화 원인

Pinpoint	아주 작은 점 크기만큼 동공이 작게 보임
	마약투여 후, 진정 상태, 뇌교 출혈 상태
Small	평균치보다 작고 Pinpoint보다 큼
	환한 곳에서는 정상임 축동제 점안, 간뇌 병변, 대사성 혼수, 뇌교 출혈 상태
Mid-position	동공 크기가 홍채 직경의 절반 정도임
	중뇌 손상 시 대광반사 소실됨
Large	평균치보다 크고 Dilated보다 작음
	어두운 곳에서는 정상임 약물 남용, 산동제 점안, 안구 손상 상태
Dilated(Full)	홍채가 띠로 보이거나 동공만 크게 보임
	비정상, 양측 fixed 상태는 임종, 뇌 허혈 말기 상태
Aniscocora	양쪽 눈의 동공 크기가 다름
	혈종, 종양, 뇌부종 등의 병소로 인한 동안신경 압박
Ptosis Horner's Syn.	한쪽 눈이 안검하수, 동공 축소, 동공 부동, 안구함몰
	시상하부 손상, 측부 연수, 일측성 교감신경지배 장애

+ 그림으로 보는 Pupil Size

Pinpoint	마약투여 후, 진정 상태, 뇌교 출혈 상태

Small	축동제 점안, 간뇌 병변, 대사성 혼수, 뇌교 출혈 상태

Mid-position	중뇌 손상 시 대광반사 소실됨

Large	약물 남용, 산동제 점안, 안구 손상 상태

Dilated(Full)	임종, 뇌 허혈 말기 상태

+ Isocoria & Anisocoria

Isocoria: 정상	Anisocoria: 교감 / 부교감 신경 장애, 동맥류
양안 동공 크기 같음	양안 동공 크기 다름 = 동공 부동

+ Ptosis Horner's Syndrome의 특징

- 한쪽 눈의 윗눈썹이 쳐지는 안검하수
- 한쪽 눈의 동공이 작아지는 동공 축소로 Anisocoria(동공부동) 나타남
- 한쪽 눈이 안쪽으로 꺼지는 안구함몰로 눈에 핏줄이 자주 섬

02 Pupil Shape: OP Hx 확인하기

＊ 변화 원인

Round(원형)	정상
Ovoid(타원형)	뇌압 상승 시, 초기 뇌탈출 징후
Key Hole(열쇠 구멍)	백내장 수술, 녹내장 수술, 홍채 적출술
Irregular(들쑥날쑥함)	외상성 안구 손상, 안와 손상

+ Key Hole & Irregular

Key Hole

Irregular

03 Pupil Reflex: 빛을 비추었을 때의 반응 속도와 변화 여부

＊ 변화 원인

Prompt	빛을 가하면 동공이 수축함	++ 나 P로 기록
	정상	
Fixed	빛을 가해도 동공 변화 없음	-- 나 F로 기록
	동안신경 압박, 심한 뇌 허혈, 임종 직전	
Sluggish	빛을 가하면 동공이 서서히 수축함	+ 나 S로 기록
	동안 신경 압박, 뇌부종, 뇌출혈	
Hippus	빛을 가하면 동공 수축과 이완을 반복함	동공공요 라고 기록
	동안신경 장애, 중뇌 손상, 뇌탈출 Barbiturate계 약물 부작용, 백내장 초기	

+ 그림으로 보는 Pupil Shape - 영상을 찾아보는 것을 추천함

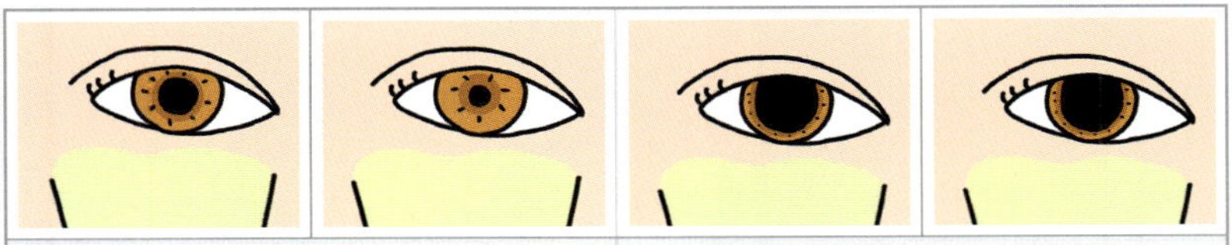

Prompt: 동공 즉시 수축함 - 정상　　Fixed: 변화 없음 - 임종 직전

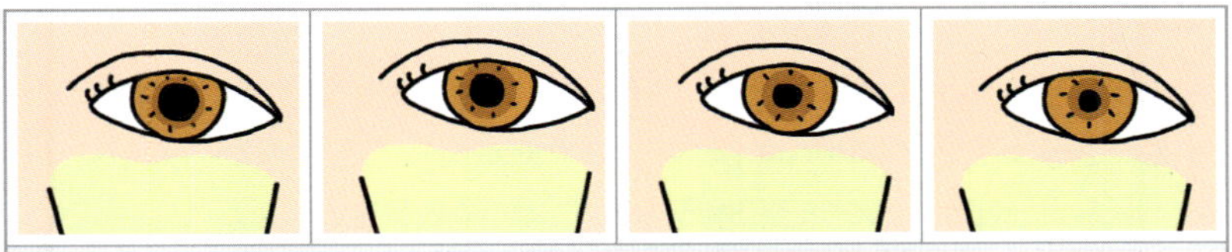

Sluggish: 동공 서서히 수축함 - 뇌부종, 뇌출혈

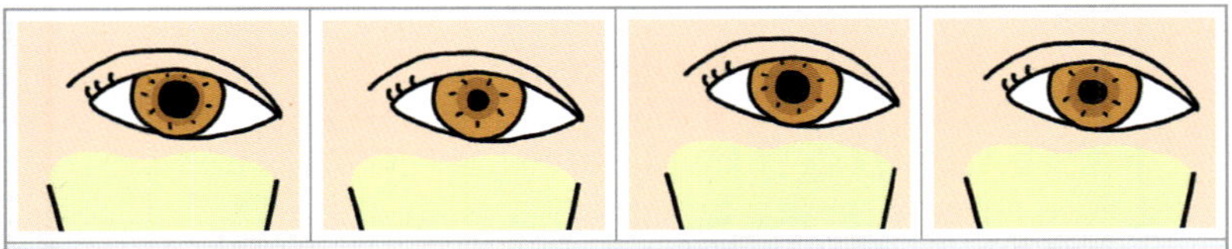

Hippus: 처음 수축하다가 이완함을 반복함 - 중뇌 손상, 뇌탈출

다음은 'Pupil 관련 Tip 아닌 Tip'이다.

01 Pupil L/R은 왼쪽 오른쪽임 아님 - 기록은 Rt. / Lt. 순서

*** Pupil Light Reflex(동공 반사)**

- 기록은(Rt. Eye) /(Lt. Eye) 순으로 오른쪽 왼쪽 순으로 함

- L/R은 Light Reflex로 왼쪽 오른쪽을 줄여 말하는 것이 아님

02 Pupil Size - Light 비추기 전의 크기 사정이 원칙

*** Pupil Size(동공 크기)**

- Pen light에 Pupil Size가 그려진 Pen을 이용하여 측정하기

⇨ 눈으로 사정하기 때문에 다른 사람들과 Size를 다르게 측정할 수도 있음

⇒ 수축 전 동공 크기 사정, 수축하는 속도와 모습으로 동공 반사 사정

암또 생각

Pupil Size 측정 원칙이 Light 비추기 전이란 걸 아는 사람들은 많지만, 선임이나 병동의 대다수 사람들이 Light 후에 동공 크기를 측정해서 안 그래도 보는 사람에 따라 조금씩 차이가 있는데 Light 전, 후 측정으로 그 차이가 더 벌어지기도 하고 후에 혼자 다르게 측정하면 가르쳐주는 대로 안 했기 때문에 다른 사람과 크기가 다르다고 지적받는 등의 이유로 Light 후에 측정하는 사람들이 생각보다 많았다.

03 Pupil 기록하기 -(동공 크기) 반사 /(동공 크기) 반사

*** 사례로 보는 Pupil 기록**

- 양쪽 동공 모두 3㎜이며 Prompt ⇒ 3㎜P / 3㎜P

⇨ 정확히 표현하면 Isocoria c 3㎜P/3㎜P로 표현할 수 있음

⇨ 보통 동공의 크기가 양쪽 모두 같으므로 문제가 없는 한 생략해서 씀

- 양쪽 동공 8㎜이며 Fixed ⇒ 8㎜F/8㎜F 또는 8㎜(−)/8㎜(−)

⇨(+)와(−)는 빛에 대한 반사 여부를 표현하므로 Fixed는(−)로 표현함

⇨ Prompt·Sluggish·Hippus도 빛에 대한 동공 반사가 있긴 하므로(+)로 굳이 기록할 수는 있겠지만 대개 Prompt를 의미하는 경우가 더 많음

⇨ 보통 수치 다음에(P),(S),(동공공요)라고 표현을 더 많이 사용함

⇨ 간혹 구별을 위해 Prompt는(++), Slugish는(+), Fixed는(−−)로 표현하는 곳도 있음(더 반사 속도가 빠르므로 ++로 표현함)

+ Corneal Reflex(각막반사) - Coma 상태에선 나타나지 않음

*** Corneal Reflex: 각막을 자극하면 눈을 재빨리 닫는 현상**
⇨ 삼차신경에 의해 자극이 뇌에 전달되고 안면신경을 통해 눈꺼풀을 닫음
- 삼차신경 장애: 장애가 있는 쪽의 자극만으로 양쪽 눈이 다 깜빡이지 못함
- 안면신경 장애: 장애가 있는 쪽 눈이 깜빡이지 못함
- Coma 상태: 각막반사 나타나지 않음

04 비정상 Pupil - Noti 하기

*** Noti 해야 하는 이상 Pupil**

1) Anisocaria(동공 부동)
- 동맥류와 같은 뇌혈관 질환이 있을 때 많이 나타나는 증상임
- 약간의 차이는 정확히 자로 재서 보는 게 아니라 눈으로 크기를 가늠하여 판단하는 거기 때문에 우선 다른 선생님께 같이 봐달라 한 뒤 Noti 하기
- 동맥류나 뇌혈관 질환이 있는 경우 두통, 구토 등의 다른 증상도 있으므로 함께 사정해주고 Noti 하면 좋음

⇒ 응용하여 환자 낙상사고로 머리부터 찍었을 때 Pupil을 보면 좋음
⇨ 낙상으로 뇌에 손상이 가면 Anisocaria가 나타날 수 있음
⇨ 한쪽 눈이 다른 눈보다 더 Sluggish 하면 시신경/뇌간 손상 의심 가능함

2) Fixed - Full Dilated(완전 동공 이완 상태로 동공반사 소실)
- 사고로 Full Dilated 되었다면 뇌를 심하게 다친 응급상황임
- Expire Condition의 환자라면 임종 직전인 상황

3) 이외 이상 현상(Hippus 등)
- 항경련제 중 Barbiturate계 약물을 먹고 있는 경우 약 부작용으로 인해 발생하는 경우가 있으므로 Hippus가 발생하면 Barbiturate계 약물을 복용하고 있지는 않은지 확인해서 같이 Notify 하면 좋음

+ 신경계 사정 정리

*** Physical Examination, P/E: 신체 사정**
- V/S: 혈압, 맥박, 호흡, 체온(+ ICP)

*** Neurological Examination: 신경계 사정**
- M/S: LOC로 표현 + GCS 점수(E_V_M_)
- Motor: 사지 Motor 반응 + 근력, 근반사
- Pupil: 크기, 모양, 반응 + 각막반사, 대광반사

3-02 '갓 입사'한 신규간호사 'God 신규'가 되어보자!(GCS편)

'Seizure 종류와 Anticonvulsants' - 항경련제

근무하다 보면 심심치 않게 'Seizure'를 일으키는 환자를 볼 수 있었다. 생각보다 **전신발작을 일으키는 환자보다 국소발작을 일으킨 환자들이 많았다.**

국소발작의 경우 보호자나 간병인이 이상하게 몇 초간 손을 떨다가 괜찮아졌다고 한참 뒤에 말해서, 정확하게 DD가 안되기 때문에 다음에 증상이 발생하면 우리를 바로 불러주고 영상도 촬영해달라고 했다. 그 뒤에 이를 바탕으로 **'EEG'나 'Brain MRI' 등의 검사를 진행하면서 'Anticonvulsnats(항경련제)'를 복용시켰다.**

우리나라는 **'간질'이라는 병에 대해 부정적 인식이 강해 현재 '뇌전증'이라는 용어로 바꿔 사용하고 있는 만큼,** 'Seizure'를 일으켰단 말을 들을 들으면 '뇌전증' 병인지 물어보는 보호자와 발작이 이렇게 짧은 시간에 일부만 움찔거리는 건지 물어보는 분들이 많았다.

또한, **Anticonvulsants에 관해 물어보는 보호자와 우리를 공부시키기 위해 약에 관해 물어보는 동료 선생님들이 많으며 자주 쓰이는 약이어서 함께 정리해두었다.**

초반에 Anticonvulsants가 항경련제를 뜻하는 용어인지 몰라서 인계 드리다가 무슨 약이냐는 질문에 대답하지 못해 작살나게 혼도 났었고, "Anticonvulsants 내일부터 모두 Hold 합니다."란 Dr. Order를 보고 어떤 약들이 항경련제인지 구별이 안 되어서 PO Med.부터 Inj.까지 30개가 넘는 약을 전부 조회하기도 했다. 그러므로 이 부분에 대해 잘 공부해 두어 필요한 부분은 설명해 줄 수 있는 간호사가 되기 바란다.

다음은 'Seizure에 대해 정리한 것'이다.

❖ **발작(Seizure): 증상을 지칭하는 용어**
- 뇌에서 전기에너지가 한꺼번에 비정상적으로 방출되어 일어남
- 병 증세가 갑자기 나타났다가 비교적 짧은 시간에 사라짐
- 잠재적으로 발작은 누구에게나 일어날 수 있음
- 대다수 사람의 뇌는 이에 대한 높은 저항력을 가지고 있음
- But 여러 가지 원인에 의해 발작에 대한 저항력이 낮아지거나 정상적인 저항력을 가지고 있어도 저항력보다 큰 자극이 주어지면 발작이 일어남

▶ **경련(Convulsion)**
- 발작 중에서도 근육의 강한 수축으로 표현되는 발작을 경련이라 함
- 경련성 발작(Convulsive Seizure)이라고도 함

▶ **뇌전증(Epilepsy): 질환을 지칭하는 용어**
- 발작이 일회적이지 않고 반복적으로 일어난 병을 뇌전증이라 함
- 간질이라고도 함(인식이 좋지 않아 뇌전증으로 병명을 바꿈)
- 발작은 증상을 지칭하는 용어이며 뇌전증은 질환을 지칭하는 용어임

다음은 'Seizure의 종류에 대해 정리한 것'이다.

❖ **부분발작(Parital Seizure) = 국소발작(Focal Seizure)**
- 뇌파상 대뇌의 피질에서 이상 소견과 임상 증상이 나타남
- 단순쿠분발작, 복합부분발작, 부분발작에 기인하는 이차성 전신발작 있음

1) 단순부분발작(Simple Parital Seizure): 의식 소실 동반 안 됨
- 일차성 피질 영역들과 연관되어 발현하는 형태임
- 운동증상, 감각증상, 자율신경계 증상 및 정신 증상 동반함

⇨ 한쪽 얼굴이 씰룩거림, 신체의 일부(팔/다리)가 떨림

2) 복합부분발작(Complex Parital Seizure)
- 전조증상 자주 동반되며 측두엽, 전두엽 내측 외부에서 주로 나타남
- 발작 후 기억 소실과 함께 잠시 의식도 소실되거나 정지함
- 여러 가지 행동, 정서, 인지기능 증상 등을 동반함
- 의도가 확실하지 않은 반복적인 행동(자동증)을 동반함

3) 부분발작에서 기인하는 이차성 전신발작
(Partial Seizure With Secondary Generalization)
- 단순발작에서 전신발작으로 진행 / 복합부분발작에서 전신발작으로 진행
- 단순부분발작에서 복합부분발작으로 다시 전신발작으로 진행함

다음은 'Seizure의 종류에 대해 정리한 것'이다.

❖ 전신발작(Generalized Seizure)
- 뇌 전체나 양측 반구에서 대칭적으로 동시에 발작이 시작됨
- 대부분의 환자가 아주 잠시 동안 의식소실을 경험함
- 결신발작, 강직간대발작, 근육간대경련발작, 간대발작, 강직발작 있음

1) 결신발작(Absence Seizure)
- 주로 아이들에게 나타나며 발작을 인지하지 못함
- 갑작스러운 의식소실과 함께 5~10초 동안 발생함
- 의식이 원상태로 회복되는 데 수 초에서 수십 초 정도 시간이 걸림

2) 강직간대발작(Tonic-clonic Seizure) = 대발작 ★
- 전신발작 중 가장 흔한 발작
- 갑작스러운 의식소실과 함께 10~20초 동안 몸이 뻣뻣해지는 강직기와 30~40초 동안 간대기로 진행하는 발작임
- 발작 후 깊은 수면에 들거나 혼수, 혼돈 등의 의식장애가 일어남

⇨ 몸이 굳었다가 덜덜 떤 후 축 처지는 발작

3) 근육간대경련발작(Myoclonic Seizure)
- 몇 초 동안 사지의 근육이 경직되거나 경련이 일어남
- 아침이나 수면과 관련하여 반복적으로 발생할 수 있음

4) 간대발작(Tonic Seizure)
- 근육의 긴장으로 전신이 뻣뻣해지는 강직은 없고 근육의 경련만 일어남

5) 긴장발작(Tonic Seizure)
- 근육의 경련은 없고 근육의 긴장으로 뻣뻣해지는 증상만 나타남

6) 무긴장발작(Atonic Seizure)
- 순간적인 의식소실과 함께 근육의 긴장이 풀려 발작이 나타남

+ Seizure Management

*** Seizure 발생 시 처치**
- Airway 확보: 거즈를 감싼 설압자, Airway 물려줌, 고개 옆으로 돌림
- O_2 공급: Mask 씌어 O_2 Full로 공급함
- Line 확보 + Lab: 약물 투여하기 위해서 Line 잡으면서 Lab 나감
- Injection: 처방 난 아티반, 디아제팜, 바륨 주로 투여함
- Monitoring: SpO_2 Monitor, EKG Monitor 함
- 안전 확보: Side rail 올림, 위험한 물건 치움 + V/S 측정

다음은 'Seizure 발생 시 Tip 아닌 TIP'이다.

+ Seizure 발생: 환자 혼자 두지 말기

1. 먼저 Seizure 환자를 발견했다면 Call bell 눌러서 도움 요청하기

- Patient Monitor 요청하기

⇨ Seizure 상황에서 V/S를 Manual로 측정하기가 쉽지 않음

⇨ SpO_2도 함께 측정할 수 있으므로 Patient Monitor가 좋음

⇨ 상황에 따라 다가가는 게 더 위험하다면 Seizure 끝나고 측정하기

- O_2 계량기가 준비되지 않은 환자라면 Potable O_2와 Mask 요청하기

⇨ 5분 이상 지속하면 처치실로 빼거나 검사를 진행하므로 Potable이 나음

+ "선생님 여기 Seizure 일으켜요, Monitor 좀 가져다주세요"

⇨ 응급상황에서 환자를 두고 가지 않고 초기증상을 사정하는 게 중요하므로 저렇게 말하도 그 누구도 뭐라고 하지 않음(대신 꼭 초기사정을 해야 함)

⇨ 도와줄 선생님이 오면 이후 필요한 중재와 Dr.에게 Notify 하기

2. 다른 선생님을 기다리는 동안 Seizure 초기사정과 함께 안전 확보하기

- 침대 위에서 Seizure 일으켰다면 낙상 방지를 위해 Side Rail 올리기

⇨ 혀가 말려 기도를 막지 않도록 고개를 옆으로 돌려주기

⇨ 입에 설압자나 Airway를 물려주면 좋지만 심한 경우가 아니라면 고개를 옆으로 돌리는 것만으로도 충분함(잘못하면 더 다칠 수 있음)

⇨ 입안으로 Airway 물리기도 어려우며 억지로 넣으면 치아 손상 입음

- Pupil과 EBD(Eye Ball Deviation) 사정하기

⇨ 사실 Pen light 없는 경우 Pupil 보기 어렵고 정확히 보기도 어려움

⇨ EBD만큼은 봐야 함, 어느 방향에 눈동자가 있는지 반드시 봐야 함

- O_2와 Mask가 자리에 준비되어있다면 Full로 O_2 공급하기

⇨ Airway 확보가 제대로 안 된 상태에서 O_2 공급할 자신 없다면 그냥 두기

⇨ 혀가 말리는 것을 놓칠 수도 있음, 차라리 애매하면 놓아두는 게 더 나음

- 발현시간, 양상, 지속시간을 반드시 기록해두기

3. Seizure 초기사정과 함께 영상으로 촬영하기

- Dr.에게 직접 보여주고 치료 방향을 추측할 수 있게 촬영하면 도움 됨

⇨ 보호자가 놀란 상황에서 촬영을 시작하면 뭐라고 할 수 있음

⇨ 반드시 **"Dr.가 Seizure 모습을 보고 적절한 치료 방향을 잡을 수 있도록 현장 모습을 촬영해두었다가 보여주기 위함"**이라고 설명하기

⇨ 대개 모두 이해하며 폰을 보호자에게 넘겨주고 촬영해달라고 하면 해줌

⇨ 손이 부족하므로 이유를 설명하고 촬영을 부탁하고 다른 일 하는 게 좋음

4. prn 약물이나 처방 난 약물이 있다면 즉시 투여하기

- 약물단큼 Seizure에 효과 좋은 게 없음(상황에 따라 우선 투약하기도 함)

+ Status Epilepticus(SE, 간질 지속증)

*** Status Epilepticus(간질 지속증): 응급상황**
- 간질 지속 상태, 간질중첩증이라고도 함
- 발작이 멈추지 않고 지속되거나 다발성 발작이 반복적으로 발생하는 상태
- 발작은 대개 수초에서 수분간 지속되는데 간질 지속증은 30분 이상 지속됨
- 발작이 5~10분 이상만 지속되어도 간질 지속증으로 보기도 함
- 간질 지속증은 뇌세포에 손상을 주고 영구적인 장애나 사망에 이를 수 있음

⇨ 산증, 저혈당, 고칼슘혈증, 근육 손상, 자율신경 실조증이 발생함

*** Status Epilepticus 중재**
- Airway 확보 + RSI 시행
- IV line 확보 + Lab + ABGA + 처방 약물투여 + Fluid 공급
- Pnenytoin / Cerebyx 지속투여 고려함

+ RSI(Rapid Sequence Intubation)

*** RSI(Rapid Sequence Intubation)**
- Intubation을 위한 무의식과 근이완 상태를 만들기 위해 전산소화 후에 유도제와 신경근차단제를 연달아 투여하는 것임

⇨ 응급 기관내 삽관의 적응증이면서 신경근차단제의 사용이 금기될 것으로 예상되는 어려운 기도가 아닌 경우 일차적으로 선택함

⇨ Lidocain, Etomidate, Paralytic 계열 약물 사용함(뇌압조절, 근육이완)

다음은 '**Anticonvulsants에 대해 정리한 것**'이다.

▶ Anticonvulsants(항경련제)
- 뇌의 과도한 흥분작용을 억제하여 뇌전증에 의한 발작을 예방·조절함

⇨ 신경흥분에 관여하는 'Na'이나 'Ca' 이온 통로를 차단하여 조절함

⇨ GABA(억제성 신경전달물질)를 활성화하여 조절함

- 흥분성 신경전달을 억제하여 뇌의 과도한 흥분작용을 억제하여 조절함
- 뇌전증 발병 원인을 완전히 제거는 못 하지만 발작 재발은 방지해줌
- 마지막 발작 후 3~5년 동안 발작이 없을 때 치료중단을 고려함
- 갑자기 복용 중단하면 재발할 수 있으므로 서서히 감량하여 중단해야 함
- 부작용: 현기증, 졸음, 진정, 인지장애, 오심, 피부발진, 혈구 수 감소

+ AED = Anti-Epileptic Drug(항간질제, 항뇌전증제)

01 Hydantoin 유도체

- 신경흥분에 관여하는 Na^+ 통로 차단하여 자극 이동을 막아 발작을 억제함
- 페니토인은 PO or IM으로 투여 후 천천히 흡수됨(IV로도 처방 가능)

⇨ 복합부분발작, 긴장-간대발작의 1차 치료제로 선택임

- 포스페니토인은 단기 사용을 위해 IV or IM으로 처방됨
- Phenytoin　　　- Fosphenytoin

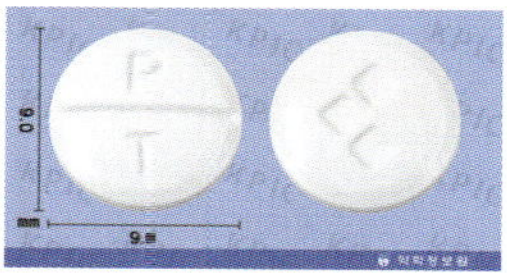	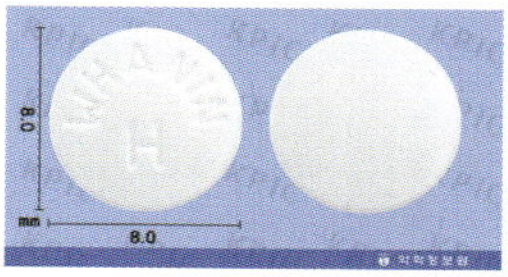	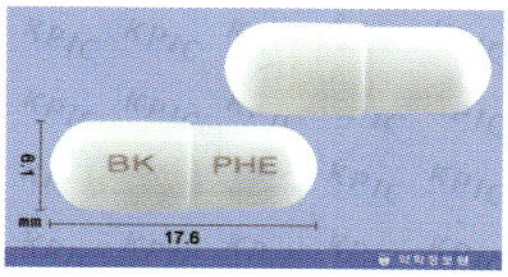
명인페니토인정 100㎎	**환인히단토인정**	**부광페니토인캡슐 100㎎**
Phenytoin 이외 약물 생략함		
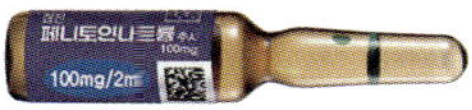	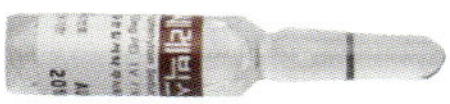	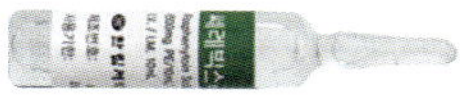
삼진페니토인나트륨주사	**쎄레빅스주사 2ml**	**쎄레빅스주사 10mL**
Phenytoin 주사제	**Fosphenytoin 주사제**	

+ Status Epilepticus(간질 중첩증) - 약물치료

1) Phenytoin(DPH) Loading(20㎎/㎏) 하면서 EKG Monitoring 함
   → 추가 DPH 5㎎/㎏(<30㎎/㎏)
2) Phenobarbital 10~20㎎/㎏ 투여함
3) Pentobarbital 5~15㎎/㎏ Ⅳ bolus로 주고 0.5~5.0㎎/㎏ 지속투여함
4) Lorazepam Ⅳ 함: 2분 동안(같은 용량) 4㎎을 반복투여 가능함
5) Midazolam 0.2㎎/㎏ Ⅳ bolus로 주고 0.1~2.0㎎/㎏ 지속투여함

+ 삼차신경통과 조증

*** 삼차신경통(Trigeminal Neuralgia)**

- 얼굴과 머리에서 오는 통각과 온도감각을 전달하는 뇌 신경인 삼차신경에 병적인 변화가 생겨 얼굴에 찌르는 듯한 심한 통증이 나타나는 질환임

*** 조증(Mania)**

- 기분이 비정상적으로 들떠서 충동적이고 폭력적인 행동이나 논리적 비약이 나타나는 정신적 상태(대개 우울 증상과 함께 양극성 장애로 진단됨)

02 Iminostilbene 유도체

- 신경흥분에 관여하는 Na^+ 통로 차단하여 자극 이동을 막아 발작을 억제함
- 카바메제핀은 뇌전증 외에 삼차신경통, 조증에도 사용함

⇨ 아동·성인 전신 긴장-간대발작, 단순/복합부분발작의 1차 선택제임

- Carbamazepin - Oxcarbazepine

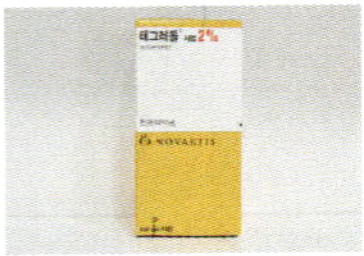	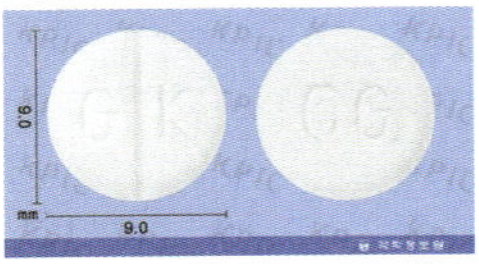	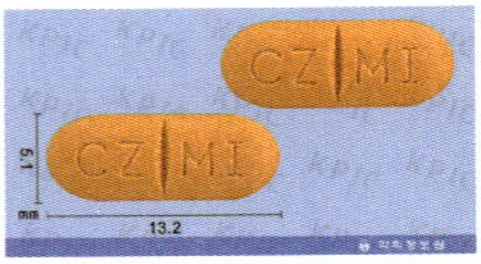
테그레톨시럽 2%	테그레톨정 200mg	카마제핀씨알정 200mg
Carbamazepin 이외 약물 생략함		

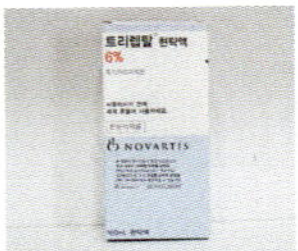	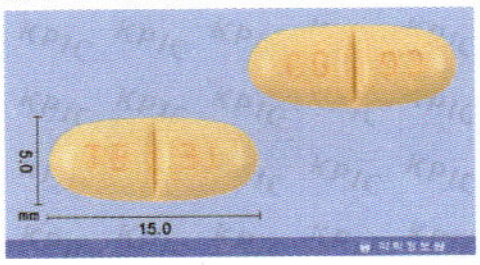	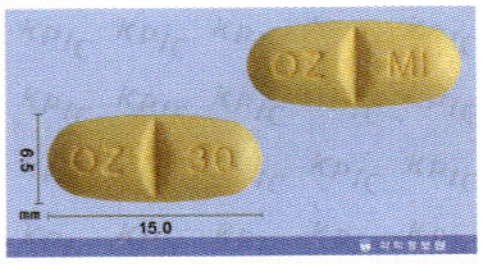
트리렙탈현탁액 6%	트리렙탈필름코팅정 300mg	옥사제핀정 300mg
Oxcarbazepine 이외 약물 생략함		

03 Barbiturate계 약물

- 신경절에서 억제성 신경전달물질(GABA)을 활성화하여 발작을 억제함

⇨ 부분발작, 긴장-간대 발작, 열성발작에 효과적임(소발작엔 효과 없음)

- 페노바비탈은 경련중첩증에 급성치료제로 처방되며 진정, 최면작용도 함
- 프리미돈은 주로 다른 항경련제와 함께 뇌전증의 만성치료에 사용함
- Phenobarbital - Primidone

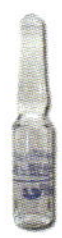	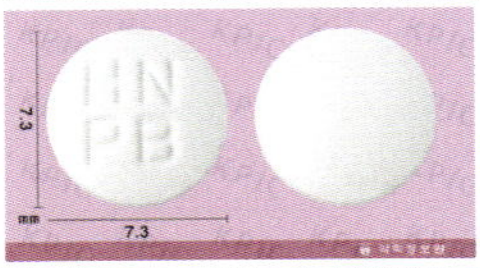	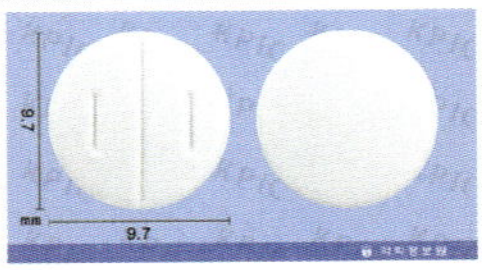
제일페노바르비탈주사	하나페노바르비탈정	대웅프리미돈정
Phenobarbital		Primidone

04 Benzodiazepine계 약물

- 신경절에서 억제성 신경전달물질(GABA)의 기능을 강화하여 발작을 억제함
- 디아제팜, 클로바잠은 뇌전증 보조치료제로 주로 사용함
- Diazepam
- Midazolam
- Clobazaml
- Clonazepam
- Lorazepam

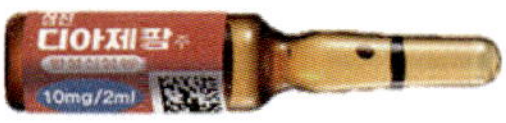	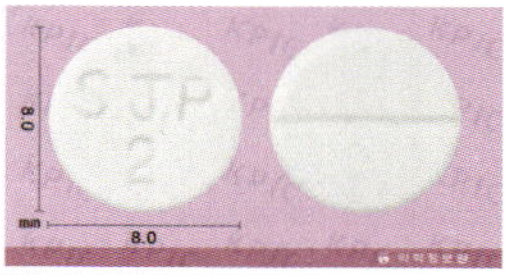	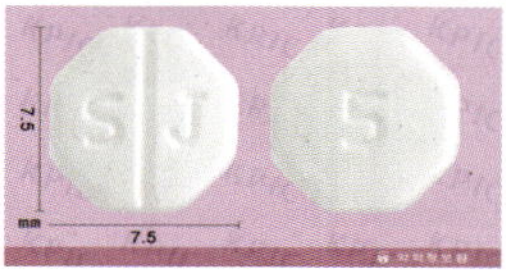
삼진디아제팜주	삼진디아제팜정 2mg	삼진디아제팜정 5mg
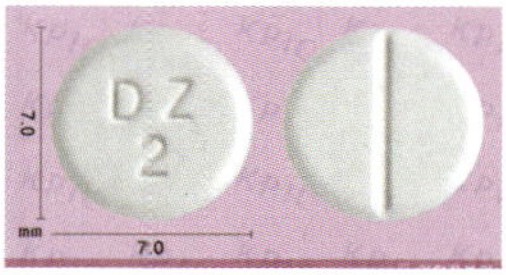	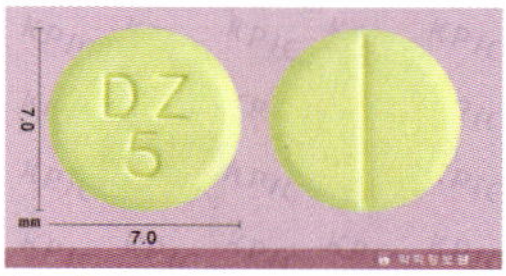	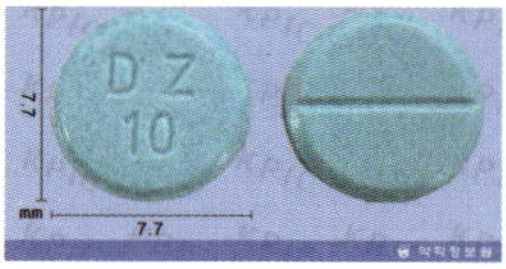
명인디아제팜정 2mg	명인디아제팜정 5mg	명인디아제팜정 10mg
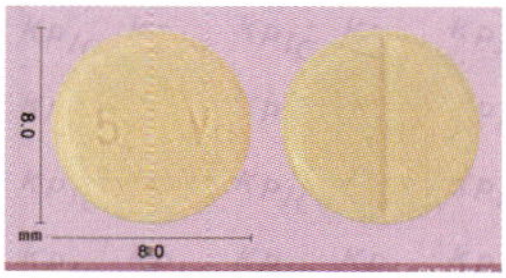	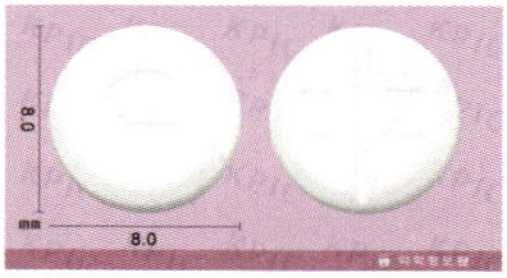	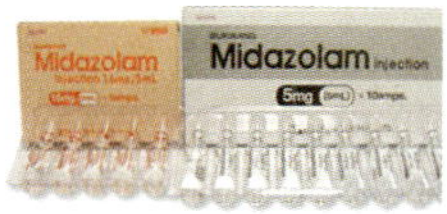
바리움정 5mg	대원디아제팜정 2mg	미다졸람주
Diazepam 이외 생략		Midazolam 이외 생략
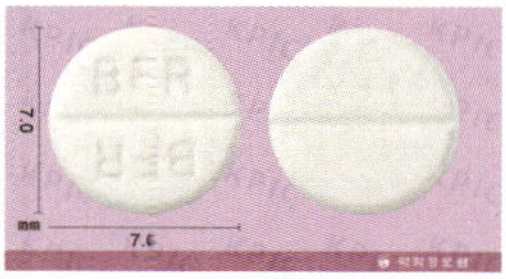	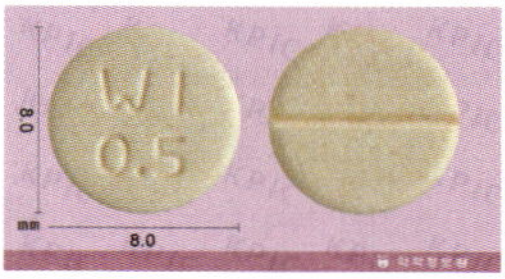	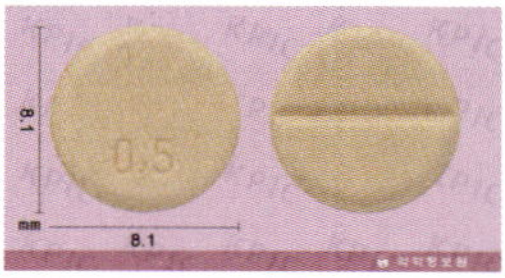
센틸정 5mg	환인클로나제팜정 0.5mg	리보트릴정
Clobazam	Clonazepam	
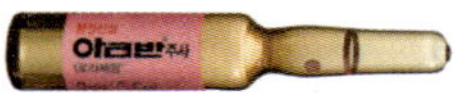	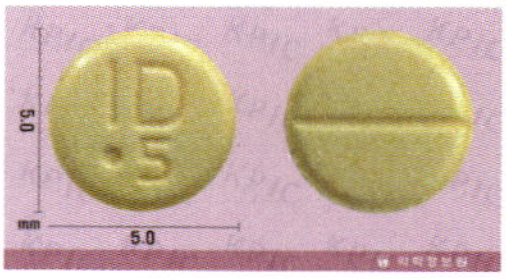	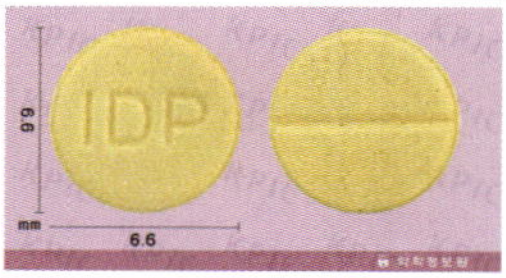
아티반주	아티반정 0.5mg	아티반정 1mg
Lorazepam 이외 약물 생략		

05 기타 화합물

- 화학적 구조에 따른 분류에서 특정 계열에 속하지 않는 약물임		
* 뇌에서 억제성 신경전달물질인 GABA 농도를 높여 발작을 억제함		
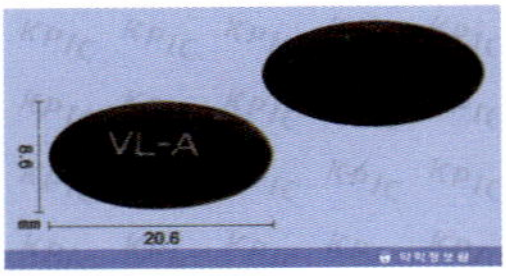	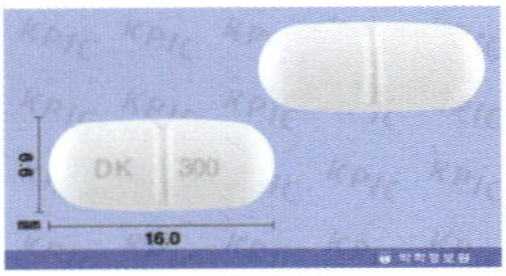	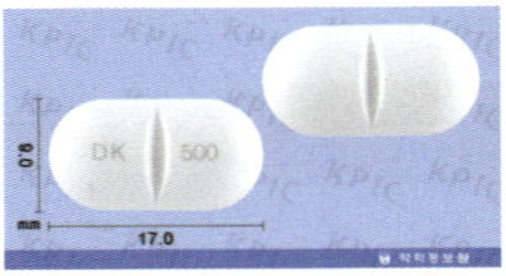
바로인에이연질캡슐	데파킨크로노정 300mg	데파킨크로노정 500mg
Valproic Acid	Valproic Acid + Sodium Valproate	
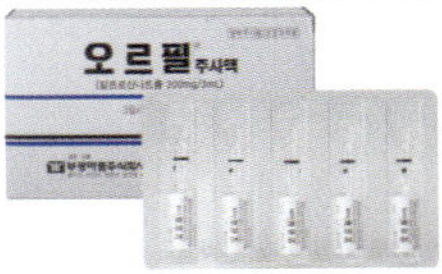	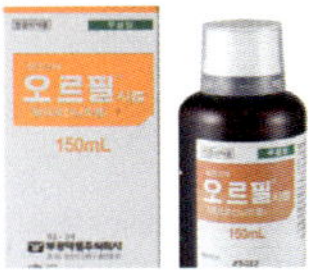	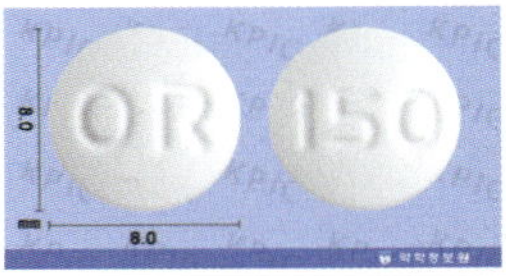
오르필주사액	오르필시럽	오르필서방정 150mg
Sodium Valproate 이외 약물 생략		
* 뇌의 과도한 흥분작용을 억제하고 통증 신경전달 물질의 분비를 감소함		
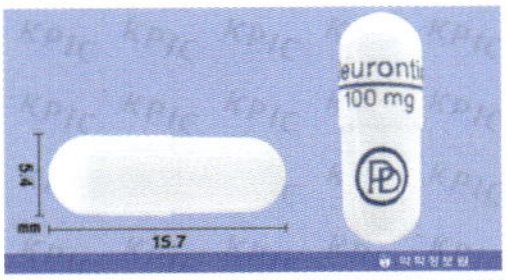	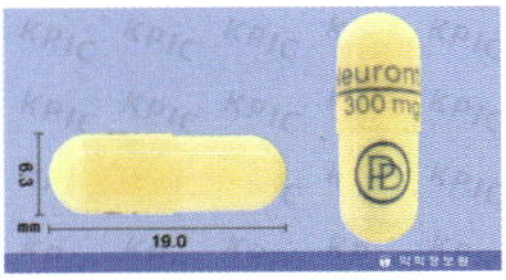	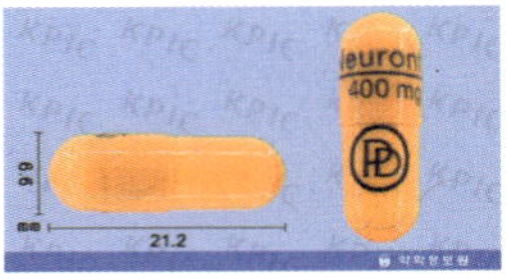
뉴론틴캡슐 100mg	뉴론틴캡슐 300mg	뉴론틴 캡슐 400mg
Gabapentin 이외 약물 생략		
* 흥분성 신경 전달물질 및 통증 인식 신경 전달물질을 억제하여 뇌의 과도한 흥분 작용을 억제하며 신경성 통증을 완화함 → 섬유근육통에도 많이 사용함		
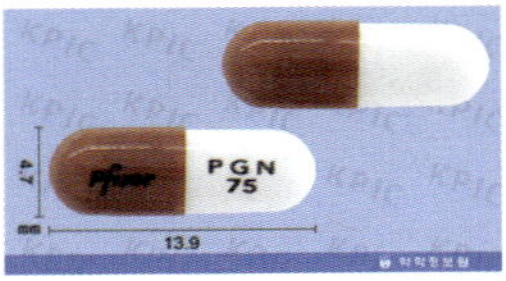	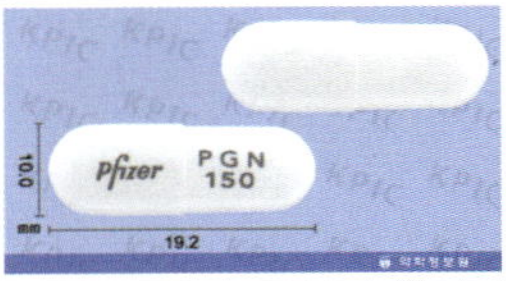	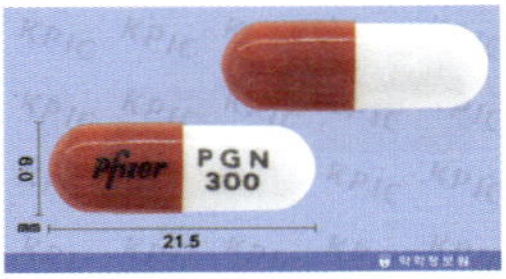
리리카캡슐 75mg	리리카캡슐 150mg	리리카캡슐 300mg
Pregabalin 이외 약물 생략		

* 조니사미드는 Na^+ 및 Ca^{2+}을 차단하여 자극 이동을 막아 발작을 억제함 * 에토숙시미드는 Ca^{2+}을 차단하여 자극의 이동을 막아 발작을 억제함 * 비가바트린은 신경절에서 GABA를 활성화시켜 발작을 억제함		
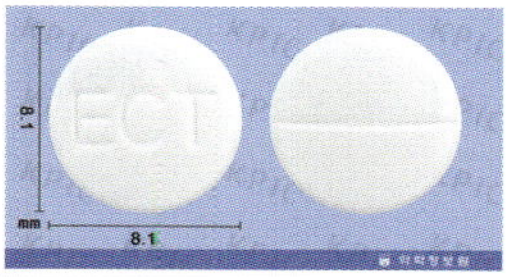	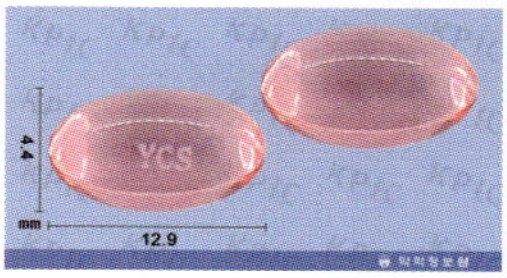	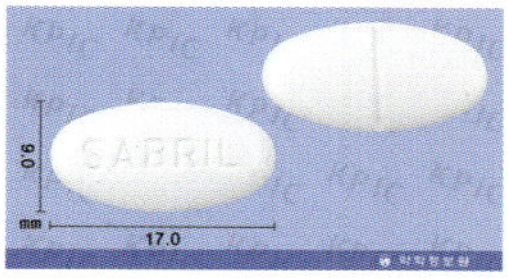
엑세그란정	자론티연질캡슐	사브릴정 500㎎
Zonisamide	Ethosuximide	Vigabatrin

* 신경흥분에 관여하는 Na^+을 차단하여 자극의 이동을 막아 발작을 억제함		
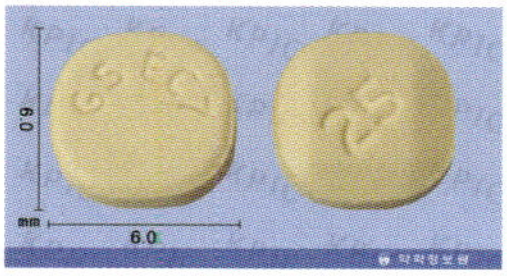	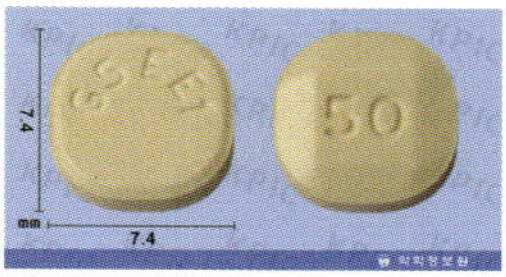	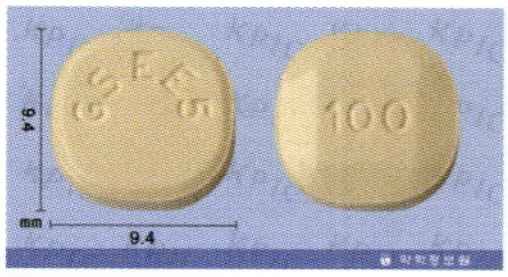
라믹탈정 25㎎	라믹탈정 50㎎	라믹탈정 100㎎
Lamotrigine 이외 약물 생략		

* 중추신경계에 신경전달물질을 조절하는 단백질에 결합하여 과도한 흥분 억제함		
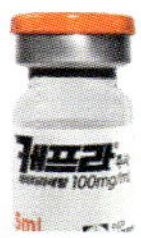	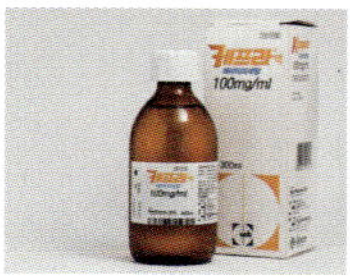	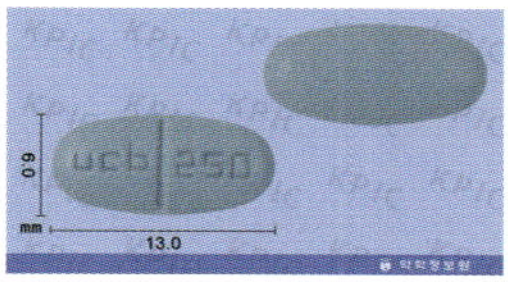
케프라주	케프라액	케프라정 250mg
Levetiracetam 이외 약물 생략		

* Na^+통로 차단 및 GABA를 활성화하며 신경흥분을 억제함 → 편두통 약물로도 많이 사용됨		
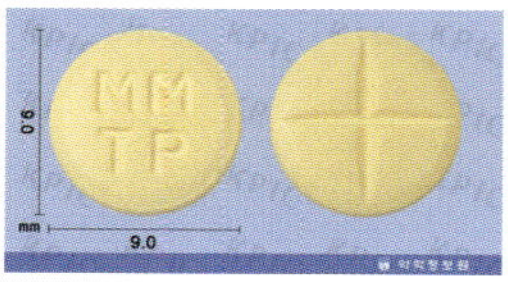	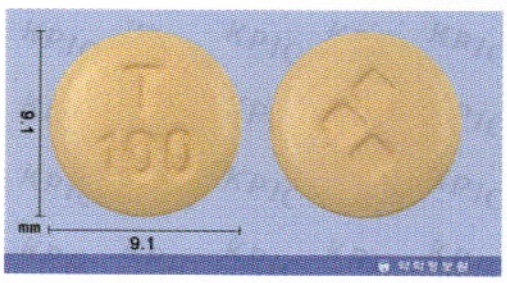	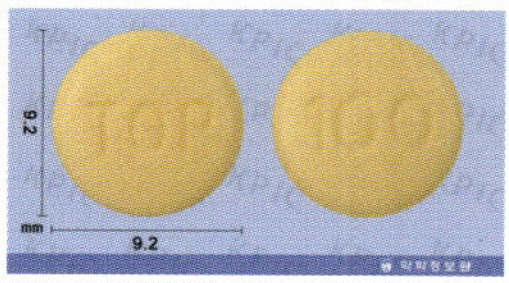
토파민정	토파메이트정 100mg	토파맥스정 100mg
Topiramate 이외 약물 생략		

3-03 '갓 입사'한 신규간호사 'God 신규'가 되어보자!(GCS편)

'기타 신경계 질문' - Seizure와 헷갈리는 증상과 질환

신경계 환자들을 간호하다 보면 Main Part가 아니어서 Seizure 후 Lab 처방이 날 때 **'왜 저런 항목까지 검사하는 거지?** Routine으로 긁어서 처방 내는 걸까?' 싶을 때가 있었다.

후에 알고 보니 Lab에서의 항목들도 각자 이유가 있던 거였으며, **Seizure인지 DD가 안 될 때 저건 다른 질환이라면서 저건 Seizure가 아니라며** 의학용어로 질환명을 말할 때마다 못 알아먹고 비슷한 단어를 몽땅 쳐 봐서 병명을 알아낸 적도 많았다.

Seizure 기왕력이 있던 환자가 입원이 오면 '내 근무 때 **Seizure를 일으키면 어떻게 하지.' 하는 불안에 떨면서 기록은 어떻게 해야 할지 고민을 했고 다른 사람들은 어떻게 하는지 공부**하곤 했다.

신경계 병동의 동기들에게 물어서 만약 Seizure를 일으키면 다른 건 몰라도 Eyeball Deviation은 어떤지 봐주라고 했는데 뭘 어떻게 보란 건지 몰라서 바짓가랑이를 붙잡으며 알려달라고 Help를 쳤었는데 그렇게 궁금해 할 수 있는 몇 가지 부분들을 간추려 정리해두었다.

다음은 근무하면서 느낀 **Seizure와 비슷한 질환들과 Seizure 시에 응급 대처를 할 때 궁금했던 내용, Lab의 항목들에 대해 정리해둔 것**이다.

이 외에도 신경계 환자들을 간호하면서 환자나 보호자, 동료 선생님들께 질문받았던 것들도 함께 정리하였으니 임상 적응에 조금이나마 도움이 되길 바란다.

01 Seizure가 일어나면 눈동자를 왜 보라는 걸까?

＊ EBD(Eye Ball Deviation, 안구 편위)를 보는 이유

- 안구를 움직이게 하는 6개의 외안근을 3개의 뇌 신경이 조절함
- Seizure는 눈동자가 병변의 반대 방향으로 감
- Stroke는; 눈동자가 병변과 같은 방향으로 감

⇨ 한쪽에서의 자극이 강하거나 없어지면 EBD가 한쪽으로 생김

+ Seizure 환자의 Pupil: 대개 Full Dilation 됨

02 Seizure와 헷갈리는 증상과 질환은 무엇이 있을까?

＊ Myoclonus(간대성 근경련)의 의미

- 하나 또는 많은 근육이 단기간에 불수의적으로 수축하는 현상
- 생리적 간대성 근경련: 수면 움찔, 딸국질 등
- 본태성 간대성 근경련: 야간 간대성 근경련, 하지 불안 증후군 등
- 간질성 간대성 근경련: 영아 경축, 레녹스가스타우트씨 증후군 등
- 증후성 간대성 근경련: 척수소뇌 변성, 기저핵 변성, 대사성 뇌병증 등

＊ Muscle Fasciculation(근육 부분 수축)의 의미

- 근육이 수축하려다 말고 경련하듯이 움찔거리는 현상

＊ Tremor(진전)의 의미

- 율동적, 규칙적으로 나타나는 진동운동 현상 ex) 수전증
- 안정 진전: 파킨슨 병에서 나타남
- 자세 진전: 본태성 진전, 생리적 진전 있음
- 활동 진전: 운동진전, 작업 혹은 위치 특이성 진전 등이 있음

＊ Fainting(기절, 실신발작)의 의미

- 신체가 임계치를 넘는 내부자극을 받았을 때 대뇌 통제기능을 상실한 현상

＊ Shivering(떨림)의 의미

- 한랭 등에 의해 전신 골격근이 불수의적으로 미세한 수축을 계속하는 현상

03 Seizure가 일어나면 어떻게 살펴봐야 할까?

＊ Seizure 시 기록할 것: COLD 이용

- C(Character): Seizure 유형
- O(Onset): 발현시간
- L(Location): 발현 위치
- D(Duration): Seizure 지속시간

04 Seizure가 일어났을 때 무엇을 봐야 할까?

*** Seizure 사정 사항**

- Aura(전조증상) / EBD(안구 편위) / Cyanosis(청색증)
- Drooling(침 흘림) / Urination(실요) / Defecation(실변)
- Tongue Bite(혀 깨뭄) / Postictal(발작 후 상태)
- Last Seizure Attack(마지막 발작)

⇨ **COLD와 함께 기록해주면 좋음**

05 Seizure 시 나가는 Lab에는 어떤 항목이 포함되어 있을까?

*** Seizure Lab 항목**

- Lactic Acid, Pyruvic Acid, Phosphocreatine, Ioniazed Ca, Mg, Na, K, Ammonia + Valporic Acid, Phnytoin Leve + ABGA 등

*** 전해질 기본 내용**

- 근수축 전 Na-K이 세포 내외로 이동하는 데 있어 신경전달 물질에 의해 Na-K Pump가 열리면 필요 이상의 Na^{+}이 세포 내로 들어오다가, 점차 줄어드는데 줄어든 만큼의 이온을 Ca^{2+}으로 보충함
- Ca은 근육을 수축시키는 원동력으로 ATP를 소비하면서 근육을 수축시킴
- 근수축 부산물로 Lactic Acid가 만들어짐
- 이후 세포 내 Mg이 증가하면서 Ca 유입이 저하됨(= 근이완)
- Na에 의해 세포 밖으로 배출되었던 K^{+}이 다시 유입되면 근육은 휴식함

⇨ 과다한 Ca, 부족한 Mg은 근수축이 항진되어 경련과 강직을 일으킴

\+ 뇌전증에서는 포도당과 산소 대사가 증가하여 초기에 뇌 혈류가 증가함
혈류보상이 충분하지 못하면 무산소 대사로 젖산과 피부르산이 증가하며
인산크레아틴은 감소하게 됨

\+ 저나트륨혈증이 빠르게 발생하면 뇌부종과 뇌탈출로 진행되어 발작 일으킴

\+ 뇌전증에서는 세포막의 이온 투과성이 변하여 세포외액의 K^{+}농도 증가함

\+ Ca은 신경-근에 흥분을 증가시켜 중추신경계에 영향을 주어 발작 일으킴
전신강직간대발작, 부분운동발작, 비전형결신발작, 무동발작 등 일으킴

\+ Mg은 근수축 억제와 관련된 전해질로 결핍되면 발작 일으킴

\+ Ammonia는 간성혼수 가능성과 뇌전증 초기에 증가하는 전해질임

\+ 체내 항전간제 효능을 알아보기 위해 약물 Level Lab을 진행함

\+ Seizure가 일어나면 무산소증 상태가 되므로 ABGA 검사를 진행함

\+ 이외 상황에 따라 Lab 검사 항목은 달라질 수 있음

06 뇌졸중과 뇌경색의 차이는 무엇일까?

*** 뇌졸중(Stroke)의 의미**
- 뇌졸중이 뇌경색과 뇌출혈을 포함하는 더 광범위한 질환임
- 뇌졸중: 뇌혈관 질환으로 갑자기 발생한 국소적 신경학적 결손을 의미함

*** 뇌경색(Infarction)의 의미**
- 뇌혈관이 막히면서 뇌졸중을 유발하면 뇌경색(=허혈성 뇌졸중)임
- 뇌경색: 뇌혈관이 막혀 혈류를 공급받지 못해서 허혈성 손상을 입은 것

*** 뇌출혈(Hemorrhage)의 의미**
- 뇌혈관이 파열되어 뇌졸중을 유발하면 뇌출혈(=출혈성 뇌졸중)임
- 뇌출혈: 뇌혈관이 파열되어 출혈성 손상을 입은 것

07 경직과 강직의 차이는 무엇일까?

*** 경직(Spasticity)과 강직(Rigidity)의 차이**
- 경직: 수동 신장 시 저항이 증가함에 따라 근긴장도가 증가하는 운동장애
- 강직: 수동 신장 시 속도와 관계없이 저항이 계속해서 나타나는 운동장애
- 경직: 주동근, 길항근 중 **한 방향**에서 뻣뻣함이 발생함(경련 나타남)
- 강직: 주동근, 길항근 중 **양 방향**에서 뻣뻣함이 발생함(경련 안 나타남)

\+ 공통점: 비정상적으로 근육의 긴장도가 증가함

08 NU·NS에서 자주 시행하는 검사는 무엇이 있을까?

*** Brain SPECT(뇌 핵의학영상), Brain MRI, Brain CT(+ Contrast)**
- 국소 뇌 혈류 분포 및 뇌 기능 상태 변화 확인을 위해 시행함

*** TFCA(Transfemoral Cerebral Angiography, 뇌혈관조영술)**
- 대퇴 혈관을 통해 조영제를 사용하여 뇌혈관 형태 확인을 위해 시행함

*** EEG(Electroencephalography, 뇌파검사)**
- 발작이 발생하거나 의심될 때 뇌파 확인을 위해 시행함
- 뇌의 기능적, 기질적 변화를 확인함

*** EMG(Electromyography, 근전도)**
- 근육에서 발생하는 전기적 활동을 감지하고 기록하기 위해 시행함
- 근육질환, 말초신경질환을 진단하고 병변 위치, 손상 정도, 예후를 판단함

*** Spinal Tapping(요추천자)**
- 뇌척수액 분석 및 뇌 척수압 측정이나 뇌척수압을 낮추기 위해 시행함

Plus+

'NU & NS 주요 질환' -IICP & Stroke

LOC · GCS와 Motor 사정을 하는 신경계 주요 질환으로 **Seizure와 함께 알아두면 좋은 게 IICP(두개내압 항진), Stroke(뇌졸중)**가 있다.

Seizure 환자보다도 흔히 볼 수 있는 질환이기도 하고, **LOC와 GCS, Pupil 사정은 IICP 환자와 관련 있으며 언어능력과 사지 운동능력, 근력 사정은 Stroke 환자와 더 관련 있으므로** 꼭 두 질환도 알아두길 바란다.

많은 내용을 담기보다는 간략하게 **무슨 질환이고 발생 원인과 증상, 치료법에 대해 간략히 정리**해두었으므로 가볍게 공부하고 넘어가길 바란다.

고혈압, 당뇨가 많아진 만큼 뇌경색, 뇌졸중 과거력을 가지고 있는 환자가 많아졌다. 이들이 입원하게 되면 History를 보고 Weakness 부위에는 손상이 생겨도 잘 모를 수 있기 때문에 Line을 잡지 말라 하고, Motor나 GCS도 반드시 Rounding마다 사정하라고 Order가 나므로, 깊게는 아니더라도 어떤 질환인지 알아 둘 필요가 있다.

이 외에도 신경계 Part를 이해하기 위해 공부해야 할 부분은 많지만, NU나 NS 병동의 신규간호사를 위한 내용보다는 어느 병동이든지 접할 수 있는 질환과 그에 관한 내용을 다루는 게 좋을 것 같아 많은 내용은 생략하였다.

개인적으로 나의 할아버지는 뇌출혈로 인하여 언어중추가 다쳐 하늘로 되돌아가시는 날까지 주변 사람들과 마음껏 대화를 나누지 못한 채 외로운 나날을 보내다 가셨으며, 나의 외할머니는 뇌출혈 발견이 늦어져 침상에서 다른 분들의 도움 없이는 살아가지 못하신다. 두 분을 보면서 뇌 손상이 최소화되기 위해서 전조증상을 꼭 공부해야겠다고 생각했다.

다음은 'IICP에 대해 정리한 것'이다.

❖ **ICP(Intra-Cranial Pressure, 두개내압)**
- 뇌 내의 구성물인 뇌 실질, 혈액, 뇌척수액에 ICP는 영향받음
⇨ 특히 뇌실 내의 CSF(VFP: Ventricular Fluid Pressure)에 영향받음
- ICP 감소: 머리 들거나 서 있을 때
- ICP 증가: 기침, 재채기, 미주신경 자극 시
- 정상 뇌압: 5~15㎜Hg(어린이: 3~7㎜Hg, 유아: 1.5~6㎜Hg)

▶ **ICP 조절 기전: Monro-Kellie 가설**
- 뇌 용적 80~85%, 혈액 5~10%, CSF 10%로 구성됨
- 두개강 내 구성물 간의 용량 균형으로 ICP는 일정히 유지됨
⇨ 어느 한 부분의 용량이 증가할 경우 다른 부분이 줄어 ICP를 유지함
- 보상작용이 한계에 이르면 ICP는 증가하게 됨

▶ **IICP(Increased Intracranial Pressure, 두개 내압 상승)**
- ICP가 상승하면 보상작용으로 CSF를 지주막하강으로 배출시키고 뇌는 혈류량을 줄여 이를 보상하려고 함(ICP가 20㎜Hg 상승)
⇨ 혈류량을 너무 줄이면 뇌 조직 압박, 허혈, 저산소증, 산혈증 초래함

▶ **IICP 기전**
- 지속된 IICP → 뇌혈류량 ↓ → CPP(뇌관류압) ↓ → CO_2 ↑ & O_2 ↓
  → 세포 대사 산물로 인한 산증 증가 → 혈관 확장 → CBF(뇌혈류) ↑
  → CBV(뇌혈류량) ↑ → ICP 상승 → 보상 기전 붕괴

▶ **IICP 원인**
- 뇌 실질 용량 증가: 뇌종양, 뇌부종, 뇌염, 뇌농양, 뇌출혈
- 뇌 혈류 용량 증가: $PaCO_2$ 상승, PO_2, 고체온
- CSF 용량 증가: CSF 생성 증가, CSF 순환 부전, CSF 배액 부전

▶ **IICP 증상**
- 두통(아침에 더 심함), 오심&구토(섭취와 상관없는 투사성 구토)
- 유두부종(망막혈관이 위축되면 실명에 이를 수 있음)
- 의식변화(뇌간 손상 시 Coma에 빠질 수 있음)
- V/S변화(Cushing Triad: 맥압상승, 서맥, 호흡 느리고 불규칙함)
- 동공변화(동안신경 압박 시 동공확대, 중뇌 압박 시 대광반사 소실)
- 운동기능 장애, Cushing 궤양(미주신경 자극됨)

▶ **IICP 치료**
- 머리 30° 상승, 체온조절, 고삼투성 이뇨제(Manital, Cerol), Steroid
- Craniotomy(개두술), 일시적 EVD(CSF 배액), 영구 Shunt

+ CBF(Cerebral Blood Flow, 뇌혈류)

*** CBF(뇌혈류): 정상 50㎖**
- 1분 내 100g의 조직을 통과하는 혈액의 양
- 항상 일정한 양의 산소와 포도당의 공급이 필요하므로 CBF 유지가 중요함
⇨ 우리 몸은 산소의 20%, 포도당의 25% 사용함
- 뇌는 일정한 혈류를 유지하기 위해 뇌혈관 지름을 자동으로 변화시킴

+ CPP(Cerebral Perfusion Pressure, 뇌관류압)

*** CPP(뇌관류압): 정상 70~100㎜Hg**
- CPP = MAP(평균동맥압) - ICP(두개내압)
- 뇌로 가는 혈류를 유지하기 위해 요구되는 압력
- CPP가 100㎜Hg 이상이면 비정상임
- CPP가 감소하면 뇌 혈류의 자동조절이 안 되고 CBF가 감소함
⇨ 두개내압 상승하면 대뇌 동맥과 정맥이 더욱 압력받아 뇌관류가 감소됨
⇨ 뇌 관류 감소는 $PaCO_2$ 증가, pH 감소시켜 대뇌 혈관을 확장하게 시켜서 두 개내 혈액용적 증가시키고 ICP를 상승시킴

+ 뇌수종(Hydrocephalus)

*** 뇌수종**
- 뇌척수액의 생성이 흡수보다 많아서 뇌실계가 점차 확대됨
- 비교통성 뇌수종, 교통성 뇌수종, 정상뇌압 뇌수종이 있음
- 지주막 융모 막힘, 시상 정맥동, 두부외상으로 뇌기저조에 상처가 있을 때나 세균성 뇌수막염, 60~70대에서 특별한 이유 없이 발현함

*** 비교통성 뇌수종(Non-communication Hydrocephalus)**
- 뇌실의 CSF와 지주막하와 적절히 연결되지 않고 교통하지 못하는 상태
- 원인: 종양, 선천성, 염증성 폐쇄

*** 교통성 뇌수종(Communication Hydrocephalus)**
- 지주막 융모가 제대로 기능하지 않아 뇌척수액이 제대로 흡수되지 못한 상태

*** 정상뇌압 뇌수종(Normal Pressure Hydrocephalus, NPH)**
- 뇌실이 커져서 뇌 조직을 압박하는데 요추 천자하면 정상 뇌척수압을 보임

*** 증상**: 정신장애, 보행장애, 요실금, 두통, 유두부종 등
*** 진단**: CT&MRI - 뇌실이 커져 있음 / 치료: Shunt

+ 뇌부종(Cerebral Edema)

*** 뇌부종**
- 뇌 조직 양의 증가와 관련된 세포 내·외에 비정상적인 수분이 축적된 현상
- 혈관성 뇌부종, 세포독성 뇌부종, 간질성 뇌부종이 있음

*** 혈관성 뇌부종(Vasogenic Edema)**
- 가장 흔한 형태로 백질에 영향을 줌
- 모세혈관 투과성이 증가하여 BBB가 파괴되고 큰 분자가 통과할 수 있게 되어 단백질과 같은 큰 분자를 포함한 혈장 성분이 세포외액으로 새어 나옴
- 원인: 뇌종양, 뇌농양, 뇌외상, 뇌허혈, 뇌경색, 출혈
- 치료: Corticosteroid-종양, 농양, 외상, Mannitol-급성기에 효과적임

*** 세포독성 뇌부종(Cytotoxic Edema)**
- 세포가 무산소 대사가 되어 Na Pump나 능동적 이온교환이 이루어지지 않아 세포 내에 물과 함께 Na이 유입되어 세포 부종이 생김
- 원인: 저산소증, 무산소증, 저삼투압 상태, 저나트륨혈증, 농성 뇌막염
- 치료: 삼투성 이뇨제-저나트륨혈증 급성기에 효과적임

*** 간질성 뇌부종(Interstitial Edema)**
- 뇌척수액이 뇌 실벽을 통해 이동하여 뇌 실 백질에 수분과 Na이 증가되어 세포외액이 증가됨
- 원인: 교통성, 비교통성성 뇌수종
- 치료: CSF Drain이나 Shunt가 필요함, 약물 거의 효과 없음

+ 두개강 고혈압(IntraCranial Hypertension)

*** 두개강 고혈압**
- 뇌압이 15mmHg 이상일 때를 말함(20mmHg 이상이면 악성 고혈압임)
- 뇌압 상승과 뇌 고혈압 진행은 주로 뇌부종과 관련 있음
- 원인: 뇌용적 증가, 뇌혈액량 증가, 뇌척수액 증가

*** 뇌 용적 증가: 종양, 혈종, 뇌부종**

*** 뇌 혈액량 증가**: 충혈, 고탄산증, 정맥귀환 폐쇄

*** 뇌 척수액 증가**
- 생산 증가: 맥락막 신경총의 유두부종
- 흡수 감소: 교통성 뇌수종, SAH(지주막하 출혈)
- 뇌척수액 순환로 폐쇄: 비교통성 뇌수종

다음은 'Stroke에 대해 정리한 것'이다.

❖ Storke(뇌졸중)
- 뇌의 혈액 공급 불균형으로 인한 급격한 뇌 기능 손상을 말함
- CVA(Cerebrovasular Accident, 뇌혈관 장애)라고도 함
- 허혈성 뇌졸중, 출혈성 뇌졸중이 있음

▶ 허혈성 뇌졸중(Ischemic Stroke)
- 혈전성 뇌졸중, 색전성 뇌졸중, 일과성 허혈 발작, 가역성 허혈성 신경결손

1) 혈전성 뇌졸중(Thrombotic Stroke)
- 일시적인 언어손상, 편마비, 편측 감각 이상과 같은 전조증상이 나타남
- 원인: 고혈압, 죽상 경화증 등

2) 색전성 뇌졸중(Embolic Stroke)
- 색전이 대뇌 동맥을 폐쇄하여 발생함
- 원인: 심장 문제로 비판막성 심방세동, 허혈성 심장질환
  류마티스성 심질환, 심근경색, 인공 판막 대치술 후 혈전 등

3) 일과성 허혈 발작(TIA, Transient Ischemic Attack)
- 증상이 수분에서 몇 시간까지 계속될 수 있으나 24시간 내 회복됨

4) 가역성 허혈성 신경결손(Reversible Ischemic Neurologic Defict)
- 증상이 24시간 이상 지속되고 3주 이내에 완전회복함(RIND라 함)

▶ 출혈성 뇌졸중(Hemorrhagic Stoke)
- 뇌 조직 내부나 뇌실, 경막하, 지주막하에서 출혈이 발생함
- 원인: 고혈압, 뇌동맥류, 동정맥기형

* Stroke 증상
- 고혈압성 뇌졸중: 목 뒤 통증, 현기증, 지각이상, 비 출혈, 일시적 마비
- 혈전성 뇌졸중: 일시적인 반신부전마비, 언어장애, 신체 한쪽 지각이상
- 색전성 뇌졸중: 전구증상 없이 갑자기 발생함

* Stroke 치료(급성기)
- 약물 요법: 혈전용해제, 항응고제, 항혈소판제, 두개내압 하강제
- 수액 요법: 혈액을 희석하여 점도 낮추고 허혈 부위에 혈액을 공급함
- 혈당 조절: 과다한 포도당 공급은 혐기성 대사로 대사성 산증이 나타남
- GCS 사정: 적어도 4시간마다 사정해야 함
- 이 외 혈압 조절, 산소요법, 반좌위~앙와위 체위 유지가 있음
+ 급성기 이후 – 칼슘 통로 차단제 투여함(뇌혈관 경련을 막기 위함)
+ 급성기 이후 – 항고혈압제 투여함(수축기 혈압 낮추기 위함)

+ 임상에서의 Stroke – 전조증상 확인하기

*** Stroke – 전조증상 확인하기**

– 구음장애, 보행장애, 감각 이상, 어지러움, 복시 호소할 수 있음

⇨ 평소와 다른 증상이 보이면 환자 상태를 다시 살펴봐야 함

– Ex) 뒷머리가 저리고 목덜미가 뻣뻣하다고 함

– Ex) 갑자기 두통이 있다가 몇 분 또는 몇 시간 후 가라앉는다 함

– Ex) 사물이 이중으로 보이거나 한쪽 눈이 잘 안 보인다 함

– Ex) 갑자기 눈이 핑핑 돌고 심한 현기증이나 구토를 함

– Ex) 가지고 있던 물건을 의도와는 다르게 순간적으로 떨어뜨림

– Ex) 귀에서 소리가 나고 다리가 굳어지거나 뒤틀려서 걷기가 힘듦

– Ex) 입술과 혀가 굳어져서 발음이 잘되지 않음

– Ex) 생각하는 것을 쉽게 빨리 말하지 못함

+ 임상에서의 Stroke – Onset Time 확인하기

*** Stroke – Onset Time(발현시간) 확인하기**

– 뇌의 손상은 비가역적이므로 Golden Time을 놓치면 안 됨

– 증상 발현된 시간을 확인하고 마지막으로 괜찮았던 시간도 확인함

– 증상 발현 4.5시간 이내 혈전용해제(TPA)를 사용함

*** TPA(Tissue Plasminogen Activator, 혈전용해제)**

– 금기: 출혈 위험 환자(INR 늘어짐), CAG 후 항응고제 복용 환자, 위장 출혈로 최근 지혈 받은 환자, 뇌출혈 치료를 받는 환자

⇨ 반드시 Lab(INR) 수치 먼저 확인하기 – 약이 고가인 경우가 많음

*** Stroke 검사**

– EKG: A-fib은 Stoke 유발 원인 중 하나로 EKG 찍음

– Brain MRI / CT: 뇌의 손상 여부를 알기 위해 찍음(거의 MRI 찍음)

– Contast CT: MRI 후 혈관 상태 확인을 위해 추가되기도 함

암또 일화

우리 병동에 근무자가 부족하여 옆 병동에서 Helper가 왔었는데. 이분은 우리 환자를 처음 보아서 평소 환자 캐릭터가 저렇게 조용한 사람이냐며 물었지만, 우리도 다른 팀 환자라 평소 캐릭터를 잘 몰라서 Stroke의 전조증상을 빨리 알아차리지 못했다. 하지만 식판을 넣어두려던 환자가 식판을 엎고 발음을 제대로 하지 못하는 것을 보고 뇌에 문제가 발생했다고 추측하여 급하게 상태를 사정하고 Dr.에게 Noti하여 재빠른 처치로 큰 손상을 입지 않아 후에 환자가 감사하다고 인사를 왔었다.

3장 GCS편

임상 NOTE

CHAPTER 04

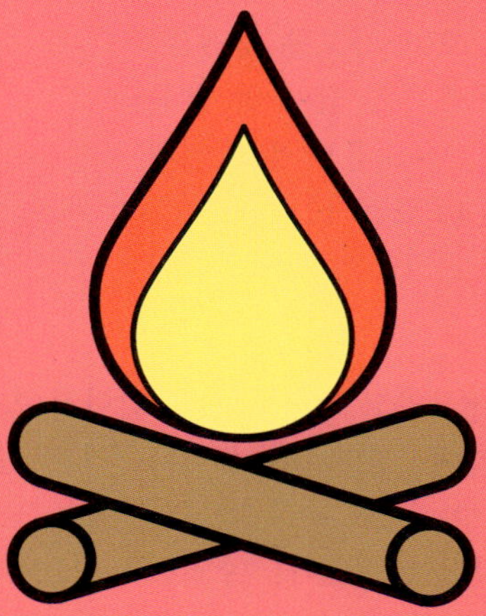

'갓 입사' 한 신규간호사 'God 신규'가 되어보자! (IV편)

4-01

'갓 입사'한 신규간호사
'God 신규'가 되어보자!(IV편)

'Intra Venous Master' - IV Tip & Fail 유형

"모기가 나보다 혈관은 더 잘 찾겠지?" 독립 전의 나의 상태 메시지였었다. 프리셉터 선생님이 Back 봐주던 기간에는 Routine Job을 해내도록, Line은 선생님이 해결해 주셔서 걱정이 없었다. 그러다 독립을 앞두니 이제 나 혼자 Line을 어떻게 해내야 할지 걱정이 많이 됐었다.

학부 때부터 독립 직전까지 사람들에게 실제로 IV를 해본 경험이 8번도 채 안 됐다. **토니켓에 수없이 연습을 해봤지만, 혈관 찾는 것부터 어려웠고, 분명히 피가 맺힌 걸 보고 각도를 낮췄음에도 혈관이 터지는 등 어디를 어떻게 찔러야 하는지 도무지 감이 안 잡혔다.** 수없이 이미지 트레이닝을 해봐도 Fail 했었고, 자신감마저 떨어져 식은땀만 흘리던 내게 Old 간호사나 데려오라면서 "간호사는 혈관주사가 기본인데, 기본도 안 돼서 뭘 하겠느냐."고 말한 환자분에 의해 자존감은 지구 내핵을 뚫어버릴 만큼 떨어져 버렸다.

Ⅳ가 간호사 업무의 전부라고 생각하는 것 같아서 속상했지만, 내가 Ⅳ를 못하는 건 사실이었기에 "정말 죄송합니다."라는 말밖에 할 수 없었다. 올드 선생님에게 부탁하는 것도 한두 번이지, 계속 Fail 했다고 부탁드리러 갈 때마다 정말 나 자신이 싫었다. 나도 "그 사람을 네가 잡았어?" 하는 경이로운 눈빛과 정말 잘한다는 칭찬이 듣고 싶었지만, 너무 어려운 IV였고 '하다 보면 실력이 늘어. 주변 사람한테 연습해.'라는 말은 아는 사람 없이 홀로 자취하던 나에게, 연습 상대를 나 자신으로 삼게 했다. 그렇게 스스로에게 안 찔려본 곳이 없을 정도로 연습을 하면서 어느 부위가 얼마나 아프고 왜 실패했는지를 분석하게 되었다. 여기에 실제로 환자분들에게 Ⅳ 하면서 터득한 Tip을 정리해두었으니 참고하여 Ⅳ가 주는 고통에서 벗어나길 바란다.

01 자세 잡기 - IV 하는 간호사의 자세가 편해야 성공률이 높음

'아, 불편한데. 자세 이렇게 해주면 성공할 것 같은데.' 싶으면 요청하자
– IV Fail해서 욕먹느니, 자세 요청하고 궁시렁 소리 듣는 게 나음

말은 이렇게 썼지만 대개 **"죄송한데, 자세가 많이 불편해서요.**(Needle이 들어갈 때 움직일 것 같은데) **혹시 앉아**(원하는 자세) **주실 수 있을까요?" 하고 협조를 구하면 모두 들어주신다. 왜냐하면, Fail하면 다시 찔려야 하고,** 각이 안 나와 계속 고민하는 모습을 환자분도 느끼기에 "앉아드릴까요?" 하고 먼저 물어보실 정도로 **한 번에 성공하는 걸 원하기 때문이다.** 혹시나 '실패할지 모르는데 자세까지 바꾸라 했다고 더 뭐라 하는 거 아니야?' 하고 고민하지 말자. 자세변경에 한소리 하는 분이라면 대개 뭘 해도 뭐라 할 가능성이 크다. 두려워 말고 성공할 가능성을 높여 환자분께 마음 상할 소리 듣지 말자.

암또 일화

혈관이 진짜 안 좋은 분이었는데 Line을 잡긴 잡아야 하니까 왼팔이랑 오른팔을 계속 왔다 갔다 하면서 주먹을 쥐었다 펴보라 하고 때려도 보면서, 간신히 팔등 아래쪽의 혈관을 찾았었다. 그런데 이쪽 혈관은 환자분이 뒤를 보면서 팔을 꺾어줘야 편하게 line을 잡을 수 있는데, 아무래도 불편할 거 같아서 내 몸을 꺾어서 힘들게 시도했다가 Fail 해버렸다. 그랬더니 "별 지랄을 다 하더니 그것도 못 하냐."며 안 맞겠다고 말하는 걸 빌고 또 빌어서 설득하고, 올드 선생님께 부탁했다가 그나마 있는 혈관까지 터뜨려 먹었냐고 한소리 들었다. 그 뒤로 IV만큼은 내가 먼저란 생각으로 최선을 다해 자세 선정을 했다. 그리고 한 가지 당부할 말은, '허리 숙여가면서 IV 하지말자' 이다. 허리가 너무 안 좋아져서 물리치료 받는 친구들이 많다.

+ Line 선택 - 자주 사용하는 손은 유통성 있게 피해 주기

*** Line 선택의 기본 원칙은 '말초'에서 '중심'**
– 처음부터 상완에 Try 했다가 Fail 하면, 전완의 혈관 몇 개는 사용 불가함
– 터뜨려버린 혈관에서 Fluid가 새어 나와 붓기 때문임

*** Shunt & Mastectomy Arm 금기, Paralysis & Joint는 되도록 피하기**
+ Tip! 'Joint'에 IV 할 때는 좀 더 굵은 Gage로 Insertion하기
⇨ 굽힐 때마다 Fluid 안 들어감, 굵은 Gage로 하면 굽혀도 들어감

4장 IV편

02 혈관 찾기 - 알코올 솜으로 때 밀기

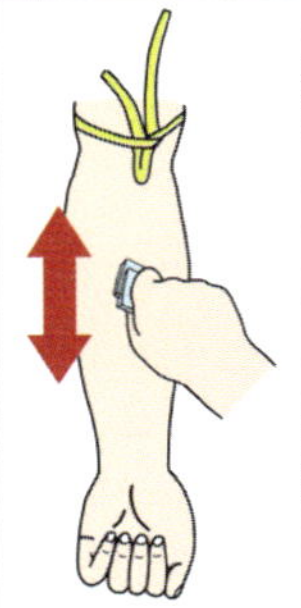

- 토니켓 묶은 뒤, 알코올 솜으로 때를 밀듯이 박박 닦자
- 알코올 솜에 의해 빛을 받아 혈관이 반짝거림
- 피부는 벌게져서 푸른 혈관이 더 잘 보임

★ 혈관 찾기 목적으로 닦은 것으로, 반드시 소독 다시하기 ★

+ 혈관 확장하게 시켜 정맥 잘 보이게 하는 Tip!(+ 온습포)

- 중력에 의해 정맥 귀환 느려지도록 심장보다 팔 아래로 하기
- 손부터 팔까지 정맥혈이 채워지도록 쓸어 올리듯 마사지하기
- 피부밑 히스타민 분비되도록 엄지와 검지로 혈관 톡톡 치기
- 근육 수축하면서 말초 정맥이 귀환하도록 주먹 쥐었다 펴게 하기

정맥을 울혈시켜서 혈관 찾기만 잘해도 성공 가능성이 커진다. 숨어있던 혈관들이 나타나면 그중에서 가장 통통하고 곧은 혈관을 찾아서 Ⅳ를 하면 된다. 혈관이 없는 분들에게 10분에서 15분 정도 온습포를 대주면 좋다곤 하는데, 온습포를 만들 만한 재료도 없고 그 시간 뒤에 Ⅳ 하러 갈 시간이 날까 싶어서 해본 적은 없다.(담요를 덮어주는 것만으로도 좋다고 한다) 대신 환자 손이 너무 차가우면 내 손을 이용해 파리처럼 비벼서 따뜻하게 만들었다.

암또 생각

주먹을 쥐었다 펴기로 정맥을 울혈시키면, 환자분들이 대개 IV를 할 때도 주먹을 힘껏 쥐고 있는데 개인적으로는 손을 펴는 게 더 잘되는 거 같다. 주먹을 쥐고 있으면 힘을 너무 주어서 혈관이 잘 터졌다. 또 혈관을 찾는다고 손 전체로 너무 찰싹찰싹 때리면 오히려 찾기 어려웠고 약간 토닥이는 것처럼 두들겨야 했다.

+ 토니켓 묶기 - 1~2분 지나면 풀어주기(Lab - 2분 이상 Clot 됨)

- Insertion 할 부위보다 10~15㎝ 위에 묶기

⇨ 너무 가깝게 묶으면 Catheter가 Vein에 들어가도 혈액 역류가 잘 안 됨
덜 들어간 줄 알고 더 찌르다가 Puncture 하게 됨

⇨ 너무 멀리 묶으면 Vein 울혈이 잘 안 됨 – 혈관 찾기 어려워짐

- (고무줄) 토니켓은 줄이 환자 몸쪽으로 가게 위로 묶어야 함

⇨ 아래로 묶으면 Insertion 할 때 걸리적거리고 IV site 오염시킬 수 있음

- 너무 세게 묶으면 동맥혈도 차단하여 통증과 팔 저림 강하게 호소함

03 기능 혈관인지 확인 - IV 할 혈관을 눌러보자!

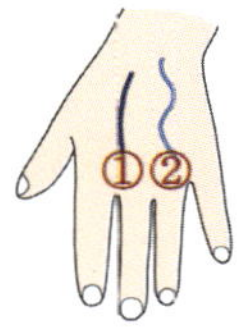

- ①번 혈관, ②번 혈관이 보인다면 ②번 혈관에 IV 하자
- 아래 '기능하는 혈관' 그림을 보자(왼손은 혈관 고정용)
- 혈관을 눌렀을 때 정맥혈이 밀려 나가서 피부색으로 보임
- 아래 '기능 안 하는 혈관' 그림을 보면 변화가 없음
- 이런 혈관은 제대로 IV 해도 피가 흘러나오지 않음

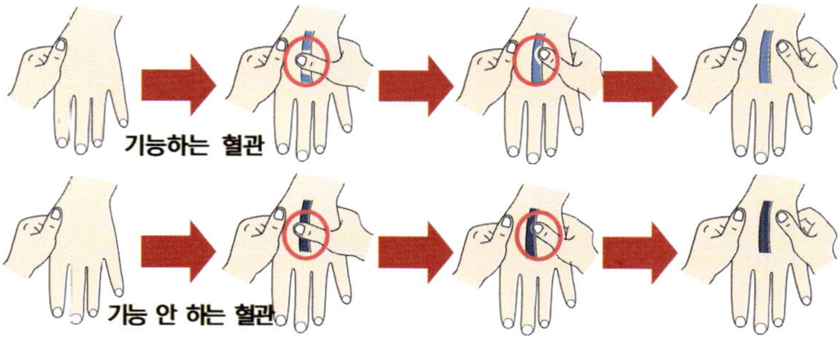

- 혈관의 기능 여부와 상태 확인 법: 정맥혈의 색 변화와 충만 시간 보기
- 바로 충만 된다는 것은 혈관의 기능상태가 좋다는 것
- 충만은 되나 시간이 오래 걸린다는 것은 혈관 상태가 안 좋은 것(약함)

\+ 추천하는 이유: 충만 되는 것을 보면서 혈관의 생김새를 알 수 있음
- 혈관이 눈에 일자로 푸르게 보여서 찔렀는데 붓는 경우가 있음
- 혈관이 미세하게 휘어져 있었는데 Catch 하지 못했기 때문임
- 위처럼 혈관을 눌러보면 일자로 곧은 형태인지 휜 형태인지 알 수 있음

위에서 기능 안 하는 혈관이라 표현하였는데, 개중에는 시간이 오래 걸릴 뿐 기능하는 혈관일 수 있어서 이 표현이 틀렸다고 할 수도 있다. 그런데 신규 입장에서는 찔렀는데 피가 전혀 나오지 않거나, 찔끔 맺히기만 하고 피가 더 나오지 않는다면 Fail 했다고 빼버리기 때문에, **실패확률이 높은 저런 혈관보다는 더 좋은 혈관을 찾으라는 뜻**으로 표현했다. 또한, 저런 혈관은 대개 얼마 가지 못하고 정말 기능이 안 좋다. 노인들의 손등에서 저런 혈관을 많이 볼 수 있고, **눌렀을 때 색 변화가 없고 단단한 혈관인 게 특징**이다. 눌러보면 혈관이 탄력 있게 눌리지 않고 혈관 자체 그대로 눌러지는 듯한 느낌이 든다. **대개 다른 혈관에 비교해 색이 진한 굳은 혈관이다.**

04 혈관 고정하기 - 혈관이 밀리지 않도록 피부를 쭉 잡아당기기

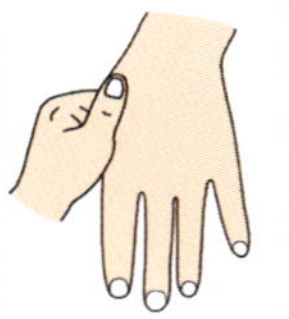

- (오른손잡이 기준) 왼손의 역할은 ★ **혈관 고정** ★
- 둘 데 없어서 손 올려둔 거 아니니 제대로 혈관 고정하자
- 혈관을 고정하지 않으면 Insertion 할 때 혈관이 밀림
- 혈관이 밀리면 엉뚱한 곳에 Insertion 하게 됨
- 엄지뿐 아니라 손 전체를 이용하여 혈관을 고정하자

+ 혈관 고정하기 - 개인적으로 추천하는 방법

일반

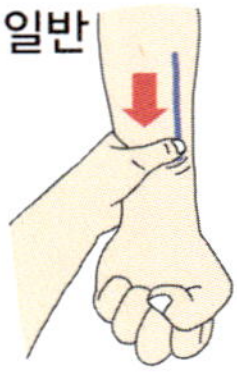

- 대개 일반적으로 **고정할 혈관의 위나 아래를 잡아당김**
- 이러면 오른손이 Catheter Insertion 시 왼손을 피하느라 삽입 각도를 더 주게 돼서 Puncture 할 확률이 높아짐
- 신규들의 주요 **Ⅳ Fail 원인이 삽입 각도를 너무 주는 것인데 경험에 의하면 혈관 고정한 손을 피하느라 발생했음**

추천

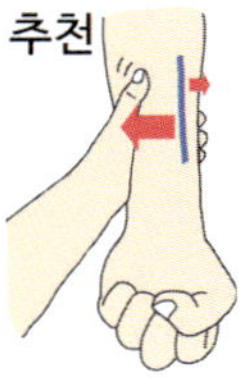

- 개인적으론 **엄지와 다른 남은 손가락을 이용하여 양쪽으로 피부를 잡아당기는 방법을 추천함**
- Insertion 시 장애물이 없어져 삽입하기가 더 편하고, 삽입 각도를 더 낮출 수 있어 손등이나 전완에서의 Ⅳ fail 확률을 줄여줌

- 팔이 아닌 다른 부위도 엄지와 남은 손가락을 이용하여 양쪽으로 당기면 고정이 잘 됨, 손을 팔 위에서 양쪽으로 밀어도 좋음

혈관을 고정하라고 해서 사정없이 피부를 누르라는 건 아니다. 사정없이 눌러버리면 혈관도 같이 눌려서 Ⅳ가 Fail 해버리기 때문에 피부가 밀리지 않을 정도로만 당겨서 고정하라는 건데 가끔 혈관조차 보이지 않을 정도로 너무 심하게 피부를 당기다 못해 누르는 걸 봤다. 알코올 솜으로 수없이 닦고, 찌를까 말까 한 번만 더 확인한다며 손톱으로 예정 선까지 만든 소중한 Insertion 부위를 사수하자. 그리고 개인적으로 **손등에 Ⅳ를 할 때는 주먹을 쥐는 것보다 환자 손을 펴서 내 손 위에 올리게 한 뒤 엄지와 다른 손가락으로 피부를 잡아당기는 방법이 좋았다.(뒷장에 그림을 통해 설명하였으니 참고하길 바란다.)**

05 혈관 피기 - 구불거리는 혈관은 피부를 당겨서 펴기

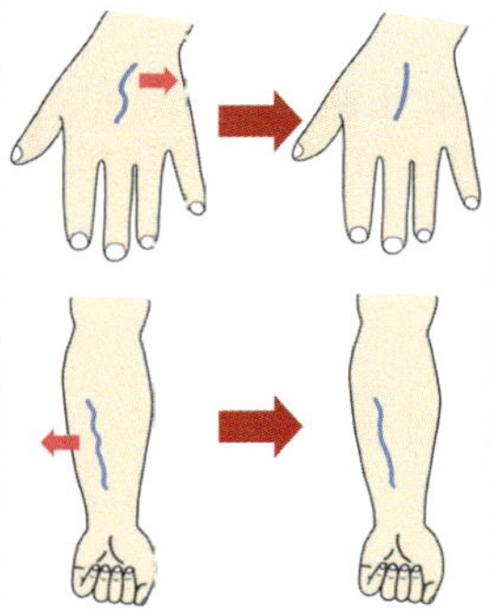

- 삽입할 Catheter의 길이보다 혈관이 짧은데, 혈관이 심하게 구불거리는 게 아니라면 **주변 피부를 당겨서 일직선으로 만들기**
- 위와 아래 부분은 일직선인데 중간이 휘어져 있다면 일직선을 만들 부분의 피부를 당겨서 혈관을 일직선으로 만들면 됨
- 약간 휜 정도는 Catheter 삽입 후 Jelco가 탄력 있게 휘어지므로 무리 없이 수액 유지가 가능함 (너무 과한 구불거림은 포기하자)

+ 손등 IV하기 - 개인적으로 추천하는 방법

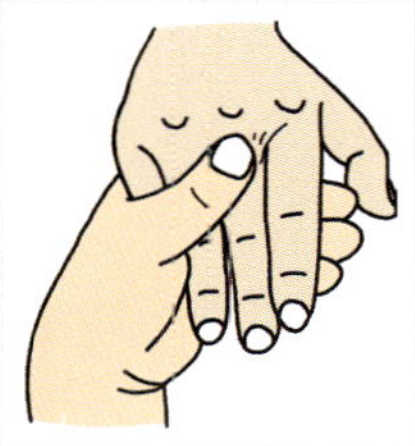

- 손등 IV는 주먹 쥐게 하는 것보다 손을 편 게 잘 됨
- 내 손 위에 환자 손을 올리고 부드럽게 감싸주어 IV하기 좋은 손 각도를 만들어 주고, 엄지를 이용하여 혈관을 고정하거나 구불거리는 혈관을 펼 방향으로 당겨줌

- 손등 IV는 AST하는 것처럼 포 뜨듯이 각도를 낮춰야 잘 됨(뒤에서 다시)

+ IV하기 좋은 각도 - 항상 Insertion 방향은 오르막길

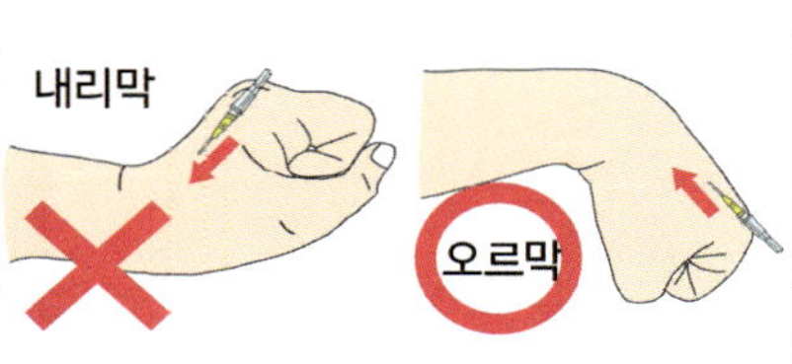

- 혈관을 더 가까이서 보기 위해 Insertion 할 부위를 들어 올려서 위에서 아래로 Insertion 하는 걸 봤는데 이러면 성공이 힘들어짐

- 반드시 **어느 부위든지 Insertion의 시작이 아래에서 위로** 올라가야 함
- 발등에 Line 잡을 때 발을 최대한 오르막길로 만들어줘야 잘 잡힘
- 팔에 Line 잡을 때 Line 잡을 팔 아래에 베개나 담요를 받치면 좋음
- 혹은 반대편 팔을 Line 잡을 팔 아래에 받치게 하는 것도 좋음

06 반듯하게 삽입 - Chamber 끝과 옷의 단추가 일직선이 되게 하기

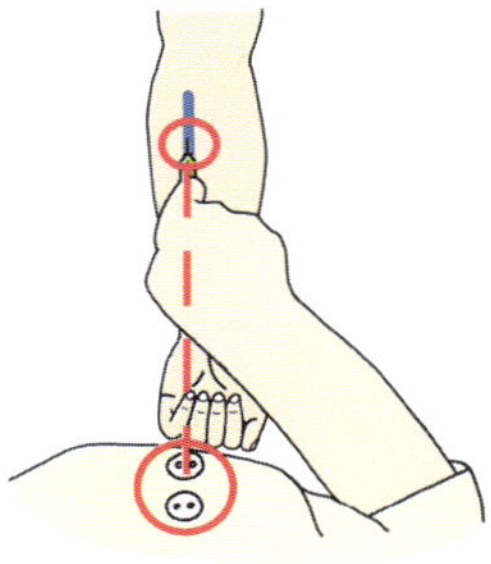

- **Ⅳ 할 혈관과 Catheter가 일직선**이 되게 하자
- Insertion 할 때 Catheter의 끝만 바라보다간 혈관에 비스듬하게 들어감
- Ⅳ 할 혈관을 가까이서 계속 보면 고개가 옆으로 가면서 몸도 틀어지게 되는데, Catheter의 끝만 보면 혈관과 일직선이라 착각하여 비스듬하게 Insertion 하게 됨

⇨ **Jelco가 더 이상 안 들어가거나 Puncture 됨**

- 처음에 몸을 혈관과 일직선상에 두고 Catheter의 Chamber 끝부분이 옷의 단추와 일직선을 이루도록 맞추면 Catheter가 일직선으로 반듯하게 들어감

옷의 단추는 병동의 간호사들이 입는 간호복의 정 가운데 있어서 지표로 삼은 것일 뿐 다른 것을 기준으로 삼아도 된다.

+ 비스듬하게 삽입되는 이유 - Catheter 끝만 보기 때문임

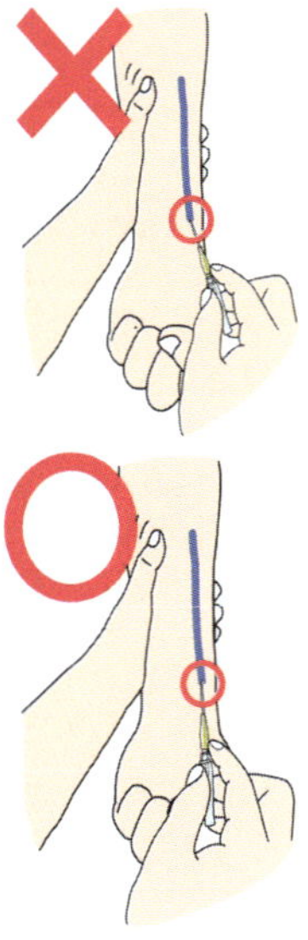

- X 그림의 동그라미 부분만 보면 혈관에 일직선으로 Catheter를 Insertion 하는 것 같음

⇨ 하지만 Catheter 전체를 보면 비스듬하게 들어가고 있으므로 Puncture 되거나 Jelco가 안 들어가짐

- **Puncture 되지 않았고 Jelco만 안 들어가는 경우라면 Catheter를 다시 뒤로 살짝 빼내서 혈관에 반듯이 진입 하면 살릴 수 있음**(뒤에 그림 참고)

- O 그림의 동그라미 부분을 보면 혈관에 일직선으로 Catheter가 Insertion 되고 있음

⇨ 비스듬하게 들어가거나, 반듯하게 들어가는 경우 Insertion 부위만 보면 잘못된 걸 Catch 하기 어려움

- 반드시 Catheter Chamber 끝이 혈관과 일직선을 이루는지 확인하며 Insertion을 시작하자

01 Fail 유형 - Chamber에 피가 맺혔는데 더 피가 안 나오는 유형

① Puncture 된 경우

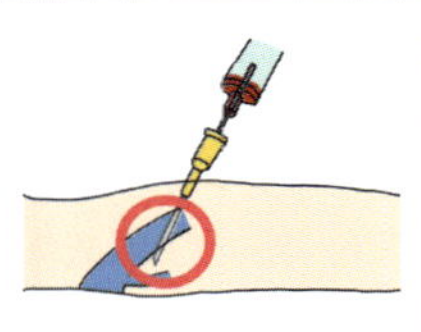

- 혈관에 Catheter가 들어갔기 때문에 Chamber에 피는 맺혔지만, 각도를 낮추지 않아 Puncture 됨
- 혈관 기능이 안 좋은 경우(또는 작은 혈관 경우) 천천히 피가 흐르는데 기다리지 않고 더 진입함
- 혈관진입 후 서두르지 말고 천천히 Insertion하기

⇨ 천천히 Chamber에 피가 맺히면 각도를 바로 낮추자
⇨ 혈관이 안 좋은 분들은 각도를 낮춘 후에 조금만 더 기다려보자
⇨ 주의! Skin부터 천천히 하면 정말 아픔(Puncture는 급속도로 부음) 아플 수 있음을 충분히 설명드리고 차분히 하자

② Stylet까지만 들어가고 Jelco는 혈관에 들어가지 못한 경우

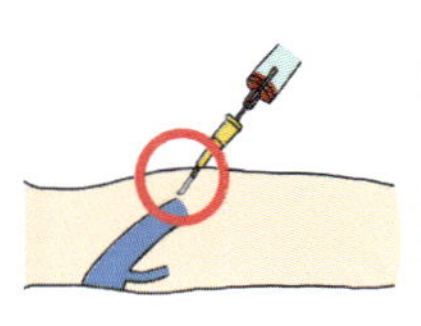

- Stylet이 Jelco보다 더 길다는 걸 잊지 말자
- Chamber에 피가 맺힌다는 건 Stylet이 혈관에 들어갔다는 말인데, Puncture를 두려워해서 바로 Stylet을 빼내면 아직 혈관에는 Jelco가 들어가지 않아서 피가 갑자기 나오지 않음

- Catheter를 완전히 빼낸 게 아니라면 다시 혈관에 진입을 시도하여 새로 혈관을 뚫고 들어가면 Line을 잡을 수 있긴 함
- 피맺히면 각도를 낮춰 조금 더 들어간 후 Stylet 제거하자

⇨ 천천히 하면 Puncture 되지 않으니 두려워 말자
⇨ 주의! Catheter를 완전히 빼내지 않고 다시 혈관에 진입해서 Line을 새로 잡으면 Fluid 투여 중에 부어오를 수 있음(By. 처음 진입 상처)

+ Catheter 부위 명칭

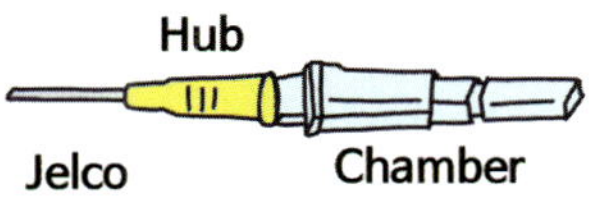

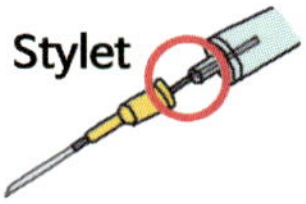

- Hub 색
- 24G(노랑) 22G(파랑)
  20G(분홍) 18G(초록)

- 18G 중에 Para(천자)용으로 더 긴 Needle 있음(불량 아님);
- Catheter Insertion 전 반드시 Stylet을 뒤로 뺐다 넣었다 하기(뻣뻣함)
- 반드시 사면이 위로 가기(아래로 가면 무지하게 아픔)

02 Fail 유형 - 혈관에 들어갔는데 Jelco 진입이 더 안 되는 유형

〈혈관 벽에 막힌 경우〉

① Insertion 시 비스듬하게 삽입함 ② Jelco보다 짧은 혈관에 Insertion 함

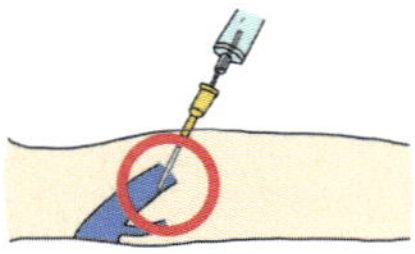

- 위 경우 둘 다 혈관 벽에 가로막혀 더 이상 Jelco가 진입할 수 없음
- 1번은 위에서 말한 것처럼 **카테터를 뒤로 살짝 빼서 혈관 방향에 맞춰 진입하면 살릴 수 있음**

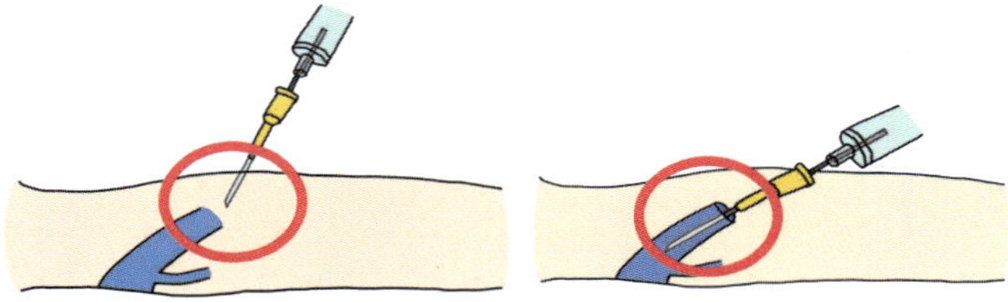

- 2번 경우 짧은 혈관에 Insertion 한 경우에는 사실상 살리기가 어려움

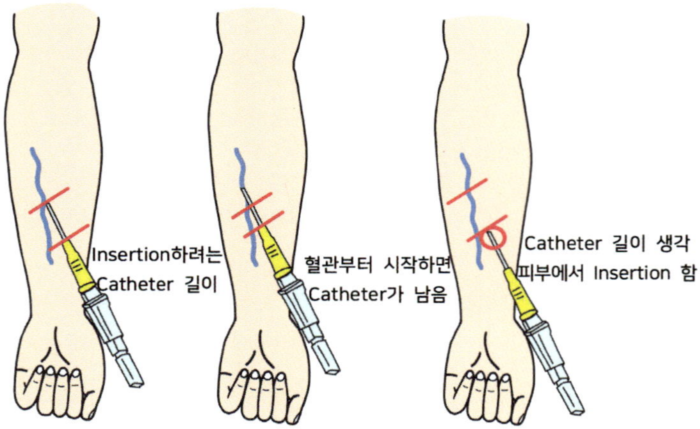

- **Catheter보다 Insertion할 혈관이 짧은 경우 혈관에서 시작하면 안 되고 혈관 더 뒤의 피부에서부터 Insertion 해야 함**

⇨ 주의! 1번처럼 Line 살리려고 피부 안에서 혈관 찾으러 왔다 갔다 하기 2번처럼 피부에서부터 Insertion 하면 무지 아픔(아플 수 있음 설명하기)

- 1번, 2번 경우 진짜 아픈 반응이 당연함(환자 반응에 놀라서 빼지 말 것)

⇨ 그래도 성공하면 IV 1번 만에 한 거로 치부되니 최대한 애써보기

03 Fail 유형 - 피도 안 나고 환자만 아파하는 유형

〈Vein 아닌 곳에 Insertion한 경우〉
① 혈관이 밀리면서 피부에만 Insertion함 ② 인대, 건, 신경에 Insertion함

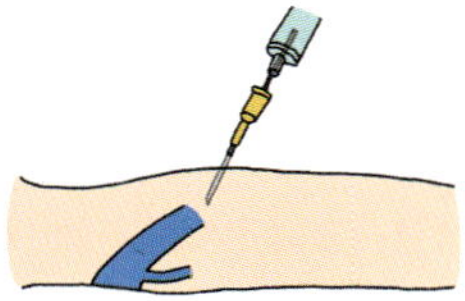

- 1번 경우는 혈관이 밀리지 않도록 고정 잘하기
⇨ 만약 **혈관이 바로 옆에 있다면 피부를 그때라도 제대로 단단히 고정한 뒤에 혈관의 옆을 뚫는다 생각하고 Insertion하면 살릴 수 있음**

- 2번 경우는 혈관 찾는 능력을 길러야 함
- **통통하게 튀어나와 있다고 모두 혈관이 아님**

〈정맥 혈관 찾기 Tip〉
- **자신의 혈관을 평소에 눌러보며 감 기르기**
⇨ 혈관은 눈으로 찾는 게 아니라 손으로 찾는 것임(심부 혈관 찾기 좋음)
⇨ **정맥만의 '통통한 느낌'**을 알아야 함**(건, 인대는 '단단한 느낌')**
⇨ 정맥은 '반동성'이 있음(건, 인대는 '반동성'이 없음, 위와 같은 말임)

- **혈관 기능 여부는 반드시 확인하기**
⇨ 피부색이 변하면서 혈액이 충만 된다는 것은 혈관이라는 뜻임
⇨ 건, 인대, 신경은 색변화가 없음

- **박동성이 느껴진다면 동맥이므로 피하기**
⇨ 마른 노인 Bedridden 환자 경우 동맥이 겉에서 만져짐
⇨ Artery에 잘못 IV 한 것을 보았는데 피가 수액으로 끝없이 역류함

- **정맥의 판막을 느껴보기**
⇨ 정맥은 판막이 있어 특유의 튀어나온 느낌이 있음
⇨ 정맥 판막에 Insertion 하게 되면 더 아픔

+ 정맥의 판막 찾기

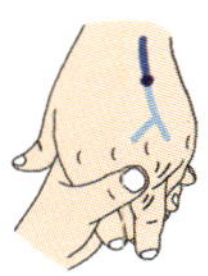

- 토니켓을 묶고 정맥을 울혈시킨 뒤 Insertion 하려고 생각하는 지점에서 한 뼘 정도 아래를 왼손으로 꾹 눌러서 혈류를 막고 오른손으로 혈액을 위로 짜준 후 **왼손을 뗐을 때, 정맥의 색이 흐려지고 튀어나온 부분이 판막임**(By. 못 내려온 혈액들)

+ 깔끔하게 IV 성공하기(부제: 피의 홍수 피하기)

① 반드시 '토니켓 풀고 Stylet 제거'하기

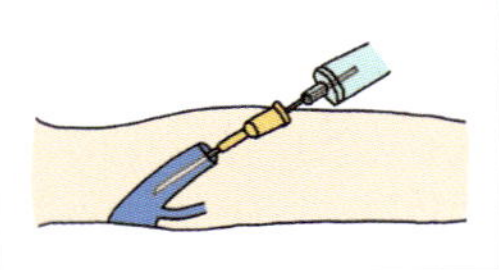

- IV 성공에 흥분하여 **Stylet을 먼저 제거하면 피의 홍수가 시작됨**(울혈 된 피가 모두 쏟아져 나옴)
- 수혈을 위해 굵은 Gage로 Line을 잡았다면 더 콸콸 나오며 피가 더 부족해졌다며 Complain 폭발함

- 여기에 Bedridden 환자의 침대 시트를 적셨다면 최소 20분간 침대 시트 교환하느라 업무 마비 오고 엄청나게 혼나게 됨

② Stylet 제거 후 '피 안 흐르게' 잘 누르기

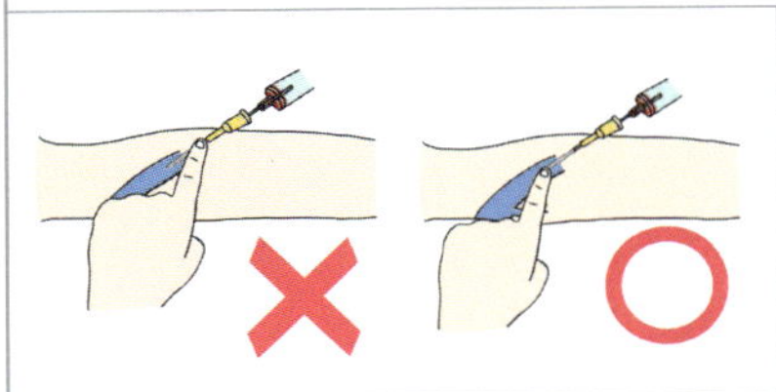

- **Insertion된 Jelco 끝부분을 눌러야 피의 홍수를 막음**
- 대개 Insertion 된 부분을 눌러서 피가 콸콸 쏟아짐
- Catheter 길이를 가늠해두기

- 수액 Set는 비교적 금방 연결해서 피를 많이 흘리지 않는데 Heparin Cap이나 3way 연결할 때 잘못된 지점을 누르면 많은 피를 흘리게 됨
- 이 경우에도 환자분 Complain과 함께 침대시트 교환을 하게 됨

③ '알코올 솜 Hub 밑'에 대주기

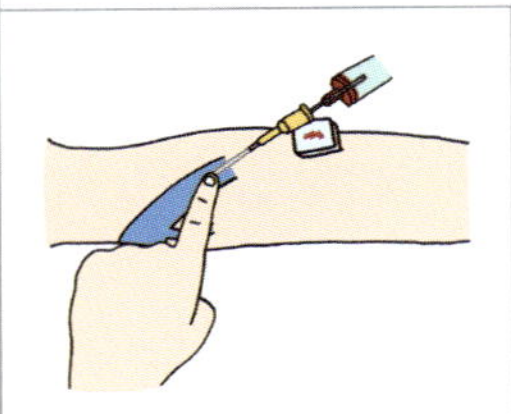

- Heparin Cap이나 3way 연결 시 Jelco 부분을 눌렀음에도 피가 한두 방울 흐르게 되는 데, **팔을 타고 시트나 다른 곳에 묻히게 되므로 Hub 밑에 알코올 솜을 대주어 혈액이 알코올 솜에만 국한되도록 해줌**(안 그러면 시트 교환하게 됨)

④ 지혈 시 'Plaster 확실하게' 붙이기

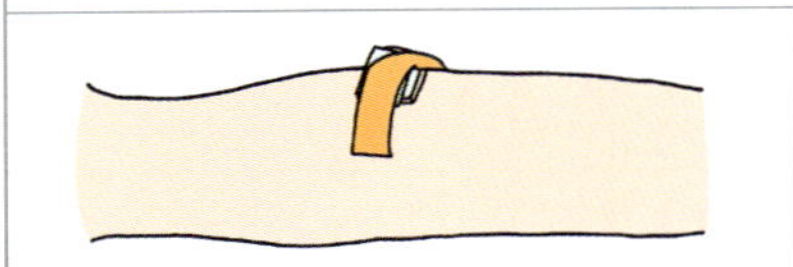

- IV remove Site(Fail Site) 자리에 알코올 솜을 대주고 Plaster를 대충 붙여만 주면 잠시 후에 피의 홍수가 발생해있음

- 충분한 압박으로 지혈을 해주어야 하는데 계속 누르고 있을 시간이 없어 Plaster를 붙여주는데 과하다고 생각할 정도로 짱짱하게 붙여주는 게 나음
- 특히 PT가 늘어지는 사람들은 지혈에 더 신경을 써야 함

+ Catheter 잡는 법 & 기타

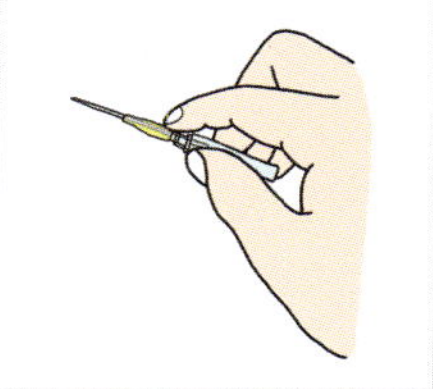

- 병원마다 Catheter 명칭이 다른데 내가 근무한 병원은 Angio라 불렀고, Vinca, Medicut이라고도 불림
- Catheter Chamber엔 각이 져 있는데, 각에 맞춰서 엄지와 중지로 단단히 잡고 검지는 Jelco를 미는 데 씀
- 남은 손가락은 받침대 역할로 각도 조절역할을 함

- IV catheter는 24G~16G까지를 병원에서 많이 씀(숫자 ↓ 굵음)

종류	24G	22G	20G	18G	16G
색깔	노랑	파랑	분홍	초록	회색
길이	19mm	25mm	30mm	30mm	45mm
용도	얇은 혈관 소아환자	일반성인 혈장수혈	조영제 CT 수술, 수혈	조영제 CT 수술, 수혈	천자

암또 일화

내가 근무한 병원은 IV Gage에 관대했다. 일반적으로(일반 성인도) 24G를 썼었고 혈장수혈도 24G부터 가능했다. 22G는 필요한 검사, Chest CT(Enhance), 20G는 수혈과 CAG, Abdomen CT(Enhance)일 때, 18G는 OP와 Angio CT(Enhance)일 때 사용해서 거의 24~22G만 썼었다. 그래서 18G를 많이 안 써봐서 어느 날 18G line을 잡는데 유난히 긴 Needle의 Catheter가 나와서 불량품이라 생각하고 지나쳤었는데, 그 후에 복수 천자 환자 준비물로 18G가 있어서 보냈는데 IV용 말고 천자용 긴 Needle 18G를 보내달란 전화를 받고서야 용도를 알았다.

+ IV 혼자 연습하는 방법

- 우선 **책상에 테이프로(고무줄) 토니켓을 딱 붙여두고 연습을 해보자.**

⇨ Puncture 안 되는 각도를 연습해 볼 수 있음, 혈관 느낌도 간접경험

⇨ 개인적으론 토니켓이 혈관 느낌과 많이 비슷한지 모르겠음

⇨ **필통에 토니켓 헐렁하게 붙여놓고 얇은 T 소매 안에 넣어서 연습**했었음

⇨ 혈관 고정부터 피부를 뚫는다 생각하고 연습함

- **실전 내 몸에다 해보기(자신 있으면 팔, 그렇지 않으면 다리)**

⇨ 팔에 하면 멍이 들어서 수선생님에게 불려가서 한소리 듣고 환자분들도 왜 그러냐고 자꾸 물어봄, 다리가 양손을 다 쓸 수 있어서 연습하기 좋음

4장 IV편

+ Ⅳ Tip 아닌 Tip

〈쇼호스트도 울고 갈만한 말빨과 공손한 태도〉 – Fail 이유 꼭 설명하기

– Ⅳ는 자신감과 실력이라는데, 두 개가 다 없으면 말빨이라도 세우자.

– 환자분이 긴장하면 혈관이 수축해서 찾기 어려우니 긴장을 완화시킨다는 근거 있는 핑계로 환자분에게 다정하게 말을 걸어라.

⇨ "요즘 잘 못 드셔서 영양제 놔드리려고요. 이거 맞고 우리 힘 내봐요.
그나저나 어디에 주사를 놔드린담, 어디가 편할까요?"
말하면서 눈으로는 끝없이 혈관 스캔하기

– 환자분이 대답을 해주신다면 리액션도 해가면서 혈관을 더 열심히 찾기

– 대개 아무 말 안 하고 긴장한 티 내면서 혈관만 찾으면 서로 긴장하게 됨

– 대화하면서 찾으면 환자분이 더 협조적이고 의도치 않은 Tip을 주심

⇨ 환자분이 "난 여기는 잘 터진대, 그래서 여기에 주로 맞아."라고 한다면 그곳을 집중적으로 보기, 생각지도 못한 곳에 과거의 다른 간호사분들이 심혈을 기울여 찾아놓은 혈관을 환자분은 기억하고 내게 알려주심

– 혈관이 딱 봐도 안 좋다면 IV Fail을 할지도 모른다는 밑밥을 살짝 깔기

⇨ "아쿠, 편한데 잘 놔드려야 하는데 혈관이 많이 없으시네, 다른 분들도 많이 힘들어 했겠어요. 그래도 함 잘 찾아볼게요!" 하면서 살짝 놀랍단 표정도 지어가면서 '환자분'이 평소에 힘들었을 마음까지 이해한다는 듯 말을 한다면 Fail 했을 때, 라포가 심하게 깨질 일은 적어짐

⇨ 왜냐면 환자분도 본인이 혈관이 안 좋은 것을 알고 있어서 이해해주심

⇨ 오히려 본인이 더 미안해하시는데, 그러면 안심하지 말고 더 미안해하기

⇨ 여기서 맞다고 환자분 혈관이 안 좋은 탓이라고 환자 탓을 하지 말기

⇨ 라포가 잘못하면 깨져서 다음부터 아예 안 맞겠다고 할 수 있음

– 본인 혈관이 안 좋다고 올드 간호사, Ⅳ 전담간호사를 요청하면 들어주기

⇨ **우선 혈관 한 번이라도 보겠다 하고 살펴봤는데** Line이 정말 안 좋다면 환자분 의견에 동의하고 Character를 보고 1번의 기회는 줄 것 같다면
"그래도 제가 할 수 있을 것 같은데 한 번만 저 믿어보시겠어요?" 하고 정말 실패하면 인생이 끝난다란 생각으로 도전하라. 실패한다면 진심으로
"죄송해요. 혈관상태가 생각보다 더 안 좋네요. 아파서 어떡해요."하고
말을 제대로 하기 안 그러면 심각한 Complain이 벌어짐

⇨ 개인적으로는 환자가 먼저 요청하고 혈관상태가 실패할 가능성이 많다면 더 잘하는 올드 선생님께 부탁하는 게 나음. 시도는 해봤냐고 물어본다면 환자 Character 설명하고 "크게 Complain할 거 같고 제가 그나마 있는 혈관까지 터뜨릴 것 같아서요."하고 말한다면 다들 이해해주심

+ 상황 별 Ⅳ Tip 아닌 Tip

1. 생각보다 모든 혈관은 얕게 찌르면 성공함

- 손등 & 전완 내측면: 10~15°, 팔등 & 허벅지: 30~40° 각도

- Ⅳ 할 Site에 살이 많이 없는 손등, 전완 내측면은 AST 하듯 포 뜨기

⇨ 10~15도라고 해서 각을 줘야겠단 생각에 너무 깊게 찌른다. 개인적으로 **혈관이 푸르게 보이는 곳은 살이 많이 없어서 혈관이 피부에 가깝게 있다. 그래서 피부를 뚫고 살짝만 들어간다는 마음으로 Insertion하면 됨**

- 그런데 팔등에 혈관이 푸르게 보이고 툭 튀어나와 만져지는 경우, 손등에 IV 하는 것처럼 들어가도 Line이 잡힘. **중요한 건 천천히 Insertion하는 것임**

- 천천히 들어가면 Puncture될 가능성도 줄여주고 뭔가 잘못됨을 빨리 깨닫고 다시 살려볼 수 있음

- Catheter가 2/3까지 들어갔는데도, 피가 안 맺힌다면 혈관이 더 아래에 있다는 뜻으로 Catheter를 다시 1/3만큼 뺀 다음 조금 더 깊게 찌르면 살릴 수 있음

- 각도를 낮게 Insertion 해서 잘 안 되면 더 깊게 찔러서 Line을 살릴 수 있지만 각도를 처음부터 많이 주면 Puncture되어 살릴 수 없음

2. 부종 & Obesity한 환자는 더 깊게 찔러야 함

- 부종환자는 Line 잡기가 정말 어려움. 찌르면 피가 아니라 진물이 나오고 토니켓 묶어둔 곳이 요흔성 부종으로 인해 자국만 남을 뿐 혈관이 안 보임

- 이런 경우 일반적인 사람들의 **Ⅳ 위치를 생각하면서 조금 더 깊게 찔러야 함(Ⅳ 하기 전에 20분 정도 Ⅳ 할 부위를 거상시켜 두면 조금 더 낫다**고 하는데 개인적으로 큰 차이는 못 느꼈음)

- **Obesity한 환자**는 혈관 위로 지방층이 두터워서 혈관이 더 아래 깔려 있음 그래서 **전완 내측면 경우 더 깊게 찌르지 않으면 Line이 안 잡힘**

3. 건장한 성인남성은 힘을 빼게 하고, 가끔 더 깊게 찔러야 할 때가 있음

- Obesity한 환자와 별개로 Muscle이 두텁게 형성되어서, 예상한 것보다 피가 맺히지 않으면 살짝만 더 진입해보면 그때 피가 맺히는 경우가 있음

- 주먹을 세게 쥐는 등 혈관에 압력을 강하게 주는 경우 혈관이 잘 터짐
혈관이 좋다면 힘을 빼게 하고 **혈관이 잘 움직이니 단단히 고정해야 함**

4. 성인은 천천히, 노인은 조금 더 빠르게 찔러야 함

- 노인들은 혈관이 약해 천천히 찌르면 혈관이 터져서 부풀거나 멍이 듦

- 멍이 들어도 붓거나 하지 않으면 살짝 출혈이 있던 거라 사용할 수 있음

⇨ Catheter 진입 시 혈관상처로 멍든 것으로 사용 가능함

+ 기타 IV Tip 아닌 Tip

1. IV Site는 이상이 없는데 아프다고 하는 경우(1)

⇨ **Catheter가 피부에 너무 딱 Insertion되어 있다면 살짝만 뒤로 빼보기**

- Catheter의 Jelco가 다 들어가서 Hub의 끝이 피부를 누르고 있는 분들이 IV Site가 불편하다고(아프다고) 말하는 분들이 많았음
- "Catheter가 너무 다 들어가서 자극받아서 그런 것 같아요. 조절했는데 혹시 아프시면 바로 말씀해주세요. 다른 데 놔드릴게요."라고 말하고 잠시 후에 가서 괜찮은지 물어보면 거의 다들 괜찮다고 하셨음
- Jelco가 혈관 벽 근처에 있어서 자극한 게 아닐까 싶은 개인적인 추측임

⇨ **반드시 가서 다시 확인하기.** 계속 불편한데 말 안 하고 계시다가 주사부위 괜찮으시냐는 다음 Duty의 질문에 아까부터 아프다고 말했는데 아직도 약간 아프다고 말할 가능성이 높고, '내'가 아작날 가능성이 높음

2. IV Site는 이상이 없는데 아프다고 하는 경우(2)

⇨ 24G보다는 22G로 Insertion하면 덜 아파함

- 근거는 없는데 더 두꺼운 Gage의 Catheter를 Insertion하면 덜 아파했음

⇨ IV Site의 통증을 계속 호소해서 3번이나 바꿔 준 적이 있었는데, 그래도 아프다고 하여 혹시나 해서 좀 더 두꺼운 Gage로 바꿔주니 괜찮아 했음
이 분 외에도 종종 이런 적이 있었는데 대개 여성 환자분들이 많았음

3. 수액이 안 들어간다고 바로 Remove하지 말기

- 다시 IV를 해서 성공할 자신이 없다면 Line을 살리기 위해 애쓰기
- 탄력성 있게 꺾이는 Jelco가 꺾여서 그럴 수 있으므로 꺾여 있다면 살리고 (주의 – 손으로 막 피면 Contamination 됨), **Hub 안에 Clot(일명 피떡)이 있다면 1cc Syringe를 이용해 제거**해보고 Saline을 재온 Syringe로 우선 Regurgitation(일명 리거지)를 반드시 먼저 해보고(안 그러면 혈전증이 발생할 수 있음) 그 뒤에 Flushing을 해보면 살릴 수 있음

4. Plaster나 Ez-Guard 반드시 미리 준비해두기(모진 말 들을 수 있음)

- 마음이 급해서 먼저 Catheter Insertion하고 깨닫는 경우가 많은데, 일단 Cap이나 수액 연결해두고 한 손으로 계속 누르고 있다가 후에 Plaster를 뜯으려고 하는데 Line이 '슉'하고 빠져버릴 수 있음(피의 홍수 시작됨)
- 특히 **수액에 연결해둔 경우라면 Set 무게로 인해 손 놓으면 바로 빠짐**

5. 손톱자국 되도록 내지 말기(낼 거면 Insertion 할 부위에만 살짝 내기)

- Line을 다시 찾으려 할 때 방해되고, 의존하다 잘못 찌르게 만듦

+ 부탁하는 자세 - 반드시 최대 2번까지만 시도하고 손 바꾸기

1. 반드시 모든 준비물을 Setting을 해놓고 부탁하자

- 엄연히 바쁜 와중에 도와주시는데 준비물품 챙겨서 드리는 건 기본임

- 특히 더러운 Tray에 준비물품 담아드리지 말기

⇨Tray 한구석에 피가 한두 방울 묻어있거나 하면 분명히 한소리 들음

2. 공손한 태도로 눈치껏 부탁하자

- 본인이 혼날까봐 딱 봐도 바쁜 상황인데 가서 부탁하지 마라. 더 혼남
- Line이 진짜 없어서요. 한 번만 제발 도와주시면 안 될까요? 하고 공손히 말하면 그 마음 이해하며 충분히 도와주는데, 너무 당연하다는 듯 해주라 하면(친구 사이에도 당연히 하면 기분 나쁜 것처럼) 기분 상해할 수 있음

3. 눈치껏 도울 수 있는 일이 있으면 해드리면서 부탁하자

⇨ 내가 많이 사용했던 방법으로, 도움을 요청하러 간 거라 많이 민망하고 언제 말해야 될지도 모르겠고, 계속 바빠보여서 말을 못 했었음

⇨ 그럴 때 일단 모든 준비물을 다 챙겨둔 뒤(선생님께 들고 가지는 않음) 선생님이 지금 뭘 하고 있는지 살피면서 내가 할 수 있는 일인지 살폈음
그리고 다가가서 BST를 재고 있다면, "선생님 혹시 많이 바쁘세요? 제가 BST 다 잴 게요. 제발 Line 한 번만 도와주시면 안 될까요? 선생님 시간 되실 때 한 번만 도와주세요." 하면서 부탁했었음

- 대개 이러면 "됐어, 내가 할게. 누군데 그래." 하시거나 "알았어, 부탁할게." 하면서 흔쾌히 들어주셨음. 이때 Ⅳ할 거 준비해놨다며 드렸었음

4. 도와주셨으면 꼭 감사 인사하자

- 사실 부탁받아서 가면 대개 Line이 안 좋거나 예민해져 있고 실패하게 되면 창피해지므로 부담이 매우 큼. 정성 들여 Line을 잡아놨는데, 아무 반응 없다면 좀 '꾸' 하실 수 있음(아무 말 안 해서 한소리 많이 들었었음)
- 빈말이라도 "어떻게 잡으셨어요! 역시 대단해요. 존경해요." 식으로 말을 하면 선생님도 기분 좋고, 후에 요청했을 때도 호의적임(진심인 게 좋음)

5. 반드시 Ⅳ는 2번만 시도하자(대개 본인도 긴장감이 심해져서 더 Fail함)

- 환자분도 예민해지고, Ⅳ할만한 혈관도 터뜨리면 뒤에 사람이 곤란해짐
- 가끔 혈관이 정말 좋은데 이걸 Fail했다고 부탁드리기 어려울 때가 있음
정말 자신 있다면 환자분께 양해 바라고 반드시 성공하던가, 아니면 다른 선생님께 가서 혈관이 진짜 좋긴 한데 뭐에 홀렸는지 이상하게 Fail을 2번이나 해버려서요. 한 번만 도와주시면 안 될까요? 하고 솔직하게 말하기

4장 Ⅰ Ⅴ편

Plus+

'IV Site 이상증상' - Phlebitis 예방

내가 근무한 병동은 매 Duty 시작마다 반드시 Rounding을 돌면서 IV Site 상태를 확인했다. **초기에 Redness와 Swelling을 Catch하지 못하면 심각한 Phlebitis(정맥염)가 발생하게 된다.** 그래서 이상증상이 있는 걸 알았는데 'Fluid가 잘 들어가고 있으니까 조금 있다가 투약할 약물 줄 때까지만 버티자', 'I/O 맞추게 그때까지만 버티자' 하는 생각은 버리자. 혈관에 이상 있는 상태에서 약물을 Inject하면 아프다고 소리치며 당장 빼라고 하신다. 얕은 생각에 약물도 오염되고, Complain 호소로 다른 올드 선생님께 혈관상태가 이런데 약물을 Inject 하냐면서 제대로 혼나게 된다.(곧 병동사람 모두가 이 사실을 알게 될 것이고, 인성이 없는 사람이 된다. 제발 눈앞의 상황만 모면하려 하지 말자. Phlebitis 생겨서 병원에 Complain 걸게 된다면 사건보고서도 써야 하고 감염관리팀에서 조사 나오고, 수 선생님은 물론 그 위 팀장님, 간호 부장님까지 면담하게 될지 모른다. 제발 간호사로서의 양심을 버리지 말자) – **IV 이상은 약물의 지속적인 Inject으로 인해 혈관이 약해져서 발생한 경우가 훨씬 더 많다.**

1. Redness

- IV Site에 선명한 '붉은 선'이 생김, 대개 열감과 경화가 동반됨
- 대처: **IV Site를 즉시 제거하고 Ice Bag**을 대주며 상태 살피기
- 예방: 자극이 심한 약물은 특히 희석을 잘하고 되도록 큰 혈관에 IV하기

2. Swelling

- IV Site가 다른 부위에 비해 확연히 부어있음
- 대처: **IV Site를 즉시 제거하고 팔을 심장보다 올려두고 EB로 감아두기**
- 예방: 굴곡부위(Jelco가 혈관에서 빠짐), 혈관 교차지점(교차부위를 Jelco가 일부분을 막음으로써 교차 아래 혈관이 부어오름) 피해서 IV하기

⇨ 종종 **조금만 더 맞고 Remove하겠다 하는데, 이후 Phlebitis의 위험을 고지하고, 반드시 즉시 IV Site를 제거**한 후 계속 상태 살피기

01 Fluid Overload(폐부종 주의) - 응급상황 발생 가능성 높음

- Fluid가 단시간에 많은 양이 주입된 것으로 **특히 호흡곤란을 호소함**
- (혈류량 증가로) 혈압과 맥박이 상승하여 경정맥이 팽창되며 체중도 증가함
- 발생 원인이 될 수 있는 실수: **의도치 않은 Full Drop**

⇨ IV Start 후 용량을 조절하지 않음, I/O 맞추려 Full drop하고 잊음

- 대처: V/S Check ⇨ Dyspnea 호소 시 ⇨ 산소공급, 반좌위
  (이런 말하긴 그렇지만 Old에게 먼저 Noti 하고 Dr. Noti 하기)
- 예방: **I/O가 안 맞더라도 Full Drop은 하지 않기**, 주입속도 꼭 확인하기

02 Air Embolism(의식저하 주의) - 응급상황 발생 가능성 높음

- 심혈관계에 Air가 들어간 것으로 특히 **흉부통증과 함께 의식저하를 호소함**
- (혈액저류를 방해하여) 저혈압, 약한 맥박과 호흡곤란, 청색증이 발생함
- 발생 원인이 될 수 있는 실수: **수액 Set의 Air를 제거하지 않음**
- 수액 Set의 소량의 기포는 큰 위험 없음. **C-line 가진 환자에게서 자주 발생**

⇨ 3way나 Y자 수액 Set의 남아있는 소량의 Air는 C-line에 영향을 줌

⇨ 새로운 Fluid Connect 시, 기존에 Fluid가 다 들어가고 수액 Set에 Air가 있지만 투명하여 발견하지 못하고 그대로 Connect 시 발생함

- 이론상 10cm 이상 Air가 정맥으로 투여되는 게 아니라면 발생 가능성 적음
- 정맥: 치사량 200~300cc 가량, **But 동맥: 치사량 단 2cc만으로 발생**

⇨ 정맥은 폐가 있어 Air를 걸러줄 수 있음, 기포를 두려워하는 환자에게 설명해주면 좋음(But Complain 거는데 괜찮다 하면 큰 문제가 발생함)

- 대처: V/S Check + LOC, GCS Check ⇨ Head Down & 좌측위
- 예방: 반드시 Air는 확실하게 제거하기(PICC, Chemoport)

암또 일화

I/O를 하다 보면 환자의 자세에 따라 수액이 예상보다 안 들어가 있어서 교대 전까지의 시간 동안 조금 더 수액을 주기 위해서 수액을 더 틀어 놓곤 했다. 문제는 그 사실조차 잊고 있다가 인계 전 마지막 Rounding을 돌 때 기억이 나서 헐레벌떡 뛰어가 보면 원래 줄려던 양보다 더 많이 들어가 있어서 어떻게 할지 몰라 당황할 때가 많았다. 다행히 큰 영향을 안 끼치는 정도의 양이라 환자 상태를 봤었는데, 종종 동기들과 후배 신규간호사들이 Full Drop으로 모든 Fluid를 다 줘버려서 보고서를 썼다는 소리를 들을 때마다 나도 언제든 일어날 수 있는 일이어서 식겁하곤 했다.

03 Infaction(2차감염 주의)

- Ⅳ Site의 오염으로 인해 발생한 것으로, 특히 2차 감염을 조심해야 함
- Ⅳ Site에만 국소적으로 화농성 삼출물과 Redness, Warmth 발생하거나 전신적으로 감염증상(Fever, Chilling)과 함께 간혹 피부이상이 나타남
- 발생 원인이 될 수 있는 실수: **Ⅳ Insertion 시의 Contamination**

⇨ Insertion 전 Line을 다시 손으로 만진 뒤 소독하지 않고 Insertion함

⇨ 손 씻기 미시행, 오염된 손을 물로 씻지 않음(부적절한 손 씻기)

- Ⅳ Site 안전 유효기간 72시간을 지키지 않음
- 최근 연구에서 이상 없는 IV Site를 72시간 이상 유지하는 것이 잦은 IV Site교환보다 안전하다는 것을 입증하고 있어서 혈관상태가 안 좋은 환자, 소아환자의 경우 이상이 없다면 교환하지 않고 유지하기도 함
- 대처: V/S Check(Fever) + Skin상태 사정 / 치료 – B.culture, Anti
- 예방: **확실한 손 씻기, IV Site 자주 확인** + 72시간 내 Line Change

04 Infiltration: 침윤(피부괴사 주의)

- Fluid가 피하조직 속으로 스며든 것으로, 특히 Chemo는 피부를 괴사시킴
- Ⅳ Site에 Swelling 발생과 통증을 경험하고 피부괴사와 감각이상을 경험함
- 발생 원인이 될 수 있는 실수: **Ⅳ Site 확인 시 Needle을 건드림**
- Fluid가 Full Drop이 되지 않아 Ⅳ Site의 Needle을 건드려 Catheter가 혈관 밖으로 빠져 나온 경우 약물이 새게 됨

⇨ Chemoport 가진 환자의 경우 Full Drop이 안될 때 Needle 부위를 살짝 눌러보면 잘 들어가는 경우가 있어서 손대다가 침윤이 발생함

- Joint에 Insertion하면 환자 움직임에 따라 Insertion된 Catheter가 혈관 밖으로 빠져 나와 피하로 약물이 새게 됨
- Catheter보다 짧은 혈관에 Insertion하여 Catheter를 걸쳐놓으면 환자 움직임으로 혈관 밖으로 빠져 나와 피하로 약물이 새게 됨
- 항암 약물 경우 굉장한 독성이 있어 침윤 시 심각한 피부괴사가 일어남
- 대처: 즉시 Fluid Stop, IV Site 제거 ⇨ Skin상태 사정 + EB 적용

⇨ 단순 약물 이상증상 없을 시: 다른 Site에 Fluid Restart

- 예방: Chemoport Needle(꺾여있고 바늘이 짧음) 함부로 손대지 않기

⇨ **가능한 Joint 부위 피하기, Catheter보다 긴 혈관에 Ⅳ Insertion 하기**

05 Phlebitis: 정맥염(피부괴사 및 혈전성정맥염 주의)

- Vein 내 약물자극으로 혈관에 염증이 생긴 것으로, 특히 혈전이 형성된다면 혈전성정맥염을 조심해야 함
- IV Site에 심한 통증, Redness가 발생함
- 발생 원인이 될 수 있는 실수: **부적절한 Line 선택과 소홀한 IV 관리**
- Vein 내 염증이 발생하여 Full Drop이 안되며, Fluid의 점적속도가 느림
- 대개 Phlebitis가 발생하면 Drop은 되기 때문에 알아도 교환 시기를 뒤로 미루다가 상태를 악화시키는 경우가 있음
- Ez-Guard(Film형)가 아닌 Plaster 이용 시 IV Site를 가려 Phlebitis의 이상 초기 확인을 늦추는 경우도 있음
- 노인, 약한 혈관의 경우 **자극이 심한 약물이(전해질, Anti) 정맥염을 많이 유발하므로 반드시 희석을 충분히 해주고 천천히 주입**하기
- 대처: 즉시 Fluid Stop, IV Site 제거 ⇨ Skin 상태 사정 ⇨ 냉/온요법
- 예방: **주기적인 IV Site 확인, Inject 시 환자 통증유무 확인, 충분한 희석**

+ Insertion 부위와 Remove 부위 기록 잘하기

- Insertion 하게 되면 꼭 Insertion 한 부위와 목적을 정확하게 기록하기
- Remove 하게 되어도 꼭 Remove 한 부위와 목적, 상태를 기록하기

⇨ 후에 IV Site 이상증상으로 Complain을 하게 되면 기록을 되짚어보며 누구의 잘못이고 제거한 간호사는 이상 증상을 발견 못하였는지와 어떤 대처를 했는지의 지표가 됨

- 반드시 후에 법적 문제를 삼을 수 있으므로 기록을 잘 해두어야 함

암또 일화

신규간호사 오리엔테이션 기간 초기에 한 여성 환자가 퇴원을 하기 위해 IV Site를 제거해 달라고 하여 선임 선생님이 제거하는 것을 곁에서 봤다. 그리고 며칠 후 그 여성 환자가 보호자들과 함께 우리로 인해 정맥염이 발생 하였다며 책임을 물었었는데, 정맥염이 발생한 자리를 보니 그 전에 수액을 맞고 있던 부분이 아니었다. 하지만 그때 Insertion한 간호사와 Remove한 간호사 모두 부위를 기록해두지 않아서 우리 책임이 아니라는 것을 증명할 수가 없었다. 선생님들이 말하길 그분은 이실 온 환자였고 그 부분은 그 전 병동에서 놓았던 자리였지만 증거가 없어서 우리 병동의 책임처럼 치부되었고 치료를 받고 퇴원하는 날까지 우리 병동 잘못이란 말을 끝없이 들었다.

Plus+

'자주 쓰는 혈관' - 해부학적 위치

Ⅳ가 서투를 때 혈관이 어디에 있는지 해부학 좀 공부하란 말을 들었다. 그런데 솔직히 말해 해부학적 위치는 대강 알았어도 Ⅳ를 못 했기에 그냥 틀에 박힌 조언이라고만 생각했다. 학부 때도 공부했고 **혈관 특유의 통통한 느낌과 혈관들이 푸르게 보여서 해부학적 지식이 없어도, 손이나 눈으로 대강 혈관을 찾을 수 있어서** 저 말은 신경쓰지 않았다.

그런데 이렇게 혈관만 찾을 줄 알고 주의사항을 모르면 환자분이 이상을 호소해도 왜 그런지 모르게 된다. 나는 나 자신을 연습 상대로 삼았었는데 당시 Ⅳ를 연습하겠단 의지만 있어서 혈관 주변의 신경, 건, 인대에 대해선 생각하지 못했다. 그저 성공할 것 같은 통통한 혈관만 찾을 뿐이었다.

그래서 왼손의 손목 안쪽의 혈관이 유독 올곧고 도드라져 보여서 Ⅳ를 시도했다가 2주가 넘도록 손이 저려 꽤나 고생을 했다. 여기는 주변에 신경이 많이 분포하고 있어서 임상에서는 잘 사용하지 않는 혈관이었다. 이곳에 신경이 많이 분포해 있다는 걸 알고 있었지만 '통통한 혈관' 찾기만 중요했던 나는 그걸 간과해버렸고, 그렇게 2주간 고생을 하면서 내 환자들은 나로 인해 이런 고통을 주지 않아야겠다는 생각으로 해부학적 위치를 다시 공부했었다.

Ⅳ를 위해 해부학적 위치를 공부하란 말은, 혈관이 안 보일 때 주로 분포해 있는 곳이 어디 있는지 빨리 찾기 위함과(더 좋은 혈관을 찾도록 다른 곳도 살펴보란 의미 또한 내포함) **신경, 건, 인대처럼 혈관과 혼동될 수 있는 부속기관을 피하고 최대한 부작용 없이 Ⅳ 하도록 공부하란 뜻이었다.** 그러니 나의 환자들을 위해 혈관만 찾는 바보가 되지 않도록 혈관과 함께 특징도 알아두길 바란다.

다음은 'IV에 자주 사용하는 혈관과 특징을 정리한 것'이다.

01 Hand - 10~15° 최대한 각도를 낮춰서 Insertion

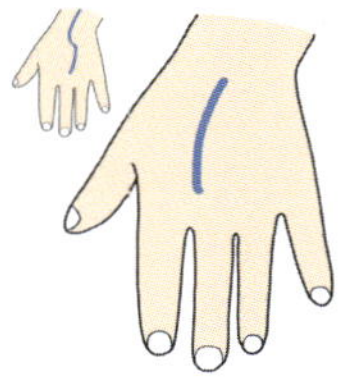

- **- 손등 중앙부에 두꺼운 혈관 3개가 있음(중수정맥)**
- \- 18G: 부드럽게 들어가기보단 욱여넣는 기분 듦
- **- 피부가 얇아 정맥이 잘 보임(Ⅳ시 기본 선택 부위)**
- \- Catheter를 너무 손가락 가까이 Insertion하게 되면 Extension이 손가락 쪽에 걸리적거리고, IV Site의 고정이 어려움 손가락 관절 움직일 때마다 뜯어짐

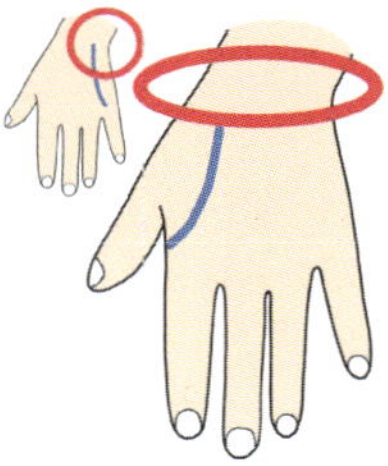

- **- 엄지와 검지 사이 쪽의 두툼한 혈관**
- ⇨ 손목 인접 부위는 신경이 밀집된 곳으로 조심할 것
- **- 새끼손가락에서 나가는 얇은 혈관(주의 Line)**
- ⇨ Line이 잘 안 보이는 분 살펴보기(노인, 비만)
- ⇨ 새끼 손바닥과 손목뼈 사이에 약간 깊게 있음
- ⇨ 손목을 안(엄지)쪽으로 꺾으면 보임(은근 두툼함)
- ⇨ **신경이 지나가는 부위 조심할 것**

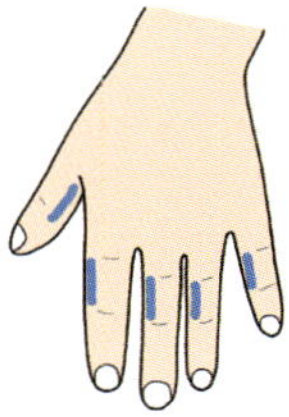

- **- Line이 정말 없는 분(고난이도, 정말 아픈 부위)**
- ⇨ 손가락을 접어서 관절의 주름진 피부를 당겨줌
- ⇨ 주먹 쥐게 하지 말고 내 손 위에 올려서 굽히기
- ⇨ **손가락 관절의 주름이 끝나는 부위에 혈관 있음**
- ⇨ 특히 엄지 쪽에 2~3개의 괜찮은 혈관 있음
- ⇨ 검지 2번째 마디에서 관절까지의 혈관도 좋음

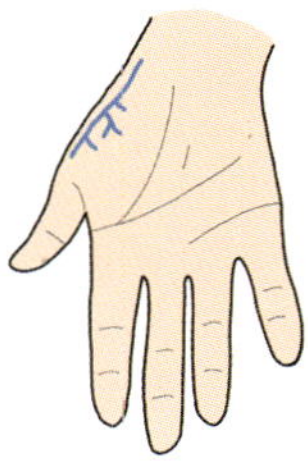

- **- Lab할 정도의 혈관조차 없는 경우(부종 심한 경우)**
- \- Line 잡는 게 아니라면, 이곳을 살펴볼 것
- ⇨ 이곳은 정말 아픔, 환자분에게 미리 양해 구할 것
- ⇨ 손목 안쪽의 굵은 혈관(위험함)이 아닌 엄지손가락 두덩이 쪽의 미세한 혈관들이 있음. 거기서 채혈
- \- 정말 얇은 실핏줄로 조금만 움직여도 터짐
- **- AST하듯 포를 떠야 성공함(손목보다 더 낮춰야 함)**

02 Arm - 내측 10~15˚, 외측 30~40˚ 두툼한 곳은 깊게 Insertion

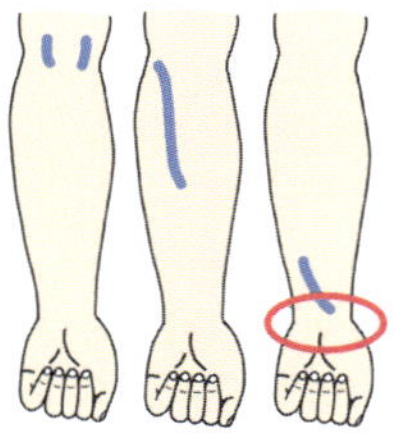

- Joint: 금방 Remove할 가능성이 큰 OP, CT 등
⇨ 굽히면 잘 안 들어가므로 피하기(채혈 시 애용)
- 전완 내측면: 10~15˚, 손등 Ⅳ처럼 낮은 각도 유지
⇨ IV 유지가 잘 되는 부위(Insertion 시 아픔)
⇨ Joint 가까이 Insertion하면 굽힐 때 안 들어감
- 손목 안쪽: Line이 극도로 없는 분(초주의 Line)
⇨ **신경과 인대가 혈관 바로 가까이 밀집되어 있음**

+ 상완 내측면: 상완도 내측면과 동일함
- Joint를 따라 올라가는 안쪽 혈관이 가장 곧음
- 전완의 내측보다 상완의 내측이 더 올곧은 경우가 많았음

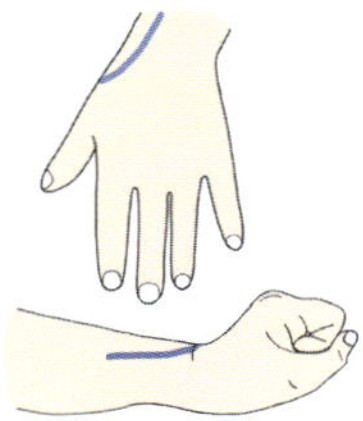

- 손목 Joint 아래부터 팔등으로 가는 굵은 혈관
⇨ 18G 애용 부위: 잘 움직이므로 고정 잘하기
- 손을 엄지가 위로가게 옆으로 두고 혈관 찾기
⇨ 탁자 위에 손목을 올려놓고 손을 아래로 하면 편함
⇨ 새끼손가락 방향으로 손을 굽혀줌
⇨ 엄지를 최대한 당겨서 혈관을 펴줌
- 손목에서 5㎝ 떨어진 곳 찌르기: 신경 초 밀집됨

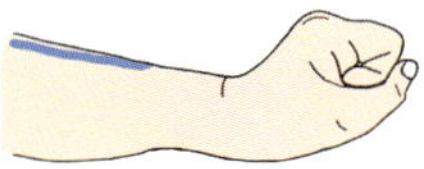

- 전완 외측면: 30~40˚, 각도를 살짝 더 줘야 함
⇨ 지방층 발달: 지방으로 인해 혈관이 아래에 이음
⇨ 근육층 발달: 근육으로 인해 혈관이 아래에 있음
- 혈관이 튀어나와 있는 사람: 각도를 낮게 해도 됨
- 혈관이 안 튀어나와 있는 사람: 각도를 살짝 주기

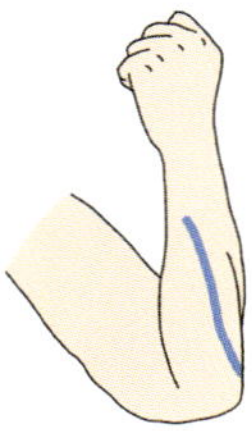

- Line이 잘 안 보이는 경우(은근히 두툼함)
- 팔등 옆구리에서 팔꿈치까지 이어진 두툼한 혈관
⇨ Ⅳ 자세-몸이 앞을 보고 팔만 돌린 자세가 아닌 **환자의 몸이 뒤를 보고 팔을 내게 준 자세(경찰에게 체포당해서 수갑 채워지는 자세)**
- 혈관이 잘 도망가므로 자세 협조가 반드시 필요함
- 18G도 가능할 정도로 두툼함

03 Foot - 10~15° 최대한 각도를 낮춰 Insertion

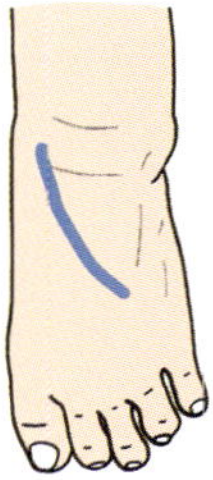	- Line 없는 사람, Both arm Save, 상지 OP환자 **- 발등은 손등과 동일하게 각도를 낮춰야 함** - 새끼발가락에서 시작해서 엄지로 넘어가는 혈관 ⇨ 엄지에서 발목까지 이어지는 혈관이 그나마 곧음 - 발등은 최대한 아래로 당겨 혈관을 펴줘야 함 ⇨ 환자에게 침상에 걸쳐 앉으라 한 뒤, 발을 보호자 침상 같은 곳에 올려놓으면 혈관이 그나마 보임
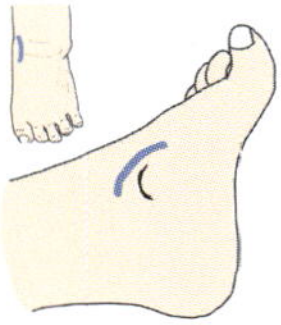	**- 발목 안쪽 뼈 위의 굵은 혈관** - 발목 뼈 바로 위에 있으므로 뼈 조심할 것 - 발목 인대와 혼동하지 않도록 조심할 것 - 혈관: 탄력성 존재, 인대: 비교적 단단함 - 오래 사용한 혈관은 단단함, 찔러도 사용 못 함
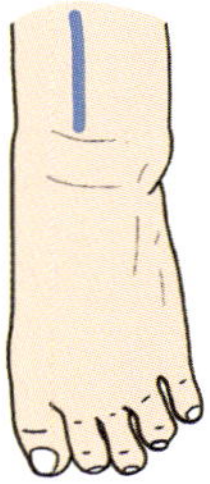	- 발목 Joint 윗부분의 곧은 혈관 ⇨ 은근히 두툼한 혈관이 있음(22~20G 가능) - Joint 딱 맞춰서 Inject하면 발을 굽힐 수 없음 ⇨ 걸어다니는 사람에게는 피해야 하는 부위 ⇨ Bedridden 환자들에게 선택될 수 있는 부위
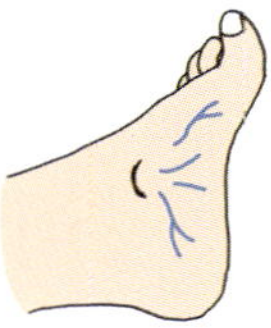	**- Line이 전혀 없는 사람, Both Arm Save** ⇨ 엄지손가락 쪽 두덩이처럼 실혈관이 존재함 ⇨ 손바닥보다는 실혈관이 길어 Line 잡기가 가능함 ⇨ 24G 정도만 가능하며 흔들리지 않고 들어가야 함 - Bedridden, 부종 있는 투석환자에게서 종종 사용함

Both Arm Save 및 Bedridden 경우 등 하지에 Ⅳ 할 일이 은근히 많으므로 알아두면 좋다.

04 Leg - 정강이 10~15°, 허벅지 30~40°로 Insertion

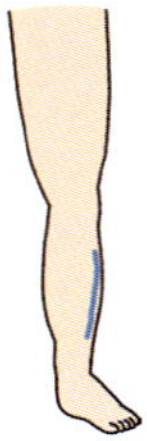	- 길이가 짧고 대개 구불거리면서 엉켜있는 혈관 ⇨ 종종 정강이에서 장딴지로 가는 몸 내측 부위에 곧은 혈관이 존재함, 정강이에서 무릎 외측으로 가는 부위에도 곧은 혈관이 존재함 - 정강이뼈와 혈관이 가까이 있으므로 깊게 찌르면 뼈를 자극하여 극심한 통증을 느낄 수 있음
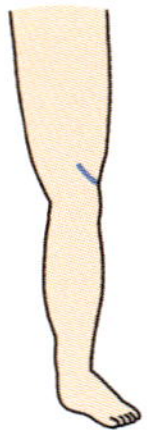	**- 무릎 Joint에서 이어지는 짧은 혈관(그나마 보임)** ⇨ 두툼하지는 않지만 그나마 있는 혈관 ⇨ 양쪽 좌우로 얇은 혈관이 두 가닥 정도 존재함 ⇨ 종종 약간 두툼한 혈관이 외측에서 허벅지로 이어짐 - 관절 부위로 오래 유지되는 IV Site는 아님 ⇨ 무릎 뒤의 Joint에도 팔의 Joint 같은 굵은 혈관이 있으나, 깊이가 좀 더 깊게 있으므로 조심할 것
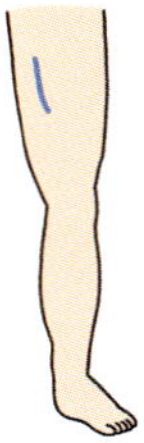	**- 허벅지 내측의(하지에서 그나마) 두툼한 혈관** ⇨ 혈관이 언뜻 푸르게 비쳐지면서 만지면 느껴지는 혈관으로 전완의 내측면 보다는 살짝 더 각도를 줘야 잡을 수 있는 Line - 허벅지는 마른 환자의 경우 최대한 토니켓을 대퇴에 가깝게 감아야 할 수 있음
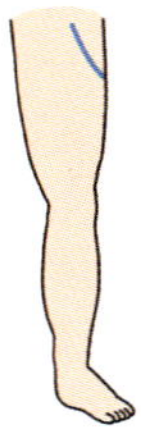	**- 허벅지 외측의(하지에서 그나마) 두툼한 혈관** ⇨ 팔등에 IV를 하듯 대개 허벅지 외측은 지방이 더 많아서 각도를 더 줘야 Line 잡을 수 있음 - 최대한 무릎 가쪽에서 올라가는 혈관들을 쫓아가다 보면 발견하게 됨

개인적으로 Insertion 시 아픈 순서가 손가락 → 발등 → 정강이 → 손등 → 전완 → 상완 → 팔등 → 허벅지 순이었다.

4-02 '갓 입사'한 신규간호사 'God 신규'가 되어보자!(IV편)

"IV 관련 용어와 물품' - 용어 & 3-way & 수액 Set

종종 "이 약물은 Side로 Shooting 해서 줘야 해. Line 없으면 그냥 Bolus로 줘버려. 환자 BP 떨어졌으니까 N/S Loading 해." 등의 말을 참 많이 들었다.

정확하게 뜻은 모르지만, 상황에 맞춰서 이렇게 하라는 거겠지 짐작하며 일을 했다. 학교에서 이론을 배울 때도 허울뿐이었던 병원 실습에 있을 때도 제대로 된 뜻을 배워본 적이 없었다. 물론 당시 적극적이지 않았던 나의 탓도 있었겠지만, **기본적인 것을 배웠어야 했던 당시의 시간을 흘려버리고 임상에 간호사로 투입되었을 때에는 용어의 뜻을 물어보기에는 너무 눈치 보이는 상황이 되어버렸다.**

또한, **임상에서 일하면서 느낀 바로는, 다른 선생님들도 뜻을 정확하게 구별해서 사용하지는 않는 것 같았다.** 용어에 대해 알아보려고 많은 커뮤니티에 질문해보아도 다들 보통 이런 뜻으로 사용하기는 하지만 정확하지는 않다는 답만 돌아왔다.

그래서 **짧지만 지난 나의 임상 경험과 그동안 모아온 답변을 토대로 Ⅳ 용어의 뜻이 궁금한 분들을 위해 간단하게 정리를 해두었으며,** 비슷한 느낌의 용어를 사용하는 상황들도 함께 정리해두었으므로 각 용어의 의미 파악에 조금이나마 도움이 되길 바란다.

이와 더불어서 Ⅳ Line과 같이 쓰이는 물품들에 대해서도 몇 가지 정리해두었다. 다음 물품들은 정말 자주 쓰이는 것들이기 때문에 각 물품의 특징과 생김새에 대해 알아두어 괜히 선임 간호사들에게 혼나는 일이 없었으면 좋겠다.

Ⅳ로 투여되는 수혈, 항암, 마약에 관한 부분은 양이 많아서 2권에 수혈, 항암, 마약 Part로 따로 구성하였으니 참고하길 바란다.

다음은 '**Ⅳ 술기와 관련된 용어를 정리한 것**'이다.

Bolus

- 포장된 용기(Ample 제제)의 양 전체를 한 번에 주사하는 것을 말함
- 일정 속도로 점적주사하는 IV infusion과 구별하기 위한 용어

⇨ 보통 Mix 하지 않은 약물 원액 그대로를 투여하라는 뜻으로 사용하지만 Line을 가지고 있지 않은 환자에게 Syringe에 약물을 재서 Direct로 투여하라는 뜻으로도 씀

Shooting

- 보통 Side Shooting 하라고 많이 말함
- Main Fluid가 있는 경우 50~100ml 같이 작은 수액 백에 Mix하여 주는 것이 아니라 Syringe에 약물을 재서 투여하는 경우를 말함

⇨ Bolus와 많이 혼용하여 쓰는데, Bolus는 Fluid 없이 Direct로 주는 경우 Shooting은 Main Fluid가 있을 때 Line을 통해 주라는 의미로 사용함

Side

- Main Fluid가 달려 있을 때 새로운 Fluid를 연결하는 경우면 3way를 이용하여 Main Fluid가 연결되지 않은 다른 Side 부위에 연결하라는 뜻임

⇨ 같은 맥락으로 약물을 Syringe에 재서 Side로 주면 Side Shooting임

⇨ Y자 수액에서 옆 부분으로 주는 것도 Side로 주는 거라고 말할 수는 있음

⇨ 용법에 IVS는 IV를 Side로 주라는 뜻임(IV Slowly인 경우도 있음)

Push

- 주로 N/S를 Push 하라고 많이 말하며, 밀어넣어주라는 뜻으로 사용함

⇨ Line Function 안 좋을 때 N/S 밀어넣어지는지 확인하라는 의미로 말함

⇨ Line에 혈액이 역류하고 있을 때 N/S로 밀어넣어주라는 의미로 말함

- BP 떨어지는 상황에서 N/S Push 하란 것은 N/S Full Drop 하란 뜻임

Flush

- 보통 Flushing이라고 많이 말함
- N/S 또는 H/S같이 Line Function을 유지하기 위해 투여할 때 사용함

⇨ Heparin Lock이나 3way 같이 Main fluid가 연결되어 있지 않은 경우 약물 투여 후 밀어넣어 줄 수액이 없을 때 Line Function을 유지하기 위해 추가로 N/S 또는 H/S을 투여해 줄 때 말함

⇨ Push는 보통 Fluid가 달려 있고, Flushing은 Fluid가 안 달려 있을 때 사용하는 용어지만 의미가 비슷하여 혼용하여 사용함

Regurgitation
- 보통 Regurge라고 말함
- 약물 Injection 전에 Line Function을 확인하기 위해 사용함

⇨ Line이 잘못 Insertion 되어 약물이 다른 부위로 주입되는 것을 막아줌
⇨ 리거지는 약물 투여 전 기능 확인, 플러싱은 약물 투여 후 기능 유지 목적

Mix
- 포장된 약물 원액 그대로 주지 않고 다른 Fluid에 희석해 주는 것을 말함

⇨ ~~~는 Mix 해서 주고, ~~~는 Bolus로 주라는 식으로 구분해서 말함
⇨ 원액 그대로 준다는 의미인 Bolus와 구별하여 사용함

Continuous
- Fluid로 계속해서 주입하는 경우 말함(Infusion 한다는 의미와 같음)

⇨ Bolus는 일회성으로 주는 것이고, Continuous는 지속해서 주는 것임

Dropping(Contamination 문제로 잘 사용하지 않는 방법임)
- 소아 환자에게 항생제를 수액 세트를 통해 점적 투여하는 방법을 말함

⇨ 수액 세트에 수액 백과 연결하면 약물이 들어갈 수 있도록 구멍이 있음
뾰족한 부분에 구멍이 있는데 이 부위에 약물을 잰 Syringe를 넣어서 점적 투여하는 것을 Dropping 한다고 말함

K.V.O(Keep Vein Open)
- Line Function이 유지될 정도로만 Fluid를 주입해주는 것을 말함

⇨ 주입속도를 따로 처방 내지 않고 대개 N/S를 10~15cc/hr 속도로 줌
⇨ 중심정맥관을 유지하고 있는 환자에게 특별하게 처방할 Fluid는 없으나 Remove 하기에는 후에 다시 Fluid를 줄 가능성이 있을 때 KVO함

Loading
- 치료적 농도에 도달할 수 있게 고용량을 단시간에 주는 것을 말함

⇨ Full Drop의 의미와 혼동하여 사용하는데 BP 떨어진 환자에게서 N/S Loading 해달라고 하면 BP 정상화를 위해 Full Drop 하므로 혼동하여 씀
⇨ 약물을 Start 전에 Loading 하라고 약물의 Loading Dose에 맞춰서 주기 시작하므로 Full Drop과는 엄연히 의미가 다름

Tapering
- 현재 투여하고 있는 약물을 점차 줄여가는 것을 말함

⇨ Steroid는 점차 줄이지 않으면 반동 효과가 나타나므로 점차 줄여야 함
보통 Steroid를 Loading 하여 치료적 농도에 도달하면 Tapering 함

ABGA(Artery Blood Gas Analysis)

- 동맥혈 가스 분석으로 Gas라고도 많이 말하며, Puncture라고도 말함
- 검사를 읽을 때 ABGA라 말하고 행위는 Gas나 Puncture라고 많이 말함

⇨ 주로 Gas는 ABGA만 딱 나갈 수 있도록 2cc 정도만 채혈하는 것을 말함

⇨ 주로 Puncture는 ABGA와 함께 다른 Lab도 나갈 수 있도록 많은 양을 동맥에서 채혈해 주는 것을 말함

⇨ 간호사에게 Puncture는 정맥에서 채혈하지 않고 동맥에서 채혈했다는 의미로 더 많이 사용하는 것 같음

VBGA(Vein Blood Gas Analysis)

- 정맥혈 가스 분석을 말함(소아 환아에게 자주 사용하는 방법)

⇨ 보통 ABGA를 나가려고 했는데 Vein에서 잘못 나간 경우에 많이 말함

⇨ ABGA와 구분하여 말하기 위해 VBGA라는 용어를 사용함

IVIG(Intra-Venous Immuno-Globulin)

- 면역글로불린 정맥주사를 말함, IVGV라고 하는 곳도 있음
- 멸균 조제실에서 수액에 면역글로불린을 Mix해 온 것을 IV로 투여하는 방법임

⇨ 가와사키를 앓는 소아 환자, 면역질환 환자에게서 투여하는 방법으로 매우 고가의 약물로 투여 속도를 늘려가며 주는 것이 특징임

- 반드시 Infusion Pump를 통해 주어야 하며 글로불린은 냉장 보관해야 함

Lab

- 혈액검사를 말함
- Laboratory(검사실)에서 혈액검사가 진행되므로 보통 Lab이라고 말함

⇨ 혈액검사를 위해 채혈하는 것을 Sampling 또는 Lab 한다고도 말함

암또 생각

실제 임상에서는 의학용어의 앞글자 한두 단어를 따서 줄여서 사용하는데, 이게 정해진 단어도 아니고 각 병원의 특색에 맞춰 의미를 조금씩 변형해서 사용하는 것 같았다. 상황에 맞춰 의미를 해석하면 되고, 내가 정리해둔 뜻도 조금씩 차이가 있을 수 있다. 최대한 임상에서 사용할 때의 미묘한 차이들을 구분하여 표현하려고 노력하였는데 의미의 느낌을 이해하였으면 좋겠다. 또한, 위에서 소개한 용어 외에도 임상에서 사용하는 단어가 많이 있으므로 의미를 파악해두고 투여 방법에 대해 알아두었으면 좋겠다. 바쁜 상황 속에서 이러한 용어는 실습 때 이미 배웠어야 하는 게 아니냐며 한소리 하는 분들도 있기에 생소한 용어가 아니라면 뜻을 찾아보고 알아두길 바란다. 괜히 혼나지 말자.

다음은 '**Ⅳ 관련 물품에 대해 정리한 것**'이다.

01 3-way Stopcock

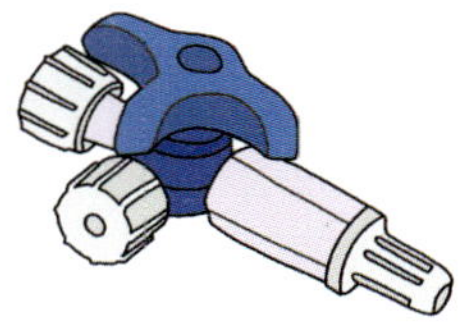

- 명칭: 수액연결 컨넥터로 보통 3-way라고 말함
- 목적: 이중 투약 시 조절기를 돌려 주입 방향을 조절하며 약물의 추가 투여를 위해 사용함
- 특징: IV Line 한 개에 여러 약물을 투여할 수 있어서 추가로 Line을 잡지 않아도 됨
- 기타: 3-way 통해 주는 약물이 만났을 때 경결이 생기는 약물은 다른 Line을 잡아서 투여해야 함

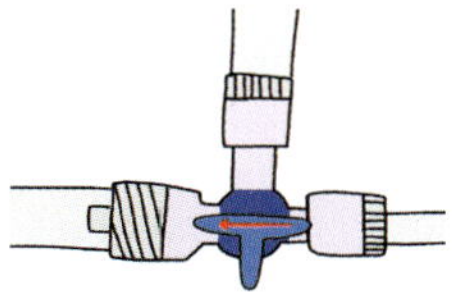

환자-Main 수액 연결됨
'ㅜ'모양으로 연결됨

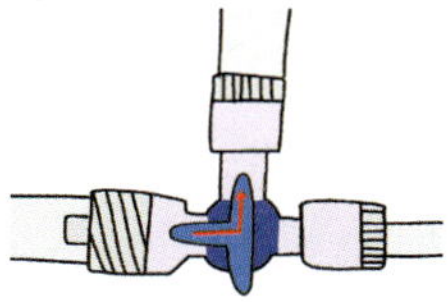

환자-Side 수액 연결됨
'ㅓ'모양으로 연결됨

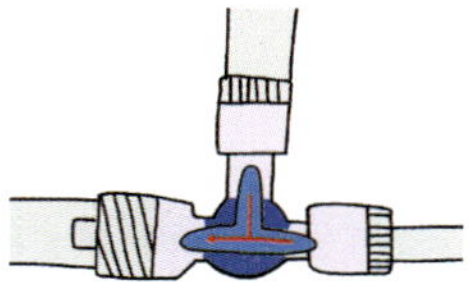

환자-Main 수액 -Side 수액 연결
'ㅗ'모양으로 연결됨

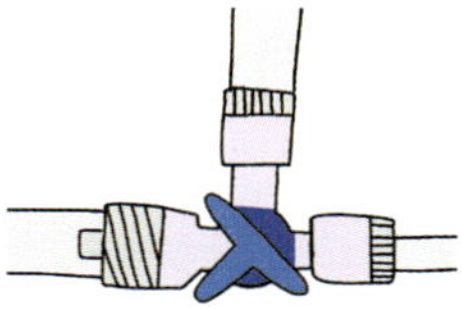

어느 것도 연결되지 않음
'대각선'으로 돌려져 있음

+ 3-way로 연결해둔 수액에서 일어날 수 있는 상황

1. Fluid 1개는 수액이 떨어지는데 다른 Fluid에서는 수액이 안 떨어짐

- 수액의 농도 차에 일어나는 현상임

⇨ 3-way를 Fluid 한쪽으로만 연결해서 Line 기능 확인하면 됨

2. Fluid 1개의 내용물이 다른 Fluid 쪽으로 이동해감

- Line Function이 안되는 경우임

⇨ 환자 쪽 Line이 막혀서 연결해둔 Fluid 사이에서 농도 차에 의해 이동함

⇨ 수액이 밀려 들어온 Fluid의 Chamber는 반대편 수액에 의해 가득 차 있음

➡ 수액별로 처방 난 주입속도에 맞춰 두 수액 모두 떨어지는지 확인해야 함

+ 3-way로 연결해둔 수액에서 일어날 수 있는 상황

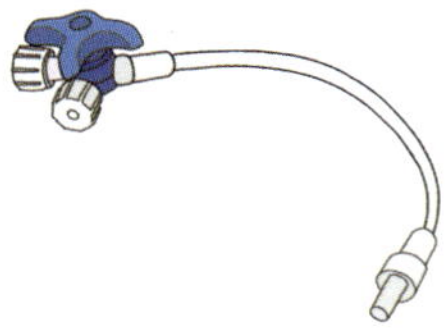	- 특징: 3-way 앞뒤로 약 10~25㎝ 정도의 짧은 Extension Tube가 연결되어 있음 - 기타: 일반 Dosi-Flow Set과 바로 연결하면 짧고 3-way Extension Tube에 일반 Extension Tube를 연결하고 Dosi Flow Set과 연결하면 또 너무 길

02 Heparin Cap(Injection Port Cap)

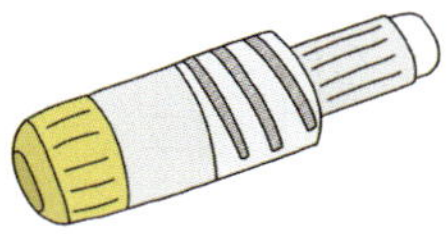	- 목적: 간헐적으로 IV Injection이 필요할 경우 IV Line Function을 유지하기 위해 사용함 - 특징: 고무 부위에 Needle 찔러서 약물을 투약함 - 기타: Needle은 짧고 가는 것을 이용하여 고무의 손상을 최소화해야 하며 Flushing 반드시 해야 함 유지하고 있는 Heparin Cap을 통한 채혈 지양함

03 Q-Syte

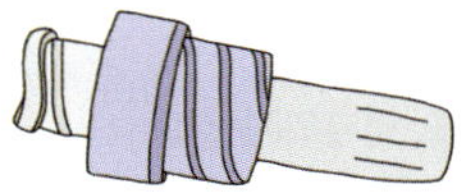	- 목적: 간헐적으로 IV Injection이 필요할 경우 IV Line Function을 유지하기 위해 사용함 - 특징: Needle 없이 Syringe를 직접 연결하여 약물을 투여하므로 Needle Injury 위험이 없음 3-way에 연결해두면 Cap 뚜껑 분실 위험 없음 - 기타: 중심정맥관 있는 환자에게 처방 가능함 Heparin Cap처럼 Q-Syte를 통한 채혈 지양함

04 Extension Tube

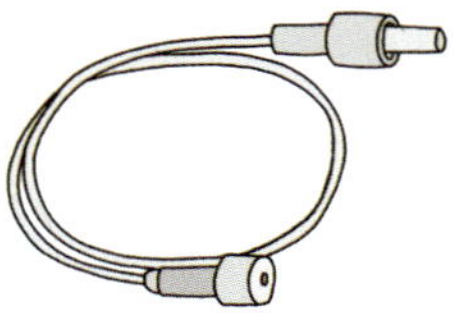	- 목적: 수액 Line이 짧은 경우 환자의 활동성을 위해 Line을 늘려주기 위해 사용함 - 특징: 50㎝, 75㎝ 등 다양한 길이가 있으며 Extension Tube끼리는 연결 불가능함 - 기타: 길이가 너무 긴 경우 빵 묶는 노란 끈이나 Plastar를 이용해서 묶어두기도 함

05 Dosi Flow Set

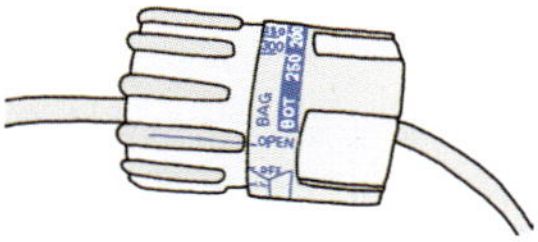

- 목적: 일정한 시간 동안 일정한 양의 Fluid를 투여하기 위해 사용함(Regulator라고 부르기도 함)
- 특징: 처방 난 수액 속도(cc/hr)에 맞춰 수액 속도 조절 장치를 조절하면 되고 압력 차에 의해 들어가는 속도 차이가 생겨서 Bag 용과 Bottle 용으로 속도 조절 장치에 구분되어 기재되어 있음

- Tip: CT나 MRI와 같은 검사를 하러 가는 경우 Fluid를 잠시 Hold 할 수 없는 상황에서는 Dosi Flow를 이용하여 유지해 줌(Ex. 마약 Fluid)
- 일정한 양이 정확히 들어가지는 않기 때문에 정확하게 투여해야 하는 경우엔 Infusion Pump를 사용해야 함(Ex. 마약)
- 기타: Main Fluid로 지속해서 투여하는 경우에 사용하며 개당 7천 원 정도로 수가가 매겨지는데 작은 Fluid는 삭감된다고 사용 못하게 하는 경우가 많음

06 Infusion Set

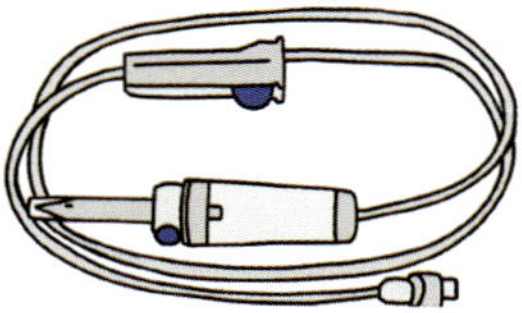

- 목적: Fluid와 Line을 연결하여 투여하기 위해 사용함
- 특징: Gtt 수를 계산하여 Roller Clamp로 조절함
- 기타: I-자형, Y-자형과 Bag 용, Bottle 용으로 구분 되며 Needle 여부에 따라 무침 형과 유침 형이 있음
  Infusion Pump에 연결하는 용이 따로 있음
- 모두 Infusion Set는 맞지만, Pump에 사용하는 Set를 주로 Infusion Set라 하고 다른 것은 Ⅳ Set라고 부름

- Tip: Bag 용과 Bottle 용의 차이

⇨ Bottle 용 수액 세트는 Chamber 위에 공기흡입 장치(동그란 구멍)가 있음

⇨ Bottle은 Fluid 주입 시 병 안의 압력이 올라가면서 Fluid가 잘 안 들어가므로 공기흡입 장치가 있음 Bag에서 Bottle 용을 사용해도 문제 없으나 Bottle에서 Bag 용을 사용하면 정말 잘 안 들어감

- Bottle에 Infusion Set를 Insertion 했는데 Fluid가 안 떨어지는 경우

⇨ 병 뒷부분을 손바닥으로 툭툭 치면 수액이 떨어짐

- Bottle형 Fluid가 잘 안 들어가는 경우

⇨ Bottle의 고무 부분에 Needle을 꽂아두면 병 안의 압력이 낮아져서 잘 들어감

⇨ 너무 굵은 Gage의 Needle을 꽂아두면 그곳으로 Fluid가 다 새버림

07 Blood Transfusion Set

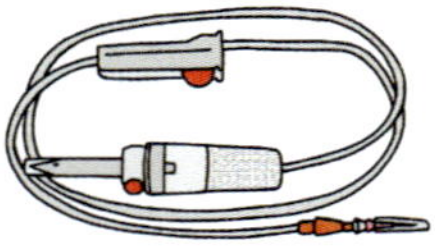

- 목적: 혈액을 Line으로 투여하기 위해 사용함
- 특징: 혈액 bag 내의 미세혈전, 덩어리 등을 걸러 주는 미세필터가 존재함
- 기타: 일반 수액 세트 중에서 필터 기능을 부착한 세트도 있긴 하지만 수혈에 사용하면 절대 안 됨
- Tip: 일반 수혈 Set는 다음 수혈 시 교환하여 사용함

+ Blood Filter

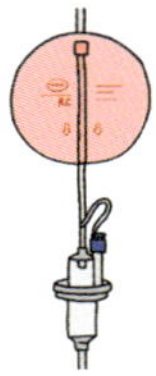	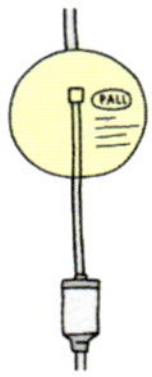
RBC 제제	**혈소판제제**

- 목적: 수혈 부작용을 예방하기 위해 사용함
- 특징: 백혈구 제거를 위해 의료용 섬유 소재를 이용하여 만든 혈액 필터임
- 기타: 필터 구조는 입구 쪽에 Polyester 또는 Woo로 구성된 Pre-Filter와 백혈구를 흡착하는 디스크 형태의 'Main Filter'로 구성되어 있음
- Tip: PRC 2개가 처방 난 경우 1개의 필터로 2개의 PRC를 모두 줘야 함

⇨ 신규들이 많이 하는 실수로 PRC 1개의 수혈이 끝나면 필터도 버려버림
⇨ 일반 수혈 Set는 수혈당 1개씩 사용, 필터는 수혈 종류당 1개만 사용함
⇨ 혈액 필터는 급여 처방이 되어도 십만 원이 넘는 고가 의료상품임

+ Blood Collection Bag

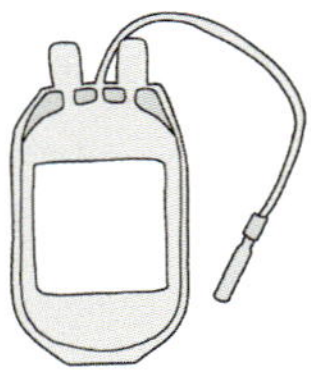

- 목적: 혈소판제제를 모아서 한 번에 수혈하기 위함
- 특징: 크기에 따라 혈액 백 종류가 다양하게 있음
- 기타: 보통 6~8개의 PC 처방이 나면 혈액 백을 이용하여 한 곳에 모아서 한 번에 수혈함
- 혈액 백 미사용 시 5~10분 간격으로 PC를 이어서 연결해줘야 함(혈액 백이 없는 병원이 꽤 있음)

Plus+

'Infusion Pump' - 알람 대처 & Syringe Pump

입사 초기에 Infusion Pump로 인해 환자에게 달려갈 때 다른 선생님이 사용법을 아느냐고 물었을 때, 학교에서 배울 때 크게 어려웠던 게 없어서 알고 있다고 당당하게 말하고 환자에게 갔다.

그런데 무슨 일인지 계속 Infusion Pump에서는 OccL이란 알람이 울렸고, 알람이 계속해서 울려서 병동 사람들 전체가 내가 지금 Infusion Pump 앞에서 쩔쩔매고 있다는 것을 알 것 같아서 기계를 잠시 끈 뒤에 살펴보고 있었는데, 다른 선생님이 오셔서 OccL이란 알람이 울리면 Line을 봐야 한다며 해결해 주셨다.

의료용 기계를 만드는 회사에서 **업무가 편리하도록 알람이 울리면 왜 울리는지 알 수 있도록, 알람 소리나 알람이 뜨는 칸에 이유를 적어두기 때문에 알아두면 해결 방법을 알 수 있다면서 각 알람이 뜻하는 의미가 무엇인지** 공부해보라고 했다.

또한, **Infusion Pump 경우 우리가 IV를 많이 하는 만큼 정말 많이 사용하는 기계이므로 반드시 사용법을 숙지해두어야 하고,** 조금 더 공부할 생각이 있다면 일반적으로 많이 사용하지는 않지만, **소아의 경우 소량의 항생제도 큰 영향을 주기 때문에 Syringe Pump를 이용하여 약물을 투여하는데,** 같은 Pump 종류니까 기왕 공부하는 김에 같이 공부해보라고 권해주셨다.

다음은 그때 공부한 것 중 Infusion Pump 사용법을 정리한 것이며, Single형과 Dual형의 기본 사용법은 같으므로 본 내용은 Single형에 맞춰 정리해두었음을 유념하여 보길 바란다. Syringe Pump의 경우 소아·청소년과나 NICU 부서의 간호사라면 반드시 사용법을 숙지하고 있어야 한다.

01 Infusion Pump

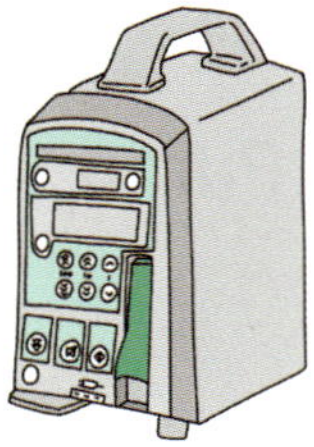

- 목적: 정확한 양의 Fluid 투여를 위해 사용함
- 특징: 수액 Set를 연결하는 Channel 수에 따라 Single형, Dual형이 있으며 업체마다 모양이 다름
- 기타: Infusion Pump에 따라 Infusion Pump 전용 Set의 회사를 설정할 수 있는 것도 있음
- 테루모, 니프로 등 회사명으로 부르는 곳도 있음

*** 방법**

1. 수액 Pole대에 Infusion Pump를(적당히) 고정함

⇨ 너무 세게 고정하면 Pump를 Pole대에서 제거할 수가 없음

2. Infusion Pump 전용 수액 Set로 연결한 Fluid를 Clamping 한 상태에서 환자와 연결하고 Fluid는 Pole대에 걸어줌

3. Clamp(유량조절기)는 Infusion Pump 아래에 위치하도록 함

⇨ Calmp가 Pump 위에 있으면 Clamping 된 상태에서도 occlusion 알람이 처음에 울리지 않고 한참 뒤에 울리게 됨

4. Door를 열고 Infusion Pump 전용 수액 Set를 홈에 잘 끼워줌

⇨ Door에 끼거나 삐뚤어지면 Fluid가 잘 들어가지 않으므로 신경써주기

⇨ Line 연결 시 위아래가 반대로 연결되면 환자 몸의 혈액이 수액으로 이동함

5. Door 닫고 유량과 예정량을 연결함

⇨ 유량은 cc/hr로 1시간당 주입되는 양(20cc/hr면 20으로 입력함)

⇨ 예정량은 투여하는 Fluid의 전체 양임(500ml 수액이면 500으로 입력함)

6. Clamp를 open 하고 Start 버튼 누름

\+ 주입이 끝난 경우

\- Clamping 한 상태에서 Door 열기

+ 설정한 양대로 주입되지 않은 경우

1. Line Function이 되지 않는 경우: OccL 알람이 울리게 됨

- Door에 수액 Set가 껴있거나 홈에 확실히 수액 Set가 껴있지 않음
- 수액 Set의 어딘가가 구부러져 있거나 찌부러져 있음
- Insertion 된 Catheter가 막혀 있음

2. 점도 높은 고농도의 Fluid가 투여되고 있는 경우

- 점도 높은 고농도 수액은 정확하게 안 들어갈 때도 있음

+ Infusion Pump 알람 의미

OccL	**＊ Occlusion(막힘): Infusion Line Function 안되면 알람 울림** – Infusion 수액 Set의 Clamp나 3-way가 열려 있는지 확인함 – Infusion 수액 Set가 꼬여있거나 협착되어 있는지 확인함 – Line 막혔는지 확인은 N/S 잰 Syringe로 Regurge하여 확인함 ⇨ 무조건 Push 하면 소량씩 들어가야 하는 약물의 경우 위험함
Air	**＊ Air in Line: Infusion Line에 공기가 있으면 알람 울림** – Air Sensor에 의해 공기가 감지되면 알람과 함께 주입도 멈춤 – 수액 Set 내부의 Air를 제거 후 다시 연결하면 알람 꺼짐 Air를 완벽히 제거하지 않으면 잠시 후에 다시 알람 울림
DOOR	**＊ Door Open: Infusion Pump Door 열었을 때 알람 울림** – Line 상태 점검을 위해 Door 열었을 때 주로 소리 남 – Door 다시 닫으면 알람 꺼짐
COMP	**＊ Completion: 설정해둔 총주입예정량이 다 들어가면 알람 울림** – 추가로 용량을 더 설정하거나 필요 없는 경우에는 끄면 됨
BATT	**＊ Low Battery: 배터리 잔량이 30분 이내일 때 알람 울림** – 전원에 연결된 충전기를 꽂으면 알람 꺼짐

+ 수액 Set의 Air 제거

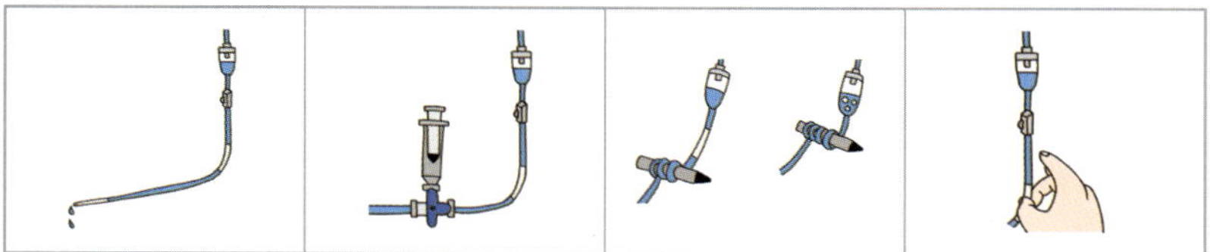

1번	2번	3번	4번

1. 수액 연결 전 Air가 Line 밑에서 발견된 경우
– Air가 제거될 때까지 수액을 흘려 내보냄

2. 수액 연결된 경우 Syringe로 제거하기
– Line 사이에 3-way가 있다면 Side로 Air를 수액과 함께 뽑아내서 제거함

3. 수액 연결된 경우 손가락이나 Pen에 수액 Set 감아서 제거하기
– Pen에 수액 Set 감아서 Air가 있는 부위를 Chamber 쪽으로 밀어 올림

4. 수액 연결된 경우 손가락으로 튕겨서 제거하기
– Line에 있는 Air를 손가락으로 튕겨서 Chamber 쪽으로 밀어 올림

02 Syringe Pump

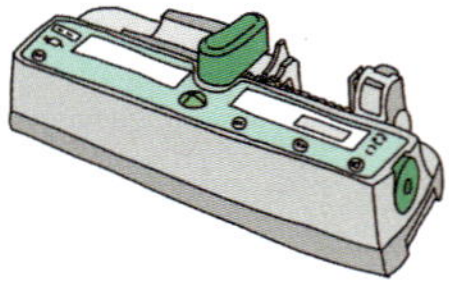

- 목적: 정확한 양의 소량약물 투여를 위해 사용함
- 특징: Infusion Pump보다 더 정확하게 투여됨 주로 소아 환자에게서 사용하는 기구임
- 기타: Infusion Pump는 부드러운 수액 Set를 기구가 쭉 짜내는 원리라 좀 더 부정확하지만 Syringe Pump는 딱딱한 Syringe의 Plunger를 기계가 밀어서 투여하는 원리라 더 정확함

*** 방법**

1. 수액 Pole대에 Syringe Pump를(적당히) 고정함

⇨ 높이는 최대한 침상 높이와 비슷하게 고정함

⇨ 혹시라도 Syringe Pump를 잘못 연결하여 다량 약물 투여가 되는 것을 막기 위함(사이퍼의 원리에서 따왔다고 하여 Siphoning이라고 말함)

2. Syringe에 약물을 재고 Extension Tube와 Syringe를 단단하게 연결함

3. Syringe Pump의 Clamp를 올려서 돌림

4. Syringe Pump의 Slot에 Syringe의 날개 부분을 가로로 딱 꽂아 넣음

5. Slider의 Clutch 버튼을 눌러서 기계가 Plunger를 고정하도록 함

6. Syringe Pump의 Clamp를 내려서 Syringe를 단단히 고정시킴

7. Flush 버튼을 길게 눌러서 약을 끝까지 채워줌

8. Extension tube 끝까지 채워서 환자에게 연결함

9. 다이얼을 돌려서 주입할 속도를 맞춘 뒤 Start 버튼 누름

암또 일화

ICU 동기와 만나서 대화를 나누었는데 저번에 하마터면 큰일이 날 뻔한 적이 있었다고 말했다. ICU는 모든 Fluid를 무조건 Pump를 이용하여 주는데 하루는 인계 전에 Pump에서 Comp 알람이 울려서 교대 근무할 선생님이 Rounding 도는 김에 본인이 Fluid 교체해준다고 해서 감사하다고 말한 뒤 바쁘게 인계할 준비를 했었다고 한다. 그런데 문득 '왜 벌써 다 들어갔지? 몇 시간은 더 들어갈 것 같았는데.' 하고 약간 이상했지만 바빠서 신경을 못 쓰고 인계를 드렸다고 했다. 그런데 인계를 다 드리고 난 뒤 기록을 마무리하는데 아까 그 환자에게서 또 Comp 알람이 울리면서 Fluid가 모두 다 들어가 있었다. 동기와 다음 번이던 그 선생님 모두 당황하고 재빨리 Fluid 종류와 환자 상태를 살폈는데 다행히도 고위험 약물이 Mix 된 건 아니었고 환자 상태는 괜찮았다고 했다. 후에 알고 보니 Pump가 고장 나서 Full Drop 상태로 Fluid가 계속 들어간 거였다고 했다.

4-03 '갓 입사'한 신규간호사 'God 신규'가 되어보자!(IV편)

'Sampling' - 채혈 Tip & Blood Culture & ABGA

Ⅳ Line을 잡을 줄 알면 Sampling(Lab이라고도 칭함) 하는 것은 어렵지 않았다. 기본적으로 혈관 찾는 방법이 똑같고 하는 방법도 크게 차이가 없기 때문이다.

그런데 종종 검사실에서 "헤모 되었어요. 클롯 되었어요." 전화가 올 때마다 바쁜 와중에 다시 채혈해야 해서 원인이 뭔지 알고 싶었다. 아직도 채혈을 제대로 못 하냐는 선생님들의 말에 괜히 속상해지고 **다시 채혈하러 가면 환자분들의 Complain에 작아져만 가는 와중에 도대체 검사실에서는 왜 이렇게 많은 걸 바라는지 다른 병원에선 임상병리사가 정규 채혈을 한다는데, 자기들이 해갔으면 좋겠다는 생각을 하며 용혈과 응고를 덜 일으키는 방법들을 찾아갔다.**

이와 함께 Blood Culture도 Sampling 하는 방법과 큰 차이가 없으므로 Culture를 하면서 내가 궁금했던 것과 질문 받은 내용 위주로 정리해두었다.

더불어서 정맥혈에서 나가는 Sampling 말고 동맥혈의 가스 분석도 함께 알아두면 좋으므로 관련 내용을 정리해두었다. **특히 초기에는 정맥혈에서의 채혈만 시도하지만, 후에는 Line이 Poor한 환자에서 Puncture 해서 Sampling을 나가는 선임들을 보면 어떻게 하는지에 대해 관심이 생길 것이다.** 물론 원래는 동맥혈에서 Puncture 하여 검사가 나가는 것은 Nurse의 업무 영역이 아니므로 지양해야 하는 거지만 암암리에 시행하고 있어서 정리해두었다.

또한, 신규간호사만큼 병원 경험이 부족한 인턴 선생님들이 초기에 우리 간호사들에게 많은 의지를 하며 어떻게 하는지 도움 요청을 해오므로 꼭 우리도 기본 술기를 어떻게 하는 건지 알아둘 필요가 있다. 다음 내용을 조금이라도 알아두길 바란다.

다음은 'Sampling Tip 아닌 Tip'이다.

01 혈액량 확보 - Bottle 1개당 2~3cc는 확보하기

- Bottle마다 권장량과 최소량이 있음
⇨ 최소량(3cc)의 혈액만으로도 충분히 검사됨
- 채혈 전 반드시 얼마큼 필요한지 먼저 가늠하기
- Citrate 검체는 정량 선에 딱 맞춰 혈액 넣어야 함
⇨ 부족하면 검사 불가, 넘쳐도 검사 불가
⇨ 응고 검사여서 넘치게 담으면 정확성 떨어짐

02 용혈방지 - Sampling 전 Syringe Plunger를 뒤로 당겨주기

- Syringe 내부의 마찰력이 줄어서 Hemolysis 되는 것을 줄여줌
⇨ 보통 용혈을 헤모 되었다고 말함
- Plunger를 너무 세게 잡아 당겨버리면 헤모 되므로 천천히 채혈하기
⇨ 너무 천천히 채혈하면 Clot되므로 주의하기
⇨ 세게 잡아당기면 음압에 의해 혈관이 쪼그라지게 됨

03 응고방지 - Sampling 후 채혈한 피 0.5cc 정도 버려주기

- 경험에 의하면 피를 버리지 않고 처음에 담은 검체가 유독 Clot 되었음
⇨ 보통 응고를 클롯 되었다고 말함
⇨ 환자 정리해주는 동안 살짝 Clot 되진 부분 버려줌
- 채혈을 너무 천천히 하게 되면 응고됨
⇨ 혈관 기능이 안 좋은 분들은 Bottle 뚜껑을 열어서 Direct로 받음
⇨ 뚜껑을 열고 직접 받는다고 해도 Clot 되는 분들은 Clot 됨

04 검체 담기 - B.Cul → Citrate → Plain → SST → EDTA

- 검체 내부에 코팅된 시약이 결과에 영향을 줌
⇨ 사실 B.Culture 다음 Citrate까지만 거의 신경 씀
⇨ Plain, SST, EDTA 순서 바뀌어도 큰 영향이 없음
⇨ 그래도 원칙과 순서 알아두고 되도록 지키는 게 좋음
- 이외 검체 포함: 파랑-빨강-노랑-초록-보라-회색 순

+ Sodium Citrate Tube: 파란색

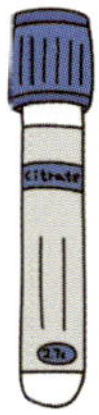

- 용도: 응고 검사 – PT, aPTT 등
- 첨가제: Buffered Sodium Citrate
- 용량: 3cc(항응고제 0.3cc, 혈액 2.7cc로 1:9)
- 특징: 항응고제가 들어있어 피가 굳지 않음
- Tip: 항응고제가 섞이도록 Tube를 흔들어주기
  무조건 정해진 선에 맞춰 딱 맞춰야만 검사 가능함

+ Plain Tube: 빨간색

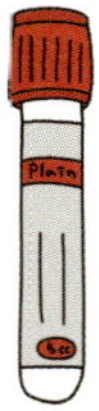

- 용도: 수혈 검사 – ABO, Rh, Antibody 항목
- 첨가제: 따로 없음
- 특징: Clot Activator 코팅되어있음
  최근 EDTA에 ABO 검사가 가능해지면서 잘 안 씀
- Tip: 길이가 짧은 Plain은 ABO, Rh Test 항목
  길이가 긴 Plain Antibody Screening에 주로 쓰임

- 원칙으로만 보면 Citrate보다 Plain Tube에 먼저 담아야 함

⇨ 하지만 Citrate는 응고되기 전 담는 것이 중요하고 Plain을 Citrate 다음에 담아도 큰 영향을 받지 않아서 일반적으로 Citrate 다음에 담음

+ SST(Serum Separate Tube): 노란색 & 빨간색

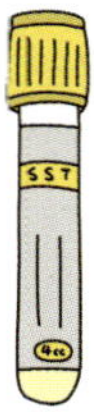

- 용도: 전해질 검사 – Na, K, Cl, Bun/Cr, LFT 등
- 첨가제: Gel For Serum Separation – 노란색
- 특징: Gel이 혈청과 혈구 사이에 막 역할을 해줌
  노란색, 빨간색 모두 Clot Activator 코팅되어있음
- Tip: 노란색 SST는 Gel이 포함된 5cc Tube임
  빨간색 SST는 Gel이 포함 안 된 8cc Tube임

- 빨간색이든 노란색이든 SST 채혈 후 흔들어줘야 함

⇨ 원심 분리기로 분리하더라도 코팅된 성분이 섞이기 위해서 흔들어줘야 함

⇨ 응고되도록 30분~1시간 가량 세워둔 후 검사하므로 결과가 가장 늦게 뜸

- 노란색 SST 대신 빨간색 SST로도 검사 가능함

⇨ 빨간색 SST의 검사 소요시간이 길어서 만들어진 게 노란색 SST임

+ Heparin Tube: 초록색

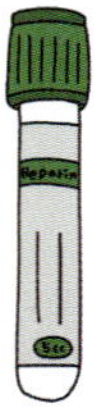

- 용도: 면역항체검사, 염색체검사, 중금속 검사 등
- 첨가제: Heparin
- 특징: Bone Marrow와 같은 검사에서 많이 쓰임
- Tip: 5~8개 정도 충분히 준비해두는 게 좋음
  검사 시 여유분으로 추가로 보관해두는 경우 많음

+ EDTA Tube: 보라색

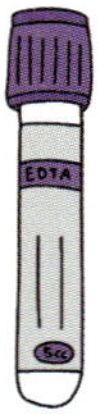

- 용도: CBC 검사 & Ammonia & ESR
- 첨가제: K2EDTA(항응고제)
- 특징: Tube 전체에 K2EDTA가 발라져 있음
  항응고제가 섞이도록 Tube를 충분히 흔들어주기
- Tip: 최근 ABO도 EDTA Tube로 가능해짐

+ Sodium Fluoride Tube: 회색

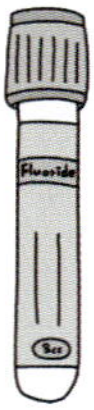

- 용도: 각종 Fluid 검사(흉수, 뇌척수액 등), HbA1C
- 첨가제: Sodium Fluoride & Potassium Oxalate
- 특징: Sodium Fluoride가 혈구에서 당 소모를 막음
- Tip: Gargon Test라고도 하는 당 검사 시 사용함
  Gargon 검사 시 이 Tube가 없다면 SST로도 가능함
  Biral Marker 검사 다시 나갈 때는 이 Tube 이용함

+ 검사 Barcode - Tube 뚜겅 밑에 딱 붙이기

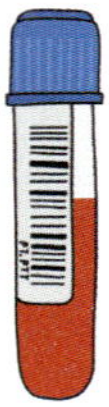

*** 뚜껑 밑에 딱 붙여야만 검사실 Complain이 없음**

- 생화학부, 혈액부, 핵의학부 등 Sample을 분석하는 기계에 Barcode가 삐딱하게 붙어있으면 전화 옴

⇨ Barcode 때문에 검사 진행이 어렵고 기계 고장 남
검사실에서 바코드 떼서 다시 붙이다가 전화함

⇨ 바쁜 업무 상황 속에서 이런 전화 받으면 주인공 찾아서 주의 주다가 반복되면 예쁘게 말 안 하심

+ 왜 Hemo 되는 걸까?

*** Homolysis 원인**

1. 토니켓을 너무 오랫동안 묶어둔 경우
⇨ 혈관에 가해지는 압력이 높아져 혈구가 깨짐
2. 채혈 대상자가 너무 힘을 주는 경우
⇨ 주먹을 과하게 쥐었다 폈다 해서 말단부위에 힘을 세게 주면 혈구가 깨짐
3. 소독 부위에 알코올이 많이 남아있는 경우
⇨ 알코올 성분에 의해 혈구가 깨질 수도 있음
4. 채혈 시 Syringe에 Needle이 너무 헐겁게 끼워진 경우
⇨ 미세한 공기에 의해 거품이 생기면서 채혈되는 경우 혈구가 깨짐
5. 너무 가느다란 Needle로 채혈하는 경우
⇨ 24G Angio Catheter로 Line을 잡으면서 채혈하게 되면 혈구가 깨짐
6. 너무 빠르게 채혈하여 혈구가 깨진 경우
⇨ 천천히 채혈하도록 하고 반드시 채혈 전 내관을 한 번 당겨주기
7. 채혈한 Tube를 너무 위아래로 심하게 흔든 경우
⇨ 채혈 후 응고되지 않게 좌우로 부드럽게 흔들어야 함
8. 채혈 후 Tube에 담을 때 한 번에 너무 수직으로 담는 경우
⇨ Tube 벽을 타고 혈액이 담길 수 있도록 천천히 기울여 담아야 함
9. 채혈 후 Tube에 담을 때 너무 세게 담는 경우
⇨ 너무 세게 담으면 Tube 벽에 부딪히면서 혈구가 깨짐

+ 왜 Clot 되는 걸까?

*** Clot 원인**

1. 너무 천천히 채혈하여 응고된 경우
⇨ 적당한 속도로 채혈하도록 하고 혈관 기능이 안 좋으면 Tube 채로 받기
2. 채혈 후 Tube를 전혀 흔들지 않는 경우
⇨ 항응고제가 섞여 있는 Tube들은 더 신경을 써서 좌우로 흔들어줘야 함
3. 채혈 후 바로 담지 않고 잠시 후에 담는 경우
⇨ 환자 자리 정돈을 완벽히 다 해준 뒤에 담으면 응고되어 있음
⇨ 알코올 솜으로 누르라고 설명한 뒤 우선 Tube에 혈액을 옮겨 담기
⇨ 그 뒤에 Plastar 붙여드리고 정리해도 뭐라고 안 함

\+ 반드시 PT Bottle에 채혈한 것을 가장 먼저 담기(B.Cul는 제외)

+ Scalp Needle

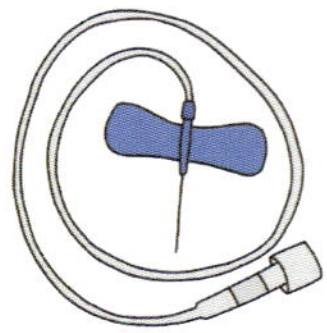

＊ Scalp Needle(나비바늘)
- 용도: 소아나 노인과 같이 얇은 혈관에서의 채혈
- 특징: 23G이고 길이가 2㎝ 가량 됨(3/4 inch)
  손등, 발등이나 얇은 혈관에서의 채혈이 쉬움
  채혈 시간 길어져서 혈액이 용혈, 응고되기도 쉬움

- Tip: Needle 전부를 Insertion 하여 채혈하는 것이 아님
⇨ Sampling 할 때는 혈액이 나올 정도로만 Insertion 해도 충분함
손등이나 발등에서 검지 밑의 툭 튀어나온 두툼한 혈관이 은근히 좋음

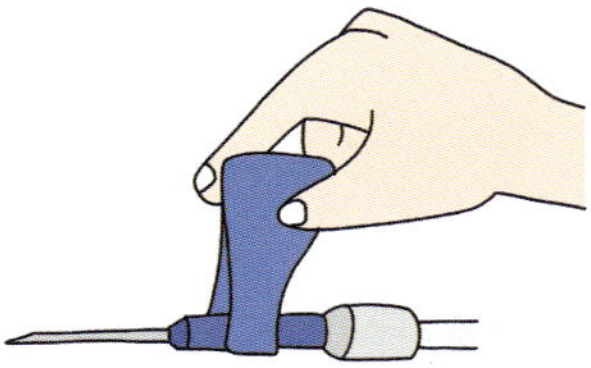

Insertion: 날개를 잡아야 함
- 피가 나오는지 확인할 수 있어야 함

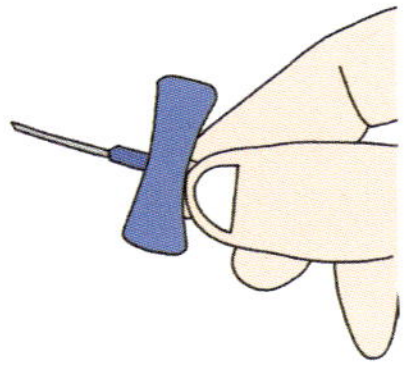

Remove: Line 끝을 잡으면 좋음
- 피가 뚝뚝 떨어지는 것을 막아줌

+ Line 잡으면서 Sampling 하기 - 토니켓 풀면 안 됨

＊ Line 잡으면서 Sampling 하기
- 핵심: 토니켓을 풀면 혈액이 울혈 되지 않아 채혈되지 않음
- Syringe 내관을 미리 뒤로 당겨 두고 Needle이 잘 빠지도록 돌려놓기
- Stylet 제거 후 Jelco 끝 부위를 손가락으로 누르면서 Syringe를 연결함
- 채혈을 다 끝마친 뒤 Fluid 연결하고 미리 뜯어놓은 Plastar로 고정함
- Sampling 한 혈액을 검체 Tube에 옮겨 담은 뒤 뒷정리하기

+ Sampling 부위 - Joint 강력 추천

＊ Sampling은 Joint
- Joint만큼 채혈 부위로 좋은 곳이 없음
- Join 다음으로 손등 부위가 좋음
- 혈관 없는 분들은 엄지손가락 접히는 마디 부위의 혈관 추천함
- 손가락 혈관조차 없는 분들은 손바닥 엄지 두덩이 쪽 추천함

다음은 'Blood Culture에 대해 정리한 것'이다.

Blood Culture(혈액배양검사)

- 목적: 혈류 감염 진단
- 검사 결과에 따라 항생제를 변경하기도 하므로 무균적으로 채혈해야 함
  특정 균에 Resistance라고 뜨면 내성균이 존재함(Ex. MRSA, VRE 등)
- 검사 결과에서 피부 상재균 및 각종 균이 검출되면 채혈 시 오염된 거로 간주하고 경위파악을 위해 감염관리팀에서 조사 나오기도 함
- Blood Culture는 30분 간격으로 서로 다른 부위에서 1쌍씩 채혈함
- 성인은 1 Bottle 당 10cc씩 2회, 소아는 1~5cc 1회 실시 권장함

01 Blood Culture는 기본 2쌍이 검사 나감

- 이유: 일시적 균혈증과 지속적 균혈증의 감별 및 오염 여부를 확인하기 위함
  균주의 임상적 해석을 쉽게 하고 신뢰도를 높이기 위함

⇨ 1회에 80%, 2회에 88%, 3회는 99%로 신뢰도가 높아짐

- 중심정맥관을 가지고 있지 않으면 Peripheral에서 2쌍이 다 나감
  중심정맥관을 가지고 있으면 1쌍은 Peri 1쌍은 Central에서 나감

02 Blood Culture는 서로 다른 부위에서 채혈해야 함

- 이유: 검사 결과 정확성 확인 및 채혈 시 오염 여부를 확인하기 위함

⇨ 배양 후 검사 해석 시 다른 부위에서 채혈 한 2개의 표본 중 1개는 특정 균이 검출되고 다른 1개는 특정 균이 검출되지 않으면 채혈 시 오염으로 간주하며 환자에게 특정 균의 감염이 있다고 보지 않음

- Line이 Poor한 경우 동맥에서 나가도 무방함, 같은 혈관은 피하기

+ Contamination 확인하기

- 피부 상재균이 대량 나오면 채혈 시 오염된 것으로 간주함

⇨ Coagulase staphylococci, Corynebacterium spp. Bacillus spp. 등

- 이외 혈류감염에서 쉽게 검출되지 않는 균들이 검출 시 오염으로 간주함
- Culture 결과는 2일~5일 후에 모든 결과가 나오므로 확인 가능함

⇨ 적은 양으로 검사 나간 후 결과 나오는지도 확인해볼 수 있음

03 Blood Culture는 5cc로도 검사 가능함

- 최소 3cc로도 검사는 가능하나 결과의 정확성이 떨어질 수 있음

⇨ 원칙대로 10cc씩 뽑으면 Blood Culture만으로 40cc 이상 채혈해야 함
Lab 처방도 있는 경우 60~70cc까지 채혈하게 되므로 융통성 발휘해주기

- 가능한 충분한 혈액량을 확보해 주는 것이 좋음
- 권장량 미만으로 혈액을 채혈하는 경우 호기성에 먼저 담기

+ Blood Culture 담는 순서 원칙은 혐기성에서 호기성

- 이유: 채혈한 혈액이 다 들어간 뒤 Syringe의 공기도 들어갈 수 있으므로 처음에 혐기성 Bottle에 넣고 그 뒤에 호기성 Bottle에 넣어 줌
- But 권장량만큼 충분한 혈액을 채혈하지 못한 경우 호기성에 먼저 넣음
- 이유: 호기성에서 더 의미 있는 균들이 검출되는데 뒤에 넣음으로써 너무 적은 양의 혈액을 호기성에 담기 때문임(충분한 혈액 확보를 위함)

⇨ 3%의 혐기성 균이 균혈증을 일으키며 97%가 호기성 균이 원인임

- 같은 맥락으로 소아에게서는 0~3%의 혐기성 균이 균혈증을 일으킴

⇨ 소아는 구성성분이 약간 다른 호기성 Bottle 1개만으로도 검사 가능함

04 Contamination 시키지 않고 채혈하기

- 준비물: 일회용 D-Set, 원칙은 20cc Syringe(보통 10cc 많이 챙김)
  Surgical Glove, Set에 알코올 볼 & CHG(또는 포타딘 볼) + 나비 바늘
- D-Set에 소독할 볼을 챙기고 Syringe와 나비 바늘도 미리 까서 준비해둠
- 장갑을 낀 뒤에 Syringe 포장지 & 나비 바늘 포장지 벗기면 이미 오염임
- Culture 병뚜껑을 채혈 전에 미리 까둠 ⇨ 부위 선정 및 토니켓 묶음 ⇨ Surgical Glove 착용 D-Set의 Forcep을 이용하여 알코올 솜을 집어서 Culture 뚜껑 소독함 ⇨ 헥시타놀 1개씩 집어서 동그랗게 3회 소독함 ⇨ 채혈한 뒤 여분 솜으로 눌러 달라하고 Bottle에 Needle 꽂아둠

05 Bottle에 Needle 꽂아만 두면 안 됨

- 아차 하는 순간에 혈액이 다 들어가 버림
- Syringe 눈금 보고 다음 Bottle에 넣을 양 생각하면서 중간에 빼기

⇨ Needle 먼저 꽂아두고 환자 정리하고 돌아보면 다 들어가 있음

06 항생제는 무조건 Blood Culture 2번 다 한 뒤에 시작함 ★

*** Anti 안 쓰던 환자는 Fever가 나면 B.Cul와 함께 Anti 처방 남**

- 신규들이 많이 하는 실수로 첫 번째 Culture가 끝나면 항생제를 줘버림

⇨ 무조건 2번째 Blood Culture가 끝난 뒤에 항생제를 줘야 함

⇨ Blood Culture로 혈류감염을 확인해야 하는데 항생제를 먼저 주면은 검사하는 의미가 없어짐(부정확함)

- 첫 번째 Culture를 하기 전에 Anti AST만 먼저 함

⇨ 보통 Line 선정하고 Culture를 검사실에 접수하고 나면 AST 결과를 확인할 시간이 되므로 가서 결과를 확인하고 2번째 Culture를 할 때 미리 Anti를 준비해서 Culture 끝나자마자 주면 동선 절약되고 좋음

+ Line 잡으면서 Blood Culture 나가기

*** Line 잡으면서 Lab 나가는 것과 비슷함**

- 조금 더 무균적으로 한다고 생각하면 됨
- 기본 B.Cul 준비물과 함께 D-Set에 Angio Catheter를 함께 준비함
- Line 잡기 전 Culture 병뚜껑 미리 까둠 ⇨부위 선정 및 토니켓 묶음 ⇨ Surgical Glove 착용 ⇨ CHG 이용해서 Insertion 할 부위를 소독함 ⇨ Line 잡은 뒤 Syringe Needle 제거해서 채혈함 ⇨ Fluid 연결해줌 ⇨ Needle 연결해서 Culture 병에 혈액 옮겨 담음

암또 일화

정말 Line이 Poor 하던 할머니에게서 기적적으로 1번에 Line과 Culture 모두 성공했다. 신나는 마음으로 Bottle에 Needle을 꽂아두고 Fluid를 연결하고 뒤돌아보니 첫 번째 Bottle에 혈액이 거의 다 들어가 버렸다. 그래서 정말 죄송하다고 한 뒤 다시 Blood Culture를 했는데 피가 잘 나오지 않았다. 느낌적으로 이건 Clot이라는 걸 깨달았지만 어떻게든 살리겠단 마음에 힘으로 밀었더니 압력에 의해 Syringe 본체와 Needle이 분리되면서 피가 주변으로 완전히 튀어버렸다. 간호복을 비롯한 얼굴 전체에 혈액이 심하게 묻었는데 환자분께도 튀어버려서 죄송하다고 말하는데 너무 내 몰골이 말이 아니라서 그분이 오히려 나를 더 걱정해주셨다. 우선 옷을 갈아입으려고 스테이션으로 복귀하니 다른 간호사 선생님들도 놀라서 내 얼굴을 닦아주셨다. 정말 답이 없는 상황에서는 혼내지 않는다는 것을 느끼며 내가 옷을 갈아입으러 들어간 사이에 나를 살리기 위해 동기가 대신 Culture를 해줘서 간신히 살아남았다.

+ C-line에서 Blood Culture

*** Central Culture 나가기**

- C-Line 가진 환자에게서 Fever가 나게 되면 C-Line에 의한 감염 여부를 확인하기 위해 Central Blood Culture 처방이 남
- Barcode 잘 보고 붙여야 함 그렇지 않으면 정말 많이 혼나게 됨
- Peri 1쌍, Central 1쌍 또는 Peri 2쌍 Central 1쌍으로 처방 날 수 있음

*** 방법 – Central Culture는 Dr. Job임**

1. C-line으로 들어가고 있는 Fluid는 잠가둠
2. 여러 Lumen 중에서 잘 사용하지 않는 곳에서 우선 채혈함

⇨ 항생제가 기존에 들어가고 있는 Lumen 피해야 함

3. 장갑 끼고 CHG로 Lumen 입구 부위를 3회 소독함
4. Syringe를 Lumen에 연결해서 Clamping 열고 5cc 뽑아서 버림

⇨ 버릴 때 다시 Clamping 해두어야 함

5. 새로운 Syringe를 다시 Lumen에 연결해서 10~20cc 가량 채혈함
6. 채혈한 Lumen은 Clamping 해두고 세척을 위해 N/S 10cc Flushing 함
7. 잠가 두었던 Fluid 다시 틀어줌(Fluid 없으면 Heparin 3cc Flushing 함)
8. Lumen 입구 소독하고 Cab 닫아줌

\+ 혈액 병뚜껑 따고 알코올 솜으로 소독 후 채혈한 혈액 담아서 검사 내림

⇨ 인턴 선생님은 채혈만 해주기 때문에 후에 우리가 Bottle 소독하고 혈액 담음

+ Perm Cath에서 Blood Culture

*** 방법**

- C-Line의 Culture 방법과 같으며 마지막에 Heparin 처리만 더 해줌

1. 여러 Lumen 중에서 잘 사용하지 않는 곳에서 우선 채혈함
2. 장갑 끼고 CHG로 Lumen 입구 부위를 3회 소독함
3. Syringe를 Lumen에 연결해서 Clamping 열고 5cc 뽑아서 버림

⇨ 버릴 때 다시 Clamping 해두어야 함

4. 새로운 Syringe를 다시 Lumen에 연결해서 10~20cc 가량 채혈함
5. 채혈한 Lumen은 Clamping 해두고 세척을 위해 N/S 10cc Flushing 함
6. Priming Volume(사강만큼) 100:1 H/S Flushing 함

8. Lumen 입구 소독하고 Cab 닫아줌
9. Pem Cath는 감염에 취약하므로 Cap 주변을 거즈로 잘 감싸줌

다음은 'ABGA에 대해 정리한 것'이다.

❖ ABGA(Artery Blood Gas Analysis, 동맥혈 가스 분석)

- 간단히 Gas라고도 많이 말함
- 목적: Dyspnea 시 상태 평가, 산-염기 상태 평가
  Adm. Lab이나 OP Full Lab에 포함되기도 함
- ABGA 검사는 Dr. Job임: Hematoma 등의 문제 발생 시 정색함
- 연속으로 4~5번 Fail 하는 경우, 응급상황 시 우리가 해주기도 함
- Sampling 도저히 안 될 때 Puncture 해서 나갔다간 문제 될 수 있음

▶ 부위: 요골동맥, 상완동맥, 대퇴동맥 주로 이용함

- 요골동맥: 가장 많이 이용하며 측부 혈류가 가능해 손상되어도 안전함
  Allen Test로 측부 혈류 상태를 확인이 원칙이나 하는 것을 거의 못 봄
- 상완동맥: Joint 내측 부위에 위치하여 정맥을 채혈해 주는 경우가 많음
- 대퇴동맥: 응급 시 사용하며 측부 혈류가 없고 깊은 곳에 혈관이 위치함

▶ ABGA 방법

1. ABGA Gas Syringe 준비하기 – Heparin 처리된 Syringe임

⇨ Puncture로 다른 Lab도 나가게 되면 10cc Syringe 준비해 줌

2. ABGA 할 부위를 선정함 – 맥박을 촉지하여 동맥인지 확인함

⇨ 손바닥을 올려서 검지와 중지 아래에 동맥이 위치하도록 함

⇨ 검지와 중지를 벌려서 Puncture 할 부위를 만듦

3. 알코올 솜으로 소독한 뒤 Puncture 함

⇨ 요골동맥과 상완동맥은 45° 이상, 대퇴동맥은 거의 수직으로 Insertion함

4. 혈액 맺히는 게 보이면 Needle 고정하기

⇨ IV처럼 더 들어가면 관통해서 더는 피가 나오지 않음

⇨ IV처럼 혈관이 옆으로 밀리면 피가 안 나옴(뒤로 뺐다가 다시 넣기)

5. 약 1~2cc 가량 채혈 후 지혈하기

⇨ 0.1cc만 있어도 가능하지만, 여유 있게 준비하는 게 좋음

⇨ 색 보면 정맥인지 동맥인지 가늠됨(정맥은 어두운색, 동맥은 밝은색)

6. Gas Syringe 안의 공기방울 제거한 뒤 입구를 막아줌

⇨ ABGA 결과 값에 영향을 주기 때문에 공기와 접촉하지 않게 함

⇨ Gas Syringe Kit로 판매되는 제품은 함께 제공하는 마개로 막아줌
Heparin 처리한 Syringe는 고무 조각에 Needle 찌르고 바늘을 꺾어줌

7. 위아래로 여러 번 흔들어주고 얼음에 담아 검사실에 내림

⇨ ABGA는 무조건 나오는 대로 바로 검사실 내려야 함(결과 수치 변함)

+ Femoral Puncture

*** 대퇴동맥에서의 Puncture**
- CPR 상황, 계속 Fail 되는 상황, 음주운전 사망자에게서 채혈하는 경우
⇨ Bedridden 환자에 ABGA와 Lab 처방이 나서 Puncture 부탁하면 잘 씀
- 비키니 라인, 팬티 라인 아래에 대퇴동맥 위치함
- 대퇴동맥 옆에 대퇴정맥과 대퇴 신경이 위치하므로 더 조심해야 함
- 지혈을 제대로 안 해주면 Hematoma가 잘 생기는 부위임

+ Puncture 나간 Syringe에서 ABGA Syringe로 옮겨 담기

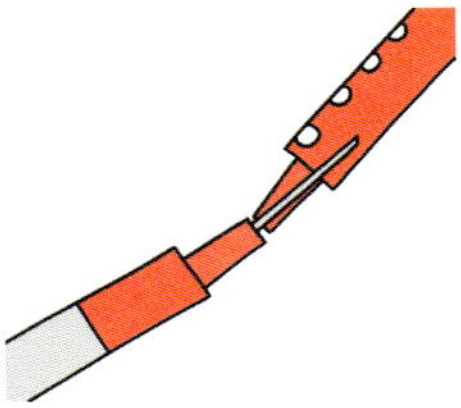

- Puncture 해준 Syringe의 Needle을 뺀 뒤에 Gas Syringe Needle을 Puncture Syringe의 입구에 넣어서 혈액을 옮겨감
⇨ Puncture Syringe Needle을 이용해서 옮기면 공기와 접촉하게 되어 결과가 정확하지 않음
⇨ 1cc Gas Syringe 이용하면 더 큰 Needle로 교체해야 공기가 덜 들어감

+ Heparin Gas Syringe 만들기

*** Heparin Gas Syringe**
- ABGA Kit를 이용하지 않으면 Heparin 처리된 Syringe를 만들어 사용함
- 2cc Syringe에 Heparin 0.2cc를 재서 내관을 맨 끝까지 당겨줌
⇨ 헤파린이 Syringe 전체에 코팅될 수 있도록 끝까지 당겨줘야 함
- 1cc Syringe를 사용하는 인턴 선생님들도 있음(만드는 법 동일)
⇨ 1cc가 동맥에 손상을 덜 줘서 통증이 더 적다고 함

암또 일화

인턴 선생님들과의 관계가 안 좋아지면 Puncture를 부탁해도 Gas만 해주고 가는 경우가 많았다. 환자들의 경우 똑같이 피검사인데 왜 두 번씩 하냐며 Complain이 많아져서 그분들이 그렇게 미웠는데, 어느 날 Gas를 연속으로 3번 이상 실패한 인턴이 하는 모든 것을 Refuse 하겠다 한 환자가 있어서 카덱스에 적어두고 인턴이 누군지 확인할 때마다 그분들이 측은해졌다.

Plus+

'Central Venous Catheter' - 알람 대처 & Syringe Pump

병원마다 간호사의 업무 범위에 차이가 있겠지만 중심정맥관 관리는 보통 Dr. Job이다. 그래서 중심정맥관 관리를 위한 Dressing이나 Chemoport(이하 'C-port'라 통칭) Insertion, Locking 등의 업무는 인턴 선생님들의 일이었다.(Dr.들의 복지개선을 위해 몇몇 병원은 간호사들이 C-Port Insertion을 직접 한다.)

그렇기에 당장 Peripheral에 IV도 잘못했었던 내가 중심정맥관에 관심 가질 일이 없었다. 목에 Needle이 꽂혀있으면 Subclavian Line, 상완에 Line이 잡혀 있으면 PIcc, 케모 치는 사람들에게 케모 Needle이 꽂혀 있으면 C-Port, 투석하는 사람들은 투석용 Port라고 생각하며 굳이 더 공부하지는 않았다.

내 기억에는 저 모든 Line들이 중심정맥에 삽입되어 있어서 전부 C-Line이라고 말할 수 있다고 배웠다. 그런데 어느 날 C-Port Insertion 시술을 마치고 돌아온 환자에게 검사 후 차팅을 남기고 있었는데, C-Port라 써야 하는데 C-Line이라고 기록한 것을 알게 됐다.

고칠까 하다가 어차피 같은 개념인데 굳이 귀찮게 그렇게까지 할 필요는 없다고 생각해서 놔두었다가, 내 기록을 다시 까보고 있던 Charge 선생님께 C-Line과 C-Port의 차이점에 대한 질문을 받았고, 나의 프리셉터 선생님께 알려야겠다는 말을 한 날 그때 급하게 질문에 대비해서 공부했고 차이를 알게 되었다.

지금 본인이 근무하는 병동에서 중심정맥관에 대해 잘 몰라도 된다 하더라도 대략이라도 알아두길 바란다. **3~4월의 인턴 선생님들도 미숙하여 우리에게 어디에서 어떻게 하는지 도움을 요청해오는데, 그때 멋있게 설명하고 알려주는 간호사가 되었으면 좋겠다.**

다음은 **'중심정맥관(CVC)에 대해 정리한 것'**이다.

❖ CVC(Central Venous Catheter, 중심정맥관)

- 신체의 중심에 위치한 큰 Vein에 삽입하는 카테터임
- 빈도: Subclavian Vein, Internal Juglar Vein, Femoral Vein 순
- 장점: 수액 주입속도가 빠르며 약물 효과가 빨리 나타남
- 단점: 감염 위험이 있음

▶ 목적

- 중환자의 체액 균형을 맞추기 위해 CVP monitoring 하는 경우
- 정맥염 우려가 있는 자극적인 약물이나 항암제 투여가 필요한 경우
- 장기간의 IV 약물(항생제, 진통제) 투여가 필요한 경우
- 말초혈관이 Poor 하거나 정맥 확보가 필요한 경우
- 만성 중환자에게 TPN과 같은 영양제 주입이 필요한 경우
- 잦은 채혈이 필요하고 수액 균형을 맞춰야 하는 경우
- 혈장분리교환술, 투석이 필요한 경우
- 말초 혈액 줄기세포를 수집하는 경우

▶ 종류

- 사용기간: 장기 Long Term 터널식 Vs 단기 Short Term 비터널식
- 용도: 주입용 Infusion Vs 투석용 Dialysis

⇨ 1. 비터널식 주입용 카테터(임상 'C-Line'이라 칭함)
⇨ 2. 비터널식 투석용 카테터(임상 'Dual Lumen Catheter'라 칭함)
⇨ 3. 터널식 주입용 카테터(임상 'Hickman Catheter'라 칭함)
⇨ 4. 터널식 투석용 카테터(임상 'Perm Cath'라 칭함)
⇨ 5. 말초삽입중심정맥카테터(임상 'PICC'라 칭함)
⇨ 6. 정맥포트(임상 'Chemoport'라 칭함)

+ IV 구분: 접근 위치에 따라

- Peripheral, Midline, Central로 나누어짐
- Peripheral은 손이나 전완 위치에 Line을 잡는 것을 말함
- Midline은 전주와(팔꿈치 앞, Lab하는 곳)에 Line 잡는 것을 말함
- Central은 중심 정맥으로 Catheter를 Line 잡는 방법을 말함

⇨ 굳이 Peripheral, Midline Line이라고 구분 지어서 부르지는 않음
⇨ Central Line만 줄여서 C-Line이라고 다른 Line과 구분 지어 부름
⇨ 대개 임상에서 말하는 C-Line은 비터널식 주입용 카테터를 말하지만 엄연히 말하면 중심정맥관(CVC) 전부가 C-Line이라 할 수 있음

01 비터널식 주입용 카테터(C-Line이라 칭함)

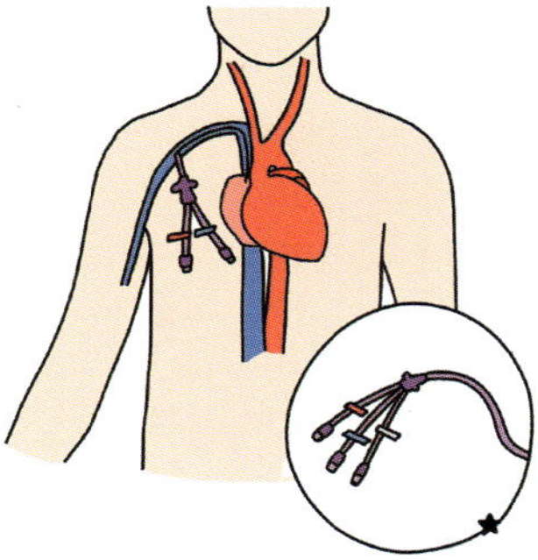

*** 명칭: Non-tunneled Infusion Catheter**

- 용도: 응급상황에서 수액 및 약물 주입 위해 Insertion 함
  Pressure Transducer 연결하여 CVP Check 가능함
- 구분: Single, Double, Triple Lumen으로 구분[1]
  성인 6~8Fr, 소아 4~5Fr Catheter 많이 사용함
- 특징: Double Lumen을 보통 'C-Line'이라 함
  Triple Lumen은 Proximal 18, Medial 18, Distal 16으로 구분됨
  숫자는 각각의 Gage를 의미하며 단기간(2주) 사용을 권장함
- 기타: 외과(GS) OP 전에 병동에서 Insertion 하기도 함
  응급상황에서 ICU 입실 전의 병동이나 ICU에서 Insertion 함
  단기간 사용 권장으로 Ward 이실 후 Remove 많이 함
- Tip: 인턴 선생님 통해 병동에서 Remove 가능함

+ C-line Dressing

*** 중심정맥관 관리는 본래 Dr. Job임**

⇨ 인턴 선생님이 시술 Assist 들어간 경우 등 연락이 되지 않거나 정말 급할 때 (환자 Complain 폭발) 우리가 Dressing 해주기도 함

- 방법: 1. 이전 Dressing 제거하면서 재료 확인함
  2. CHG(클로로헥시딘)이나 포비돈으로 소독함
  3. Dressing 재료 다시 붙여 줌
- Tip: 소독액 마른 상태에서 붙여야 잘 붙어짐(안 그러면 다시 뜯어짐)
- C-Line의 감염 여부 확인을 위해서 Film Dressing을 많이 사용함
  보통 Film Dressing은 7일마다, Simple Dressing은 EOD로 교환함

1) Lumen은 투여 가능한 주사 Line의 개수라고 보면 됨

+ C-line Assist

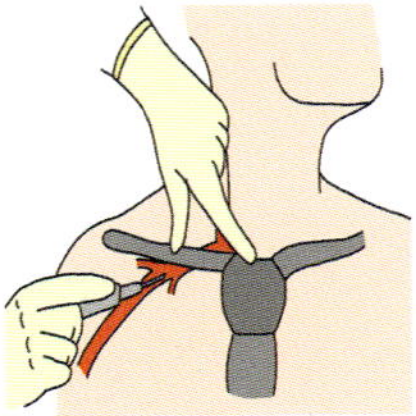

*** C-Line Insertion은 Resident 급이 함**

- 병동에서 멸균적으로 시행하기 위해 Assist 필요함
- 준비물: Suture Set, C-Line Set, Lidocain 10cc Syringe, 5cc Syringe, 18G·26G Needle N/S, Nylon 3번, 4x4 Gauze, Tegaderm Sugical Glove, Gown, 소독제(주로 CHG) C-Line Catheter(HD일 때는 Perm Cath.)
- 병동에서 Sonography 이용하기도 함

*** 방법: Subclavian → Jugular → Femoral Vein 순으로 사용함**

1. 환자를 침상에 바로 눕힘
⇨ Set 열어서 Bowl에 N/S과 CHG 준비함(Resident 따라 다를 수 있음)
⇨ Resident가 멸균적으로 가운을 입을 수 있도록 도와줌
2. Lidocain으로 Insertion 부위에 부분 마취함
⇨ Resident가 Lidocain을 잴 수 있도록 병을 거꾸로 들어서 기울여줌
⇨ Lidocain 잰 Needle은 버리고 교환할 수 있도록 새로운 Neddle 준비함
3. C-Line Catheter를 Set 안에 멸균적으로 넣어줌
4. Catheter Insertion이 되면 Patency(개방성)를 확인함
⇨ 연결된 Fluid를 낮춰서 Regurege 되는지 확인함
5. Insertion 된 후 주변 피부에 Suture 한 뒤 Dressing 함
6. Heparin Flussing함(N/S 5cc, Heparin 3cc 투여함)
7. X-ray 상 Catheter Tip이 상대정맥과 우심방 접합부에 위치하는지 확인함
8. 주치의가 C-Line 사용 Confirm 해주면 Main Fluid 연결함
⇨ Triple Lumen: Proximal - Fluid, Medial - PPN(말초정맥영양)
Distal - Blood, CVP 측정이 주된 용도로 Line 정리해주면 좋음

*** C-Line Insertion 시 환자 자세**

- Insertion 하는 부위가 잘 보이도록 어깨 밑에 베개를 받쳐줌
- 머리 부위 침상을 낮추어서 Subclavian Vein, Internal Jugal Vein이 울혈되게 하면 잘 보임(= Tredelenburg Position 취해주면 좋음)
- Insertion 되는 반대 부위로 고개를 돌리도록 함
- Insertion 되는 부위의 팔을 잡아 당겨주면 C-Line Insertion이 더 쉬움

+ C-line Remove & Tip Culture

*** 준비물: 11 Knife(Surgical Blade), 멸균 Scissor + Tip Culture Bottle11**

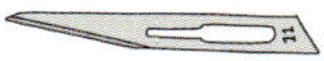	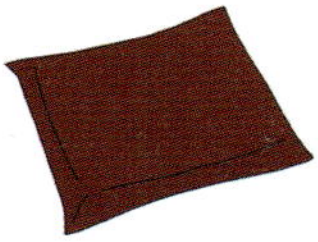	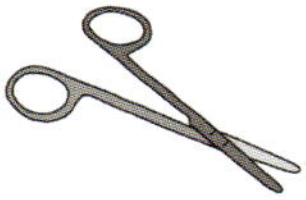	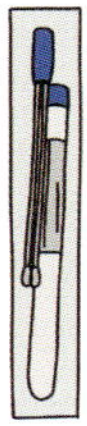
11 Knife	Sand Bag	멸균 Scissor	Tip Culture Bottle

*** Remove는 무조건 Dr. Call(인턴선생님 Call)**

- Tip Culture: 감염 확인을 위해 Catheter의 맨 끝부분을 잘라 나가는 검사

⇨ Tip Culture는 멸균적으로 나가야 해서 인턴 선생님 혼자 하기가 어려움 보호자나 간병인 없으면 옆에서 검체 담는 것 도와주기

- 준비물: 11 Knife나 Iris Scissor로 Suture 된 부분을 Cutting 하게 함
- Tip Culture 나가면 멸균 Scissor로 꼭 챙겨주기
- Remove 후 지혈되도록 Sand Bag이나 무거운 것 올려주면 좋음

*** 방법**

1. 환자를 침상에 눕히기

- 앉은 상태는 Air Embolism의 위험 있음

2. C-Line Clamp 잠그기
3. 이전 Dressing 제거 및 다시 소독함
4. Suture 된 부위 11 Knife로 제거함
5. C-Line Remove 하며 Tip Culture 나감

- 숨을 들이마시고 잠시 숨을 참도록 함
- 협조 안 되면 최대한 호기 안에 제거하도록 함
  관이 안으로 들어갈 수도 있음 이 경우엔 영상의학과에서 제거함

6. Sand Bag과 같은 무거운 물체를 올려두어 압박하여 지혈함
7. 지혈되면 Dressing 해줌(포타딘 + Gauze Dressing 많이 사용함)
8. Remove 한 환자는 완벽히 지혈될 동안 최소 30분간은 누워 있도록 함

+ C-line Remove & Tip Culture

*** CVP(Central Venous Pressure, 중심정맥압)**

- 전신순환으로부터 우심방으로 귀환하는 혈액의 압력을 말함
  전부하와 우심방(RA, Right Atrium) 기능상태 알 수 있음
- 목적: 수액 공급의 지표로 수액 과다 투여나 부족을 확인함
- 정상: 4-12cmH_2O(1~7㎜Hg)

⇨ CVP가 정상 범위에 있는 것도 중요하지만 수액 조절 후 CVP 측정치를 변화를 보면서 수액 조절이 적절한지 확인하는 게 중요함

➡ CVP와 함께 BP, HR, Urine Out Put 등의 지표와 함께 봐야 함

*** 측정 방법 종류**

- Transducer와 연결하면 환자감시 장치를 통해 자동 측정할 수 있음
- Manometer 이용하여 수동으로 측정할 수 있음(= 수압력계 이용 방법)

*** Manometer 이용하여 측정하는 방법**

1. CVP Manometer를 수액 걸대에 고정함
2. C-Line으로 주입 중인 수액 Set에 3way 연결함
3. Extension Tube를 CVP Manometer에 끼움
4. 연결된 Extension tube를 3-way에 연결함
5. 환자를 반듯하게 침상에 눕힘(머리가 올라가 있으면 결과 부정확함)
6. Manometer의 막대기를 옆구리 쪽으로 내려줌
7. 수액을 이용하여 Manometer를 채움

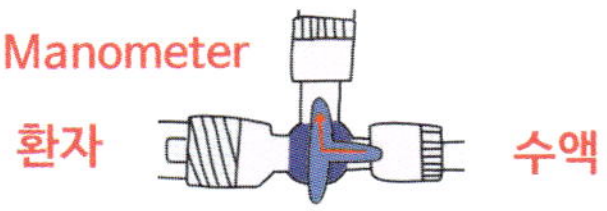

8. 3way를 돌려 수액을 Manometer의 20~25㎝ 높이까지 채움

9. 3way를 환자와 CVP Manometer 쪽으로 open함

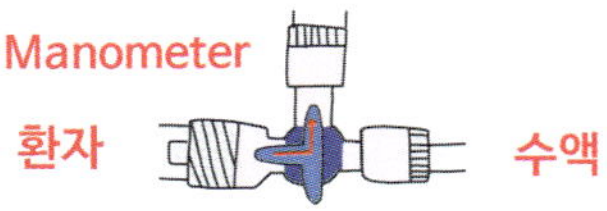

10. 환자와 CVP Manometer가 연결되도록 3way를 돌려줌

11. CVP Manometer의 수액 면이 더는 내려가지 않을 때 눈금과 눈높이가 일치하도록 하여 환자 호기 시 수액 면이 최고로 올라간 눈금을 읽음

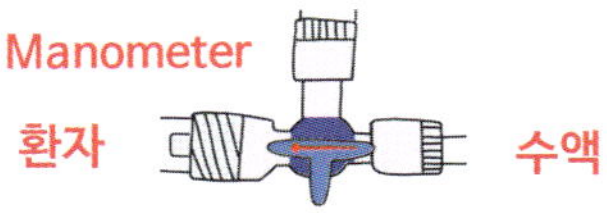

12. CVP 측정 후 환자 쪽으로 수액 들어가도록 3way를 돌리고 수액 속도를 맞춤

13. 환자와 수액이 연결되도록 3way 돌려준 뒤 환자 자세 편하게 해줌

02 비터널식 투석용 카테터(Dual-Lumen Catheter라 칭함)

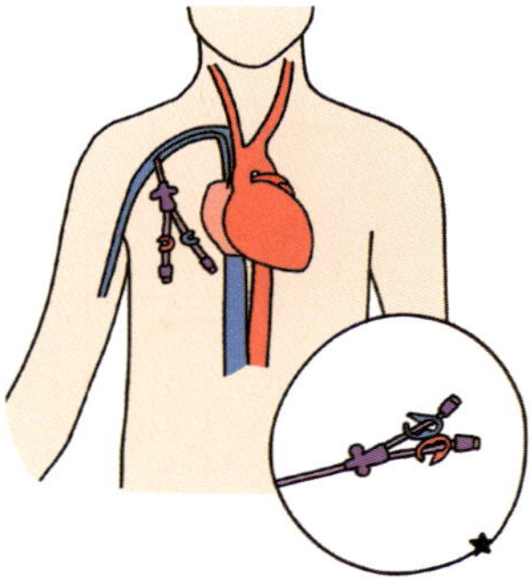

*** 명칭: Non-tunneled Dialysis Catheter/ Acute Hemodialysis Catheter**

- 용도: 급하게 혈액 투석이 필요할 때 Insertion 함
  말초 혈액 줄기세포 수집이나 혈장 분리 교환 시 사용 가능함
- 구분: Cuff 없이 내경이 굵은 Dual Lumen Cathter임
  성인 12~14Fr, 소아 10Fr Catheter 많이 사용함
- 특징: 내경이 굵어 사강(Dead Space)이 큰 걸 Primining Volume이라 함
  단기간(3주 미만) 사용 권장으로 이후 Remove 함
- Tip: 투석실 간호사들이 주로 다루며 투석 후에 드레싱이 필요하기도 함
  인턴 선생님 통해 병동에서 Remove 가능함
- Tip2: C-line Function 안 되는 경우(Dr. Call 원칙임)
  1. 10cc N/S → 5cc N/S → 3cc N/S 순서대로 Regurge 하면서 Push 함
  2. Heparin 이용하여 Push 함

+ 비터널식과 터널식의 차이
Catheter가 피부에 일부분 삽입되어 있는 것을 터널식이라 함

+ Dual Lumen Cath.(비터널식 '투석용' 카테터) Dressing

*** 방법: 기본 C-Line Dressing에서 Heparin Flushing이 추가됨**

1. 이전 Dressing 제거하면서 재료 확인함
2. CHG(클로로)이나 포비돈으로 소독한 후 Dressing 재료 다시 붙여 줌
4. N/S Flushing 하여 사강 부위를 세척 함
5. Heparin Flushing 함(Hepain 다 넣었을 때쯤 Clamping 함)
⇨ 다 넣고 Clamping 하면 혈액이 섞이기 때문임
6. Dressing 바깥 부분의 Line과 Cap도 소독함
7. Port 부위는 Gauze를 이용하여 돌돌 말아줌(감염 예방목적)

03 터널식 주입용 카테터(Hickman Catheter라 칭함)

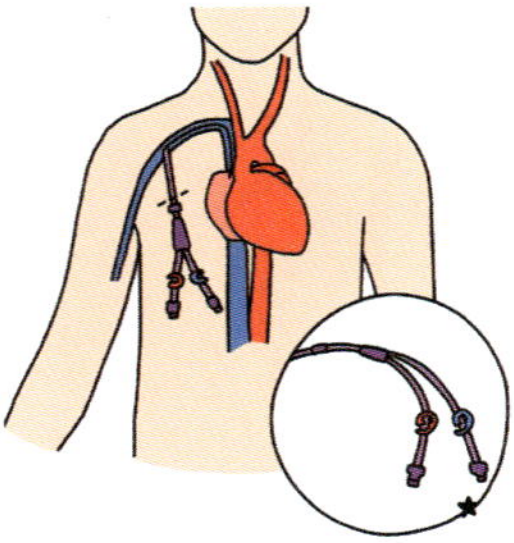

*** 명칭: Tunneled Infusion Catheter**
- 용도: 항암화학요법을 하는 환자들에게 Insertion 함
- 구분: Catheter는 정맥에 삽입하고 정맥 바깥 부분의 일부는 피하에 심음
- 특징: 가늘고 부드러워 수액이나 약물 주입이 잘 됨
  피하에 심는 부분에 Cuff가 있어서 세균 침입 방지를 막아주며 잘 안 빠짐
- 구분: Hickman이 Perm Cath보다 더 얇고 Dacron Cuff가 더 뒤에 있음
- Tip: 영상의학과에서 Remove 함(인턴 선생님 통해 Remove 안 함)

04 터널식 투석용 카테터(Perm Cath라 칭함)

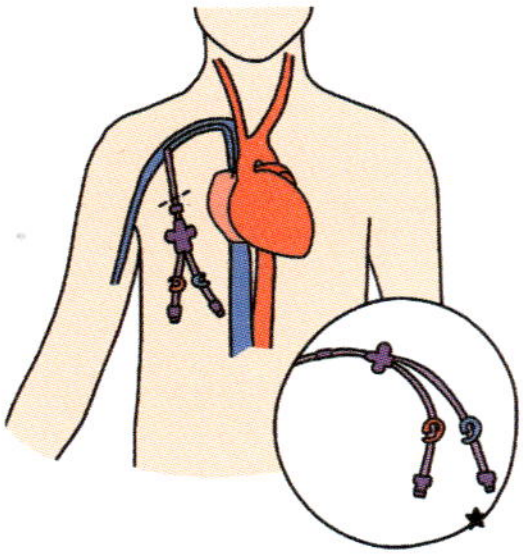

*** 명칭: Tunneled Dialysis Catheter**
- 용도: 주기적으로 투석하기 위해 Insertion 함
- 구분: 터널식 Catheter 중 내경이 굵은 Dual Lumen Cather임
- 특징: 내경이 굵어서 고혈류(High Flow)를 견딜 수 있으며 잘 안 빠짐
  최소 1개월 이상 사용 시 Insertion 함
- Tip: 영상의학과에서 Remove 함(인턴 선생님 통해 Remove 안 함)
  터널식은 보통 인턴 선생님 통해 제거 안 하지만 사망 시 하기도 함
- Tip2: 터널식은 고정을 위해 Dacron Cuff라고 하는 두툼한 게 있음

05 말초삽입 중심정맥 카테터(PICC라 칭함)

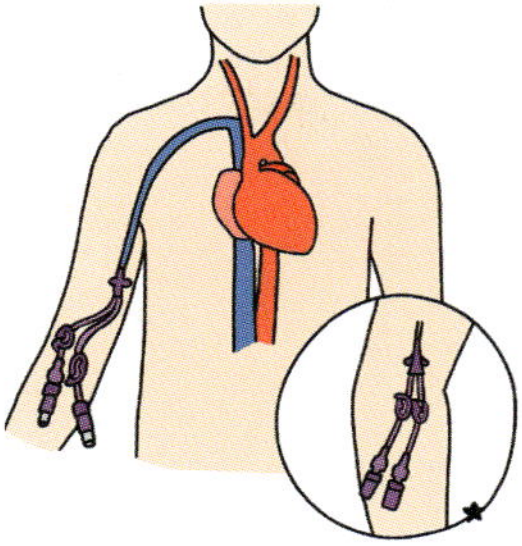

＊ 명칭: Peripherally Inserted Central Catheter
- 용도: 말초혈관 확보가 어려운 경우 Insertion 함
- 구분: 팔 정맥을 통해 Insertion 하여 중심 정맥을 지나 심장까지 삽입됨
- 특징: 가늘고 길며 주로 상완에 Insertion 되어 있음
- Tip: 인턴 선생님 통해 병동에서 Remove 가능함
- Tip2: PICC로 수혈을 하게 되면 잘 안 들어감

⇨ 24G조차 잡기 어려운 환자들이 PIcc를 하는데 수혈을 위해 18g, 20g 잡기는 정말 어려움(알아본 바로 굵은 PICC용 Catheter가 있다고 함)
영상의학과에 좀 더 굵은 걸로 부탁하면 해주는 병원도 있음

+ PICC Remove & Tip Culture

＊ 기본적으로 C-Line 제거방법과 비슷하며 준비물도 같음
- 준비물: 11 Knife(Surgical Blade), 멸균 Scissor + Tip Culture Bottle

＊ 방법

1. 환자를 침상에 눕히고 PIcc Clamping 함
1. 이전 Dressing 제거 및 다시 소독함
2. Suture 된 부위 11 Knife로 제거함
3. PICC Remove 하면서 Tip Culture 나감
- 숨을 들이마시고 잠시 숨을 참도록 한 뒤 천천히 당김
- Catheter의 끝이 끊어진 부분이 없는지 확인함
4. Sanc Bag과 같은 무거운 물체를 올려두어 압박하여 지혈함
5. 지혈되면 Dressing 해줌(포타딘 + Gauze Dressing 많이 사용함)
6. Remove 한 환자는 완벽히 지혈될 동안 최소 30분간은 누워 있도록 함

06 정맥포트(Chemo-port)

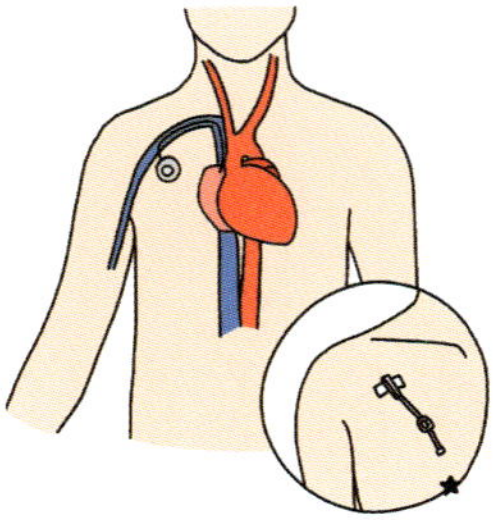

*** 명칭: Implantable Port**

- 용도: 주기적으로 시행하는 항암화학요법 위해 Insertion 함
- 구분: Port가 피부밑에 삽입되어 외관상 보이지 않음
- 특징: 미사용 시 소독이 필요하지 않고 목욕도 가능하여 관리하기 편함
  방사선 능을 투과하는 생화학 Catheter면서 최소 2개월 이상 사용함
  6개월 ~ 수년간 사용 가능하며 Heparin은 한 달에 한 번만 넣어줘도 됨
- Tip: 인턴 선생님 통해 사용하지 않을 때는 Heparin Locking 함
  완전한 Chemoport Remove는 영상의학과 혈관촬영실에서 시행함

+ Chemoport & Huber Needle

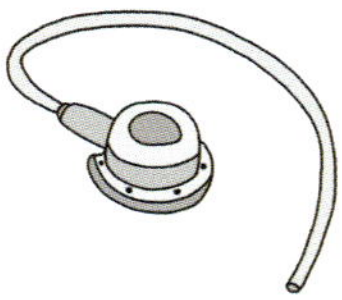	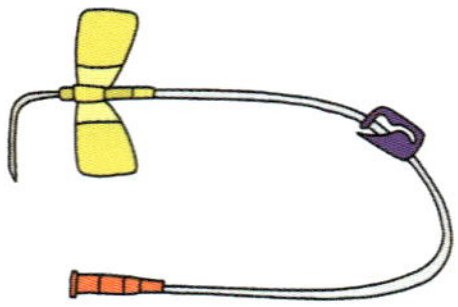
Chemoport	Huber Needle

*** Chemoport**

- Septum 부위에 Huber Needle Insertion 함
- 22G는 2,000번, 19G는 1,000번 정도 찔려도 견딘다고 함

*** Huber Needle(Chemoport Needle): 대개 7일 간격으로 교환함**

- 종류: Needle 모양에 따라 구분되며 Gage로도 구분됨

⇨ 일직선 – 정규적인 헤파린 주입, 잠깐의 약물 주입용
⇨ 굽은형 – 지속적인 약물 주입(Septum 보호 목적임)
⇨ 19G – 고농도 Fluid 주입, 채혈용(PRC 수혈 가능)
⇨ 22G – 점도가 낮은 Fluid 주입(혈소판 수혈 가능, PRC 수혈 불가능)

+ Chemoport Open

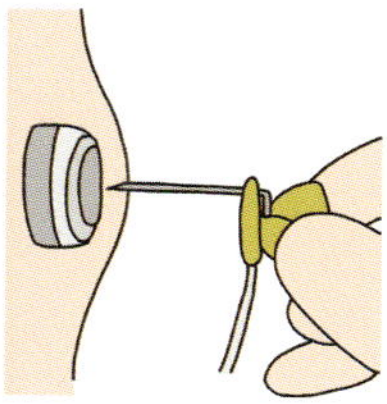

＊ Chemo Port Open

- Huber Needle을 Port에 Insertion하는 것을 말함
- 내가 근무한 병원은 Dr. Job이었으나 주변 동기들의 말을 들어보면 Nurse Job인 곳도 많이 있음
- Port Function이 안 좋을 때 Needle의 Insertion 상태를 다시 확인해 본 뒤 Call하므로 방법 알아두기

＊ 준비물

- Huber Needle, 10cc Syringe, N/S(N/S Syringe 상품 많이 사용함) Surgical Glove, Dressing 재료(Gauze/Film), 소독제(CHG 많이 사용)

＊ 방법

1. 멸균 장갑 착용 후 소독제로 피부를 5㎝ 반경으로 2회 소독함

⇨ Chemoport Site 부위가 Redness 있거나 진물 나면 즉시 Notify 함

2. Chemoport에 Huber Needle을 직각으로 삽입함

⇨ Insertion 전에 Clamping 해두고 Needle에 N/S 미리 채워 둠

⇨ 왼손 엄지와 검지로 Port의 Septum을 잡고 오른손으로 Needle 잡음

⇨ Needle 끝이 바닥에 닿을 때까지 천천히 밀어넣음

3. Clamping 풀고 Syringe로 Regurge 하면서 잘 들어갔는지 확인함

⇨ Chemoport에 남아있는 Heparin도 함께 제거함

4. N/S 약 10cc 정도 Flushing하고 수액과 연결한 뒤 Dressing 함

＊ 발생 가능한 문제: Chest PA에서 Port 위치 재확인해 봄

1. Insertion 시 딱딱한 부분에 걸려 안 들어가는 경우

⇨ 잘못된 부위에 Insertion 한 것으로 다시 Inertion하기

2. Push는 되지만 Regurge 안 되는 경우

- Needle이 혈관 벽에 닿아있거나 Catheter 끝에 Fibrinogen Flag 붙음

⇨ 일시적인 경우가 대부분으로 기침 및 자세변경을 우선 시도함

⇨ N/S 50~100cc 정도 투여하면 Port 안의 Flag가 떨어지기도 함

- Regurge가 계속 안 되면 반드시 주치의에게 Noti 해야 함
  대개 특별한 문제 없으면 그냥 사용하는데 꼭 EMR에 기록해둬야 함

3. 수액 주입도 안 되고 Push 해보면 저항감이 느껴지는 경우

- 막힌 경우로 주치의 처방하에 Urokinase 사용함(Dr.가 시행함)

⇨ Urokinase를 N/S에 녹여 5,000unit/ml을 만들고 0.3~0.4cc를 재서Port에 투여 후 30분간 기다렸다가 Syringe로 Clot 제거를 위해 흡인함

+ Chemoport Heparin Locking(Needle Remove)

*** Chemoport Heparin Locking**

- Chemo가 끝난 후 Fluid 유지가 필요 없는 경우, 퇴원하는 경우

*** 방법**

1. N/S 10cc 가량 주입 후 Heparin 5cc 정도 주입함

⇨ Heparin이 다 들어가기 직전에 Clamping 함(혈액 역류를 줄여줌)

2. 한 손은 Port를 잡고 다른 손은 Huber Needle을 잡아 수직으로 제거함
3. 소독 후 Dressing 함

+ Heparin Locking

*** Heparin Locking에 사용되는 H/S 만들기**

- 1:100으로 5cc 준비하기

⇨ 1:100은 N/S 1cc에 Heparin 100 IU이 Mix 되었다는 뜻임

- 헤파린나트륨 100IU/mL 용액 사용하는 경우 그냥 바로 5cc 재면 됨
- 헤파린나트륨 5,000IU/mL 용액 사용하는 경우 N/S 5cc에 0.1cc Mix함

암또 일화

종종 Chemoport를 장기간 사용해온 환자들에게서 Line Function이 잘 안 되는 경우가 있었다. Needle이 방향을 타서 그런 경우가 있어서 일부러 더 굵은 Gage의 Needle을 사용하기도 했고, 드레싱을 다시 하고 조금 더 Tight하게 네오나 필름 드레싱 재료를 붙여주었다. 대게 'Huber Needle'을 위에서 살짝 눌러주면 잘 들어가는데, 어쩌다가 잘못 건드리게 되면 Port 부분이 부어오르는 불상사가 생겼다. 특히, Brain Meta 문제로 글리세롤을 새벽에 투여 받던 환자가 잠결에 잘못 뒤척여서 Huber Needle이 살짝 빠져서 엄청나게 부어오른 것을 새벽 Rounding 중에 발견하게 되었다. 우선 급하게 Needle 제거를 한 뒤, 당직 인턴 선생님께 연락을 했다. 주사 부위의 부종이 너무 심하여 Heparin Locking조차 할 수 없어서, 뭔가 잘못된 거 아닐까 무척 걱정을 했던 날이었다. 조금 더 빨리 Rounding을 돌고 문제를 발견했어야 했나, 후에 이렇게 나를 추궁하지는 않을까 걱정하며 퇴근 후에도 Port 유지가 잘 되는지 동기에게 연락하며 전전긍긍했다. 신규 때 한번은 PICC 가진 환자에게서 수액을 바꾸기 위해서 잠시 Locking 해놓았다가 다시 Open 하는 것을 잊어서 Charge 선생님께 무척이나 혼났는데, 인턴 선생님이 Heparin을 이용하여 간신히 해결해 주셔서 그날 내 목숨을 부지할 수 있었다. 그 뒤부터 중심 정맥관을 가진 분들은 Line을 더 신경쓰게 되었다.

+ CVC에 사용되는 Flushing 용량

〈비터널식 주입용 카테터 - C-Line〉	
사용 전 Patency 확인하는 경우	N/S 1~3cc
IV 약물 사이에 Flushing 하는 경우	N/S 1~3cc
하루 3회 이상 규칙적으로 사용하는 경우	N/S 1~3cc
하루 1~2회 불규칙적으로 사용하는 경우	N/S 1~3cc 후 10:1 H/s 2cc
채혈 후 Flussing 하는 경우	N/S 3~5cc
1주 가량 Locking 하는 경우	10:1 H/S 2cc
〈비터널식 투석용 카테터 - Dual Lumen Catheter〉	
사용 전에 Flushing 하는 경우	1~2cc 뽑아 버린 후 N/S 2~5cc
IV 약물 사이에 Flushing 하는 경우	N/S 3~5cc
투석 후 Flushing 하는 경우	N/S 2~5cc
채혈 후 Flushing 하는 경우	N/S 5cc
Locking 하는 경우	1000:1 H/S Priminin Volume
〈정맥포트 - Chemoport〉	
사용 전 Patency 확인하는 경우	N/S 2~3cc
IV 약물 사이에 Flushing 하는 경우	N/S 2~3cc
하루 3회 이상 규칙적으로 사용하는 경우	N/S 2~3cc
하루 1~2회 불규칙적으로 사용하는 경우	N/S 2~3cc 후 10:1 H/S 2.5cc
채혈 후 Flushing 하는 경우	N/S 5~10cc
1주 가량 Locking 하는 경우	10:1 H/S 2.5cc
1달 이상 Locking 하는 경우	100:1 H/S 2.5cc
출처: Great Ormond Street Hospital For Children Clinical Guideline	

임상 NOTE

CHAPTER
05

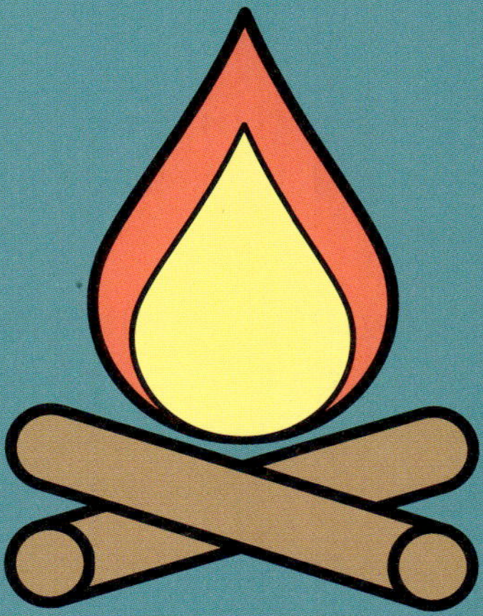

'갓 입사'한 신규간호사
'God 신규'가 되어보자!
(BST편)

5-01 '갓 입사'한 신규간호사 'God 신규'가 되어보자!(BST편)

'DM과 BST' - 정상범위 & 상황대처 & BST Tip

학부시절 때부터 DM에 대해선 지겹게 공부하고 시험을 봐왔지만 임상에서는 DKA 환자, HHS 환자를 보는 경우가 거의 없었기 때문에 자세한 내용은 잊어갔다. 또한 BST 측정도 간단해서 큰 어려움 없이 측정할 수 있어서 혈당 측정과 DM을 가볍게 봤었다.

DM은 그저 흔한 만성질환으로 고혈당이 특징으로 Insulin 분비가 잘 안 되는 질환 정도로 기억했었고, 환자들의 혈당이 잘 조절되는지 확인하기 위해서 혈당 측정을 한다고 생각했었다.

크게 틀린 말은 아니지만 지식의 깊이가 갈수록 얕아졌다. 몰라도 일하는데 큰 어려움이 없어서 혈당 잴 시간이 되면 혈당을 재고, Insulin을 주라고 하면 Insulin을 줬다.

그러다가 **이상 수치가 생각보다 자주 측정되는데 항상 내게 묻는 질문이 똑같았고** 나는 그것을 계속 간과하고 있다는 것을 깨달았다. 혈당 측정을 하고 수치를 Noti만 해서는 안 되고, 환자 상태를 더 살펴보면서 왜 이상 수치가 발생하게 됐는지 알아보려는 질문이 필요하다는 생각을 그제야 하게 되었다.

그래서 이후에는 Charge **선생님께 혈당 이상 수치를 Noti 하면 내게 질문한 내용을 먼저 환자들에게 묻고 상태와 함께 Noti를 했다.** 그랬더니 이상 증상이 있으면 더 빨리 처치를 할 수 있었고, 이제 일머리가 돌아간다는 말을 듣게 되었다.

환자분에게도 공부한 내용을 토대로 당당하게 설명할 수 있었고, **혈당 정상범위와 목표치를 토대로 주의혈당을 설정해서 DM 환자들을 더 세심하게 볼 수 있었고, 필요한 때에 적절하게 Noti 할 수 있었다.** 꼭 혈당 정상범위와 대처 방법을 알아서 내가 간호하는 환자들에게 적절한 대처를 해주길 바란다.

다음은 'DM과 BST에 관해 정리한 것'이다.

▶ DM(Diabetes Mellitus, 당뇨)

- 인슐린 분비량이 부족하거나, 정상적인 기능이 떨어져 여러 대사이상을 초래하여 '혈관 합병증'을 일으키는 질환(고혈당이 특징임)

▶ DM 진단기준: 다음 중 하나에 해당하면 진단함

- 다뇨·다갈·다식·체중감소 + 식사 관계없이 무작위 혈당 ≥ 200㎎/dL
- 8시간 이상 FBS ≥ 126㎎/dL
- 75g OGTT 2시간 후 ≥ 200㎎/dL
- HbA1c ≥ 6.5%

\+ 처음 기준을 제외한 나머지 기준은 다른 날 재검으로 확진함
동시에 두 가지 이상의 이상소견이 발견되면 재검 필요 없음

▶ DM 전 단계 진단기준

- IFG(공복혈당장애): FBS 100~125㎎/dL
- IGT(내당능장애): OGTT 2시간 후 140~199㎎/dL
- HbA1c: 5.7~6.4%

▶ BST(Blood Sugar Test, 혈당검사)

- 간이혈당검사에서 혈당은 식후 30분~1시간 동안 최고치임

▶ 검사 종류

1. FBS(Fasting Blood Sugar Test, 공복 혈당검사)

- 최소 8hrs 이상의 공복 필요함
- **정상: 70~100㎎/dL(110㎎/dL까지 보기도 함)**

2. OGTT(Oral Glucose Tolerance Test, 경구용 당부하 부하검사)

- 혈액 or 소변 검사물을 통해 검사
- 정상: Negative(소변에서 검출되지 않음)

3. PP2 / 2PP(Post Prandial 2 hours Sugar Test, 식후 혈당검사)

- 75~100g 고당분 섭취 2hrs 뒤 검사
- 2hrs 뒤 혈당은 정상범위로 돌아오는데 당분이 소화되었는지 확인함
- **정상: 80~120㎎/dL**

4. HbA1c(Hb A1c Test, 당화 혈색소 검사)

- 최근 2~3개월 동안의 평균 혈당치 반영한 검사
- Hb에 결합 되어있는 혈중 포도당 농도 측정함
- **정상: 전체 Hb의 4.0~5.5%**

다음은 ‘DM과 BST에 관해 정리한 것’이다.

FBS=FPG(Fasting Plasma Glucose)		
정상	DM 의심 = 공복혈당장애 [1]	DM
70~99㎎/dL	100~125㎎/dL	126㎎/dL ↑
PP2		
정상	DM 의심 = 내당능장애 [2]	DM
140㎎/dL ↓	140~199㎎/dL	200㎎/dL ↑
HbA1c		
정상	DM 의심	DM
5.6% ↓	5.7~6.4%	6.5% ↑

다음은 ‘DM 환자 혈당 목표치를 정리한 것’이다.

	조절 목표	주의	Dr. Noti
AC 혈당	80~130㎎/dL	〈 80㎎/dL 〉140㎎/dL	〈 70㎎/dL 〉200㎎/dL
PP2 혈당	〈 160㎎/dL	〉180㎎/dL	〉250㎎/dL
Hs 혈당	100~150㎎/dL	〈 90㎎/dL 〉200㎎/dL	〈 70㎎/dL 〉250㎎/dL
DM 입원환자 경우에 한하고 나이, 동반 질환 등에 따라 다름			

+ DM 환자 혈당 - 언제 Noti 해야 할까?

*** DM 환자의 혈당범위**

- 상황(간식을 언제 먹었는지)에 따라 괜찮다고 보는 혈당범위는 달라짐
- **임상에서는 DM 환자의 경우 200㎎/dL까지는 크게 문제없다고 봄**
- 간식을 먹지 않은 환자와 ME 환자의 경우 200㎎/dL 이상부터 Noti 함
- 대개 **250㎎/dL 이상부터 Dr.에게 Noti 하고 조절할 건지 Confirm** 받음
- 저혈당 및 고혈당 상황 Noti와 대처방법은 다음 장에서 자세히 설명함

1) **IFG**: Impaired Fasting Glucose - **공복혈당장애**

2) **IGT**: Impaired Glucose Tolerance - **내당능장애**

다음은 '저혈당에 대해 정리한 것'이다.

저혈당(Hypoglycemia)

- 혈중 포도당이 **정상 수치 이하로 감소한 상태**
- 공복저혈당과 식후저혈당으로 나눌 수 있음
- 저혈당에 빠진 것을 대개 **'하이포'에 빠졌다**고 표현함
- 공복 저혈당이 식후 저혈당보다 흔하게 발생함

+ 식후(반응성) 저혈당

- 초기: 위 수술받은 환자에게서 고영양(Hyperalimentation)으로 발생함
- 후기: 내당능장애, 특발성 반응성 저혈당 환자에게서 발생함

저혈당 증상

- **70㎎/dL 이하**: 자율 신경 자극되어 증상 나타남
- **50㎎/dL 이하**: 신경성 저혈당 증상 발현 시작함

자율신경성(Autonmic)	신경저혈당성(Neuroglycopenic)
신경질, 조바심, 예민, 오심, 구토 쇠약, 발한, 빈맥, 두근거림, 떨림, 배고픔, 손가락·입의 얼얼함, 따끈거림	정신착란, 기억상실, 경기, 혼수 두통, 저체온, 시력이상, 의식 둔탁,

+ DM 환자의 저혈당 인지불능

- 글루카곤, 에피네프린 분비 및 자율신경계 반응의 장애가 주된 원인임
- 자율신경병증이나 저혈당 반복경험에 의해 발생함
- 포도당 농도 40~50㎎/dL에 이를 때까지 자율신경성 징후나 증상 경험하지 못한 채 신경저혈당성 증상인 의식소실이 나타날 수 있음

⇨ 어지럽거나 별다른 증상이 없다고 했는데 이후에 저혈당 Shock에 빠지는 이유 중 하나로 괜찮다고 해도 당분 섭취를 반드시 격려하기

저혈당: 즉시 중재하기

- 저혈당 치료가 지연되면 치명적임 즉각적인 중재와 치료가 필요함

1) 의식 있는 환자: 경구로 음식 섭취

- **혈당 70㎎/dL 이하: 15g의 단순당 포함된 음식 섭취하기**
- Ex) 주스 반 컵, 콜라 반 컵, 사탕 3~4개, 설탕 1큰술
- **15분 동안 휴식 취한 뒤 혈당 재측정하기**
- **혈당 80㎎/dL 이하: 15g 무지방 탄수화물 반복하여 섭취하기**
- 1시간 이내 식사할 수 없는 상황: 단백질 포함된 탄수화물 섭취하기
- Ex) 우유 200ml, 크래커 4~5개

5장 BST편

2) 의식 소실 환자: 약물 투여

- 50% D/W Fluid 50cc IV 투여

- Main Fluid 달기: 5~10% D/W Fluid 지속적으로 주입하기

+ 수액요법 불가능한 상황: Glucagon SC 또는 IM 투여

- 성인·청소년: 1mg / 5세 미만 소아: 0.5mg / 유아: 0.25mg
- Glucagon 투여 후 혈당은 일시적으로 상승하지만 1시간 30분 후 다시 혈당이 감소하므로 의식이 회복되면 당질 식품 섭취하게 함

다음은 **'저혈당 관련 Tip 아닌 Tip'**이다.

+ 저혈당 빠진 환자 내팽개치지 않기

*** 환자 상태 파악하기**

- BST 측정 후 '저혈당'임을 확인하고 무작정 Noti만 하러 나가지 말 것
- 식은땀을 흘리는지, 다른 이상 증상이 없는지 확인하기 ★

⇨ Noti 할 때도 환자 상태가 '현재 어떤지'를 말해줘야 함

⇨ 단순히 혈당수치만 말하면 분명히 '어떤 상태'인지 물어봄

⇨ Acting으로서 Charge에게 Noti를 하든, Dr.에게 Noti를 하든 똑같음

⇨ 환자 상태에 따라 취해 줄 처치가 달라짐(ex. D/W 용량, Main Fluid 교체)

*** 의식있는 환자 당분 있는 음식 먹이기**

- 저혈당 측정되면 우선 당분 포함된 음식 섭취하도록 하기
- 괜찮다고 하더라도 추후 혈당이 더 떨어질 수 있으므로 음식 격려하기

*** 심한 저혈당일 때 Dr. 연락 안 되면 우선 D/W 50cc 주기**

- 경험상 저혈당은 새벽에 많이 발생함
- 새벽 2~4시경은 당직의 연락이 잘 안 될 때가 많음
- Dr.에게 전화 Noti 하는 정도면 심한 저혈당인 경우가 많음
- **처방은 Dr. 권한**이므로 D/W 주는 것도 처방이 있어야 가능하지만 새벽 중 F/u한 혈당이 50mg/dL 미만에 이상 증상을 호소한다면 우선 D/W 50cc 가량 주고 후에 Dr.에게 줬다고 Noti 하는 게 나음
- 상황 따라 식은땀 흘리면서 혈당 20~30mg/dL 측정되는 경우도 우선 D/W 50cc 가량 주면서 다른 동료가 전화 Noti 해주는 게 나음

⇨ 60~70mg/dL는 우선 음식 섭취가 가능하면 먹인 후 F/u 수치를 본 뒤 정상으로 오르지 않는다면 DW 주는 것을 고려해야 함

⇨ 50~60mg/dL는 음식 섭취 후 오르는 경우도 많아 바로 D/W주기 애매함

⇨ 50mg/dL은 음식 섭취와 함께 바로 D/W 주는 경우가 많음

- 어디까지나 Dr. 연락이 안 되는 상황에 한해서임

+ 저혈당 빠질 수 있는 '정상' 혈당범위 조심하기

*** 간혹 애매한 혈당이 측정될 때가 많음**
- 71~80㎎/dL 사이 혈당들은 정상이긴 한데 찜찜한 느낌의 혈당임
- 특히 Hs의 80~90㎎/dL 사이 혈당은 더욱 찜찜한 느낌의 혈당임

⇨ DM 환자들은 본인들의 건강관리를 위해 혈당 정상범위를 잘 알고 있음
- 낮 동안이고 식사시간이 얼마 남지 않으면 이상 증상이 있으면 알려달라 하기
- **낮 동안이고 식사시간이 멀면 간식 섭취를 격려하고 이상 증상 안내하기**
- **취침 예정이면 꼭 음료수 1개나 다른 간식을 섭취하고 자도록 안내하기**

⇨ 반드시 환자 상태를 더 살펴보고, 이상한 느낌이 들면 F/U 해보기

*** Insulin 투여 예정 환자에게서의 애매한 혈당**
- 아침 Lantus 22U, 매 식전 Humalog 6U인 환자가 있다고 하자
  점심 식전 혈당이 78㎎/dL가 측정되면 아침 식사량 상태를 물어보고 정상량만큼 식사 하였다면 Dr.에게 Insulin 감량 투여 or Skip 할지 Confirm 가능함
- 이런 상황이면 대개 점심 식사량이 1/2~2/3 이상 되면 그대로 투여하라거나 4U로 감량하든지, 점심은 Skip 하라는 답이 나올 가능성이 있음
- 물론 Dr.에 따라서 저혈당도 아닌데 왜 그러냐고 할 수도 있음

⇨ 저혈당을 60㎎/dL 미만이나 80㎎/dL 미만으로 보는 Dr.들도 있어서 Noti 할 때마다 해야 하나 말아야 하나 고민될 때가 은근히 있음

*** 식사량 보고 Insulin 투여하라는 Order**
- 반드시 '식사하셨나요'가 아닌 '얼마나 무엇을' 드셨는지를 물을 것

⇨ 식사했는지 물어보면 먹었다 하는데 양을 보면 소식하는 분들이나 최근 Condition이 안 좋아 잘 못 먹었던 환자들은 양을 조금 먹었음에도 먹었다고 표현하기도 하므로 꼭 '얼마나' 먹었는지를 확인하고 투여하자

암또 일화

종종 Hypo에 빠지던 Bedridden 환자에게서 점심 식전 혈당이 72㎎/dL로 측정되고 식전 Humalog가 2U 예정이어서 고민하다 Dr.에게 "아침 혈당도 80㎎/dL대고 Hypo 빠지던 환자인데 Humalog 2U Skip 할까요?"하고 Noti 했더니 저혈당 범위 모르냐면서 정상범위인데 뭐가 문제냐면서 그대로 주라고 면박을 들었다. 내 딴엔 생각해서 말했는데 저렇게 반응해서 많이 민망했다. 그 후에 애매한 수치의 혈당들이 나오면 한 번 말을 해주는 게 좋을까, 아닐까 고민되는 날이 많았는데, 의사 Order대로 수행하는 '오더리'는 아니니까 내가 판단하기에 저혈당에 더 가까운 수치는 Noti 하고 Insulin을 조정했다.

다음은 '**고혈당에 대해 정리한 것**'이다.

고혈당(Hyperglycemia)

- 혈중 포도당이 비정상으로 상승한 상태
- 고혈당으로 혈당이 뜨는 것을 대개 '하이퍼'가 떴다고 표현함

+ 생리적 고혈당

- 식사 후 일시적으로 유발되는 자연현상임

고혈당 증상

- 두통, 다갈, 다뇨, 피곤함, 시력이상, 체중감소, 오심, 구토, 혼수, 탈수

치료

- Insulin 요법, DM Medication

합병증: DKA, HHS

- DKA(Diabetic Ketoacidosis, 당뇨병 케톤산증)
- HHS(Hyperosmolar Hyperglycemic State, 고혈당고삼투압성상태)

	DKA	HHS
특징	Type 1 DM 유발인자: Insulin 사용 중단	Type 2 DM 유발인자: Infection
증상	마지막 Insulin 주사 후 12시간 이내 발생함 Kussmaul Respiration[3] GI 증상: N/V, Abd. Pain	수 일~수 주에 걸쳐 진행됨 Kussmaul Respiration(-) N/V(-) Nuro 증상: 의식혼미
Lab	Hyperglycemia: 〉 250㎎/dL Normal Osmal Metabolic Acidosis Anion Gap[4] ↑	Hyperglycemia: 〉 600㎎/dL Osmal: 〉 320mOsm/kg No Ketoacidosi Normal Anion Gap
치료	Fluid 공급: 첫 24시간 이내 수분 결핍 교정함 Regular Insulin 투여: hr 당 혈당 50~70㎎/dL 감소 목표 Potassium replacement: 4~5mEq/L 유지하기 Bicarbonate: venous pH 〉 7.0 목표 유발인자 분석 + 제거, Phosphate 투여	

3) **Kussmaul Respiration**: 대사성 산증 호흡으로 과일향 냄새, 아세톤 냄새가 특징임

4) **Anion Gap**: 음이온 차이

다음은 '고혈당 관련 Tip 아닌 Tip'이다.

+ 마지막 식사 시간 확인하기

＊ 생리적 고혈당은 정상적임

– 마지막 식사시간을 묻고 고혈당 측정이 정상인지 비정상인지 구분함

– 반드시 **'언제 마지막'으로 '무엇'을 '얼마나' 먹었는지 확인**해야 함

⇨ 무엇을, 언제 먹었는지 알면 혈당에 영향을 덜 주는 간식을 추천해주거나 언제 간식을 먹도록 생활습관을 교정해 줄 수 있음

– 우리는 환자의 건강 습관을 교육해주는 간호사이므로 관심을 가져야 함

＊ 고혈당 이상 증상 없는지 확인하기

– 저혈당과 마찬가지로 이상 증상 여부는 꼭 확인해야 함

– 지속적으로 고혈당이 지속되는 경우가 아니라면 저혈당보다는 긴급함이 떨어지고 대개 Insulin으로 조절하는 정도임

⇨ 혈당이 오르는 이유가 많기 때문에 저혈당보다는 다급하게 중재를 하지 않는다고 표현한 것으로, Noti와 처치는 즉각 이뤄져야 함

+ DM medi 복용하였는지 확인하기

＊ DM medi Skip 하는 분들이 있음

– 원칙은 경구약을 먹는지 확인까지가 간호사의 역할이고 의무지만 임상에서 약을 나눠주고 언제 먹도록 안내까지 정도만 하고 있음

⇨ 정신의학과나 주의 환자는 직접 먹는 것까지 확인함

– 간혹 고령 노인분, 기타 다른 이유로 먹는 것을 잊으신 분들이 있음

– 간식 미섭취하였는데 혈당이 높다면 혈당약은 복용하였는지 꼭 묻기

⇨ 입원 오신 분들 고혈당 측정되면 아침에 혈당약 먹었는지 꼭 확인하기 ★

+ 계속되는 Hyper는 중재요법 변경하자고 Noti 하자

＊ 계속되는 고혈당

– 현재 사용하고 있는 DM 조절 법이 적절하지 못하다는 뜻

– DM medcation을 변경하거나 Insulin 용량을 더 증량해야 함

– 3일 이상 별다른 변경사항 없이(Ex. Steroid 약물이 추가) 계속하여 Hyper로 측정되어 추가 Insulin을 투여했었다면 4일째부터는 Dr.에게 **혈당 상황을 알리고 DM Medi를 변경하거나 용량을 늘릴 것인지 묻기**

⇨ DM Medi나 Insulin 용량 조절 위해 Noti 할 때는 꼭 그동안의 혈당 변화 추세를 보고 판단하고 Noti 하자(당일만 보면 안 됨)

다음은 'BST 측정 시의 Tip 아닌 Tip'이다.

01 채혈할 부위로 혈액 모아주기

손가락	발가락	귓 볼
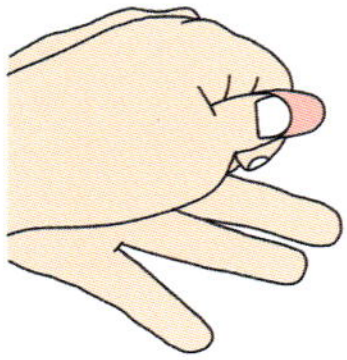	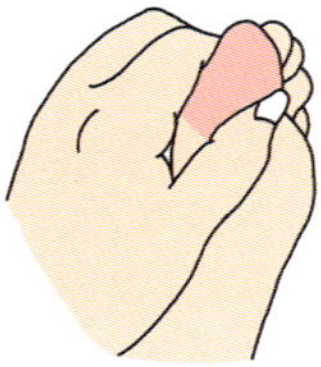	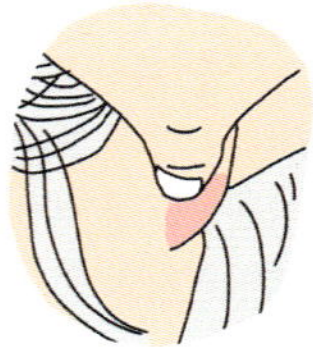

＊ 란셋(Lancet, 채혈침)으로 찔렀는데 혈액이 안 나오는 경우
- 채혈할 부위에 혈액을 충분히 모아주지 않은 경우가 많음
- **채혈할 부위로 혈액을 모아서 피부색이 붉어지면 그때 채혈하기**
- 충분히 혈액을 모아주면 약한 세기로 찔러도 혈액이 잘 나옴

⇨ 채혈 시 환자의 통증이 줄어들고 환자와의 라포 형성에도 좋음
- **채혈할 부위 따뜻하게 하고 심장 아래로 향한 후 혈액 모아주기**
- 굳은살과 잦은 채혈로 인해 손 끝이 비후해지면 혈액이 잘 안 나옴
- 순환부전 환자(임종이 가까운 환자 등) 경우도 혈액이 잘 안 나옴

＊ BST에 자주 쓰이는 부위: 손가락, 발가락, 귓볼
- 귓볼 채혈 부위: 귀 뚫는 부위(귀걸이 위치)에서 채혈하면 됨

02 알코올 솜으로 소독 시 꼭 말린 후 채혈하기 - 더 낮게 측정됨

알코올이 마른 상태에서 채혈함	알코올이 덜 마른 상태에서 채혈함
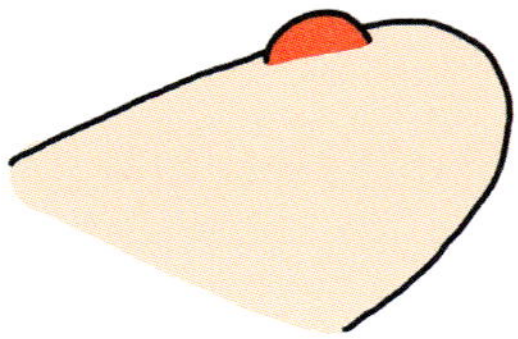 혈액이 채혈한 부위에 모여있음	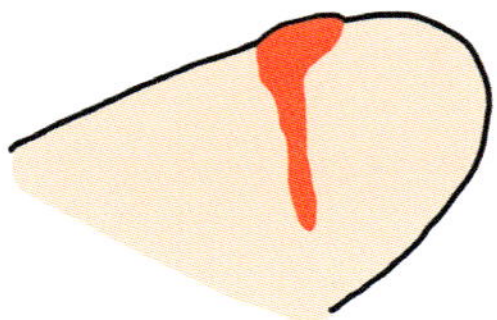 혈액이 손가락을 타고 흘러버림

＊ 혈액이 모이지 않고 흘러버리는 경우: 채혈 부위 건조시키기
- 알코올 소독이 충분히 마르지 않아 혈액이 뭉치지 못하고 알코올(액체)에 의해 손가락을 타고 흘러버림(지문에 혈액이 스며들면서 흘러버리게 됨)
- 같은 맥락으로 손에 물이 많아도 혈액이 흘러버림

★ 알코올이 덜 마른 상태에서 채혈하면 혈당수치가 더 낮게 측정됨 ★

03 채혈 부위와 검사지가 수직이 되도록 하기

혈당측정 O	혈당측정 X
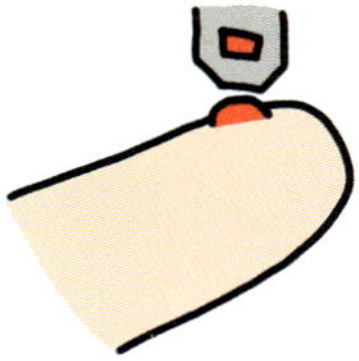	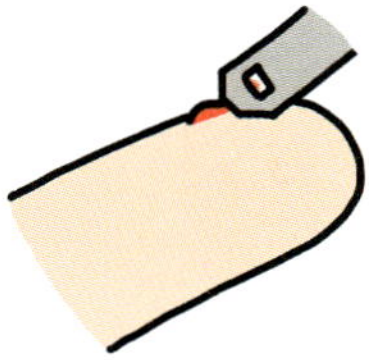

*** 혈액측정이 실패하는 경우**

- 혈액의 점도가 지나치게 높거나, 혈액량이 불충분할 경우 Error 남
- **혈당 측정을 위해서는 최소 0.5㎕ 혈액량이 필요함**
- 채혈 부위와 검사지(Strip)가 수직으로 닿아야 충분한 혈액량이 확보됨
- 검사지의 금속(전극)까지 혈액이 닿아야 혈당이 측정됨
- 혈액이 충분히 흡수될 수 있도록 **3초 가량 기다려야 함**
- 너무 빨리 혈당측정기를 떼면 혈액량이 부족하여 Error 남

*** 혈당 측정 원리**

- **Glucose 효소와 혈액이 반응하여 생긴 전류치를 전극으로 측정하는 방법**
- Glucose 효소와 반응하여 변화한 색을 광학적으로 측정하는 방법이 있음
- 대개 첫 번째 방법을 이용한 간이 혈당 측정기를 많이 사용함

04 BST 측정 시 피해야 하는 부위 - Fluid 연결된 부위 측정 X

Fluid 들어가는 쪽	수혈하고 있는 쪽
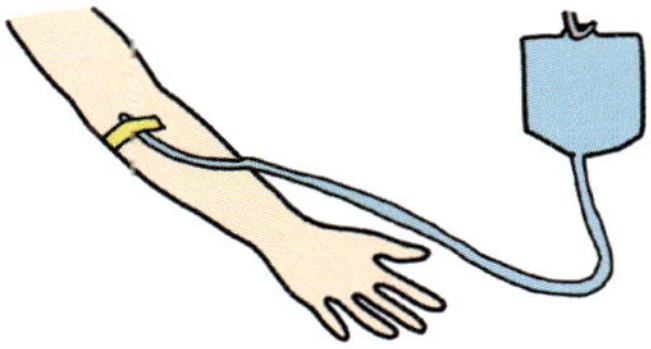	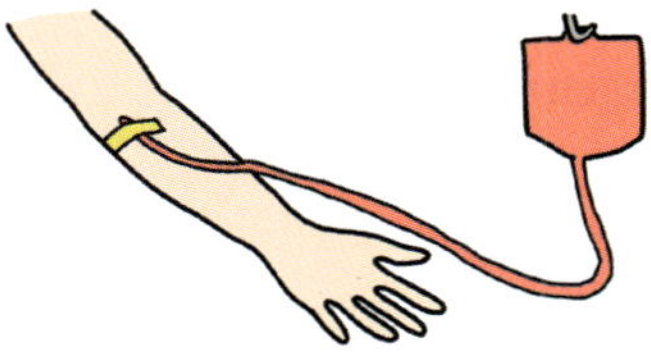

*** Fluid 들어가는 쪽: BST 측정 안 함**

- D/W, TPN Fluid: **Dextrose로 인해 정확한 혈당측정 안 됨**
- Fluid에 Mix되거나 Side로 들어간 약물에 의해 영향 받을 수도 있음

*** 수혈하고 있는 쪽: BST 측정 안 함**

- 수혈 중의 혈액과 섞여 정확한 혈당 측정 안 될 수 있음
- **Fluid에 의해 더 묽게 채혈될 수 있으므로 Fluid가 연결된 부위는 측정 안 함**

+ BST 측정 부위 - 손가락 양 옆구리에서 채혈하기

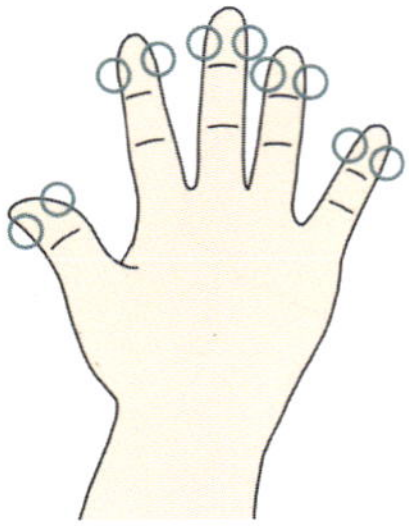

*** 손가락 양 옆 끝에서 채혈하기**

- BST를 손가락 중앙에서 채혈하는 분도 있는데, 손가락 양 옆 끝에서 채혈해야 더 혈액이 잘 나옴
- **굳은살 많은 환자**라면 꼭 이 부위를 채혈하자

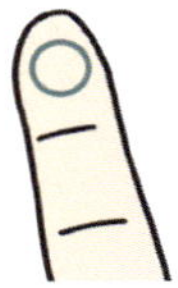	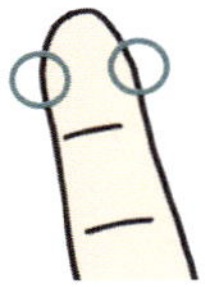	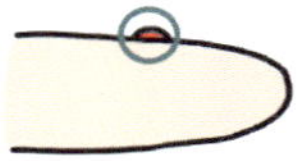
손가락 중앙	손가락 양 끝	손가락 끝

+ BST 측정 - AST: 대체부위 측정

손바닥	팔뚝	종아리	허벅지
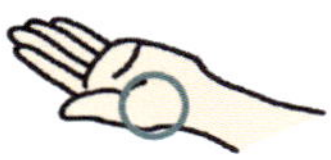	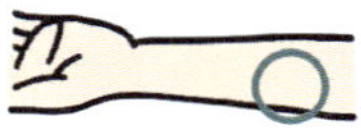	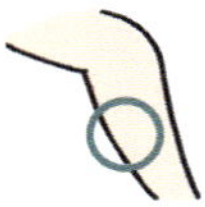	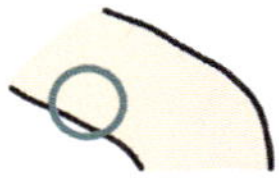

*** AST(Alternative Site Testing, 대체부위 측정)**

- 혈당측정은 일반적으로 손가락 끝에서 채혈함
- 손끝에는 신경이 많이 분포되어 있어 반복적인 혈당 측정 시 통증을 느끼는데 **손바닥·팔뚝·종아리·허벅지** 등 대체부위에서 채혈하면 통증을 줄여줌
- **손끝 외 다른 부위에서 채혈하여 측정하는 것을 대체부위 측정(AST)이라 함**

*** 대체부위 채혈 부위 선정하기**

- 부드럽고 살집 있는 부위, 체모가 없고 정맥이 두드러지지 않은 부위 선정
- 손바닥, 팔뚝, 종아리, 허벅지가 대체부위 채혈(AST) 부위로 적당함

암또 일화

대체부위를 알아도 혈당은 거의 손·발·귀에서만 잼었는데, 한쪽 팔에는 D/W Fluid, 반대 팔은 장갑 억제대, 양 발은 심한 DM Foot, 귀는 SpO_2 Sensor 부착에 의해 헐어있었던 Bedrriden 환자의 혈당 측정을 위해 장갑 억제대를 풀다가 문득 팔뚝에서도 BST가 가능하다는 게 생각났다. DM으로 혈액순환이 안돼 말초 부위에서 BST가 어려웠던 환자였는데 측정이 간편하고 잘 되었다. 자주 사용하는 방법은 아니었지만 OP, Both Arm Save, DM Foot, 절단환자들에게는 간혹 사용했다.

+ BP 측정하고 있는 팔 조심하기

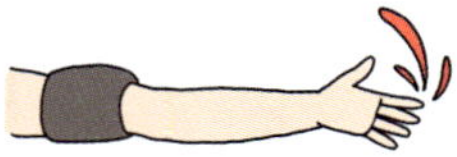	*** BP기가 감겨 있다면 풀고 BST 측정하기** - BP Monitoring을 위해 BP기를 감고 있는 팔은 BP기에 의해 압력을 받고 있음 - 반드시 BP기를 풀고 측정해야 함 - BP기 감아진 체 채혈하게 되면 혈액이 솟구쳐 튐 - 혈액이 사방팔방으로 가느다랗게 솟구쳐 튐

암또 일호-

BST를 측정하러 한 환자에게 갔었는데 환자 상태가 안 좋아서 BP Monitoring을 하느라 팔에 BP기가 감겨 있었다. 반대 팔에는 Fluid를 맞고 있으므로 BP기가 감겨 있는 팔의 손끝에서 채혈을 시도했는데, 물줄기를 내뿜는 것처럼 채혈 자리에서 혈액이 가느다랗게 내뿜어지는 것을 처음 봤다. 문제는 손끝 방향이 환자 얼굴을 향하고 있어서 환의를 포함하여 얼굴까지 혈액이 튀어 정말 당황했다. 안 그래도 예민한 상황이었는데 정말 죄송하다고 사과드리고 환의를 갈아입혀드렸다.

05 BST 측정 값에 따라 환자에게 물어야 할 것 ★

저혈당	*** 이상 증상 및 상태 확인하기** - 상태에 따라 D/W Fluid나 당분 섞인 음식 즉시 줘야 함 *** 주의 범위 혈당 측정 시 식사 여부 확인하기** - 저혈당에 빠질 수 있는 주의 범위 혈당이 측정되었는데 식사 후 Insulin을 투여하라는 Order가 Confirm 됐다면 반드시 투여 전에 다시 식사량을 확인해야 함 - 식사량 Poor하면 Insulin 투여하지 않고 Dr.에게 Noti 함 Ex. 79㎎/dL인 분 죽 2숟가락만 드셔서 Humalog 4U 안 드렸습니다 ⇨ Dr.가 줘야 된다고 생각하면 연락해옴
고혈당	*** 마지막 간식 포함한 식사시간 묻기** - 언제 무엇을 마지막으로 얼마나 먹었는지 묻기 - 200㎎/dL까지는 크게 이상 수치로 보지 않음 - 두통, 이상 증상 없는지 확인하기 *** DM Medi 제때 복용했는지 묻기** - 간혹 Skip하는 환자들 있음

+ 실전! 저혈당 Notify Case (1)

<table>
<tr><td colspan="2">〈Case 1〉
706호 F/60 이어질 환자 – 진단명 TB (기저질환 DM +, LC +)
아침 Latuse 16U + 매 식전 Humalog 8U SC로 투여하고 있음
4PM Routine BST 하기 위해 침상으로 가니 식은 땀을 흘리고 있음
BST 44mg/dL 측정되며 의식은 소실되지 않은 상황</td></tr>
<tr><td>사 정</td><td>"환자분 괜찮으세요? 여기 어딘지는 아세요?" By. 간호사
"병원이요. 머리가 너무 어지럽고 머리가 아파요." By. 환자
"먹을 거 뭐 없어요? 사탕이나 초콜릿, 주스 같은거요" By. 간호사
"초콜릿이랑 오렌지 주스있어요" By. 환자
"일단 주스 1컵 다 드시고 초콜릿도 드세요. 지금 저혈당이니까요. 어디 가지 말고 여기 있으세요." By. 간호사
(상황보면서 V/S 측정하고 다른 저혈당 증상 여부 확인함)</td></tr>
<tr><td>E M R</td><td>Prn 처방 없음</td></tr>
<tr><td>과거중재</td><td>None</td></tr>
<tr><td colspan="2">〈Notify 전 Catch 사항〉
① BST 44mg/dL 저혈당(식은땀 +, 어지러움 +, 두통 +, 의식 +)
⇨ 즉시 중재가 필요함(경구 투여 가능하므로 당분 포함된 음식 섭취시킴) 더 심한 저혈당으로 떨어질 수 있으므로 즉시 Dr. Notify 하기
⇨ 저혈당 증상 호소없이 환자 상태가 비교적 안정된 상태라면 구강 섭취 후 BST F/U하여 Dr. Notify 하기
② 들어가고 있는 Insulin 요법 및 DM Medi 확인함
⇨ Insulin 투여량 및 DM Medi 조절 할 것인지 Confirm 받기
⇨ I/O창 보면서 Oral이 Poor 했는지 참고하기(가능하면 환자에게 묻기)
③ LC 환자로 저혈당이 더 잘 발생할 수 있음을 고려함</td></tr>
<tr><td colspan="2">〈Notify〉</td></tr>
<tr><td>기 본</td><td>7층 서병동인데요. 706호(60세 남자) 이어질 TB 환자분, 4PM BST 44mg/dL로 의식은 있으신데 식은땀 흘리면서 두통, 어지러움 증상 있어서 일단 오렌지주스 200mL랑 초콜릿 1개는 먹였는데, 50% DW도 주실건가요?</td></tr>
<tr><td>발 전</td><td>(처방난 50% DW 투여 or Obs 후 F/U 수치 Noti 하면서)
이분 식전에 Humalog 8U 주는 분인데 저녁은 Skip 할까요?</td></tr>
</table>

+ 실전! 고혈당 Notify Case (2)

<table>
<tr><td colspan="2">〈Case 2〉
708호 F/72 한새벽 환자 – 진단명 Lung Ca.(기저질환 DM+)
다이아벡스정 500mg 1T QD 및 RI Schedule로 혈당 조절하고 있음
Fluid는 TPN 1L에 Humulin R 4U Mix되어 40cc/hr로 들어가고 있음
HS Routine BST가 320mg/dL로 측정된 상황</td></tr>
<tr><td>사 정</td><td>"한새벽님 혹시 저녁 드시고 나서 뭐 더 드셨어요?" By. 간호사
"아무것도 안먹었는디. 당 높을까봐 과일도 안먹었는디" By. 환자
"혹시 머리가 아프다거나 그런 증상 있어요?" By. 간호사
"전혀 없는디, 많이 높아? 에구 뭔 320이나 나왔대" By. 환자
"오늘 당뇨약도 드셨죠?" By. 간호사
"당연하지. 약먹고 당 높을까봐 간식도 안먹는 사람이여" By. 환자</td></tr>
<tr><td>E M R</td><td>의사 지시 : 휴물린 R RI Schedule에 따라 SC함</td></tr>
<tr><td>과거중재</td><td>전날 HS에는 Noti 후 Half RI Schedule로 투여한 것 확인함
2일 전 TPN Fluid 연결 후 혈당이 계속 높게 측정되는 것 확인함</td></tr>
<tr><td colspan="2">〈Notify 전 Catch 사항〉
① BST 320mg/dL 고혈당 (특별한 증상 없는 상황)
⇨ 고령환자에 수면을 들 시간으로 RI Schedule 그대로 따를지 의심해 봄
⇨ 전날에도 고혈당이 측정되었고 Half RI Schedule 따른 것을 확인함
Dr. Notify 후 Hal RI Schedule 따를 건지 물어볼 수 있음
② TPN에 1L Mix되는 인슐린 양 증량할 건지 Dr. Confirm 받기
⇨ Eve에는 당직의가 있으므로 다음날 주치의에게 물어봐주라고 Night에게 인계 줄 수 있음 (Noti 전 지금 남아 있는 Fluid 양을 반드시 확인하기)
⇨ TPN이 800mL가 남아있다면 거의 새거이므로 이를 알리고 추가 Mix 할 인슐린 양을 Confirm 받고, 100mL 가량 남았다면 남은 양은 폐기하고 새 TPN에 Mix 할 인슐린 양을 Confirm 받을 수 있음(God 신규 자질)</td></tr>
<tr><td colspan="2">〈Notify〉</td></tr>
<tr><td>기 본</td><td>7층 서병동인데요. 708호 72세 여자 한새벽 Lung Ca. 환자분 HS BST 320mg/dL로 RI Schedule로 DM 조절하시는 분인데, 어제 HS에는 Half RI로 줬는데 혹시 오늘도 Half 따라갈까요?</td></tr>
<tr><td>발 전</td><td>(Night번에게 TPN 인슐린 용량 증량할지 물어봐주라고 인계넘김)
708호 한새벽 환자분, TPN에 4U Mix하고 혈당 계속 뜨는데요.
혹시 Mix 할 인슐린양 증량 안하실건가요? 지금 700mL 남았어요.</td></tr>
</table>

Plus+

'Insulin 요법' - 측정시간 & 7Point+3AM

아무 생각 없이 혈당이 뜨면 Insulin을 투여했고, 아무 생각 없이 혈당 측정시간이 되면 혈당을 측정했다. 식사시간에 맞춰서 바쁘게 Insulin을 투여하기 싫어서 환자분들이 간식을 안 드시길 원했고, 그들에게 어떠한 Insulin 처방이 나는지는 궁금하지 않았다.

Insulin Pump를 달고 오는 환자들은 Q2 측정을 해야 해서 귀찮았고, 7point로 측정하는 환자들이 와도 도대체 왜 이렇게 혈당을 자주 재서 일을 만드는 걸까 싶었다.

환자분들은 끊임없이 뭔가를 계속 먹고, 상태가 크지 않으면 Obs만 하던데, **'왜 이렇게 자주 혈당을 잴까? 새벽에 3시에 굳이 혈당을 재는 이유는 무엇일까?'**라는 생각을 했다.

당뇨가 없는 환자인데 Fluid에 RI는 왜 Mix하는 건지 의아했고, 선생님들이 많이 질문하는 범위 안에서 딱 혼나지 않을 정도로만 공부했다.

그러다 Order를 받으면서 'MSII'라는 단어를 처음으로 보게 되었는데, 한 번도 본 적이 없던 요법이라서 분명 인계 때 무엇인지 물어볼 게 뻔한 상황이라 모르면 무척 혼날 거란 생각에 그때 처음으로 'Insulin 요법'에 대해 공부했다.

공부를 하니 그동안 **Dr.들이 생각하면서 Insulin 처방을 냈었고, 혈당을 측정하는 시간도 전부 의미 있었다는 걸** 깨닫게 되었다. 깨달으니 Dr.에게 Noti 할 때 측정 횟수 변경에 관한 것까지 Confirm 받을 수 있어서 좋았다.

다음은 **'작용시간에 따른 Insulin을 정리한 것'**이다.

<table>
<tr><th>종류</th><th>발현시간</th><th>최대효과 시간</th><th>지속시간</th></tr>
<tr><td rowspan="4">초속효성
(Rapid)</td><td colspan="3">Humalog·Apidra·Novorephid</td></tr>
<tr><td>5~15분</td><td>1~2시간</td><td>3~4시간</td></tr>
<tr><td colspan="3">기저 인슐린 제공하지 않으면 다음 식전 고혈당 측정</td></tr>
<tr><td colspan="3">식후 저혈당 위험 거의 없음 + 식전 15분 전에 투여</td></tr>
<tr><td colspan="4"></td></tr>
<tr><td rowspan="5">속효성
(Short)</td><td colspan="3">Humulin R·Novolin R</td></tr>
<tr><td colspan="3">Regular Insulin으로 'RI'라고 함</td></tr>
<tr><td>30분~1시간</td><td>2~3시간</td><td>6~8시간</td></tr>
<tr><td colspan="3">아침 식전 초속효성과 병용 시 간식에 의한 혈당 상승조절 가능 +
식사와 식사 간격 길어질 때 기저 인슐린 역할 함</td></tr>
<tr><td colspan="3">사람 인슐린과 같은 분자로 만듦 + 식전 30~45분 전에 투여</td></tr>
<tr><td colspan="4"></td></tr>
<tr><td rowspan="5">중간형
(Inter-
mediate)</td><td colspan="3">Humulin N·Novolin N</td></tr>
<tr><td colspan="3">Neutral Protamine Hagedorn으로 'NPH'라고 함</td></tr>
<tr><td>2~4시간</td><td>6~12시간</td><td>10~16시간</td></tr>
<tr><td colspan="3">Hs 투여 시 새벽 현상으로 인한 혈당 상승조절 가능</td></tr>
<tr><td colspan="3">대체 약품 많아져서 사용 감소추세 + 식전 30분 전에 투여</td></tr>
<tr><td colspan="4"></td></tr>
<tr><td rowspan="3">지속형
(Long)</td><td colspan="3">Glargine – Lantus·Tuojeo·Basaglar
Degludec – Tresiba / Detemir – Levemir</td></tr>
<tr><td>2~4시간</td><td>Peak 없이 비슷함</td><td>24시간</td></tr>
<tr><td colspan="3">Levemir(Detemir)는 1일 1~2회 투여함</td></tr>
<tr><td colspan="4"></td></tr>
<tr><td rowspan="5">혼합형
(Mixed)</td><td colspan="3">Humulin 70/30</td></tr>
<tr><td>30분~1시간</td><td>2~10시간</td><td>10~16시간</td></tr>
<tr><td colspan="3">Humalog Mix 25·Novo Mix 30</td></tr>
<tr><td>5~15분</td><td>30분~10시간</td><td>10~16시간</td></tr>
<tr><td colspan="3">혼합형 = 중간형 인슐린 + 속효성 or 초속효성</td></tr>
</table>

다음은 'Insulin **요법에 대해 정리한 것**'이다.

<table>
<tr><th>종류</th><th colspan="2">인슐린 요법</th></tr>
<tr><td rowspan="2">기본</td><td>하루 1번 투여</td><td>식사 30분 전에 투여</td></tr>
<tr><td>하루 2회 분할
Split Therapy</td><td>하루 총 인슐린 용량 2/3 ⇒ 아침 공복에 투여
인슐린 용량 1/3 ⇒ 저녁 식전에 NPH로 투여</td></tr>
<tr><td colspan="3"></td></tr>
<tr><td rowspan="8">MSII</td><td colspan="2">Multiple Subcutaneous Insulin Injection</td></tr>
<tr><td colspan="2">다회 인슐린 요법: 하루에 여러 번 인슐린 투여함</td></tr>
<tr><td colspan="2">적응증: 제1형 DM + 보존적 인슐린 치료에 저항하는 제2형 DM</td></tr>
<tr><td colspan="2">하루 인슐린 요구량의 25% ⇒ Hs에 NPH로 투여
나머지 75% ⇒ 다시 식전에 4:3:3만큼 RI로 투여</td></tr>
<tr><td rowspan="2">취침 전 중간형 인슐린 주사</td><td>하루 인슐린 요구량의 25% NPH</td></tr>
<tr><td>다음 날 아침 공복혈당 보고 조절</td></tr>
<tr><td rowspan="2">매 식전 속효성 인슐린 주사</td><td>아침 40%, 점심 30%, 저녁 30%</td></tr>
<tr><td>각각 식후 혈당 보고 조절</td></tr>
<tr><td colspan="3"></td></tr>
<tr><td rowspan="5">CSII</td><td colspan="2">Continuous Subcutaneous Insulin Infusion</td></tr>
<tr><td colspan="2">지속적 피하 인슐린 주입법: 인슐린 펌프로 지속해서 투여함</td></tr>
<tr><td colspan="2">기저(Basal) 인슐린으로 사용, 속효성 or 초속효성 인슐린만 사용</td></tr>
<tr><td colspan="2">기저 인슐린(인슐린 펌프로 24시간 지속) + 매 식전 추가 인슐린</td></tr>
<tr><td colspan="2">하루 인슐린 요구량 40~50% ⇒ 기저 인슐린(인슐린 펌프)으로,
나머지 50~60% ⇒ 다시 식전에 4:3:3만큼 추가 인슐린 공급함</td></tr>
</table>

이 외 Basal-Bolus 요법과 Basal-Plus 요법 관점에서도 정리할 수 있으나, 신규간호사로서 이 정도만 알아도 충분하다고 생각하여 생략하였다. 물론 이것도 과할 수 있지만 Dr.가 Order로 'MSII'를 따른다고 했을 때 어떤 내용인지 알아야 하므로 정리해두었다.

암또 생각

'MSII' 요법의 설명은 본래 위와 같으나 임상에서의 경험에 의하면 하루에 여러 번 Insulin 투여하는 경우를 모두 MSII라 표현하는 것 같았다. 지속형을 아침 식전에 투여하고, 이후 매 식전 혈당에 따라 추가 인슐린을 주는 경우도 'MSII'라 하였다.

다음은 **'GIK와 MDI 요법에 대해 정리한 것'**이다.

▶ Alberti Method(GIK): 수술 전 혈당 조절
- 'G'lucose-'I'nsulin-Potassium(**'K'**) Infusion Protocol를 **'GIK'**라 함
- NPO 중인 DM 환자에게 'Glucose'가 있는 Fluid를 줌(d/t 혈당보충)
- DM 환자는 Insulin 분비 능력이 부족하므로 'Insulin'을 Fluid에 Mix 함
- Insulin은 체내 **'K' 농도를 낮추므로 'Kcl'를 Fluid에 Mix 함**
- CKD환자는 'K' Free Solution으로 시작함(K Mix 안 함)
- GIK Fluid 환자는 수술 전, 수술 중(수술 시간 〉 2시간), 수술 후에 즉시 BST 측정하고 혈당 안정될 때까지 매 2시간마다 측정함
- 수술 규모에 따라 GIK Protocol에 따라 Insulin 투여량이 변화됨
- 5% D/W 1L /10% D/W 500mL + 속효성 인슐린(Humulin R) + Kcl

▶ MDI 요법: Multiple Daily Injection, 다회 인슐린 요법 = 'MSII'
- Multiple Dose Insulin라고도 함(Basal Insulin – Premeal Insulin)

수술 규도에 따른 DM환자의 혈당관리로 식사요법, PO Medi, Insulin 중재법과 GIK Fluid Protocol도 알아두면 좋으나, GIK가 무엇이고 어떤 기전인지에 관한 내용만 알아도 충분하다고 생각하여 생략하였다.

+ Insulin: Na-K Pump 관여하여 K 세포 내로 이동시킴

*** Insulin**
- 고칼륨혈증환자: 'D/W Fluid + Insulin Mix' 해주면 체내 K 농도 낮춰 줌
- Insulin 작용기전을 이용하여 체내 K 농도를 낮추기 위해 Insulin을 줌
⇨ Insulin이 Glucose와 만나면 'K'을 세포 내로 이동시켜주므로 D/W를 줌
⇨ 혈당수치도 낮춰주므로 D/W Fluid에 Insulin을 Mix 해줌

다음은 **'혈당 측정시간 기준'에 대해 정리한 것**이다.

혈당 측정시간	인슐린 효과 판단 기준
아침 공복	전날 저녁 지속형 인슐린 효과반영
점심 식전	그날 아침 속효성 인슐린 효과반영
저녁 식전	그날 아침 지속형 인슐린 효과반영
취침 전(Hs)	그날 저녁 속효성 인슐린 효과반영

다음은 'RI Sliding Schedule에 대해 정리한 것'이다.

RI Sliding Schedule			
미리 정해둔 혈당 범위에 해당하는 Regular Insulin을 투여하는 것			
RI Sliding Schedule		**Half RI Sliding Schedule**	
〈200mg/dL	0U	〈200mg/dL	0U
200~249mg/dL	2U	200~249mg/dL	0U
250~299mg/dL	4U	250~299mg/dL	2U
300~349mg/dL	6U	300~349mg/dL	4U
350~399mg/dL	8U	350~399mg/dL	6U
400mg/dL≥	10U	400mg/dL≥	8U

+ Verbal Order로 RI / Half RI 따라간다 했다면 범위 재확인하기!

*** RI Sliding의 범위는 달라짐(★절대적이지 않음★)**

- 내가 근무한 병원은 200mg/dL을 기준으로 50mg/dL에 따라 2U씩 증감량 하였는데, 병원에 따라 150mg/dL 기준에 30mg/dL에 따라 2~3U씩 증감량 하는 곳도 있으며 같은 병원이어도 환자 상태에 따라 Sliding 범위는 달라짐

*** Verbal Order일 때 범위 재확인하기**

- Sliding 범위는 절대적이지 않은데 Verbal Order로 정확한 용량 단위 없이 미리 정해둔 Sliding 범위도 없는데 "RI Schedule 따라주세요."라고 했다면 '내가 투약할 인슐린 용량 단위'를 반드시 재확인해야 함
- 만약 Dr.와 Nurse가 생각한 인슐린 종류와 용량이 달라서 투약사고가 발생 했다면 문제 발생의 책임이 Order를 재확인했는가 안 했는가에 따라 달라짐
- 특히 Half RI 범위를 다르게 생각하는 Dr.가 있어 투약사고가 잘 발생함

*** Half RI Sliding(1/2 RI Sliding)**

- 밤에는 수면으로 활동이 줄어들고 음식을 섭취하지 않으므로 저혈당에 빠질 위험이 있어 Insulin 투여 용량을 낮보다 줄인 Half RI Sliding을 따라감

암또 일화

병원에 따라, 환자에 따라 달라진다지만 위의 Schedule밖에 본 적이 없었다. 그래서 당직의에게 고혈당인 사람을 Noti 할 때 "RI 따라갈게요."란 답을 들으면 위 범위의 인슐린을 투여했는데, 어느 날 Half RI를 따라가 주라던 R1년차가 혼잣말로 내가 투여할 인슐린 양을 세는 걸 들었는데 나와 용량이 다르단 걸 깨달았다. 그와 Half RI 범위와 용량에 대해 논하면서 자칫 투약사고를 낼 뻔했다는 걸 알게 되었다.

다음은 **'처방에 따른 혈당 측정시간에 대해 정리한 것'**이다.

	식전 & 식후						Hs	3AM
식전	식사 1시간 전 측정함						9PM~10PM	새벽&소모기
	6AM		12MD		5PM			
식사	식사 나오는 시간 기준(병원마다 다름)						저혈당 예방	
	아침-7AM		점심-1PM		저녁-6PM			
식후 PP2	식사 2시간 후 측정함							
		9AM		3PM		8PM		

처방	혈당측정 시간							
QID	식전 혈당 +(HS 혈당: 새벽 중 저혈당 예방하기 위해 측정)							
	6AM		12MD		5PM		Hs	
7Point	QID +(PP2 혈당: 당분이 잘 소화되는지 확인하기 위해 측정)							
	6AM	9AM	12MD	3PM	5PM	8PM	Hs	
7Point + 3AM	7Point +(3AM: 유독 아침 혈당 높거나 저혈당 위험시 측정)							
	6AM	9AM	12MD	3PM	5PM	8PM	Hs	3AM

그 외 처방에 따른 혈당측정 시간과 이유					
QD	6AM	BID	6AM-5PM	Q2	2시간마다
기존 DM 질환 없거나, 이상 없는 Bedridden 환자의 저혈당 여부 or 고용량 Steroid 사용 시 고혈당 여부 확인 목적		고용량의 Steroid 사용 or 혈당 조절 잘 되는 경우 환자나 보호자의 요청으로 측정 횟수 감량 QD로 감량하기도 함		처음으로 DM 진단받은 환자거나, 혈당 조절이 특히 안 되는 경우 대개 Insulin Pump를 달고 Q2 혈당 보며 증감량 함	

위는 내가 근무한 병원 기준으로, 병원마다 측정시간이 다소 차이가 있을 수 있으나 **측정하는 원리나 기준은 같다.** '그 외 측정 이유'는 Case에 따라 다를 수 있다.

다음은 'Insulin 투여 시 주의사항을 정리한 것'이다.

01 Insulin 눈높이에서 재기: 정확한 용량 준비

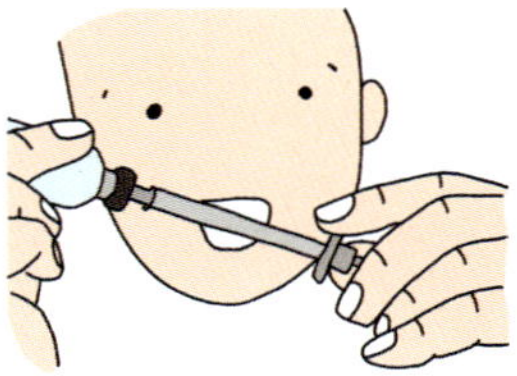	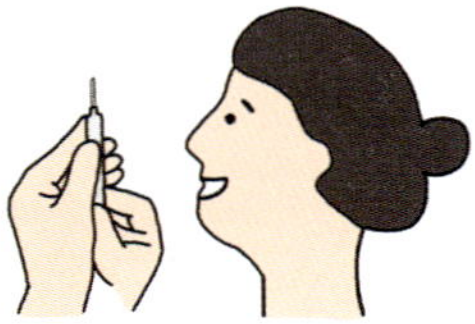
비스듬하게 재지 않기	수직으로 재기

*** 눈높이에서 약물 재기**
- 소량의 약물이더라도 체내에서 큰 효과를 나타내므로 정확히 재야 함
- 특히 Insulin은 2U, 3U처럼 작은 단위로 처방이 잘 나므로 정확히 재야 함
- Insulin 1U당 개인차가 있지만 혈당을 약 20~30㎎/dL 가량 낮춰줌

*** 정확한 양의 약물 재기**
- 투여할 약물의 양만큼의 Air를 먼저 Syringe에 재서 Vial에 밀어 넣음 Vial을 수직으로 거꾸로 들어 올리면 밀어넣은 Air만큼 약물이 밀려나옴

⇨ 이론상 이렇지만 생각보다 어려움 아래 방법을 추천함

- **투여할 약물의 양보다 1U 가량 조금 더 여유있게 약물을 잼 손가락으로 Syringe 안의 Air를 제거하면서 정확한 양으로 약물을 맞춤**

⇨ Order대로 Vial에서 정확한 양의 약물 재기가 생각보다 쉽지 않음 **Air 반, 약물 반으로 재는데 이대로 투여하면 Order보다 적은 양의 약물이 투여**되므로 반드시 눈높이에서 Air를 뺀 약물의 양을 확인해야 함

- **Insulin 약물은 흔들지 않고 손 안에서 살살 굴리기**

⇨ 현탁액(NPH) Insulin을 균일하게 섞어주는 과정에서 **세게 흔들게 되면 거품이 발생**하여 정확한 양의 Insulin 측정이 힘들어짐

+ Air 제거하기

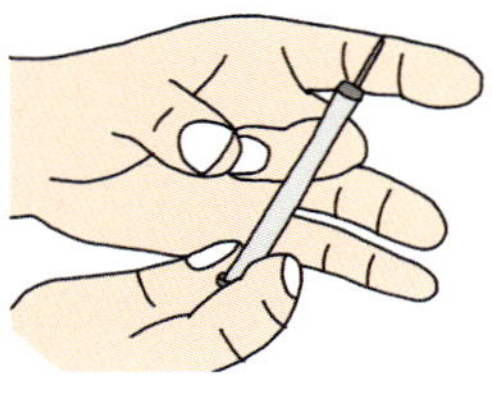

*** 손가락으로 Syringe 치기**
- Needle이 위로 가게 든 후 Air 부분이 위로 올라가도록 손가락으로 Syringe를 쳐줌

*** Syringe Cap 닫고 모서리에 치기**
- Cap 닫고 상 같은 곳에 치면 Air가 위로 올라옴

*** Air가 위로 올라가면 내관 밀어서 제거함**

02 Insulin 재기 - Insulin Syringe 100U = 1cc ★ 단골질문 ★

EX) 5U 처방			★ 신규가 정말 잘하는 실수 ★
정답		Error	약물 계산
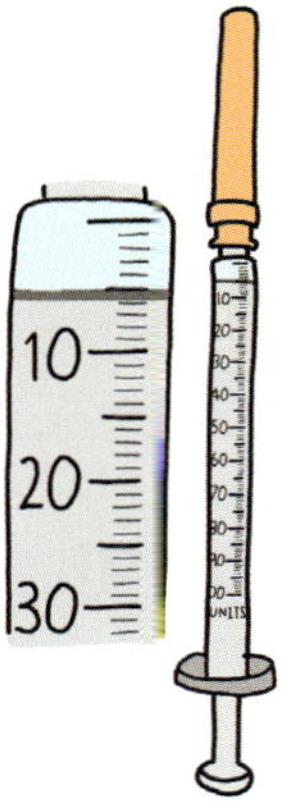	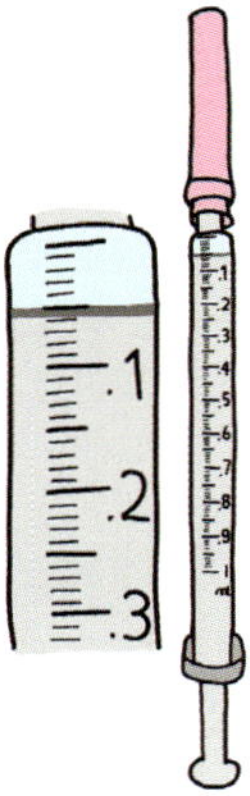	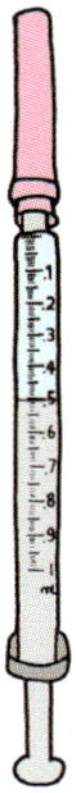	*** 100단위 Insulin Syringe** - 100U: 1cc = 5U: Xcc - 100X = 5 / X = 0.05cc *** 1cc의 한 칸: 0.01cc** - Error 그림은 50U임 - OT 기간에 자주 묻는 질문임 - Insulin Error 정말 많이 침 - 확실하지 않으면 반드시 물어보기 *** 인슐린 척도** - 80U : 1cc에 80U 녹아 있음 - 100U: 1cc에 100U 녹아 있음
100U Syringe	1cc Syringe		

암또 일화

대개 2~12U 사이의 Insulin만 쟀었는데, 어느 날 200U를 Mix 한 Fluid를 달라는 Order가 나서 Fluid를 만들다가 '내가 지금 잘하고 있나?'란 생각이 들었다. 한 번도 Syringe 가득 Insulin을 재본 적도 없을뿐더러 이만큼의 용량을 2개나 재는 게 맞나 싶어서 비례식 세워서 맞는 것을 확인해도 찜찜해서 Charge 선생님께 물어보면서 "저 자신이 못 미더워서 혹시나 한 번 더 물어봤어요. 감사해요." 하며 하하 웃었다. 얼굴은 웃었지만 정말 혹시라도 투약사고를 칠까봐 불안했다.

+ Insulin Syringe - 사강 없음

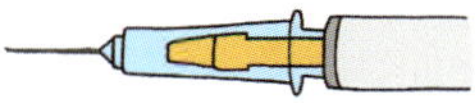	*** Daed Space(사강)** - Syringe와 Needle이 연결되는 부위가 '사강' - 사강을 채우는 약물의 양이 버려짐 *** Insulin Syringe** - 정확한 양의 인슐린을 투여하기 위해 사강이 적은Insulin Syringe를 사용함 - Insulin Syringe의 Needle 길이와 굵기는 다양함
일반 Syringe	
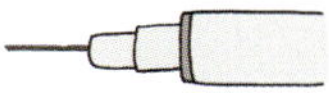	
Insulin Syringe	

5장 BST편

03 정확한 부위에 Insulin 투여하기 - 피하조직에 Injection 하기

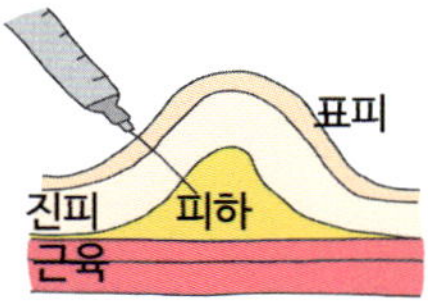

*** SC(Subcutaneous, 피하) 주사**
- 0.45~0.6㎜/1~2.5㎝를 45~90°로 주사함
- 피하지방: 피부 아래의 지방층과 근육층 사이
- PO보다는 약물 효과가 빠름
- IM보다는 약물 효과가 늦게 나타남

*** 피부 집어올리기와 주사각도**
- 피하지방층 충분한 경우 피부 집어올리지 않고 90°로 바로 주사 가능함
- 팔·다리, 마른 사람의 복부 주사 시에는 피부 집어올린 후 45°로 주사함
- 너무 많은 피부를 집어올리면 근육에 투여되어 기대효과만큼 안 나타남

04 Insulin SC 투여 - 최소 3~5초 후에 Syringe Needle 빼기

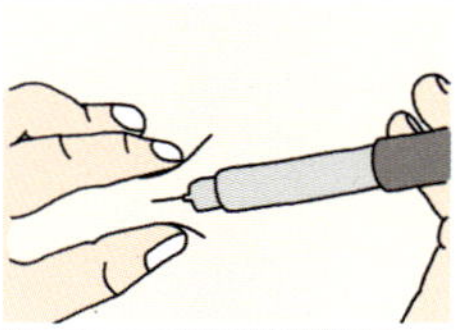

*** 바로 syringe 빼지 않기**
- Syringe 내의 모든 Insulin이 전부 피하에 주입될 수 있도록 기다려 줘야 함
- 약물투여 후 바로 제거하면 일부는 피하에 투여되지 못하여 기대효과만큼 안 나타남

05 Insulin SC 주사부위: 문지르지 않기 + 내관 당기지 않음

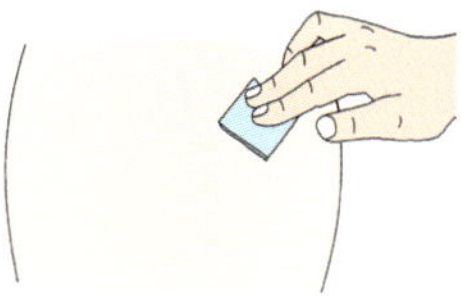

*** 마사지**
- 약물이 조직 속에서 빨리 분산되고 흡수되도록 함

*** 문지르지 않는 이유: 저혈당 예방**
- 문지르면 약물이 더 빨리 흡수되어 저혈당 초래함
- 저혈당 예방 위해 Insulin 투여 부위 문지르지 않음

*** 내관 안 당기는 이유: 미국당뇨협회 권장사항**
- 피하조직에는 혈관이 거의 없기 때문
- 큰 의미 없다고 보고됨

+ Heparin(Insulin과 함께 자주 묻는 질문)
- 문지르지 않는 이유: 항응고제로 멍 발생함
- 내관 안 당기는 이유: 출혈 위험성, 멍 발생

+ Insulin: 식사시간에 맞춰서 투여하기 - 무작정 투여 X

*** Insulin 종류**

- Insulin 주입기구: 인슐린 펜, 인슐린 펌프, 폐쇄 루프장치가 있음
- 기타: PO Medi, 코로 흡입하는 인슐린, 인슐린 Patch도 있음
- 본 책에서는 주로 Pen 형과 PO Medi만 설명함

*** 온도가 (Pen형) Insulin에 미치는 영향**

구분	변화 사항	
따뜻한 곳에서 차가운 곳으로	인슐린이 수축됨	공기가 빈 공간을 채움
	용량이 최대 2/3까지 적게 투여되게 함	
차가운 곳에서 따뜻한 곳으로	인슐린이 확장됨	바늘을 통해 인슐린이 샘
	강도가 달라져 과다 투여될 수 있음	

*** 유효기간: 인슐린 종류에 따라 다름**

- 미개봉 인슐린: 냉장보관(2~8℃)하며 상품의 유효기간까지 사용 가능
- 개봉한 인슐린: 실온보관(2~30℃)하며 28일까지 사용 가능함
- 개봉한 혼합형 인슐린: 실온보관(2~30℃)하며 1~2주까지 사용 가능함

+ SC Injection과 Insulin 주사 부위 - ★ 단골 질문 List ★

*** Insulin SC 주사 부위**

- 팔(상완 외측), 다리(대퇴부 전면과 측면), 배(복부), 엉덩이(둔부)

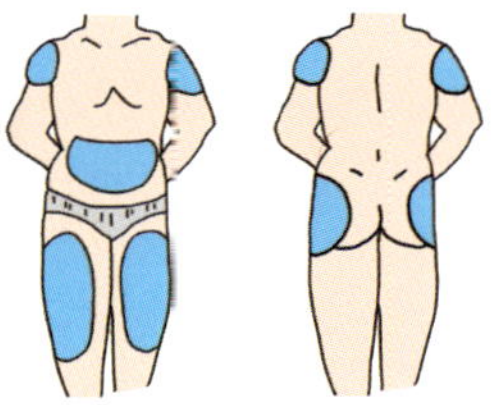

*** Insulin 흡수율**

- **복부** 〉 상완부 〉 대퇴부 〉 둔부
- 금기: 경화, 반흔, 소양감, 발적, 국소 염증 부위
- 1~2cm 간격을 두고 옆으로 이동하며 투여함
- **지방위축, 반흔, 지방비대 등 부작용 예방목적**

+ 지방비대증

- 피하조직에 지방세포가 쌓여 멍울이 생긴 것
- 인슐린 주사 부위 순환하지 않고 같은 부위에 반복하여 주사하면 '지방비대증' 발생함

*** 복부: Insulin SC 투여 시 자주 선택되는 곳**

- **배꼽에서 5cm 떨어진 곳에 투여해야 함**
  배꼽 주위에 혈관이 많이 분포되어 있어 출혈 위험과 멍이 잘 듦
- **피하지방층이 넓어 흡수효과가 좋고 흡수시간이 일정함**
- 임산부, 복막투석, 복수 찬 환자, 복부 수술로 상처있는 환자는 제외함

5-02 '갓 입사'한 신규간호사 'God 신규'가 되어보자!(BST편)

'DM Medication 종류' - 구강 혈당강하제

내과에서 근무하다 보면 고혈압과 당뇨는 많은 환자가 갖고 있는 기본 질환이었다. 그렇기 때문에 고혈압 약과 당뇨약을 잘 모르면 기본을 공부하지 않는 간호사 취급을 받았다.

당뇨약의 경우, 집 근처 Local 병원의 약을 복용하다가 종합병원이나 큰 상급종합병원에 입원하게 되면, **기존 복용하던 회사의 약이 없을 경우 동일 성분의 약으로 변경했다.**

당뇨약은 환자분들이 항상 챙겨 먹는 약이므로 관심이 많기 때문에 **기존에 자신이 알던 혈당약이 없으면 혈당 약이 빠졌다고 말하거나, 추가된 약은 어떠한 약인지 묻는 분들이 많았다.**

그렇기 때문에 자신의 병동에서 자주 사용하는 약물과 더불어 혈당약 종류와 생김새를 공부해두면 좋다. 다시 **'Station에 돌아가서 무슨 약인지 살펴보고 알려준다는 간호사'와, '한눈에 보고 무슨 약인지 알려주는 간호사'가 있으면 약을 아는 간호사가 환자들은 유능하다고 느끼기 때문에** 약을 공부하는 것이 중요하다.

약을 공부하는 것은 정말 귀찮고, 다 비슷비슷한 데다 이름도 어려워 하기 싫지만 어차피 Order를 받고, 약을 준비하면서 약 생김새와 투약카드가 일치하는지를 확인해야 하기 때문에 미리미리 공부해두는 것이 좋다.

약을 공부해두면 Station에 돌아가서 다시 조회해보고 병실로 돌아와서 알려주는 시간도 줄여주므로, 업무의 Loading을 줄여주기 때문에 꼭 공부해두길 바란다.

01 Biguanide계 약물(DM 1차 치료제)

- 간에서 포도당 합성 억제·말초에서 포도당 사용 증가시켜 혈당 감소시킴
- 체중감소의 효과 있으며 100% 신 배설됨(인슐린 분비와 무관함)
- **Metformin**

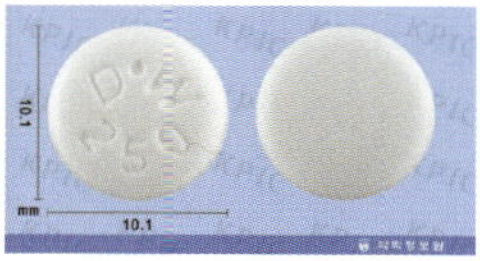	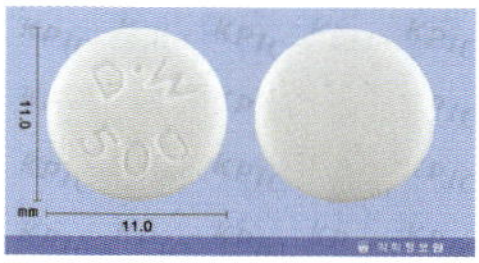	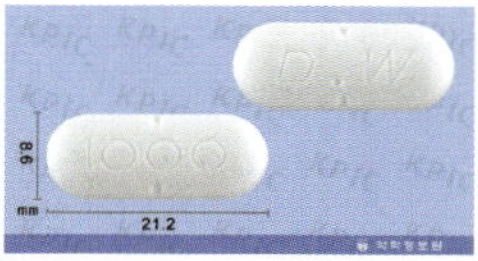
다이아벡스정 250mg	**다이아벡스정 500mg**	**다이아벡스정 1000mg**
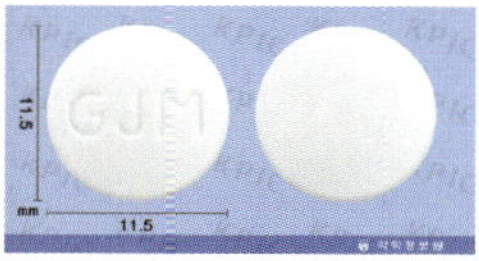	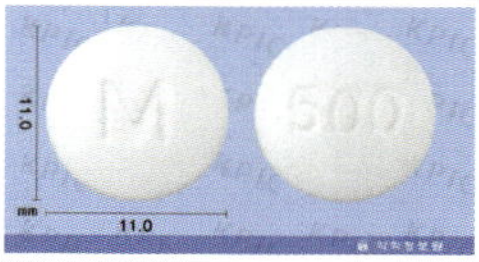	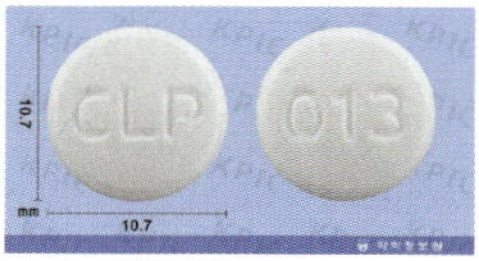
엠포민정	**글루코파지정 500mg**	**글루코닐정**
이외 약물 생략함		

02 Thiazolidinedione계 약물

- 포도당 흡수와 활용을 증가시켜 지방세포 분화 촉진하여 혈당 감소시킴
- 안전성 및 부작용(체중 증가, 심혈관계, 암, 골절) 문제로 사용 잘 안 함
- Pioglitazone, Lobeglitazone

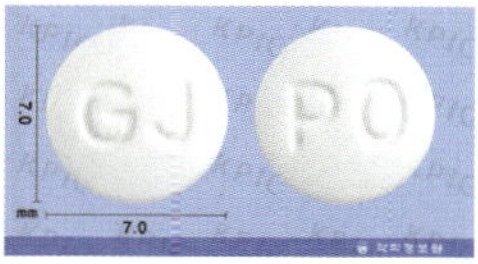	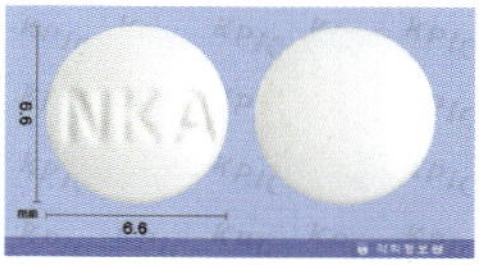	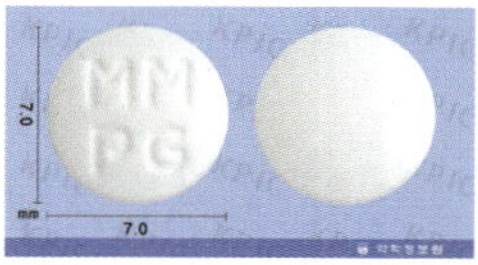
액티엠정	**엑토린정 15mg**	**글리액트정**
Pioglitazone 이외 약물 생략함		
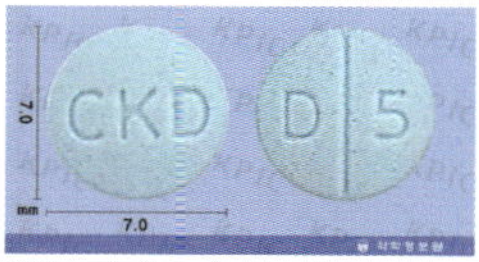	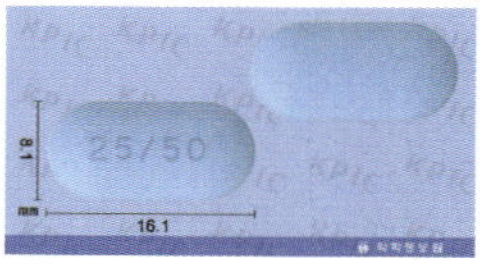	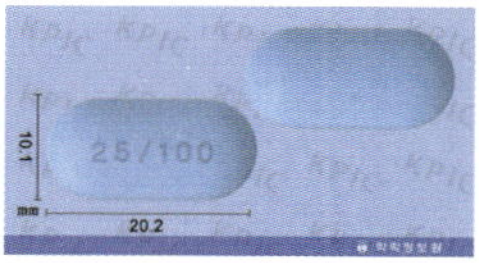
듀비에정 0.5mg	**듀비메트서방정 0.25/500mg**	**듀비메트서방정 0.25/1000mg**
Lobeglitazone	**Lobeglitazone+Metformin 복합제**	

03 Sulfonylurea계 약물

- 췌장 세포막에 있는 ATP 의존성 칼륨 채널 억제하여 인슐린 분비 유도함
- 식전 복용해야 효과가 좋으며 효능 24시간 유지되어 QD 복용 가능함
- 인슐린 분비 직접 자극하여 **혈당 감소 효과가 좋으나 저혈당 위험 있음**

- **Glimepiride**
- **Glicalzide**
- **Gliclazide**
- **Glibenclamide**

<table>
<tr><td>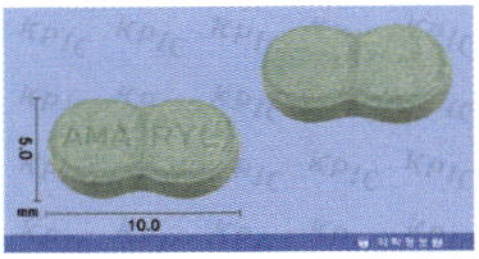</td><td>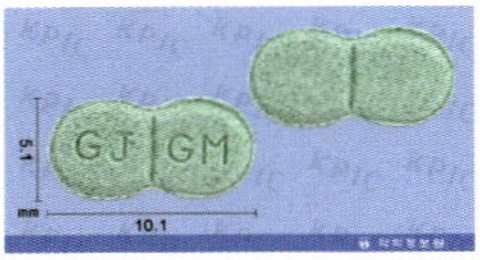</td><td>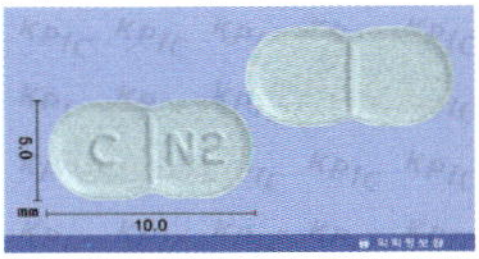</td></tr>
<tr><td>아마릴정 2㎎</td><td>글리미드정 2mg</td><td>네오마릴정 2mg</td></tr>
<tr><td colspan="3">Glimepiride 이외 약물 생략함</td></tr>
<tr><td>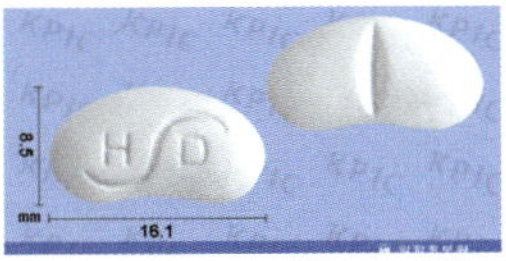</td><td>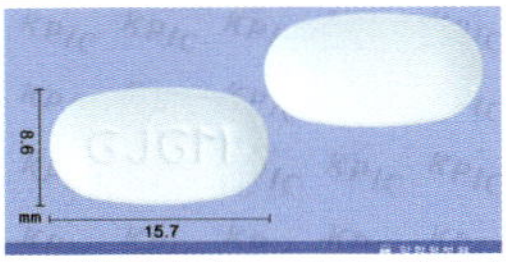</td><td>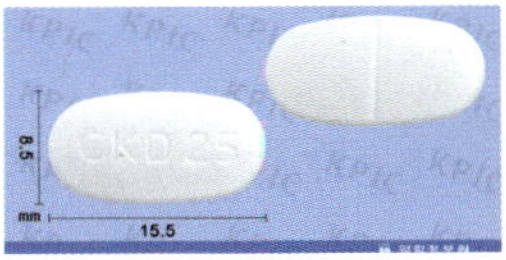</td></tr>
<tr><td>아마릴엠정 2/500mg</td><td>글리미드엠정</td><td>네오마릴엠정 2/500mg</td></tr>
<tr><td colspan="3">Glimepiride+Metformin 복합제 이외 약물 생략함</td></tr>
<tr><td>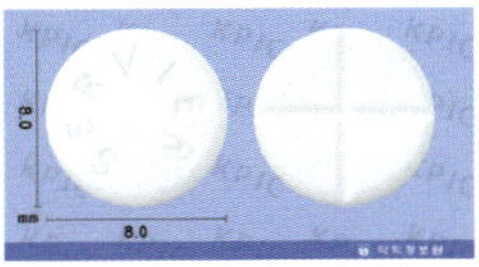</td><td>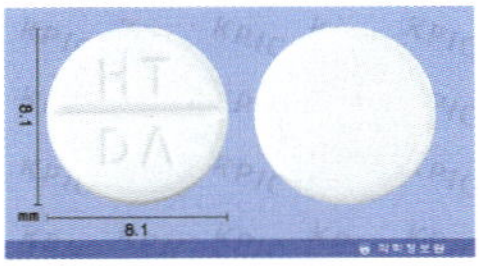</td><td>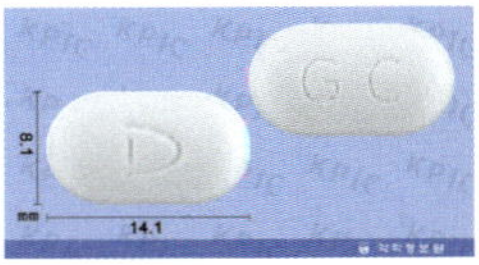</td></tr>
<tr><td>디아미크롱정</td><td>디아민정</td><td>글루파콤비정 500/80mg</td></tr>
<tr><td colspan="2">Gliclazide 이외 약물 생략함</td><td>Metformin+Gliclazide</td></tr>
<tr><td>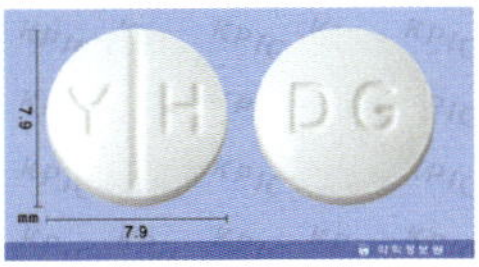</td><td>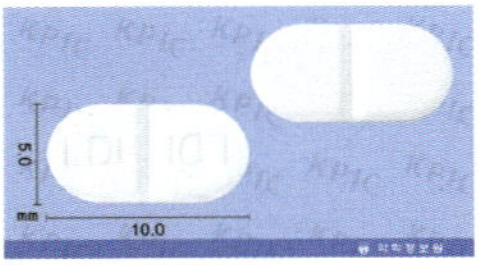</td><td>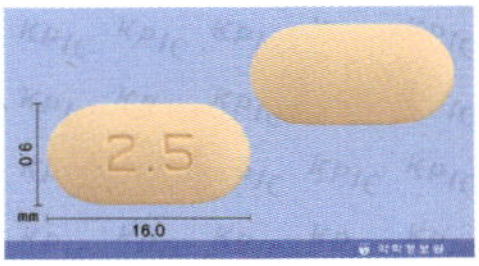</td></tr>
<tr><td>다이그린정</td><td>다오닐정</td><td>글루리아드정500/2.5mg</td></tr>
<tr><td>Glipizide</td><td>Glibenclamide</td><td>Meformin +
Glibenclamide</td></tr>
</table>

04 DDP-4 저해제

- GLP-1(인슐린 분비 자극하는 물질) 분해 억제하여 혈당 감소시킴
- Alogliptin
- Anagliptin
- Evogliptin
- Gemigliptin
- Linagliptin
- Saxagliptin
- Sitagliptin
- Teneligliptin
- Vildagliptin

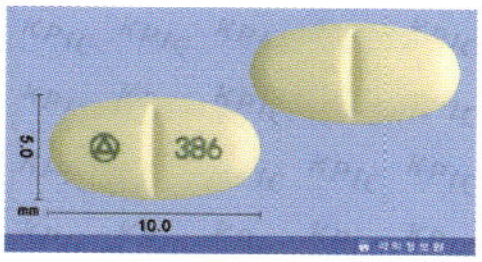	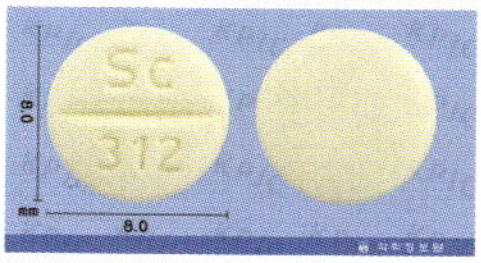	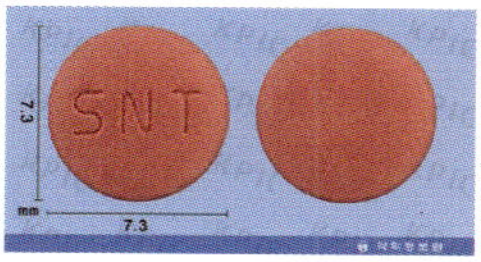
네시나정 12.5mg	가드렛정 100mg	슈가논정 5mg
Alogliptin	Anagliptin	Evogliptin
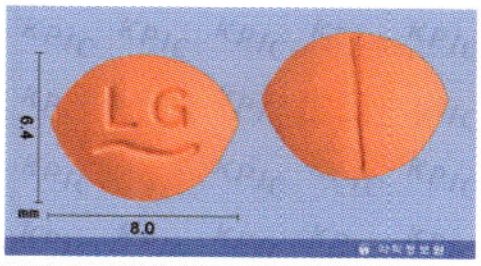	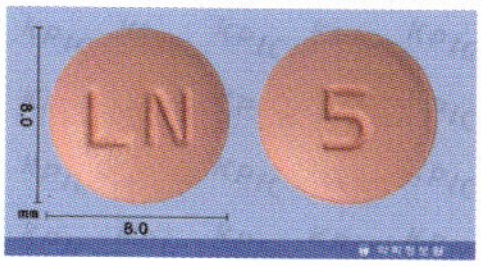	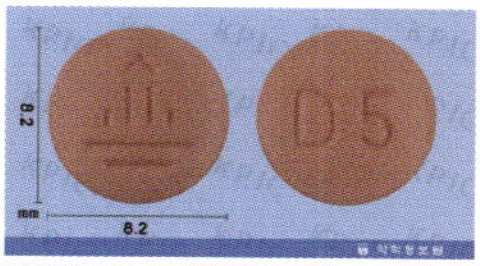
제미글로정 50mg	리나젠타정	트라젠타정
Gemigliptin	Linagliptin 이외 약물 생략함	
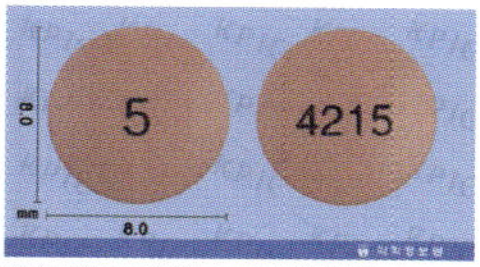	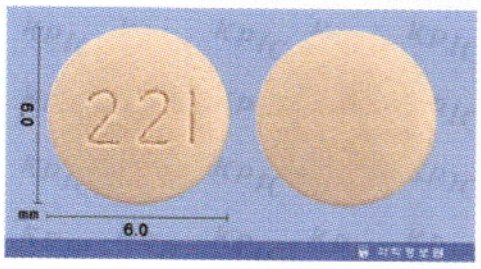	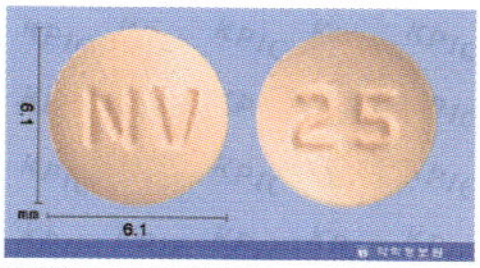
온글라이정 5mg	자누비아정 25mg	나누비아정 25mg
Saxagliptin	Sitagliptin 이외 약물 생략함	
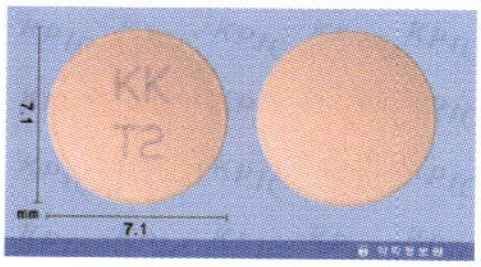	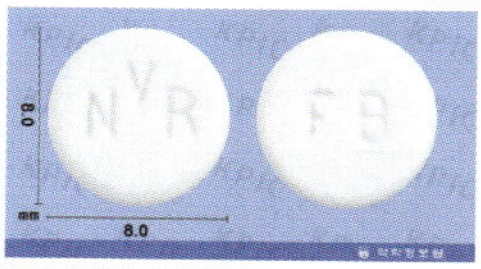	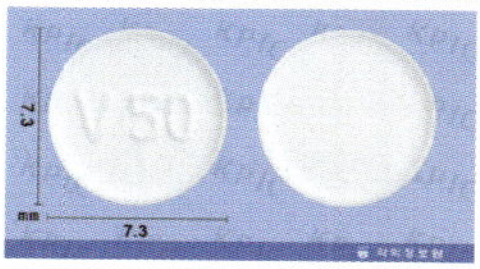
테네글리정 20mg	가브스정 50mg	빌다글정 50mg
Teneligliptin	Vildagliptin 이외 약물 생략함	

05 SGLT-2 억제제

- 당을 소변으로 배출하여 혈당 감소시킴
- 체중조절 도움을 주지만 신장기능 부작용 위험 있음(인슐린 분비 무관)
- Dapagliflozin
- Empagliflozin
- Enavogliflozin
- Ertugliflozin
- Ipragliflozin

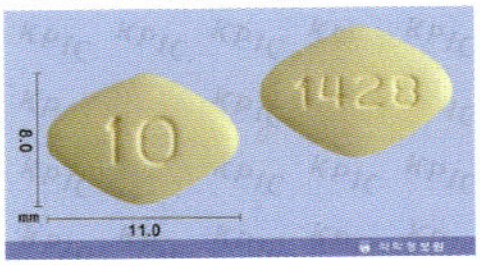

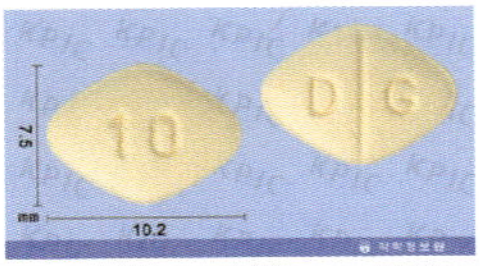

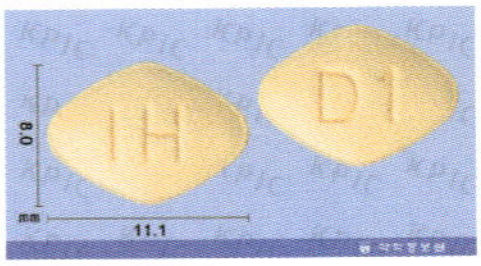

포시가정 10mg	다파론정 10mg	다파글루정 10mg
Dapagliflozin 이외 약물 생략함		

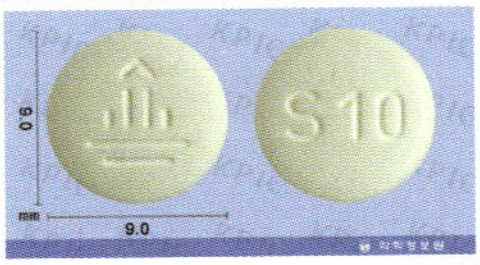

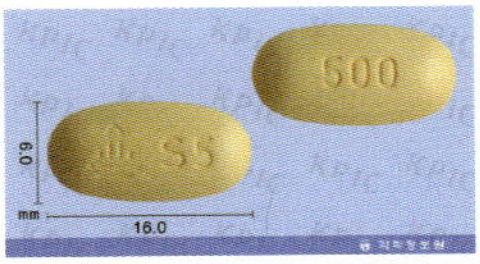

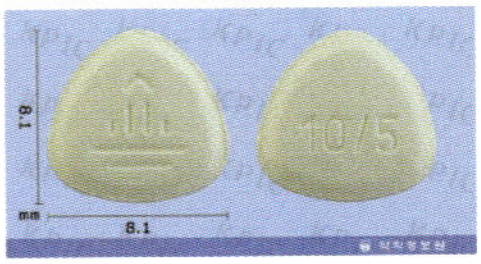

자디앙 10mg	자디앙듀오정5/500mg	에스글리토정 10/5mg
Empagliflozin	Empagliflozin + Metformin 복합제	Linagliptin + Empagliflozin 복합제

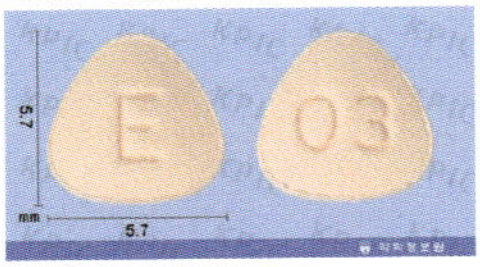

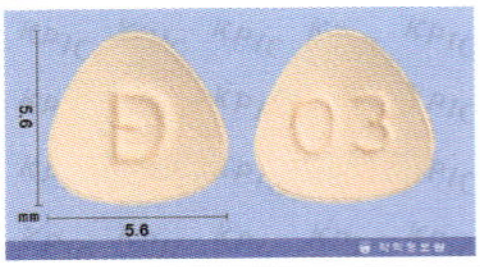

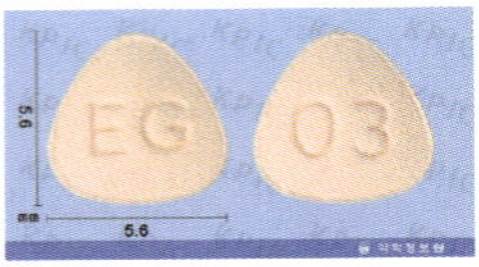

엔블로정 0.3mg	베나보정 0.3mg	이글렉스정 0.3mg
Enavogliflozin 이외 약물 생략함		

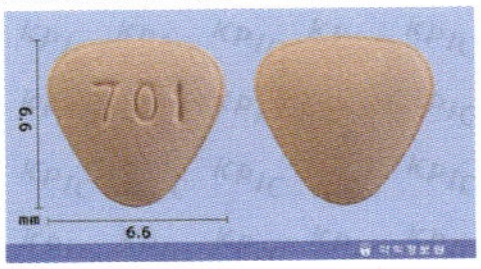

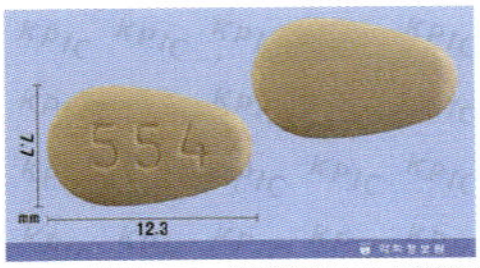

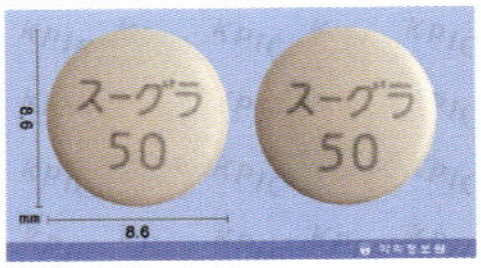

스테글라트로정 5mg	스테글루잔정 5/100mg	슈글렛정 50mg
Ertugliflozin	Ertugliflozin + Sitagliptin 복합제	Ipragliflozin
이외 약물 생략함		

Plus+

'Metformin 제제'
- Enhance CT & DM Medi

Enhance CT는 병동에서 흔하게 시행하는 검사로, 검사 예정이 잡히면 'CT 검사 동의서'를 받고, '3way 연결한 Line'과 '금식설명'만 생각했다.

가끔씩 DM Medication을 5일간 Hold 하고, Insulin으로 조절한다고 할 때마다 '굳이?'라는 생각을 하곤 했다. **환자분들도 "왜 잘 먹고 있는 약을 못 먹게 하고 주사 맞기 싫은데 Insulin을 맞아야 하냐고."** 하고 물을 때면 DM Medi라서 Hold 하는 것 같아서 막연하게 "당뇨약 먹으면서 조영제 CT검사 하면 몸에 안 좋아요."라고 답했었다.

특별히 더 공부할 생각 없이 DM Medication 복용하면 'Enhance CT' 전·후로 Hold 한다고 생각했다. 인계 준비하면서 '자누비아' 복용하는 환자 Hold 해야 하냐고 물어봤다가 작살난 뒤로 **DM Medi 종류와 주의사항을 공부했다.**

그중에서도 Metformin **제제가 유난히 주의사항도 많고 DM 환자에게 가장 먼저 사용하는 '1차 치료제'로 복용하는 환자가 많아** 중요하게 생각했다.

다음은 **'Metformin 제제가 Enhance CT에 주는 영향'과 기타 주의사항, DM Medication을 Hold 해야 하는 때**를 정리하였다. 언제 DM Medi를 Hold 해야 하고, 언제 다시 복용을 시작해야 하는지 관심 갖길 바란다.

추후 Metformin 제제뿐만 아니라 다른 DM Medi에 대해서도 공부하고 주의사항을 정리해두면, 근거 기반의 간호를 할 수 있기 때문에 꼭 공부해 두길 바란다.

다음은 'Enhance CT와 Metformin의 관계를 정리한 것'이다.

▶ Metformin 제제(주로 '메포민'이라 함)

- 처음으로 DM 진단받았을 때 선택되는 '1차 치료제'임
- 대표 약물: Diabex(DIAXR, GLPH, GLPH10) / Glupha(GLUPHA)

▶ Enhance CT

- Enhance는 조영제로, 조영제를 사용하는 CT를 Enhance CT라 하고 조영제를 사용하지 않는 CT는 Non enhance CT라 함

▶ Enhance CT와 Metformin 제제

- Metformin은 신장을 통해 100% 배설되는 약물임
- **신장에 젖산이 쌓이게 되면 산성화되면서 신장기능이 떨어지게 됨**
- CT 촬영 시 투여되는 조영제는 Metformin을 우리 몸에 축적하게 됨
- **축적된 Metformin은 젖산 산증(Lactic acidosis)을 유발할 수 있음**
- 예방을 위해서 **Enhance CT 촬영 예정 날에서 최소 48시간 전부터 Metformin 제제를 Hold** 하고, 다른 약물로 DM을 조절해야 함
- **Enhance CT 촬영 후에도 48시간 뒤에 Metformin 제제를 restart 함**

★ Enhance CT 예정 시 Metformin 제제 5일간 Hold ★				
2일 전	1일 전	CT 촬영일	1일 후	2일 후
Hold	Hold	Hold	Hold	Hold

+ Order - Enhance CT 예정 시 Metformin Hold 여부 확인하기

*** Admission Order은 외래 처방을 그대로 내는 경우가 많음**

- 우리도 환자가 입원 오면 바쁘듯 Dr.들도 환자가 입원하게 되면 치료계획을 세우고 그에 맞는 처방을 내야 해서 바쁨
- 특히 환자가 복용하고 있는 약물을 조사하여 Nurse가 Dr.에게 복용 약물에 대해 알려주고 Keep 여부를 확인하는 과정에서, 본원 외래약물을 그대로처방하는 경우가 많으므로 Order를 거를 수 있어야 함

*** Order 거르기 – 전처방을 긁어내는 경우가 많아서 발생하는 문제**

- Metformin 제제 복용하는 **환자 입원** 시 Enhance CT 예정인데 Metformin으로 **입원처방 들어와 있다면 Hold 하고 다른 약물로 조절할지 물어보면 좋음**
- Metformin Hold 하고 있던 경우, **Restart 하는 날 DM Medi Order가 잘 들어왔는지 확인하고 빠져 있다면 다시 Restart 할 건지 물어봐야 함**

+ Metformin 제제 - 젖산을 쌓는 이유

*** 포도당이 무산소 방법으로 대사되면 '젖산'이 발생함**

- 포도당이 체내에서 대사될 때 유산소 방법과 무산소 방법이 있는데 **Metformin은 무산소 방법을 좀 더 이용하게 만듦**
- Metformin에 의한 젖산 산증은 Metformin의 혈중 농도가 크게 증가하면 발생하게 됨(But Metformin은 신장에서 100% 배설되므로 문제 없음)
- 신장능력이 떨어진 환자는 Metformin은 배설하지 못 함
- **조영제는 신장능력을 떨어지게 하므로 Metformin 제제와 피해야 함**

⇨ 같은 맥락으로 Enhance CT뿐만 아니라 관상동맥조영술처럼 조영제를 사용하는 검사는 Metformin 제제를 5일간 Hold 하는 게 좋음

\+ 젖산 산증은 흔하게 나타나지 않음(Metformin 용량만 잘 조정하면 됨)

+ Metformin 제제 복용 - 알코올 피하기

*** Metformin제제 복용하는 환자가 술을 마시면 안 되는 이유**

- 신장이 급격히 안 좋아지면서 젖산 산증 위험성이 높아지기 때문임
- 심한 설사증상이 2~3주간 지속될 수 있음

+ Metformin 제제 복용 - 영양제 챙겨 먹기

*** Metformin제제 복용하는 환자가 비타민을 챙겨 먹어야 하는 이유**

- Metformin은 체내 Vit.B_{13}, 엽산, CoQ10, 신경에 관여하는 영양소를 소진시켜 신경장애, 근육경련 등(심하면 고혈압, 심장질환, 발작) 일으킴

*** Metformin제제 복용하는 환자들에게 권장하는 영양성분**

- CoQ10(코엔자임Q10): 50~100mg BID
- 엽산: 400~800mcg / Vit.B_{13}(메틸코발라민): 250~1,000mcg

\+ Vit.B_{13}흡수 능력을 떨어뜨려 사실 Vit.B_{13}를 복용해도 큰 의미가 없다 함

+ Metformin 제제 복용 - 함께 복용하면 주의해야 하는 약물

*** 신장기능 떨어뜨리는 약 주의하기**

- NSAIDs 진통제: 이부프로펜(Ibuprofen), 나프록센(Naproxen) 등
- 위장약: 시메티딘(Cimetidine) / 부정맥약: 도페틸리드(Dofetilide)

+ OP & 검사 예정으로 NPO 환자 - DM Medication Hold 하기

*** NPO 환자: DM medi는 Hold 해야 함(d/t 저혈당 예방)**

- 약 먹는 NPO라 할지라도 DM medi Hold 해야 함
- Dr.가 그전 Order를 참고하여 NPO 건 환자의 Order를 낼 때 DM medi를 빼고 내야 하는데 DM Medi Order가 똑같이 들어와 있다면 우선 환자에게 DM Medi를 주지 않고 Dr.에게는 Order를 재확인해야 함

*** OP 환자**

- OP 도중 저혈당 및 각종 합병증 예방하기 위해 DM Medi Hold 함
- 옵세[5] 하게 보는 곳은 OP 예정 2일 전부터 DM Medi Hold 하기도 함
- OP 준비과정에서 Enhance CT 가능성으로 Metformin Hold 하기도 함
- 대개 OP 전날부터 NPO 하면서 DM Medi Hold 함

암또 일화

Night 업무를 한 지 얼마 안 되었을 때, Order를 정확히 받는 것에만 혈안이 되어있었다. 특히 계속 배가 아프다고 호소한 환자들이나 갑자기 Melena를 본 환자들 경우에 검사[Abdomen CT / EGD(위내시경)]를 하고 온 뒤 며칠간 NPO를 거는 경우가 꽤 있었다. 이때 업무가 미숙한 나는 'NPO니까 아무것도 안 줘야지.'라고 생각했는데, 신씨로이드나 신경계 약물 경우엔 Dr.에게 Confirm 받은 뒤 약 먹는 NPO를 할 것인지 묻는 것을 자주 잊어먹어서 인계 때 지적받던 단골 내용이었다. Night 근무였던 어느 날, 인계 30분을 남겨놓고 주치의가 6호의 ○○○환자 계속 배가 아프다고 하니 일단 NPO를 걸라고 했다. 그래서 약 먹는 NPO를 할 건지, All NPO를 할 건지 잊지 않고 물어봐서 약 먹는 NPO를 한다는 대답을 얻어냈고 인계 때 Day에게 당당히 '내가 이제 이것도 생각해요'란 느낌으로 "점심·저녁 식사 빼두었고, TPN Fluid 달 건지 Confirm 받고 처방받아서 달아놨습니다."하고 인계를 주고 기분 좋게 퇴근했다. 그날 다시 병원에 갈 일이 생겨서 낮에 피자를 사서 병동 선생님과 나눠 먹으려 병동에 되돌아갔을 때, 내게 인계를 받은 Day 선생님이 "근데 혹시 그분 DM Medi 아침에 준 거야?" 하고 물어보셨고, 난 약 먹는 NPO니까 내가 빼먹고 안 줬을까봐 물어본 줄 알고 "네! 드렸어요!" 하고 당당히 대답했다. "그래? 알았어." 하고 선생님은 아무 말 안 하셨지만 그날 저녁 집에서 갑자기 '내가 NPO 환자한테 DM Medi를 먹였구나, 미쳤네.' 하고 내 잘못을 깨달았다. 하나만 생각하고 둘을 모르던 나를 얼마나 선생님이 한심하게 생각했을지 부끄러웠다. 다음날 출근하여 환자의 당판을 보니 다행히 저혈당에 빠지지 않아서 안심했고 그 선생님께는 내가 놓친 부분에 대해 정말 죄송하다고 말씀드렸다.

5) **Obsessive**: FM(정석)보다 더 꼼꼼하고, 예민하게 보는 것을 **'옵세'**하다고 표현함

5-03 '갓 입사'한 신규간호사 'God 신규'가 되어보자!(BST편)

'기타 혈당 관련 질문' - F/U & 혈당 관리

혈당 측정은 큰 어려움이 없는데, DM 환자분들이 가끔 수준 높은 질문을 해오면 당황할 때가 많았다. 이분들은 **혈당 관리를 위해 당뇨에 관해서는 상당한 지식을 갖고 계셔서, 약물이나 검사가 혈당에 영향을 준다고 하면 왜 그런지에 대해 알기를 원했다.**

또한 다른 분들도 자신은 혈당이 없는데 왜 혈당 측정을 하는지 물을 때면 이유를 잘 몰라서 '어버버' 했다. 그렇다고 Charge 선생님이나 다른 선생님께 물어보자니 분명 간단한 이유일 것 같아서 못 물어봤다.

카덱스를 다시 살펴보면서 **혈당 측정하기 전·후 추가된 약물의 기전과 시행한 검사의 원리에 대해 공부**해보니, 그 이유를 알 수 있었다.

공부를 하지 않았을 때는 PET-CT 예정으로 금식하고 있던 환자의 보호자가 "평소에는 금식한다고 영양제를 달아주더니 왜 오늘은 달고 있던 영양제까지 떼어가면서 굶으라고 해요?"라고 물을 때, "검사하려면 이렇게 해야 해요."에서 "이 검사는 포도당 대사를 이용한 검사라서 악성종양이 어느 부위에 있는지 정확히 알기 위해 당분 섭취를 피하셔야 해요. 영양제에는 당분이 섞여 있기 때문에 지금은 맞을 수 없으니 이해해주세요."라고 환자 및 보호자에게 설명할 수 있게 되었다.

이렇게 환자분들이 자주 궁금해하는 부분들을 공부하면 당황하지 않고 설명을 할 수 있다. **다음은 내가 혈당과 관련하여 궁금했고 환자분들께 질문받은 내용을 정리한 것이다.**

01 혈당 F/U은 언제 하는 게 좋을까?

＊ 저혈당

– 경구로 음식 투여: 15~30분 후 F/U 혈당 측정

⇨ 경구로 섭취한 음식물이 소화되어 혈당이 올라갈 시간이 필요함

– IV로 50% D/W Fluid 투여: 약물이 전부 들어간 즉시 F/U 혈당 측정

⇨ IV는 효과가 빨리 나타나므로 투여가 끝나는 즉시 F/U하기

⇨ 대개 50% D/W를 줄 정도면 심한 저혈당인 경우가 많음

＊ 고혈당

– 대개 Insulin 요법 사용한 뒤 큰 이상이 없다면 F/U은 안 하는 편임

– 합병증으로 DKA, HHS가 발생하면 혈중 포도당이 안정화 될 때까지 1시간마다 Lab으로 F/U함

+ 50% D/W Fluid 줄 때 Tip

＊ Side로 투여해도 되고 Bolus로 줘도 됨

– 단 Side로 투여할 때 3way에 연결해서 줄 것

⇨ 50% D/W 자체가 무척 끈끈하여 23Gage 같은 Needle로 Main Fluid에 연결하면 잘 안 들어감(50% D/W를 빠르게 효과적으로 주는 것이 중요함)

– 굵은 Gage의 Needle을 연결해도 되지만 **3way에 연결하는 것을 추천함**

★ 50% D/W Fluid Full Dropping 하기 ★

– 저혈당 빠르게 교정해야 함

02 혈당은 언제 Noti 할까?

＊ 저혈당: 70㎎/dL 미만이면 Noti 함

⇨ 특별한 이상 증상 없이 60~70㎎/dL면 당분 섭취 후 F/U치까지 함께 Noti 하기(정상수치로 올라도 Noti는 해야 함)

＊ 고혈당: 대개 250~300 이상부터 Insulin으로 중재함

– 간식 안 먹은 경우: 200~250㎎/dL 이상이면 Noti 함

– 무언가 먹은 경우: 250~300㎎/dL 이상이면 Noti 함

– Hs: 250㎎/dL 이상이면 Noti 함(Half RI 많이 줌)

– Steroid 사용: 250㎎/dL 이상이면 Noti 함(Obs 많이 함)

03 Spinal Tapping 후 당 측정을 왜 할까?

＊ 뇌수막염: Spinal Tapping 후 당(Glucose) 측정 이유
- CSF(Cerebral Spinal Fluid, 뇌척수액)는 정상적으로 Glucose를 함유함
- Glucose Level를 확인함으로써 뇌척수액 상태 확인함
⇨ 뇌수막염 유발 균들이 CSF 속의 Glucose를 섭취함
Spinal Tapping 시 CSF의 Glucose가 정상보다 감소함
- 뇌수막염 진단 위해 측정함: Glucose 감소 확인하기 위함
⇨ Spinal Tapping 후 혈당 측정이란 단어는 사실 잘못된 표현이지만, Glucose를 측정한다는 뜻으로 혈당을 Check한다는 분들이 많음

04 고나트륨혈증 환자에게 왜 D/W Fluid를 줄까?

＊ 고나트륨혈증 환자에게 5% D/W Fluid 주는 이유
- 혈액 속 Glucose가 Na^+과 함께 세포 속으로 이동하기 때문임
- 혈당이 오르면 체내 Na 수치는 떨어짐
⇨ 소장상피세포에서 2개의 Na^+와 함께 Glucose를 흡수함
Glucose는 촉진-확산에 의해(GLUT2) 혈액으로 운반됨
Na^+는 Na^+-K^- Pump에 의해 혈액으로 내보내 짐
- 0.45% N/S Fluid를 많이 주는데 간혹 5% D/W Fluid를 주는 이유임

05 BST 측정 시 왜 쥐어 짜내지 말라 하는 걸까?

＊ 채혈 부위를 쥐어 짜내서 BST 측정하지 말라는 이유
⇨ 체액은 ICF, ECF로 구성됨 ECF 중 혈액으로 혈당수치를 측정함
채혈 부위를 억지로 쥐어 짜내면 세포간질액 같은 **혈장성분이 나오게 됨**
혈장은 혈당수치가 더 낮게 측정됨

06 Steroid 약물을 복용하면 왜 혈당이 오를까?

＊ Steroid 약물을 쓰면 혈당이 오르는 이유
- 부신피질 호르몬은 혈당을 상승시키는 작용을 하기 때문임
⇨ Steroid는 부신피질 호르몬 - Glucocorticoid계 약물임

07 PET-CT 검사하는 데 왜 혈당이 높으면 검사를 못 할까?

＊ PET- CT 검사하는 환자들에게 혈당 관리하는 이유

- 체내 포도당 흡수 정도를 이용하여 검사하는데 포도당 농도가 높으면 검사의 **정확성이 떨어지므로 시행하는 의미가 없음**

- PET-CT: PET 검사 장비에 CT 장비를 장착한 이중 영상진단법

⇨ 원리: 포도당 대사를 영상으로 평가하여 악성종양의 유무 및 병기 확인
검사 전날: Glucose 섞인 Fluid 금지(MN에 N/S로 교체해야 함)
최소 6시간 이상 금식 필요함
물만 마실 수 있음(차, 음료, 껌 모두 안 됨)
주의: 검사 전날 Enhance CT 피해야 함(Enhance MRI는 가능함)

＊ DM 환자에게 Insulin, DM Medi는 검사 당일 주지 않음

⇨ 포도당 대사에 영향을 주기 때문임

＊ Steroid 제제는 가능한 검사 5일 전부터 투여 중지함

⇨ 혈당에 영향을 주기 때문임

＊ FBS 혈당 150~200㎎/dL 이상 시 Dr. Noti 후 Delay 될 수 있음

- 병원마다 검사 가능한 혈당기준은 다를 수 있음

08 스트레스를 받으면 왜 혈당이 올라갈까?

＊ Stress를 받으면 혈당이 오르는 이유

- 부신피질 호르몬은 혈당을 상승시키는 작용을 하기 때문임

⇨ Stress상황에서 부신피질 호르몬의 Cortisol을 만들어 혈당을 상승시킴

+ Steroid 약물 복용 시 혈당이 오르는 이유와 같은 이유임

09 술을 먹으면 왜 저혈당이 발생할까?

＊ 술을 먹으면 저혈당이 발생하는 이유

- 술은 간에서 포도당이 새로 만들어지는 것을 방해함

⇨ 안주나 식사 없이 술만 먹는다면 저혈당에 빠질 수 있음

⇨ 술을 먹은 후 저혈당 증상을 취해서 나타나는 증상으로 많이 오인함

⇨ 술에도 Kcal가 있고 안주와 함께 먹으면 혈당이 오를 수도 있음

Plus+

'혈당 측정의 QC' - 일반 병동에서의 QC

첫 Night 근무 때, 선생님이 'QC' 했냐고 물어보셨을 때 그게 뭔가 싶었다. 뭘 하라는 건지 몰라서 "QC가 뭐예요?" 하고 물었더니, "혈당 QC"라며 QC를 어떻게 하는지 알려주셨다.

QC가 혈당에서만 사용하는 단어가 아니라, 보통 품질 관리를 위해 사용한다는 것과 왜 해야 하는지에 대해서 알려주셨고, 추가로 더 살펴보니 그제서야 궁금했던 부분이 이해가 갔다.

항상 고장난 의료기기는 '의공학부'에 수리를 맡겼는데 이상하게 **혈당 측정기는 '채혈실'에 수리 의뢰를 맡겨서 의아했는데, 혈당 측정기가 정상 작동하는지 알아보기 위해 실제 혈액과 비교**해본 뒤, 이상 없음을 확인하고 병동에 다시 올려준다는 것을 그때 알게 되었다. **검사실에서는 이게 QC이고 우리는 간단히 '대조 시약'을 이용하여 신뢰도를 확인한다**는 것을 그때 배웠다.

그 뒤 환자분들이 **"이상하게 병원만 오면 혈당이 괜찮아. 기계가 이상한 거 아니야?"**라고 질문을 해오시면, **"저희는 매일 혈당기계가 제대로 작동하는지 확인하는 작업을 거치구요. 1년에 정기적으로 몇 번씩 실제 혈액과 비교해서 혈당기계가 정상 작동하는지 검사실에서 확인하니 걱정 안 하셔도 돼요."**라고 답할 수 있었다.

다음은 **'혈당에서의 QC'가 무엇인지와 'QC를 해야 하는 이유', 'QC 하는 법'에 대해 정리해 둔 것**이다. 몰라도 문제는 없지만 병원에서의 혈당 측정이 왜 더 정확한지 환자들에게 설명해줄 수 있게 되니 알아두길 바란다.

▶ QC(Quality Control, 품질 관리)

- 간이 혈당 측정기의 **오류 여부(측정값의 신뢰성)를 확인**하는 것
- 같은 기계로 같은 사람을 1~2분 간격으로 쟀어도 차이가 있을 수 있음이 차이를 줄여 **허용 오차 안으로 측정되는지 확인하는 작업을 QC**라 함
- ISO(국제표준화기구)의 2013 기준 허용오차 범위는 ±15% 이내며, 국내는 대개 **±10% 오차로 1~2분에 30~40㎎/dL 차이가 날 수 있음**

+ 혈당 측정값의 차이가 나는 이유

- **혈장과 전혈을 재는 방식에서 12% 차이**가 남
- **채혈 양, 기기 관리, 검사지(Strip) 상태 등에 의해 차이**가 남
- 채혈 양이 혈당 측정기가 요구하는 양보다 많으면 혈당수치는 올라감

▶ 일반 병동에서의 QC(대조 시약 사용)

- 대조 시약: 정상 혈당 시약, 고혈당 시약이 있음(3가지인 곳도 있음)
- 정상 혈당 시약을 고혈당으로 측정하거나 고혈당 시약을 정상 혈당으로 측정한다면 재검이 필요하고 오류 지속 시 기계 수리 및 보정이 필요함
- 혈당 측정기 수리부서: 대개 채혈실(병원마다 다름)
- QC는 Daily로 시행함(병원마다 다름)

▶ 대조 시약을 사용한 QC 방법

① 혈당측정기에 검사지(Strip) 바코드를 입력함 ⇨ 검사지 끼움
② 혈당측정기에 정상 혈당 시약 바코드를 입력함 ⇨ 정상 혈당 시약 측정
③ 정상 혈당으로 측정되는지 확인함 ⇨ 다시 새로운 검사지 끼움
④ 혈당측정기에 고혈당 시약 바코드를 입력함 ⇨ 고혈당 시약 측정
⑤ 고혈당으로 측정되는지 확인함

+ 집에서 쓰는 혈당 기계와 병동 혈당 기계와 비교하기

*** DM 환자가 집에서 사용하는 혈당 기계가 정확한지 확인하기**

- 병원 외래 F/U하는 날, 집에서 사용하는 혈당 기계 가지고 오도록 함
- FBS혈당, PP2혈당 채혈하기 직전이나 직후에 집에서 가져온 혈당 기계로 측정한 뒤, 병원에서 실시한 혈액검사 결과와 비교하기
- **혈당 기계 수치와 혈액검사 결과의 차이가 ±15% 이내면 정확하다고 봄**
- 차이가 크면 혈당 기계 점검해볼 필요가 있음

임상 NOTE

CHAPTER 06

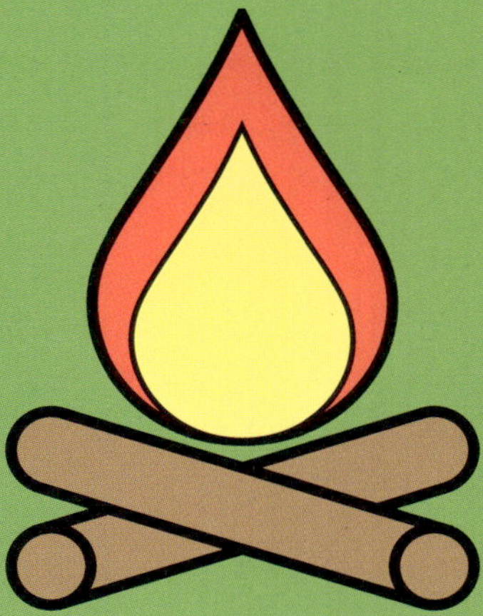

'I&O' 하는 신규간호사
'아이고' 좌절하지는 말자!

(I&O편)

6-01 'I&O' 하는 신규간호사 '아이고' 좌절하지는 말자!(I&O편)

'I/O Master' - 용어 & Count Tip

I&O는 Routine Job으로 매 Duty 때마다 하게 되는 일이다. 물론 각 병동의 특성상 I&O를 Skip 하는 곳도 있지만 많은 병동에서는 환자 대부분에게서 I&O를 측정한다.(내과 병동에 한함)

기본적인 내용이다 보니 그 중요성을 간과하기도 하고 대략 하는 사람도 있지만, **수분 전해질 교정을 위해 중요한 지표이고 급변하는 환자 Condition을 확인할 수 있으므로** 제대로 잘하는 것이 중요하다.

I&O는 측정하는 사람에 따라 주관적으로 먹은 것을 듣고 수치로 환산하기 때문에 사람마다 차이가 날 수 있다. 그래서 그 차이를 줄이기 위해 최대한 비슷한 수치로 각 병동 간호사들이 측정하면 좋은데, 그 수치를 맞추기가 어려웠다.

또한, 가끔씩 정말 말도 안 되는 수치로 앞 Duty의 I&O를 받게 될 때마다 어떻게 해야 할지 모르겠고, 인계하기 전에 어떻게든 I&O를 뽑아서 Charge(또는 Dr.)에게 Notify 해야 하는데 시간이 너무나 부족해서 인계 후 눈치 보며 Notify를 해서 많이 혼났다.

그래서 오리엔테이션 기간 동안 **선생님들이 사용하는 수치를 적고 가장 비슷한 수치로 외워서 I&O Check을 했고, 소요시간을 조금이라도 줄이기 위해 지적받거나 환자들에게 추가로 질문했던 내용을 정리하여서** 되도록 한 번에 물어보려고 노력했다.

다음은 기본적으로 **I&O Check을 하면서 알아두면 좋은 내용과 기본 지식에 대해 정리한 것**이다. 거기에 나의 짤막한 I&O를 위한 Tip 아닌 Tip을 포함한 것이니 조금이나마 I&O를 빠르게 할 수 있기를 바란다.

다음은 **'I&O와 관련된 용어를 정리한 것'**이다.

Negative

- 배설량이 섭취량보다 많은 경우(Oral Poor 환자, Drain 양 많은 환자 등)
- 치료 목적으로 사용한 약물이 배설량에 영향을 준 경우(이뇨제 등)

⇨ 부종 환자에게서는 고의로 I/O가 Negative 되도록 설정해줌

Positive

- 섭취량이 배설량보다 많은 경우(Oral 섭취량이나 IV 투여량 많은 환자 등)

⇨ 비뇨기계 문제로 배뇨량이 적은 경우 등

Feeding

- 주로 관을 통해 식사를 공급하는 경우에 사용하는 용어임

⇨ L-tube Feeding, PEG Feeding 등

Leakage

- 주로 관에서의 배액량이 샐 때 사용하는 용어임

⇨ Foley Leakage, Pig-tail Leakage 등

Squeezing

- 주로 관에서 배액 찌꺼기에 의해 배액량이 잘 안 될 때 훑어주는 행위를 말할 때 사용하는 용어임(꽉 눌러서 비틀어 짜내는 행위를 말함)

Irrigation

- 주로 관에서 물이나 기타 액체를 주입하여 세척하는 행위를 말할 때 사용하는 용어임(Foley Irrigation, Bladder Irrigation, PTBD Irrigation 등)

Training

- 주로 Foley 가진 환자에게서 자의적으로 배뇨할 수 있는지 확인하는 행위를 말할 때 사용하는 용어임

Distension

- 주로 Voiding 못한 환자에게 복부 팽만 여부를 확인할 때 사용하는 용어임

Voiding

- 배뇨를 뜻하는 용어임, Urination이라는 어를 쓰기도 함
- 배뇨를 도와주는 관 없이 스스로 배뇨하는 경우를 Self Voding이라 함
- 기저귀에 배뇨하는 경우를 Diaper Voiding 또는 기저귀 Voding이라 함

Defecation

- 배변을 뜻하는 용어임

다음은 'I&O에 대해 정리한 것'이다.

I&O(Intake & Output)

- 정의: 체내에 들어간 수분과 나온 양을 정확히 측정하는 것임
- 목적: 수분 이동과 조절기능을 파악하여 체액 균형을 사정하기 위함
  이뇨제나 뇌압 하강제와 같은 약이 신체에 미치는 효과를 확인하기 위함
  하루 섭취 열량 및 수액량과 그에 따른 배설량을 평가하여 영양 상태를 평가하기 위함, Drain 하는 경우 정확한 배액량을 측정하기 위함

I&O 적응증

- Drain 관을 가진 환자, Fluid로 열량을 보충하는 NPO 환자
  이뇨제나 뇌압 하강제 등 배액량에 영향을 주는 약물을 사용하는 환자
  심한 수분 소실이나 수분 결핍이 요구되는 환자 등에게서 시행함

I&O 측정단위

- 원칙은 mL나 cc 단위로(실온에서의) 수분의 양을 측정함
- 부득이하게 무게로 측정하는 경우 g(gm, gram) 단위로 기록함

I&O 측정

1. 섭취량

- 구강으로 섭취한 음식물은 용기를 기준으로 하여 양과 시간을 기록함
- 식사 사이에 마신 물, 약 복용을 위해 마신 물도 포함하여 기록함
- 액체 종류는 눈금이 있는 용기를 이용하여 가능한 정확한 양을 기록함
- 물, 우유, 두유, 주스, 음료수 모두 포함하여 기록함
- 체내에 주입되는 용액(Fluid, Irrigation 용액 등)도 포함하여 기록함

2. 배설량

- Drain 관을 가진 환자의 배설량은 측정 용기에 옮겨서 정확한 양을 기록함
- 배뇨 후 소변을 측정 용기에 담아 양과 시간을 함께 기록함
- Foley 가진 환자는 Duty마다 측정 용기에 옮겨서 정확한 양을 기록함
- 기저귀 Voiding 하는 환자는 측정량에서 기저귀 무게를 빼서 기록함
- 구토, 설사와 같은 이상 배설량은 횟수와 양상을 함께 기록함
- 실금이나 심한 발한으로 배설된 양도 포함하여 기록함
- 원칙은 정상대변, 정상 호흡으로 인한 수분 소실, 정상적인 땀 배설량은 포함 안 함

배뇨량(배설량 中 소변량)

- 24시간 배뇨량은 1,000mL~1,500mL로, 하루 600cc 이하면 Notify 함
- 시간당 배뇨량은 평균 50cc로, 시간당 25~30cc 이하면 Notify 함

+ 1일 정상 I&O양은 약 2,600mL임(개인차는 존재함)

* **섭취량**(측정 가능한 수분 섭취량: 음료, 음식, 정맥 주입 수액량 등)
- 수분 섭취량: 음료로 섭취한 1,200mL + 음식으로 섭취한 1,100mL
- 대사 과정에서 사용한 수분은 300mL를 합친 2,600mL임

➡ 측정 가능한 수분 섭취량: 음료, 음식, 정맥 주입 수액량 등

* **배설량**(측정 가능한 수분 배출량: 설사, 구토량 등)
- 수분 배설량: 신장으로 배설된 1,500mL + 대변을 통해 배설된 100mL
- 불감성 수분 소실량[1)]은 1,000mL를 합친 2,600mL임

➡ 측정 가능한 수분 배출량: 설사, 구토량 등

+ 1일 I&O에서 Positive 500~1,000 차이는 정상으로 봄

* **측정 가능한 수분 섭취량이 측정 가능한 수분 배출량보다 많음**
- 배설량 중 불감성 수분 소실량은 측정할 수 없으므로 1,000mL까지는 대개 Observation 하는 범위가 됨(Drain 없는 정상 환자에게서 한 함)
- 보통 Bwt 변화 값과 비교하여 체중 증가량이 많은 경우 이뇨제를 사용함

⇨ 무조건 Positive 500~1,000까지 정상으로 보는 것은 아님

⇨ 폐부종, 뇌부종, 전신부종 등의 환자에게서는 Target을 0~Negative로 봄

암또 일화

처음 오리엔테이션 기간 때, Charge 선생님께서 신규인 나의 I&O를 못 믿겠다며 환자가 무엇을 얼마나 먹었는지를 자꾸 물어보셨다. 호흡기 내과 특성상 폐부종 예방을 위해 모든 환자의 I&O를 Check 해야 했으므로 각 환자가 반찬을 얼마나 먹었는지 기억이 잘 나지 않아서 환자에게 다시 왔다갔다 하느라 많이 혼났다. 그래서 그 뒤에는 환자가 먹은 모든 것을 종이에 적어왔고 I&O를 올리면서 계산을 했는데, 그랬더니 시간이 너무 많이 걸려서 답답하다는 소리와 함께 더 혼이 났다. 그때 한참 "암또는 I&O 하러 보내면 메뉴판을 적어오니 어떻게 해야 할까."라는 소리를 많이 들었다. 환자가 말한 식사량을 바로 수치화시키면 후에 물어보는 질문에 답할 용기가 없었고, 반대로 모든 내용을 적으면 시간이 너무 오래 걸리는 문제 앞에서 어떻게 해야 할지 고민하다 내린 결론은, 바로 수치화시키고 너무 식사량이 적은 경우에만 먹은 양을 적어가는 것이었다. 그렇게 문제가 해결되자 드디어 일머리가 생겼다며 어떻게 갑자기 발전했냐는 말을 듣기도 했다.

1) 불감성 수분 소실이란 피부와 폐에서 눈에 보이지 않게 배설된 수분량임

+ I&O 측정을 위한 구강섭취량 측정 항목 기준표

주식류			유동식		
항목	1회공급량(gm)	수분함유량(cc)	항목	1회공급량(gm)	수분공급량(cc)
밥	300	200	미음	350	300
죽	400	300	잣미음	300	270
국	300	200	육즙	200	200
기타			채소류		
항목	1회공급량(gm)	수분함유량(cc)	항목	1회공급량(gm)	수분공급량(cc)
국수	300	200	김치	70	60
김밥	400	250	고추	15	10
라면	550	550	오이	200	200
음료수			과일류		
항목	1회공급량(gm)	수분함유량(cc)	항목	1회공급량(gm)	수분공급량(cc)
물	200	200	귤	100	90
우유	200	180	딸기	150	100
두유	200	180	사과	200	160
주스	200	180	배	300	240
요플레	120	100	토마토	250	240

+ I&O 측정을 위한 구강섭취량 측정 항목 기준표

항목	측정량	항목	측정량	항목	측정량
밥	300	국	300	종이컵(1컵)	200
죽	400	미음	350	반찬(1종지)	70

- 실제 임상에서 gm과 cc를 거의 섞어서 Count 하므로 덜 정확함
- 큰 틀로 계산하기 쉽게 외워야 I&O 계산 속도가 빨라짐
- 가능하다면 I&O 종이를 참고해도 좋긴 하지만 Count 속도가 느려짐

다음은 'I&O 측정 Tip 아닌 Tip'이다.

01 계산하기 쉽게 섭취량 기준치 외우기

＊ 1/3 먹었다고 하면 외운 수치에서 가까운 3배수로 계산하기
- 대개 전부 다 먹음, 1/2 먹음, 1/3 정도 먹었다고 표현함
- 1/3을 섭취한 것을 바로 계산할 수 있도록 3배수로 계산하면 편함
⇨ 상대적으로 전부 다 먹거나 1/2 먹은 것은 바로 계산할 수 있음
⇨ 죽 1/3 섭취했다고 하면 390에서 1/3로 130으로 계산함
⇨ 반찬 종지 1/3 먹었다고 하면 60에서 1/3로 20으로 계산함
- 후에 계산하기 편하도록 먹는 양 경우엔 50, 100단위로 끊어 올림
⇨ 본래 I&O는 사람마다 측정치 차이가 존재할 수밖에 없음
이렇게 계산하여도 그 양의 차이가 10~20 가량밖에 나지 않음

02 액체 섭취량은 종이컵을 기준으로 묻고 계산하기

＊ 물을 먹든 우유를 먹든 무엇을 먹든 종이컵을 기준으로 삼기
- 다양한 액체를 많이 섭취하는데 양을 계산하기가 어려움
- 용기에 용량이 적혀있다면 그 수치를 바로 적으면 됨
- 하지만 용기를 이미 버려서 계산하기 어렵다면 종이컵에 따라 먹었을 때 몇 컵 정도 먹었는지 묻고 계산하면 편함
⇨ 종이컵 1컵을 150~200cc로 잡고 계산하기
⇨ 섭취량은 종이컵 1컵을 가득 따라서 먹는 환자분들이 거의 없으므로 1컵이라고 표현해도 그 양이 70% 가량밖에 안 돼서 150으로 계산했음

03 순수한 물 섭취량은 다른 구강섭취량과 구분하여 계산하기

＊ 순수한 물 양을 제한하는 때도 있음
- 부종으로 인해 물 양을 제한하는 환자분들이 있음
- I/O Positive 되는 이유 중에 물을 Duty 당 1~2L 넘게 먹는 분들 있음
⇨ 임상 기록을 할 때 그 이유를 알려주는 지표로 쓰기도 함
- 혹시 모르는 상황을 대비해 물 양만 따로 조사해두는 게 좋음
- Ex) 밥 1/2 국 1/2 반찬 3종지 전부 우유 1개 물 3컵
⇨ 구강섭취량: 710(올릴 때는 700), 물 섭취량: 600
⇨ 따로 구별하지 않는다면 1,300으로 기록함

04 반찬은 반찬 종지 개수로 묻고 계산하기

*** 난해하게 먹은 종류 모두를 말해주면 계산하기 어려움**

- 김치 2조각, 생선 반 토막에서 3젓가락, 열무 1조각 등 세세하게 말해준다면 각 반찬의 I&O 측정량을 바로 계산하기가 어려움
- 반찬 3종지가 나왔는데 몇 종지나 드셨을까요? 라고 물으면 편함

⇨ 한 1종지 절반이나 먹었어

⇨ 1종지는 70으로 절반인 35를 더하면 105니까 100으로 계산하기

05 Oral Poor 한 경우엔 종이컵을 기준으로 묻고 계산하기

*** Oral Poor 한 경우 계산하기가 정말 어려움**

- 밥 2숟가락, 국도 건더기 1개, 반찬도 진짜 쪼끔 먹었어 식으로 말해주면 I&O 기준을 어떻게 잡고 계산해야 할지가 어려움
- 이런 경우 먹은 것을 모두 종이컵에 담았다고 가정하고 물으면 편함

⇨ 그럼 드신 것을 종이컵에 다 담았다고 표현하면 얼마나 될까요?

⇨ 한 1/3이나 될 것 같아

⇨ 종이컵 1컵인 200에서 가까운 3배수인 210의 1/3로 70으로 계산하기

➡ 종이컵에 담았다고 가정하라고 했을 때는 환자분들이 종이컵 1컵을 가득 채운 것에서 계산하여 말해주므로 200을 종이컵 1컵 기준으로 삼았음

06 우유나 음료수, 과일 및 간식 먹은 것 없는지 질문하기

*** 식사량만 대답하는 분들이 많음**

- 보통 "아침, 점심, 저녁 얼마나 드셨나요?"라고 간호사들이 묻기 때문에 식사량에 대해서만 답해주는 분들이 많음
- 식사량 조사하고 난 뒤 꼭 간식이나 다른 음료 먹은 것 없는지 확인하기
- 구강섭취량에 포함하여 계산하여 올리기

+ 실전 - 구강섭취량 조사하기

1. 아침/점심/저녁 식사 어느 정도 하셨나요? - 2배수, 3배수로 계산하기
2. 물은 이 전 간호사가 조사해간 이후로 종이컵으로 몇 컵 드셨나요?
3. 이외에 음료수나 과일 다른 간식 드신 것은 없나요?

07 Feeding 환자의 경우 식전, 식후, 식간 물 양은 따로 기재하기

＊ Feeding 양을 덜 주었을 때 무엇을 덜 줬는지 알 수 있음

- 가능하다면 이유를 옆 칸에 함께 적어두면 다른 사람이 파악하기 좋음

⇨ Condition이 안 돼서 처방 난 Feeding 양 전체를 다 못줄 때가 있음
이럴 때 임상 기록에 Feeding 양과 물 양을 따로 기재해두면 Dr.나 동료 간호사가 Feeding이 왜 덜 들어갔는지를 알 수가 있음

- Ex) 하모닐란 400 Tid, Water 100 Tid 식사 처방 환자

	7am	8am	9am	10am	11am	12am	1am
L-tube	400	100			Condition 저하 →	200	100

08 소변 배출량은 종이컵을 기준으로 묻고 계산하기

＊ 이전 Duty가 조사한 이후로 본 소변량을 종이컵을 기준으로 삼기

- 물을 많이 먹는 사람들은 한 번 소변에 400~600mL까지 봄

⇨ 생각보다 환자들이 소변을 자주 안 보다가 한 번에 많이 봄

- 횟수로 묻게 되면 소변량을 너무 적게 측정하게 됨
- 횟수와 함께 소변을 1번 볼 때 종이컵 몇 컵을 보는지를 묻는 게 좋음

⇨ 새벽에 Night가 소변 몇 번 봤는지 물어본 이후로 몇 번 보셨나요?

⇨ 한 4번 봤어.

⇨ 한 번 보실 때 소변 1컵 꽉 차게 보세요?

⇨ 한 2번 정도는 2컵 이상 봤고, 2번은 1컵 정도 봤어

➡ 2x2컵 + 2x1컵 = 6컵 x 200 = 1,200mL로 계산함

➡ 배설량은 종이컵 1컵 가득으로 말하는 분들이 많아서 200으로 계산했음

+ I/O check 시 양만 확인하지 말고 색과 양상도 함께 보자

＊ 가장 많이 놓치는 부분은 '소변의 색과 양상'을 확인하지 않는 것

- 소변량은 수분 균형을 평가하는 데 중요한 자료임
- 소변의 색과 양상은 특정 장기의 이상이나 상태를 알려주는 중요한 지표임

⇨ 색과 양상을 확인하면 질병 상태 변화를 조기에 알아차릴 수 있음
Ex. (스스로 소변 보는 환자라면) 소변 색이랑 양상은 괜찮으셨나요?
Ex. (Foley 가진 환자라면) Urine Bag 비울 때 상태를 직접 확인하자

+ Urine 색상 종류

* Clear
- 물처럼 맑고 깨끗한 소변을 말함
⇨ 수분 섭취가 많거나 이뇨제 사용 시 관찰됨

* Pale Yellow / Straw
- 정상 소변색으로 옅은 노란색을 띄는 소변을 말함
- 정상 소변은 밀짚색을 띄고 있어 straw 색이라고도 많이 말함

* Dark yellow
- 짙은 노란색을 띄는 소변을 말함
⇨ 탈수나 수분 부족 상태에서 관찰됨

* Amber
- 더욱 진한 노란색, 황갈색에 가까운 호박색 소변을 말함
⇨ 농축된 소변으로 수분 부족이나 특정 약물 복용의 영향으로 관찰됨

* Brown / Tea color
- 차같은 갈색을 띄는 소변을 말함
⇨ 간 기능 이상(빌리루빈), 근육 손상(미오글로빈)에 의해 관찰될 수 있음

* Red / Pink
- 붉은색 또는 분홍빛을 띄는 소변을 말함
⇨ 요로 감염 · 결석 · 외상 등에 의한 혈뇨(Hematuria) 증상 시 관찰됨
⇨ 특정 음식(Ex. 비트) 섭취 후 대소변이 붉게 나타나는 경우도 있기 때문에 섭취한 음식도 함께 고려하면 좋음

+ Urine 양상 종류

* Clear
- 깨끗한 소변으로 정상 상태를 의미함

* Turbid / Cloudy
- 탁한 소변으로 요로감염, 단백뇨 등에 의해 관찰될 수 있음

* Foamy
- 거품이 많은 소변으로 신장 문제가 있는 단백뇨에서 관찰될 수 있음

09 소변을 못 본 경우 Distension 양상 확인하기

*** 방광 위의 복부를 눌러 단단한 느낌이 있는지 Distension 확인하기**

- 방광에 소변이 차서 복부 팽만이 있는데도 Urine Out을 못 하는 경우는 비정상적인 상황으로 필요에 따라 Nelaton이나 Foley를 시행하게 됨
- Distension 양상이 없다면 방광에 소변이 차지 않은 경우임

⇨ 따라서 소변을 못 본 경우는 Distension을 꼭 확인하여 Noti 해야 함

- Distension 확인하면서 소변이 마렵다는 분들은 소변 보도록 설명함

10 소변을 못 본 경우 마지막으로 언제 얼마나 봤는지를 확인하기

*** 소변을 자주 안 보는 환자들이 있음**

- 원래 소변을 자주 안 본다는 환자분들이 있음
- 이 전에 소변을 많이 봤고 아직 소변이 안 마렵다고 하고 Distension도 없는 경우에 마지막으로 본 시간과 양을 확인함
- Ex) 1pm에 I&O를 조사할 때 5am에 소변을 600cc 마지막으로 보았고 그 이후로 소변 본 것이 전혀 없고 Distension도 전혀 없는 경우

⇨ Dr.에게 "oo호 ooo환자 5am에 600cc Urine out 이후로 현재 Urine out 양 없고 Distension도 없습니다. 환자분이 본래 소변 자주 안 본다 하고 불편함 없다고 하는데 Obs 할까요?" 라는 식으로 Noti 하면 좋음

⇨ 필요하면 Nelaton 해보자고 하거나 Obs 하자는 대답이 돌아옴

11 대변은 계란 또는 바나나로 양을 계산하기

*** 계란 1알은 70g, 바나나 1개는 150g으로 계산**

- 원칙은 정상대변은 포함하지 않는 것으로 알고 있지만 많은 병원에서는 Defecation 여부와 양상 및 양을 측정하기 위해 함께 조사하고 있음
- 대변량을 물어보면 어떻게 말해야 할지 모르는 환자분들이 많음
- 계란이나 바나나를 기준으로 말해주라고 하면 답을 잘 해주심

⇨ 간호사: 대변량을 계란으로 비유하면 총 몇 알이나 보셨어요?

⇨ 환자분: 한 4알은 될 것 같아

⇨ 간호사: 1번만 보셨어요?

⇨ 환자분: 응 1번만 봤어

- 계란 1알은 70g이므로 4x70X1(회) = 280으로 계산하기

12 대변은 양상과 양을 함께 조사하기

＊ Normal Foam, Diarrhea, Watery, Mucoid 등 양상 조사하기

– Defecation 여부와 양만 조사해갔는데 후에 Diarrhea 한다고 호소하는 환자분들이 있으면 꼭 양상과 양을 함께 조사해야 번거롭지 않음

– N 200g x 1 또는 Dia 300g x 2 등으로 표시하면 편함

+ Stool 양상의 종류

＊ Loose Stool

– Normal 변보다는 풀어지고 Diarrhea보다는 된 변을 말함

⇨ 요거트 같은 변을 보는지 물어보면 편함

＊ Diarrhea

– Loose Stool에서 더 풀어진 일반적으로 말하는 설사를 말함

＊ Watery

– Diarrhea 중에서도 더 심한 설사로 일명 물 설사를 말함

⇨ 변에 건더기 같은 게 없는 물 설사를 했다고 하면 Watery 변임

＊ Mucous

– 점액 변으로 점액이 섞여 나와 반짝 반짝하는 특유의 특징을 가진 변임

＊ Melena

– 타르나 자장 소스처럼 검정색을 띠는 흑변을 말함

– 상부 위장관 출혈이 있는 경우 헤모글로빈이 위산과 반응하거나 대장의 미생물에 의해 분해되면서 검정색 흑변을 띠게 됨(주로 EGD를 하게 됨)

＊ Hematochezia

– 선홍빛의 혈변을 말함

– 하부 위장관 출혈이 있는 경우 발생하며 상부 위장관에서 다량의 출혈이 발생했을 때 흑변으로 발전할 시간 없이 쏟아져 나와 혈변으로 나오기도 함

＊ Occult Blood

– 잠재 출혈로 육안으로 볼 수 없는 미량의 혈액이 대변에 섞여 나온 경우임

⇨ 위장관 어디에서나 출혈이 일어날 때 나타나며 Stool 검사를 통해 발견함

13 N/V 있던 환자의 상태 재파악하기

*** 인계 때 Nausea/Vomiting(오심/구토) 있던 환자는 상태 다시 물어보기**

- 계속 울렁거리는지 추가로 Medication 필요한지 물어보면 좋음

⇨ Charge 선생님이나 주치의가 환자 상태를 물어볼 수 있음

- 약간의 Vomiting 한 경우 말 안 하고 있었을 수도 있음

⇨ 다음 Duty 근무자가 I&O 하면서 발견하게 되면 꽤 한소리 듣게 됨

*** Vomiting 한 경우 시간과 양, 양상 그리고 현재 상태 파악하기**

- 조금 전에 속이 안 좋아서 Vomiting을 했었다고 하면 그 시간을 확인하고 양과 양상을 알아두고 지금 현재도 울렁거리는지를 확인해야 함

⇨ 현재 울렁거리고 약이 필요하다고 하면 바로 Notify 하고 중재해주기

⇨ 모든 I&O 끝나고 Notify 하고 약을 가져다주는 것은 간호가 아님

+ Vomiting 양상의 종류

*** Hematemesis (토혈)**

- 선명한 붉은 색을 띤 구토를 말하며 상부 위장관 출혈에 의해 발생함

*** Coffee-Ground Emesis (=Coffee-Ground Vomit)**

- 토혈에 비해 색이 검거나 갈색을 띤 구토를 말함
- 헤모글로빈이 시간이 지나면서 산화하여 붉은색에서 갈색을 띠게 됨

⇨ 출혈이 빠르지 않아 나타나는 증상으로 소화성 궤양에 의한 출혈에 의해 발생함

*** Bilious Vomit (담즙성 구토)**

- 녹황색 또는 황녹색을 띤 구토를 말함

⇨ 십이지장에서 담즙이 섞여 나오는 구토로 위 폐쇄나 담즙 역류 시 관찰됨

*** Gastric Vomit (위산성 구토)**

- 맑고 투명한 액체로 주로 위액 형태인 구토를 말함

⇨ 위에 음식물이 없는 공복 상태나 위염, 위산 과다 분비 상태에서 관찰됨

*** Feculent Vomit (오물이 많은 구토)**

- 갈색 또는 대변 냄새가 나는 구토를 말함

⇨ 장폐색이나 심한 장 정체로 인해 발생하며 응급상황이 될 수 있음

*** Frothy Vomit (거품성 구토)**

- 거품 같은 구토로 폐나 식도의 문제가 있을 때 관찰됨

14 Oral Poor 한 경우 TPN Fluid 원하는지 확인하기

*** Condition 저하로 Oral Poor 하여 Negative 되는 환자의 경우**

- 현재 투여되고 있는 Fluid 종류를 확인하고 TPN Fluid 원하는지 물어보기
- Negative가 심한 경우 영양 공급을 위해 TPN을 원하는지 물어보면 좋음
- 이외 좋아하는 음식을 섭취할 수 있도록 권유하면 좋음

⇨ TPN과 같은 영양제의 경구 보험 적용이 안 될 수 있어서 식사량 저하로 환자에게 공급해 줄 때는 수가에 대해 언급을 해주면 좋음

- 반대로 Oral Poor 환자가 기력을 회복 후 식사량도 회복된 경우에는 TPN 계속 유지할 건지 물어보고 다음 날부터 Cut 할지 물어보면 좋음

⇨ 필요 없다고 한 경우 현재 투여되고 있는 것까지는 투여되도록 하고 Dr.에게 환자 TPN Fluid refuse 한다고 문자 Noti 해주기

+ Oral Poor 한 원인을 파악하고 중재할 수 있어야 함

*** 원인 파악 후 대증요법 및 약물 조절을 원하는지 확인하기**

- 구내염이 심해서 Oral Poor 한 경우 탄툼이나 헥사 가글과 같은 약물을 원하는지 묻고 처방받아 줄 수 있음

⇨ N/V이 심한 환자는 식전 진토제를 투여하고 식사량을 회복시킬 수 있음

- TPN뿐만 아니라 식사량을 회복시킬 방안을 찾아 제시해야 함

15 Duty I&O가 Positive 700~1,000이 되는 경우 Bwt 측정하기

*** 걸어 다닐 수 있는 환자는 Bwt 측정하기**

- Duty I&O가 Positive 1,000이 넘어가는 경우 Total I&O 양이 1,000 이상 넘어갈 확률이 높음(환자에게 소변량을 다시 확인해보는 것도 좋음)
- 걸어 다닐 수 있는 환자라면 Bwt을 측정하여 비교지표로 남겨두는 게 좋음

⇨ 식후 측정한 Bwt이기 때문에 큰 의미는 없더라도 비정상적으로 Bwt이 증가한 경우에 이뇨제 사용의 지표가 될 수 있음

- 몸에 부종이 있는지도 함께 봐주면 좋음

⇨ 들어가는 Fluid는 많은데 배출하지 못하면 몸이 부어감

⇨ 부종 양상, I&O 수치, Bwt 값을 함께 Dr. Notify 하기

+ 당일에 항암 및 수혈한 환자는 Bwt 측정하기

*** 항암 및 수혈환자는 Intake 양이 많음**
- 특히 항암 환자의 경우 하루 3L 이상 Fluid가 들어가며 이뇨제를 사용하기 때문에 Out Put양 측정과 함께 Bwt 증가 여부를 확인해두는 것이 중요함
- 되도록 Duty마다 Bwt 측정해두는 게 I&O 파악하는 데 도움이 됨
- 항암과 수혈을 I&O에 포함 안 하는 병원도 있기는 함

16 배액관을 먼저 전부 다 비우면 I&O 속도가 빠름

*** 환자분마다 식사 속도에 차이가 있음**
- Bedridden 환자분들의 Foley 및 다른 배액량을 비우고 양을 확인하고 그 뒤에 걸어 다니는 환자분들 중 식사를 마친 분들의 배약관을 비움
- 그 뒤에 I&O 양을 물으면 대부분 식사를 다 마친 상태임

⇨ 자칫하다가 I&O Check 밀려서 배액관을 비우지 못하는 사태가 일어남
- 정맥으로 들어간 수액과 구강으로 섭취한 양 및 소변이나 대변으로 배출된 양도 중요하지만, 배액관으로 배액된 양을 조금 더 중요하게 생각함
- 정말 기본이지만 배액관의 양은 무조건 정확하게 용기에 담아 측정해야 함

⇨ Pig tail이나 PTBD는 종이컵 같은 용기에 담아서 Syringe로 재서 측정함

⇨ Foley도 이동용 소변 통에 옮겨 담아 측정하고, 기저귀 Voiding 한 것도 무게를 측정하고 거기에서 기저귀 무게를 제한 값으로 측정해야 함

⇨ L-tube Drain 된 것도 용기에 옮겨 담아 Syringe로 재서 측정해야 함

+ 배약 양상 종류

*** Serous (장액성)**
- 연한 노란색~투명한 색상으로 정상적인 회복 과정에서 관찰됨

*** Serosanguineous (장액혈액성)**
- 주황색에 가까운 색상으로 정상적인 수술 후 회복 과정에서 관찰됨

*** Sanguineous (혈액성)**
- 연한 붉은색에 가까운 색상으로 출혈 가능성을 염두에 둬야 함

⇨ 수술 후 초기에는 정상으로 볼 수 있으나 지속되면 비정상임

*** Bloody**
- 새빨간 선홍색은 Fresh Bloody, 검붉으면 Old Bloody/Dark Bloody

17 Fluid I&O 양 측정하기

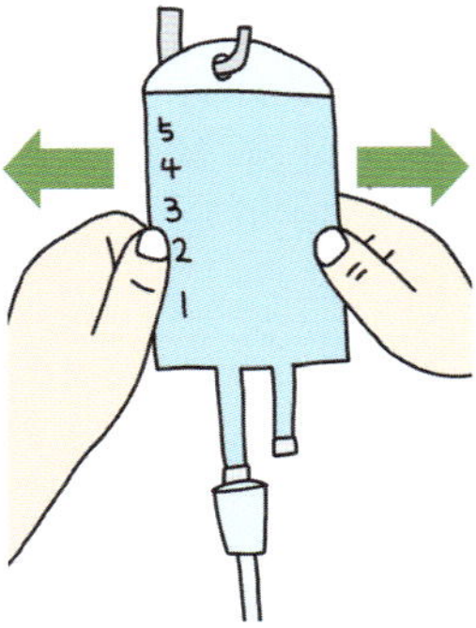	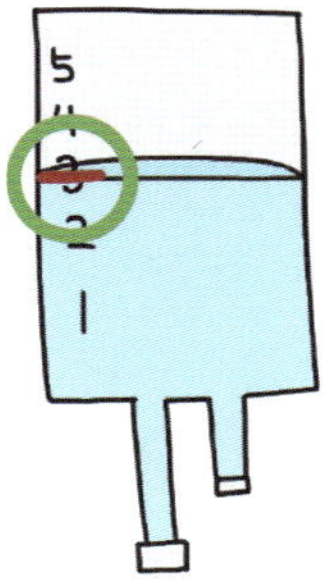
수액 Bag 가로로 펼쳐서 확인하기	수액 Bag에 줄 긋기

*** 수액 백을 가로로 펼쳐서 보지 않으면 수액이 더 많이 남아있어 보임**

⇨ 옆으로 쭉 당겨서 남아있는 수액이 어느 정도인지 확인함

- Fluid I&O는 전 Duty의 Remain 수치에서 나 때 Remain 수치를 뺀 값

⇨ 전 Duty remain 1,000이고 나 때 remain 700이면 나 때 300 준 것임

- 차이가 있겠지만 r은 remain, f는 Finish, c는 Connect, S는 Start 뜻임

⇨ r100 버림 f/c r1,200이라 기록되어있으면 remain 100 남은 Fluid를 버려서 끝내고 새로운 수액을 연결했고 현재 1,200이 남아있다는 뜻임

*** Remain Fluid 양이 안 맞는 경우가 있음**

- Duty 근무 시작 전에 매직으로 남은 양에 표시를 해두면 좋음
- 근무하면서 Line 아래로 Fluid가 줄어드는지 보면서 Line Function을 대략 확인 가능함(Fluid 양이 선에서 그대로면 Function 안 됨)

⇨ Charge-Acting 할 때도 전 Duty의 기록이 이상하다면 반박할 증거가 돼주기도 해서 나를 보호해주기도 함

암또 일화

내 키는 157㎝로 비교적 작은 편에 속하는데, 덕분에 오리엔테이션 기간 때 170㎝가 넘는 선생님과 함께 I&O를 하다 보면 Remain 양에서 차이가 나곤 했다.

귀찮아서 수액을 눈높이에서 보지 않고 내 키보다 높게 걸려 있는 상태에서 당겨 보니 남아있는 양이 더 적게 보였는데, 그래서 "왜 너는 자꾸 Remain 양을 속이니. 네가 못 줬으면 못 준 만큼 기록해."란 소리를 듣곤 했다. 나는 배운 대로 정직하게 측정한 거라 뭐가 문제인지 몰랐었는데, 후에 나의 키가 문제라는 것을 깨달은 뒤로 되도록 눈높이에 맞춰서 좌우로 최대한 정확한 양을 Count 했다.

+ I&O Notify 범위

*** I&O Notify**
- 시간당 Urine out이 250 이상 또는 30 이하로 1~3시간 지속되는 경우
- Total I&O Positive 또는 Negative가 1,000 이상 차이가 나는 경우
- Bwt 2~3㎏ 이상 변화가 생긴 경우

*** I&O Notify Tip**

1. I&O Target 충족 못 한 환자 Notify
- 부종 환자 등 Target 충족 못한 환자는 반드시 Noti 해야 함
- Target 미충족 시 Prn 약물 있는 경우는 투여했음을(문자) Noti 해 줌

2. 이상 배설량 횟수와 양을 함께 Notify
- 양상, 횟수, 현재 환자 상태까지 함께 Noti 함

⇨ 진토제, 지사제, 변비약 등을 환자가 원하는지 확인 후 Noti 하면 좋음

⇨ Noti 할 때 "진토제 원하는데 Meckool 드릴까요?" 하면 답이 더 잘 옴

3. Total I&O에서 이상 수치 및 Bwt 함께 Notify
- 불감성 수분 소실로 인해서 I&O 양 정확하지 않으므로 Bwt 함께 Noti 함

4. Drain 관 가진 환자 이상 배액량
- Drain 양 거의 없는 경우 Irrigation 할지, X-ray 보고 제거할지 확인함

+ 식사 처방 용어

NPO	None Per Os	금식
SOW	Sips Of water	물로 입만 적시는 정도
LD	Liquid Diet	미음
SD	Soft Diet	죽
SBD	Soft Blend Diet	연식
RD	Regular Diet	일반식
GD	General Diet	보통식
ND	Normal Diet	정상식
LSD	Low Salt Diet	저염식 – 고혈압식
HPD	High Protein Diet	고단백식 – 항암환자식
TD	Tolerable Diet	허용식 – 환자가 원하는 식

+ 실전! I/O Negative Notify Case (1)

<table>
<tr><td colspan="2">〈Case 1〉
701호 F/40 안먹어 환자 – 진단명 Lung Ca.
7일 전 항암제 투여 후 NS 500mL 20cc/hr만 들어가고 있음
Day Routine I/O 시간에 Total 320/800(−480)임을 확인함
(Night는 6am, Day는 12pm, Eve는 6pm에 I/O한다고 가정함)</td></tr>
<tr><td>사 정</td><td>“두유 200ml 하나만 간신히 아침부터 지금까지 먹었네요.
입안에 염증이 너무 아파서, 아무것도 못 먹겠어요.” By. 환자
“물이나 다른 것도 전혀 못드셨어요?”(입 안 확인함) By. 간호사
“네, 물도 따로 더 못먹었어요. 소변은 종이컵 3컵 정도 봤어요.
근데, 두유 먹은 것도 딱 그만큼 다 토했어요. 먹어보려고 해도
계속 울렁거려서 아무것도 못 먹겠네요.” By. 환자</td></tr>
<tr><td>E M R</td><td>I/O Target 없음 / Prn 처방 없음</td></tr>
<tr><td>과거중재</td><td>4일 연속 Daily로 Meckool(진토제) 1A IV 투여한 것을 확인함
Meckool 투여 후 Nausea/Vomiting 반응 완화됨(Effect +)</td></tr>
<tr><td colspan="2">〈Notify 전 Catch 사항〉
① Intake 320 中 Oral 섭취량은 200ml 밖에 되지 않음 확인함
⇨ Oral Poor 한 원인 파악 1. 구내염 2. 오심(항암 부작용 가능성 有)
구내염 및 오심 증상을 완화해 준다면 섭취량 늘어날 가능성 있음
② Vomiting 1회 200g 하였고 오심은 계속 남아 있음
⇨ 진토제 투여할 것인지 물어볼 수 있음(Meckool 처방 날 가능성 큼)
③ Oral Intake가 부족하므로 TPN 원하는지 환자 or 보호자에게 묻기</td></tr>
<tr><td colspan="2">〈Notify〉</td></tr>
<tr><td>초기본</td><td>7층 서병동인데요. 701호(40세 여자) 안먹어 Lung Ca. 환자분
Oral 섭취량 200으로 총 Intake 양 320이면서 TPN 원하고요.
Vomiting 1회 200 있으면서 계속 오심 호소합니다.</td></tr>
<tr><td>기 본</td><td>4일간 Meckool 1A씩 주고 Effect 있었는데 그거 주실건가요?
못 드시는 이유가 오심 때문이라고 하는데 혹시 Meckool 식전에 깔아서 주시지는 않을건가요? 그리고 구내염도 심하게 호소하셔서 관련 약도 원해요(or 처방해주시면 좋을 것 같아요.)</td></tr>
<tr><td>발 전</td><td>(TPN 처방 시 기존 Fluid는 그대로 유지할 건지 물어보면 좋음)
혹시 TPN 주면서 NS 500mL는 그대로 20cc/hr로 주나요?
아니면 NS 500mL는 Cut하고 TPN만 주실건가요?</td></tr>
</table>

+ 실전! I/O Positive Notify Case (2)

<table>
<tr><td colspan="2">〈Case 2〉
703호 M/78 배팡팡 환자 – 진단명 Pneumonia(Bed-ridden 환자)
하모닐란(경장 영양제) 400 TID + 물 100 TID로 L-tube Feeding 및
TPN 1L 40cc/hr + NS 1L 40cc/hr로 Fluid가 총 80cc/hr 들어가고 있음
Evening Routine I/O 시간에 Total 2460/1000(+1460)임을 확인함</td></tr>
<tr><td>사 정</td><td>"밥 먹은거 물어보려 왔구만요. 저녁도 밥 400 물 100 줬지요.
근데 간호사선생님요. 아까 10시에 소변 800, 변 200 본 이후로 저녁에는 기저귀 갈려고 보니까 아무것도 안봤네요." By. 간병인
"그래요? 배팡팡님 배 좀 잠깐 눌러볼게요." By. 간호사
(복부 팽만 +, 통증 반응 +, 요흔성 부종 –, 호흡곤란 – 확인됨)
(이후 Noti 전 직접 기저귀 확인하였으나 Urine Out 없었음)</td></tr>
<tr><td>E M R</td><td>I/O Target : 매 Duty 0 ~ 500 + prn Lasix 0.5A 처방 있음</td></tr>
<tr><td>과거중재</td><td>Notify 후 prn Lasix 0.5A 투여함
Bedrriden 환자고 중환은 아니어서 Bwt은 특별히 재지 않기로 함</td></tr>
<tr><td colspan="2">〈Notify 전 Catch 사항〉
① 10am에 Output 1000나온 이후 8시간 동안 Urine Out 전혀 없음
⇨ Abd. distenstion +. Pain +, Pitting Edema –, Dyspnea –
⇨ 기저귀 Voiding 환자로 Urine Out 위해 Nela나 Foley 고려 가능함
② I/O Target 매 Duty 0 ~ 500 보기 때문에 I/O 중재가 필요함
⇨ I/O Positive 되는 원인 파악 1. Urine Out 없음, 2. Fluid 주입량
Lab 상 비정상 수치가 없다면 Fluid 감량 할 것인지 물어볼 수 있음
⇨ 20cc/hr면 20x24=480이므로 1L를 500mL로 변경 처방받으면 Good!
③ Pnuemonia 질병 특성상 폐부종이 있으면 안된다는 것 까지 고려함</td></tr>
<tr><td colspan="2">〈Notify : EVE 시간이므로 당직의에게 Notify 해야 함〉</td></tr>
<tr><td>기 본</td><td>7층 서병동인데요. 703호 78세 남자 배팡팡 Pnemonia 환자분,Duty 당 I/O Target 0~500 보는 분인데 지금 2460/1000으로 Positive 1460이고 10am 이후로 Urine Out은 없고 Distension 있고 환자분도 불편해 하는 거 같은데 혹시 Nela 해보실건가요?
아니면 Prn으로 Lasix 0.5A 있는데 이거 주고 Obs 하실건가요?</td></tr>
<tr><td>발 전</td><td>(Lab 상 Na 수치 떨어지지 않는 경우) 지금 TPN 40cc/hr에 NS 40cc/hr 들어가고 있는데 혹시 Fluid는 감량 안하실거죠?
(감량한다면 Night 번에게 주치의한테 다음날도 감량한 속도로 줄 것인지와 그에 맞는 Fluid 용량을 처방받으라고 인계주기)</td></tr>
</table>

Plus+

'Urine 관련 간호 지식'
- Foley & Urostomy

Urination이 제대로 되지 않아 Positive가 심하게 된 경우 Notify를 하고 Foley를 Insertion 하게 되는데, 경우에 따라 **Nelaton을 해서 잔뇨량을 본 뒤 Foley를 삽입하게 된다.**

Foley와 Nelaton 경우에는 많이 사용하는 간호 술기이기 때문에 큰 어려움이 없었는데, 종종 **PCN이나 Cystomy를 가지고 입원을 오면 그 차이가 무엇인지 제대로 몰라서 누군가 차이를 질문하지 않을까 두려웠다.**

단순하게 소변 주머니라고만 생각하며 일을 해도 솔직하게 그렇게 큰 어려움은 없었다. 그냥 경우에 따라 문제가 생긴 부위에 관을 꽂고 소변을 빼내는 것으로 생각했는데, 어느 날 PCN과 Foley를 둘 다 삽입한 환자가 입원했다.

소변 배출을 위해서 한 가지만 있어도 충분하다고 생각했는데, 왜 두 가지나 삽입하고 있는지 도저히 몰랐다. 그리고 그날, 그토록 피하고 싶었던 두 가지의 차이와 왜 모두 필요한지에 대한 질문을 받게 되었다.

당연히 나는 대답하지 못했고, 이제는 Acting이 조금은 익숙해져서 조금은 당당해져 볼까 하는 마음을 먹은 게 부끄러워질 만큼 민망하고 스스로의 지식에 부끄러웠다. 후에 알아보고 알려준다는 말이 기본적인 내용을 공부하지 않았다고 말하는 것처럼 느껴졌다.

호흡기 내과니까 Uro와 관련된 내용을 공부해야겠다는 생각해 본 적이 없었는데, **생리적 욕구와 관련되어 있어 기본적으로 알고 있어야 한다는 것을 그때야 깨달았다.** 다음은 그동안 Urine과 관련하여 궁금했던 내용에 대해 공부한 것을 정리한 것이다.

01 Foley Catheterization

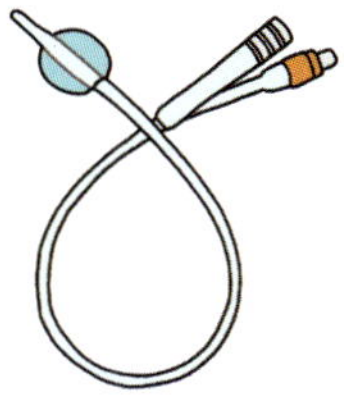

*** 유치도뇨**

- 목적: 지속적인 방광 세척, 시간당 소변량 측정 위함
  소변 배출이 원활하게 안 될 때 시행함
- 준비물: Foley Cath(16~18Fr), Surgical Glove
  Foley Set, 수용성 윤활제, 포타딘 볼, Urine Bag
  10cc Syringe, 증류수, Ez-Foley(반창고)

+ Urine 새는 경우

*** Foley Function이 안 되는 경우**

1. 소변 찌꺼기에 의해 Catheter 입구가 거의 막혀 있으면 소변이 샘

- 보통 특유의 찌꺼기에 의해 관 내부가 무척 더러워 보이고 탁함

⇨ Turbid(탁함)라는 단어를 이용하여 Urine 양상이 Turbid 하다고 표현함

⇨ 필요하면 Foley Cath.를 교체해주거나 Irrigation 하면 문제가 해결됨

2. Urine 검사, Foley Training 등의 이유로 Clamping 오래 해두면 소변이 샘

⇨ Clamping이 되어있지 않는지 확인하기

*** 요도구에 비해 너무 작은 Foley Cath.를 사용한 경우**

- Insertion 해둔 부위로 소변이 샘

⇨ 종종 Urine이 너무 Turbid 하여 소변이 새는 것을 Foley Catheter가 작아서 소변이 샌다고 오해하는 분이 있음(한동안은 괜찮다가 새면 찌꺼기 문제가 큼)

*** Foley Ballooning이 제대로 안 된 경우**

- Ballooning 해둔 증류수가 조금씩 줄어들어 소변이 새는 경우가 있음

⇨ Ballooning 된 양을 확인하고 8~10cc 가량 되도록 다시 Ballooning 함

+ Squeezing

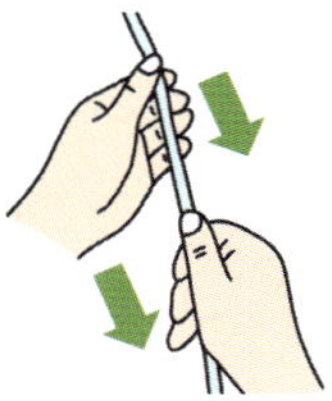

*** 배액관 내의 분비물 찌꺼기로 인해 막혀 있는 경우**

- 손으로 Tube를 비틀고 위에서 아래로 밀어주는 것을Squeezing이라고 표현함
- Irrigation 경우 Dr. Job으로 분류되는 곳이 많아서 Nurse가 해줄 수 있는 기본적인 일로 Squeezing이 있으므로 용어와 하는 방법을 알아두면 좋음

+ Foley 환자 - Urine culture 나가기(1)

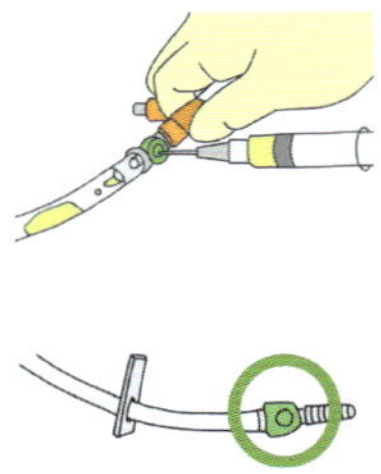

*** Foley Catheter에 연두색 검사용 Port 있는 경우**

- 준비물: 10cc Syringe, Urine Culture Cup Surgical Glove, 포타딘 스왑(포타딘 볼 2개)
- Urine이 모일 수 있도록 30분간 Clamping 해둠
- 방법: Surgical Glove를 끼고 포타딘으로 Port를 소독한 뒤 Syringe로 Urine을 뽑아서 용기에 담음
- Tip: 너무 오래 Clamping 해서 잘 안 나올 때는 살짝 Clamping을 열었다가 닫으면 잘 나옴

+ Foley 환자 - Urine culture 나가기(2)

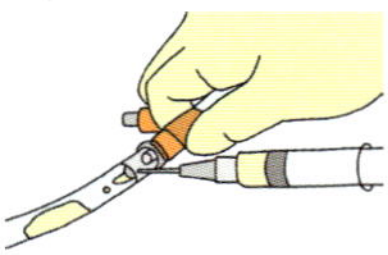

*** Foley Catheter에 연두색 검사용 Port가 없는 경우**

- 준비물: 동일함(30분간 Clamping 해둠)
- 방법: Surgical Glove 끼고 포타딘으로 Urine Bag와 연결된 Foley Catheter의 소변 출구 부위를 소독한 뒤 Syringe를 Tube에 비스듬히 찔러서 Urine을 채취함
- Tip: 너무 두꺼운 Needle 사용 시 Urine 새게 됨
- 기타: Cath.를 Disconnect 해서 Urine을 채취하는 방법은 감염 및 오염과 관련하여 논란 있는 방법임

+ Foley Training은 보통 2번 시행함

- Foley 제거 전 자의적인 배뇨를 할 수 있는지 확인하기 위해 시행함
- Foley Cath.를 잠근 후 환자에게 요의가 있으면 말해달라고 설명함
- 요의를 호소하면 Clamping을 열어서 배뇨량과 시간을 확인함
- 4시간 이상 요의를 느끼지 못하면 방광 팽만을 예방하기 위해 Clamping 풂
- Tip: Clamping 해둔 시간을 반드시 적어두기

⇨ Clamping 해둔 것을 잊어먹은 체 장시간 Clamping 하면 시트 다 젖음

⇨ Obey가 안 되는 Bedridden 환자 중 배가 아프다고 호소하는 경우에 종종 Foley Training을 위해 Foley를 Clamping 해두어서 Urine이 방광 안에 차 있게 되어서 통증(불편감)을 호소하는 경우도 있었음

⇨ 꼭 Clamping 해둔 시간을 적어두고 시간이 지나면 Clamping 풀어주기

02 Nelaton Catheterization

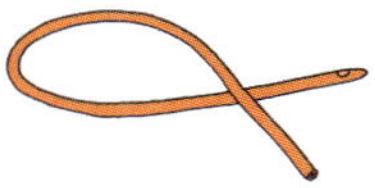

＊ 단순도뇨
- 보통 Nela라고 표현함
- 목적: 방광 팽만 완화, 배뇨 후 잔뇨량 확인 위함임
  무균적으로 소변 검체물을 얻기 위하여 시행함
- 준비물: Nelaton Cath.(16Fr), Surgical Glove
  수용성 윤활제, 포타딘 스왑(포타딘 볼 6개), 공병

- Tip: 잔뇨량 확인을 위해 측정하는 경우 반드시 공병 챙겨가기
⇨ 공병은 다 쓴 N/S나 증류수(플라스틱) Bottle이 좋음
⇨ 잔뇨량 Count 하기도 좋고 1L 이상 나오기도 하므로 넉넉한 게 좋음

+ Urine Culture

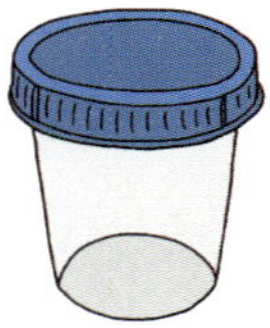

＊ 소변 배양검사
- 미생물 배양 동정검사로 무균 상태에서 이뤄지는 검사
- 1cc로도 검사 가능하다고 하지만 가능한 10cc 담기
- 무균적으로 나가기 위해서 Self Voiding 가능한 사람은
  포타딘을 챙겨주고 소독 후 검사 나가게 하면 좋음
- 특징: 검체 용기 뚜껑이 파란색이고 용기가 단단함

- Tip: Self Voiding 가능해도 Nelaton으로 나가 달라고 할 때가 있음
- Urine Culture와 일반 UA(Spot Urine) 검사가 동시에 난 경우에는 Urine Culture 컵만 제공하고 제출한 컵에서 UA로 옮겨 담은 뒤 검사 내림

+ Urine Culture

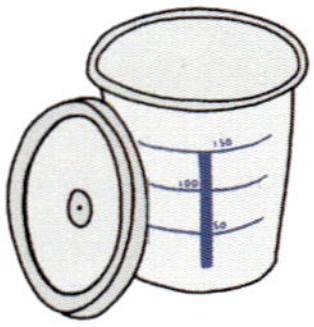

＊ 일반 UA
- 일반 8~10종 가량 나가는 검사이며 Spot Urine이라 함
- 최소 10cc 이상 충분히 담아주는 것이 좋음
- 최대한 깨끗하게 중간뇨를 받아서 검사 나가도록 함
- 특징: 일반 종이컵 같으며 뚜껑이 흰색임
- Tip: UA 검사 뚜껑에 소변이라고 적어서 주면 좋음
- 기타: 기저귀 Voiding 하면 Nelaton 해서 검사 나감

+ 24hrs Urine

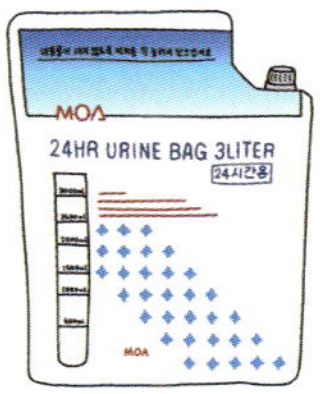

*** 24시간 소변검사**

- 신장기능을 알기 위한 검사임
- 소변이 생성 과정에 문제가 없는지 알기 위해서 Cr의 청정시험을 통하여 신장기능을 확인하는 목적임
- 검체 용기는 검사실에서 타와야 하고 지퍼백같이 생김
- 방법: 첫 소변은 버린 뒤 그다음부터 24시간이 되는 시간까지의 소변을 특수 검체 용기에 담아서 내림

- 방부제가 포함된 검체를 사용한 24시간 소변검사
- 방부제가 포함되지 않은 검체를 사용한 24시간 소변검사
- 약물이 첨가된 검체 용기를 사용한 24시간 소변검사

⇨ 목적에 따라 검체 용기에서 첨가된 물질에 차이가 있음

- Tip: 보통 24시간 Urine과 함께 일반 UA 검사 처방이 함께 나므로 되도록 아침에 버리는 첫 소변으로 UA 검사를 나가도록 설명하고 그 뒤부터 24hrs Urine을 모으도록 설명하면 좋음(안 그러면 검사가 밀리게 됨)
- 주말에 24hrs Urine 접수가 안 되는 경우 융통성 있게 일요일에 수집하기

+ Bladder Scan

*** 잔뇨량 측정**

- 비침습적으로 초음파를 이용하여 방광 체적을 측정하여 배뇨 장애 진단함
- Catheter를 삽입하지 않아서 불편감이 감소하고 요로감염의 위험이 감소함

⇨ 이동식 초음파 기계로 병동에서 시행하기도 하지만 대개 외래에서 시행함

암또 일화

Night 근무의 마무리로 아침 약을 돌리고 퇴근하려던 찰나, Day 신규 선생님이 Urine Culture를 검사용 Port를 통해 뽑는 게 아니라 Ballooning 해둔 증류수를 뽑고 있는 것을 본 적 있었다. 놀라서 얼른 달려가서 Culture 하는 법을 알려준 뒤 퇴근하였는데 후에 크게 혼날 뻔한 것을 살려줘서 감사하다는 말을 전해왔다. 특히 검사용 Port가 없는 Foley Cath.의 경우 이런 귀여운 실수가 더 잦다고 하던데 꼭 Foley Cath.의 생김새와 각 Port의 기능을 알아두었으면 싶다. 또한, 방광 팽만 확인할 때도 뱃살을 주무르는 게 아니라 방광 위에 손을 얹고 눌러보는 거라는 걸 알아두었으면 좋겠다. 전에 뱃살이 말랑거린다며 팽만 없다고 한 신규 선생님이 무지하게 혼나는 것을 본 적이 있다. 꼭 이 부분을 알아두었으면 좋겠다.

+ CIC(Clean Intermittent self-Catheterization)

＊ 청결 간헐적 자가 도뇨법

- 스스로 자신에게 직접 Nelaton을 하는 것을 말함

⇨ 정상적인 방법으로 Urination하기 어려운 환자들이 방광과 신장의 손상을 예방하고자 스스로 하루 5~7회 정도 Catheter를 요도를 통해 방광까지 넣어 소변을 직접 빼내는 방법임(6~8시간마다 자가 도뇨를 시행해야 함)

- 준비물: Nelaton Catheter, Surgical Glove, 포타딘 스왑, 공병
- Foley에 비해 번거롭지만 역행성 세균감염의 기회를 줄이고 신경성 방광의 요폐기에 권장되며, Foley에 비해 방광의 자연스러운 확장과 수축이 됨

+ Urine Gismo

＊ 기스모

- 남성의 음경에 끼워 Gismo와 Urine Bag과 연결하여 사용하는 기구임

⇨ 이러한 방법 대신 크린 랩 안에 작은 속 기저귀를 돌돌 말아 넣어 놓고 음경에 묶어서 고정한 것을 기스모라고 부르는 보호자와 간병인이 많음

- 기스모를 하는 경우 일반 UA 검사 경우에는 깨끗하게 소변을 받으면 나갈 수 있지만, Urine Culture 경우에는 Nelaton 해서 나가야 함

암또 일화

입사한 지 얼마 안 되었을 때, 솔직히 기스모나 CIC라는 단어를 몰랐다. 그래서 간병인분들이 I&O를 할 때 자기네는 기스모를 하고 있으니 조금 있다 한 번에 알려준다느니, 휴지 무게를 측정하기 어렵다느니 말을 할 때마다 기스모가 뭔지 잘 몰랐지만, 무시 안 받으려고 일단 알겠다 하고 몰래 화장실에 숨어 뜻을 찾아보곤 했다. 학부 때 배운 콘돔 Cath.와 비슷한 것이 기스모인가 라는 생각을 하면서 다시 환자들을 주의 깊게 보니 그냥 음경 앞에 소변을 모을 수 있게 해두면 전부 기스모라고 부른다는 것을 깨달았다. 그래서 이건 내가 모를 수 있다며 합리화를 했었는데, 어느 날 장기 Bedridden 환자의 아내분이 Foley 대신 CIC를 하고 싶다고 해서 필요한 물품만 챙겨주면 된다는 인계를 받게 되었다. 그래서 인계를 받는 내내 혹시라도 내가 공부를 잘하고 있는지 확인하기 위해 CIC가 무엇인지 물어보는 건 아닐까 하며 두려워했다. 다행히 안 물어보셔서 인계가 끝나자마자 화장실에 다시 숨어서 뜻과 방법을 찾아봤고, 이후에 필요한 물품을 챙겨주면서 Charge 선생님께 CIC 관련 질문을 받아 찾아본 내용을 말해서 위기를 넘겼지만, 일반 보호자와 간병인도 아는 내용을 들어본 적도 없었단 게 참 부끄러웠다.

다음은 **'요루에 대해 정리한 것'**이다.

▶ Urostomy(요루)

- 방광에 문제가 생겨 방광을 모두 제거하게 되는 경우 요관을 장(회장루로사용)의 일부를 절제한 부분에 연결하여 stoma를 만들어 소변 배출이 되도록 해주는 요로전환술

⇨ 방광암, 방광 경화증, 방광 자율 신경 마비, 배뇨기계 기능 상실 환자 등

▶ Urinary Diversion(요로전환술)

- 소변을 보기 힘들 때 소변의 정상적인 흐름을 변경해주는 것을 말함
- 요로폐색으로 요독증이 있거나 다른 이유로 수술을 받을 수 없는 경우에 일시적 또는 영구적 요로전환술을 시행하여 신장의 지속적인 손상을 방지함
- 상부요로가 폐색된 경우는 PCN(Percutaneous Nephrostomy) 시행함
- 하부요로가 폐색된 경우는(Suprapubic) Cystomy 시행함

▶ IUCD(Ileal Conduit Urinary Diversion, 회장도관 요로형성술)

- 회장의 일부분을 요관과 연결하여 복벽에 만들어진 소변 배출통로임
- 소변은 신장에서 요관으로 흐른 뒤 회장도관을 통해 요로개구로 배출됨

01 PCN(경피적 신루 설치술)

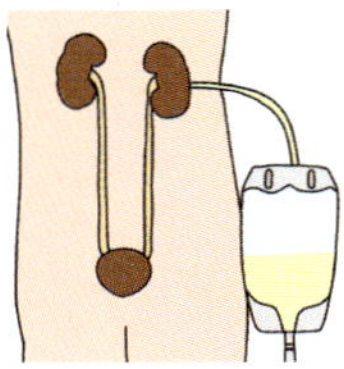

- 요로폐색 환자에게서 요독증 예방과 신우감압 위해 시행함 소변 배출 경로가 막히면 통증, 감염, 신부전 유발함
- 특징: 옆구리 등의 피부를 통하여 가느다란 도뇨관을 신우 및 신배에 Insertion 하여 직접 소변을 배출시킴
- 기타: 요로결석 제거 목적으로 Kidney OP를 위해서 전처치로 시행하기도 함

02 Cystostomy(방광루)

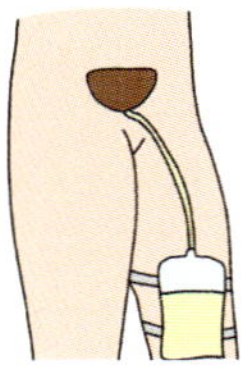

- 요도폐색 및 요도나 전립선에 감염이 생긴 경우 혹은 신경인성 방광[2]에서 합병증 발생이 우려되는 경우 시행함
- 특징: 배꼽 아래 치골상부 피부에서 방광으로 구멍을 내어 가느다란 도뇨관을 Insertion 하여 직접 소변을 배출시킴
- 기타: Catheter 제거하면 방광의 근층이 즉시 수축하여 Puncture 된 피부도 수축하여 따로 Suture 할 필요 없음

2) **신경인성 방광**: 방광기능을 조절하는 신경계통에 이상이 생긴 경우

+ PCN과 Cystomy 차이

	PCN	Cystomy
요로 문제 부위	요로 상부부위 폐색	요로 하부부위 폐색
	요관, 요관 이행부 문제	방광, 요도, 전립선 문제
Catheter 삽입 부위	주로 옆구리	주로 배꼽 아래
	신장에 직접 삽입	방광에 직접 삽입

+ PCN과 Foley를 동시에 가지고 있는 환자

*** 신장은 양쪽에 각각 1개씩 존재함**

- 요로 상부 부위에 문제가 있으면 PCN을 삽입함
- 방광에 찬 소변을 배출하지 못하면 Foley를 삽입함

⇨ 비대증이나 배뇨 곤란의 문제를 해결해 주기 위해 Foley 삽입함

⇨ PCN은 신장 손상 예방목적이고 Foley는 소변 배출 목적임

+ Urostomy 교체하기

*** 준비물**

- Urostomy Paste(접촉연고), Urostomy Pouch & Pouch(bag = 주머니) skin barrier plate(flange);피부보호판, Urostomy Belt(고정벨트) 모양자, 가위

*** 교체 방법**

1. 요루주머니 안의 소변비우기
2. 피부에 부착되어 있는 요루와 피부 보호판을 부드럽게 제거함

⇨ 보호막을 뗄 때 생리식염수로 조금씩 적셔주며 제거하면 잘 제거됨

3. 요루와 피부 위의 분비물을 닦아낸 후 미지근한 물을 이용하여 씻겨줌
4. 요루 주변의 피부는 감염 예방을 위해 깨끗하게 건조시킴
5. 요루에 잘 맞게 구멍크기를 맞춤

⇨ 연고는 필요시에 사용함(요루경계부위)

6. 요루에 맞춰서 잘 눌러주면서 부착시킴

⇨ 피부보호막은 1주일 이상 사용하지 않도록 함

+ 장루(Colostomy)도 같은 방식으로 교환함

- Urostomy 전용 Pouch와 Bag 대신 Colostomy 전용을 쓰는 차이임

Plus+

'Stool 관련 간호지식' - Enema & Stoma

Urine과 관련된 간호 지식을 공부한 뒤에는 Stool과 관련된 내용을 공부했다. 약물 부작용으로 관장을 많이 시행했는데, 간혹 칼리메이트 관장 처방이 났을 때 어떻게 해야 하는 건지 몰라 많이 혼나곤 했다.

그러면서 Lactulose 관장도 언젠가는 하게 되지 않을까, '그때에도 할 줄 몰라서 허둥대면 혼나겠지.' 하며 어떤 종류인지에 대해 공부했다. 그러면서 다른 동기들과 이야기를 하며 알게 된 것은 이렇게 **약물치료 목적의 관장이나 Rectal tube를 이용해서 관장하는 것은 원래 Dr. Job이라는 거였다.**

인턴 선생님들이 바쁘고 환자 Complain이 심하고, 급하다 보니까 병동에서 칼리메이트 관장을 우리 간호사가 한 거였고, 원래 치료 목적의 관장은 의사가 해야 한다는 사실을 그날 알게 되었다.

그러면서 **학교에서는 1/2 Glycerin도 Rectal Tube를 이용하여 주입했었는데, 임상은 그냥 Enema Syringe 자체로 관장액을 주입해서** 이것은 임상과 이론의 차이라고 생각했었는데 이유를 알게 됐다.

ER에서 Ileus 증상과 함께 Aspiration Pneumonia로 입원 왔던 환자가 Rectal Tube를 꽂고 Drainage를 하고 있던 날 처음으로 Rectal Tube를 보았고 이런 것까지 Syringe에 재서 측정해야 하는 거구나 하며 괴로워했다.

그러면서 왜 Rectal Tube를 Insertion 하는 건지 궁금했고, 다른 Enema 종류에 대해서도 더 찾아보게 되었다. 이와 함께 Stoma의 종류와 그 차이도 함께 공부하면서 I&O 관련 지식을 더 쌓아갔다. 다음 내용을 토대로 기본 지식을 쌓아갔으면 좋겠다.

다음은 'Retal Tube에 관해 정리한 것'이다.

Rectal Tube(직장관)

- 목적: 가스로 인한 복부 팽만을 Tube로 제거하여 불편감을 감소시킴
- 준비물: Rectal tube(성인 22~30Fr, 소아 12~18Fr), 장갑, 수용성 윤활제 공병, 물, 면 반창고(직장 관을 둔부에 붙일 때 사용함), + 방수포, 반 시트

방법

1. 대상자를 오른쪽 다리를 굽혀서 좌측위로 눕도록 함

⇨ 좌측위는 S상 결장이 직장보다 위치가 낮아 Tube 삽입이 편함

⇨ 오른쪽 다리를 굴절시키면 항문 노출이 충분히 됨

2. 직장 Tube에 윤활제를 바른 뒤 10~15㎝ 정도 항문으로 삽입함

⇨ 윤활제는 Tube 끝 5㎝에 바르고 소아는 5~10㎝ 정도 삽입함

⇨ Tube를 조금만 삽입하면 용액이 주입되지 않으므로 충분히 삽입함

3. Tube 삽입 상태를 확인하기 위해 Tube 끝을 물에 담가봄

⇨ Tube가 제대로 삽입되어 Gas가 나오면 물에 공기 방울이 생김

4. 직장 Tube가 빠지지 않도록 면 반창고를 둔부에 부착함

⇨ 장기간 삽입 시 괄약근 반사 기능을 감소시켜 영구적인 괄약근 손상을 초래함

기타

- 직장관은 1회 30분 이상 사용하지 않도록 하며 매 2~3시간마다 필요한 경우 다시 삽입하는 것을 원칙으로 함
- 임상에서는 여러 이유에 의해 Rectal Tube를 장기간 Insertion 해두기도 함
- Enema Syringe에 Rectal Tube를 연결하여 사용하는 것을 핵심간호술기에서는 배우지만 실제 임상에서는 Syringe 체로 관장을 시행함

⇨ Rectal Tube를 이용하게 되면 Dr. Job으로 넘어감

+ Rectal Suppository

*** 좌약**

- 배변을 돕고 직장 내로 약물을 흡수하게 도와줌
- 상부 위장계에 자극을 주지 않고 위장계로 약물을 투여함
- 경구 투여에 비해 약물이 서서히 흡수되게 함
- 직장 하부 혈액은 간으로 전달되지 않아 혈중 약물 농도를 높게 유지함
- 준비물: 좌약, 수용성 윤활제, 일회용 장갑, 화장지
- 좌약이 대변이 아닌 직장 벽에 밀착될 정도로 삽입해야 함

다음은 'Enema에 대해 정리한 것'이다.

❖ Enema(관장)

- 분변 제거를 위해 대장 안으로 용액을 삽입하는 것을 말함
- 삽입된 용액은 장을 넓히고 장의 점막을 자극하여 연동운동을 증가시킴

▶ 목적

- 장내 대변의 내용물을 제거하여 진단적 검사와 수술을 위해 장을 준비함
- 변비 환자에게서 변을 제거하고 대변을 보도록 하기 위함
- 결장 내로 약물을 투여하기 위함(약물 관장)
- 변을 부드럽게 하기 위함(Oil 정체 관장)
- Gas 제거하기 위함(Fleet 관장)

▶ 종류

- 목적에 따라 청결(배출) 관장, 정체 관장으로 구분됨

1) 청결 관장(Cleansing Enema)

- 결장의 분변을 제거하기 위해 시행함

⇨ 변비나 분변 매복의 이완을 도움

⇨ 수술 과정 동안의 분변 물질의 불수의적 방출을 방지함

⇨ X-선 필름이나 기구검사로 장의 시각화를 증진함

⇨ 장 훈련 계획도안 규칙적인 장 기능을 정립하는 것을 도움

2) 정체 관장(Retention Enema)

- 여러 가지 이유로 장시간 동안 장내에 머무르게 하려고 시행함

종류	목적
기름정체관장	분변과 장점막을 부드럽게 하여 배변을 쉽게 함 용액: 광물질유, Olive유, 면실유 등
냉각관장	체온을 하강시키기 위함 용액: 찬 수돗물
투약관장	내장점막 진정, 전해질 불균형 교정, 장내 세균 감소 위함 용액: Neomycin, Kayexalate, Paraldehyde 등
영양관장	수분과 영양분을 공급하기 위함 용액: 포도당 용액 등
구풍관장	가스의 배출을 돕고 복부 팽만을 경감시키기 위함 용액: 우유, 당밀 등
구충관장	기생충을 제거하기 위함 용액: Qussia, Tannic Acid 등

01 청결관장 - 1/2 Glycerin Enema

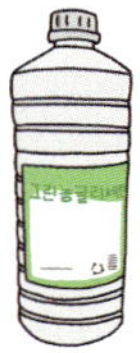

- 목적: 연동운동을 자극하여 배변을 돕기 위해 시행함
  수술 후 장내 가스 배출을 돕기 위해 시행함
- 준비물: 글리세린 75cc, 미온 수 75cc, 계량컵
  수용성 윤활제, 일회용 장갑, 휴지, 반 시트, Tray
  Enema Syringe(미온수는 40~43°로 준비)
- Tip: 반 시트를 꼭 미리 깔아두어야 치우기 편함

02 청결관장 - Yal Enema

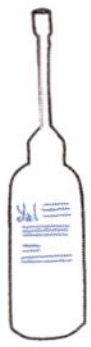

- 목적: 수술, 분만이나 검사 시 장을 비우기 위해 시행함
  직장 내 용액을 주입하여 장을 팽창시키거나 장 점막을
  자극해 연동운동을 일으켜 배변을 유도하기 위해 시행함
- 준비물: 관장액(Yal Bottle), 윤활제, 휴지, Tray
  일회용 장갑, 반 시트(Yal Bottle 체로 삽입함)
- Tip: Yal Bottle 뚜껑을 따고 윤활제를 꼭 발라야 함

03 청결관장 - Colclean S Enema

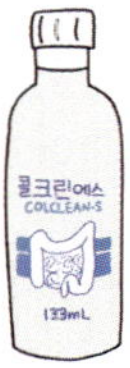

- 목적: 수술 후 배변 보조나 바륨 배출하기 위해 시행함
  수술 및 내시경 검사 시 장 세척을 위해 시행함
- 준비물: 관장액(Colcean S Bottole), 윤활제, 휴지
  일회용 장갑, Tray, 반 시트
- Tip: Bottle 뚜껑을 열고 들어있는 Tip을 연결함
- 기타: 3세 이상부터 사용 가능함

04 청결관장 - S-S Enema

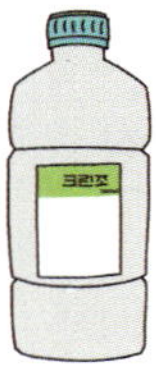

- Saline Solution Enema(생리식염수 관장)
- 목적: 직장 내로 식염수를 주입하여 장을 팽창시켜서
  배변을 유도하고 대변을 묽게 하려고 시행함
- 준비물: 관장액(N/S), 윤활제, 휴지, 일회용 장갑
  반 시트, Enema Syringe, Tray
- Tip: 미온수로 만들기 위해 전자레인지에 3분 가량 돌림

05 정체관장 - Lactulose Enema

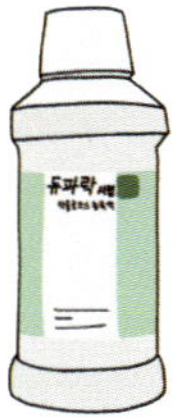	- 목적: 간 경화 환자의 Impending coma 시 시행함 장내의 암모니아 생성 세균을 감소시키기 위해 시행함 ⇨ Lactulose가 장 내로 암모니아를 끌어들임(Dr. Job임) - 준비물: 미온수 300cc, 일회용 장갑, Enema Syringe Rectal Tube(22~30Fr), 수용성 윤활제, 반 시트, 거즈 Lactulose 60cc, 휴지, 계량컵, Tray, White Can - Tip: 관이 꼬이거나 벽에 막히면 관장액이 잘 안 들어감

06 정체관장 - Kalimate Enema

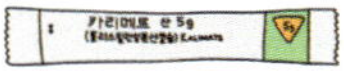	- 목적: 대변 내의 K^+ 배설을 증진시켜 혈청 K^+ 수치를 감소시키기 위해 시행함(치료 목적 - Dr. Job임) - 준비물: 미온수 200cc, 일회용 장갑, Enema Syringe 수용성 윤활제, Kalimate 20~30g(보통 6포), 반 시트 거즈, 휴지, 계량컵, Tray, White Can - Tip: Kalimate 용액이 너무 빨리 굳으므로 환자 앞에서넣기 직전까지 휘휘 젓다가 최대한 빨리 주입해야 함

07 기타: 용수관장 - Finger Enema

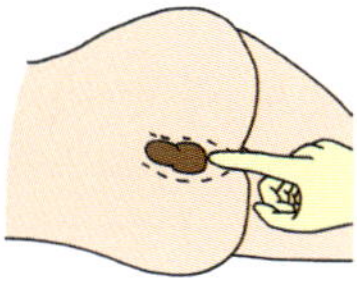	- 목적: 분변 매복으로 인한 통증과 불편감을 줄이고 정상 배변을 할 수 있게 하려고 시행함 - 준비물: Surgical Glove, 수용성 윤활제, 휴지, 반 시트 - Tip: 검지에 윤활제를 발라 딱딱한 덩어리가 부서지게 항문 안에서 손가락을 움직여서 변을 부숨 - 기타: 정식 명칭은 Fecal Disimpaction임

+ 배출관장 vs 정체관장

	배출관장	정체관장
환자 체위	좌측위 또는 심즈위	
보유 시간	10분~15분	30분~1시간

+ DRE(Digital Rectal Examination, 직장 수지 검사)

*** 직장 수지 검사(직장 손가락 검사)**
- 준비물: Surgical Glove, 수용성 윤활제
- 항문 안에 직접 손가락을 넣어 확인하는 검사를 말함
- 직장 벽의 불규칙성, 협착, 돌출물 등을 촉지 할 수 있음
- 치열, 치루, 치핵 및 치골직장근의 긴장도를 확인할 수 있음
- 종괴가 만져지면 위치, 크기, 경계, 경도, 압통 유무, 고착 정도, 표면 양상 등 확인할 수 있으며 손가락에 묻어나오는 내용물을 직접 확인할 수 있음

⇨ Melena 변을 본 경우 DRE 검사를 시행함
⇨ DRE Positive는 하부 위장관 출혈을 의미함
⇨ Dr.가 시행하며 인턴 선생님이 시행한 결과를 사진으로 찍어두는 게 좋음

+ Stool Examination

*** 대변 검사**
- 보통 Stool Study라고 함(대변 검사라고 잘 안 함)
- 대변 일부분을 채취하여 변성분을 검사하는 것을 말함
- 검사 종류: Stool(OB), Stool(Hb), C. Difficlie Toxin C, Rota Virus Ag VRE Culture(Stool), 이외 세균, 바이러스, 기생충 검사 등
- Hb 수치가 떨어지는 경우 Coombs Test와 함께 Stool OB 처방이 나게 됨
- Diarrhea 증상이 있는 경우 CDT 및 Rota 외 다른 Virus 검체 처방이 남

⇨ 지사제를 Stool 검체를 제출 후에 처방해 주기도 하므로 제출을 격려해야 함

+ CDT

*** Clostridium Difficile Toxin**
- 항균제나 항암제 사용으로 정상 장 세균총이 파괴된 후 독성 C.Difficile에 의해 집락화가 이루어지고, 이들이 분비하는 독소로 점막 손상 및 염증이 일어남
- 최근 항균제나 항암제 사용 없이도 CDT 증상이 나타나고 있음

⇨ 집락화가 이루어지는 경로는 경구-대변 경로를 통해 이루어짐
- C. Difficile는 설사와 장염을 매개하는 강력한 독소를 분비함
- 예방: 손 위생과 접촉 주의가 가장 중요함(1인실 격리, 코호트 권고함)

⇨ C. Difficile 포자는 알코올에 내성 가지므로 반드시 물과 비누로 씻어야 함

다음은 'Stoma에 대해 정리한 것'이다.

▶ **Colostomy(장루)**[3)]
- 주로 Stoma라고 부름
- 복벽을 통해 대변을 체외로 배출하기 위해서 만든 복부의 인공항문을 말함
- 근육 조절 능력이 없어 배변을 스스로 조절할 수는 없음
- 대장이나 항문에 문제가 생겨서 대변 배출이 불가능한 경우에 시행함

⇨ 대장암(직장암, 결장암), 직장암 환자 등

▶ **장루간호**
- 장루 주위의 피부 청결을 유지하고 합병증을 예방하기 위해 시행함
- 대상자 스스로 자가 간호를 할 수 있도록 하는 것을 교육이 필요함
- 장루 주머니 교환 시 항상 장루의 크기와 색깔 및 배설물을 관찰해야 함
- 장루 피부 보호판은 장루보다 2~3㎜ 크게 오려 사용하고 5~7일마다 교환해야 함(장루 주머니는 1/3~1/2 정도가 차면 비우도록 함)

01 Ileostomy(회장루)

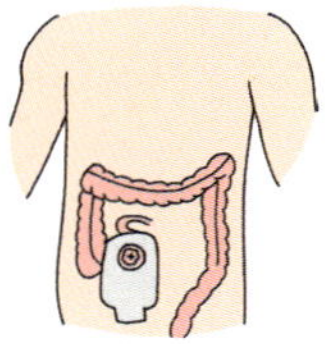

- 대장 질환이나 대장의 일시적으로 휴식을 위해 시행함
- 특징: 우측 하복부에 장루가 설치됨
  냄새가 적고 관리하기 용이하여 Loop형은 장을 절제하지 않고 절개만 한 것임
- 기타: 하루에 약 500~1,000cc 정도의 무른 변으로 배출되며 다량의 소화효소가 함유되어 피부 자극이 큼

02 Cecostomy(맹장루)

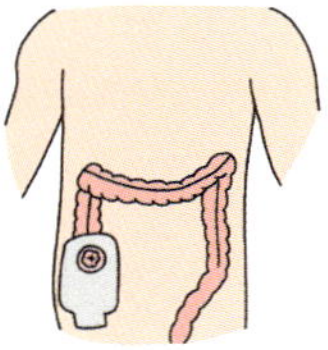

- Tube를 피부를 뚫고 맹장으로 삽입하여 감압과 배액을 목적으로 시행함(주로 응급상황에서 시행함)
- 특징: 대장은 그대로 남겨두고 대장의 시작 부분인 맹장의 일부를 절개하여 복부로 돌출시켜 만듦
- 기타: 맹장루를 만드는 경우는 극히 드묾
  맹장 염전, 가성 장폐색, 횡행 결장루가 어려울 때 만듦

3) CF. 요관루는 소장을 잘라내지 않고 신장과 방광을 연결하는 요관을 직접 복벽에 고정한 것임
회장도관 요루는 소장의 끝부분인 회장의 일부를 잘라내어 요관과 연결하여 복벽에 고정한 것임

03 Ascending Colostomy(상행 결장루)

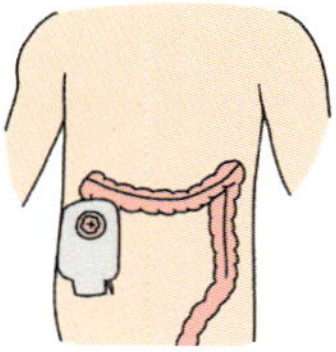

- 상행 결장 일부만 정상 기능을 할 때 시행함
- 특징: 우측 하복부에 장루가 설치됨(주로 Loop형)
- 기타: 무른 변으로 배출되고 소화효소를 많이 함유하여 일회용 파우치가 많이 닳고 피부 자극이 큼
- 무른 변으로 배출되기 때문에 상행 결장루보다는 대개는 회장루를 가지고 있어 상행 결장루를 가진 경우는 드묾

04 Transverse Colostomy(횡행 결장루)

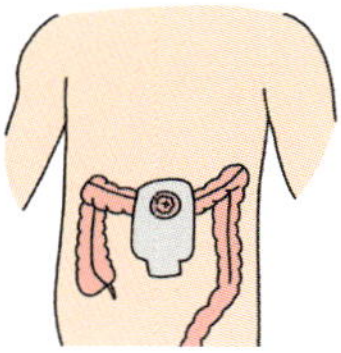

- 염증, 종양, 외상이 있는 부분에 변이 이동하지 않도록 일시적으로 시행하는 경우가 많음
- 특징: 배꼽 위 복부 중앙 부위에 장루가 설치됨
  주로 Loop형 횡행 결장루를 많이 시행함
- 기타: 반유동 상태로 변이 배출되는데 상행 결장루나 회장루, 맹장루에 비해 비교적 굳은 변으로 배출됨

05 Decending Colostomy(하행 결장루)

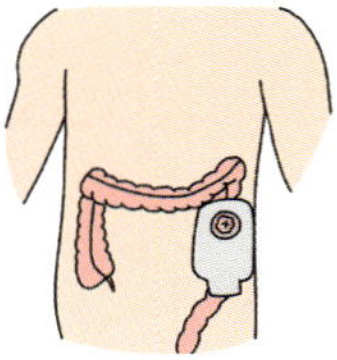

- 직장에 질환이 있을 경우 주로 시행함
- 특징: 좌측 하복부에 장루가 설치됨
  주로 End형 하행 결장루를 많이 시행함
- 기타: 굳은 변이 배출되고 규칙적인 배변이 가능함
  필요에 따라 관장이나 장 세척이 가능함
- 하행 결장루와 S상 결장루가 가장 흔한 장루 형태임

06 Sigmoid Colostomy(S상 결장루)

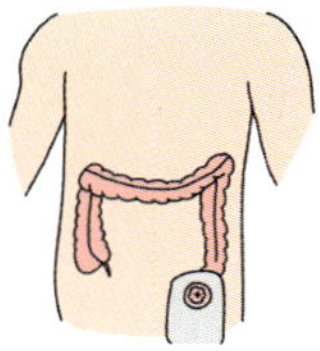

- 직장 절제술이나 변실금 환자에게 주로 시행함
  하행 결장루보다 더 많은 대장을 사용할 때 시행함
- 특징: 배꼽 좌측 아래 부위에 장루가 설치됨
  결장에서 수분을 흡수하기 때문에 가장 관리하기 편함
- 기타: 굳은 변이 배출되고 규칙적인 배변이 가능함
  필요에 따라 관장이나 장 세척이 가능함

+ Colostomy 차이

	회장루	횡행결장루	하행/S상결장루
목적	수술 부위의 대장으로 변 이동을 막기 위함	변 이동 막기 위함 변 배출 목적	변 배출 목적
장루 위치	우측 하복부	배꼽 위 복부 중앙	좌측 하복부
변의 형태	묽은 변	죽 같은 변	정상대변
피부 자극	많이 자극됨	약간 자극됨	거의 자극 없음
복원가능성	높음	높음	거의 없음

+ Colostomy Takedown

*** 장루 복구술**

- Takedown 또는 Reversal이라고 함
- 장루를 일시적으로 만들었다가 다시 복구하는 수술을 말함
- 장루가 더 이상 필요하지 않을 때 수술 전·후로 발생할 수 있는 부작용과 환자가 추가적인 수술을 감당할 수 있는 경우 시행함

+ Loop Colostomy

*** 환상 장루**

- 장의 일부를 절개하여 피부 밖으로 꺼낸 장루를 말함
- 환상 장루는 손상된 대장 부위에 대변이 지나가지 않아 상처 회복을 도움
- 장루 복구 술을 하게 되면 예전처럼 항문을 통해 배변할 수 있음
- 주로 일시적으로 장루를 사용할 경우 시행하는 장루 형태임

+ End Colostomy

*** 말단 장루**

- 대장 및 직장과 항문 제거 시 제거한 부위를 복벽 밖으로 꺼낸 장루를 말함
- 장루 복구 술을 시행하지 않아 항문을 통한 정상적인 배변은 불가능함
- 주로 영구적으로 장루를 사용할 경우 시행하는 장루 형태임

Plus+

'Output 관련 Medication' - BPH 치료제 & 완하제 & 지사제

I&O하면서 Urination이나 Defecation 관련하여 문제를 호소하는 환자들을 많이 접할 수 있었다. 그리고 그들은 증상 해결을 위해 많이들 약을 처방해달라고 했다.

특히 남성의 경우 **전립선 비대증을 호소하는 사람이 많아서, Uro에서 협진을 보고 약이 추가되거나 바뀌는 경우가 많았는데 바뀐 약을 주다 보면 무슨 차이인지 물어보는 경우가 꽤 있었다.**

그럴 때마다 복용 안내서를 타다가 주기도 했고, 대략 효능을 검색한 뒤 알려줬다. 이외에도 병원에서 항생제 복용으로 인해서 **변비, 설사 문제를 흔하게 호소했는데 변비의 경우에는 증상이 빨리 해결되지 않는다고 다른 완하제를 원하는 분들이 많았다.**

그러면서 약들의 차이가 뭔지, 왜 이렇게 많은 약을 먹는 건지, 전에 먹은 약을 계속 먹으면 안 되는 건지 물어보는 분들을 많이 접했다. 그럴 때마다 약의 차이를 제대로 공부하지 않았기에 "계속 먹으면 몸에 안 좋으니까 필요할 때만 드리는 거예요." 하고 얼버무리며 넘어갔다. 특히나 **관장은 하기 싫은데 변비 증상은 없애고 싶던 환자분들이 변비약(완하제)의 차이를 많이 물어봤다.**

또한, **설사를 호소하는 사람들은** Stool **검체를 제출해야만 지사제 처방을 해줄 수 있다고 하면 스스로의 변을 담아 제출하기가 싫은 환자분들이** "설사약도 안 주는 뭐 이딴 병원이 있냐." 할 때마다 그 이유를 설명하기 위해 애를 먹었다.

약을 환자에게 직접 전해주는 것은 언제나 우리 간호사고, 약사가 병동까지 올라와서 그 차이를 설명해주지 않기 때문에 기본적인 내용은 공부해두는 것이 좋다.

다음은 '자주 사용하는 BPH 치료제를 정리한 것'이다.

01 Phosphodiesterase-5 Inhibitors(PED5 억제제)

- 평활근을 이완시키는 cGMP가 PED5 효소에 의해 분해되는 것을 억제함

⇨ 전립선과 방광에서의 평활근 이완작용을 통하여 혈액 공급량을 증가시켜 전립선비대 증상을 개선함(정확한 약리작용은 밝혀지지 않았음)

- PED5 억제제는 발기부전치료제로 사용하지만 5㎎만 전립선비대 치료제로 사용 가능하며 오남용 위험이 커서 오남용 우려의 약품으로 지정되어 있음
- 질산염제제, 산화질소공급제(NTG)를 복용하는 경우 혈압이 떨어질 수 있음
- Tadalafil

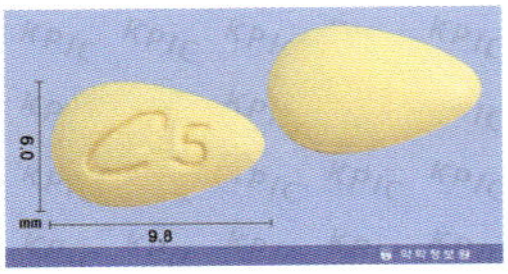

시알리스정 5㎎

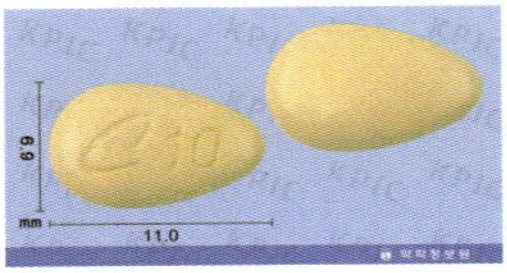

시알리스정 10㎎

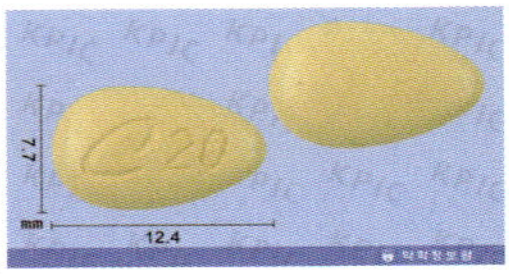

시알리스정 20㎎

Tadalafil 이외 약물 생략함

02 5α-Reductase Inhibitors(5알파 환원효소 억제제)

- DHT(디하이드로테스테론)를 전립선비대증 원인으로 추측함
- 테스토스테론이 전립선의 5-αR에 의해 DHT로 전환됨

⇨ 5-αR를 억제하여 테스토스테론이 DHT로 전환되는 것을 막아줌

- DHT를 감소시켜 전립선 크기를 줄여주고 전립선비대증 진행을 막아줌
- 임신 가능성 있는 여성이 노출되면 남자 태아에서 기형이 유발될 수 있음
- Finasteride 5㎎은 우울증과 같은 기분 변화와 같은 부작용을 호소할 수 있음
- Tip: Finasteride 1㎎ 제제인 프로페시아는 탈모 치료제로 사용하는데, 종종 Finasteride 5mg을 분할 처방하여 탈모 치료 목적으로 처방나기도 함

⇨ 전립선 비대증 치료제는 급여로 처방, 탈모 치료 목적은 비급여로 처방남

- Dutasteride
- Finasteride

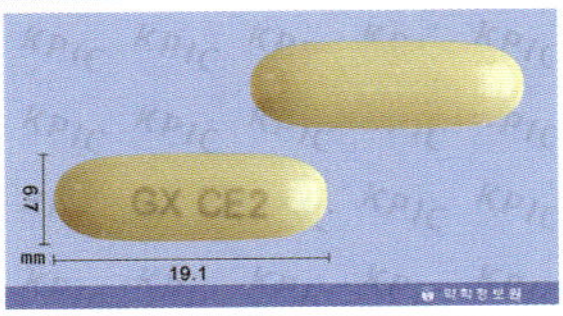

아보다트 연질 캡슐 0.5㎎

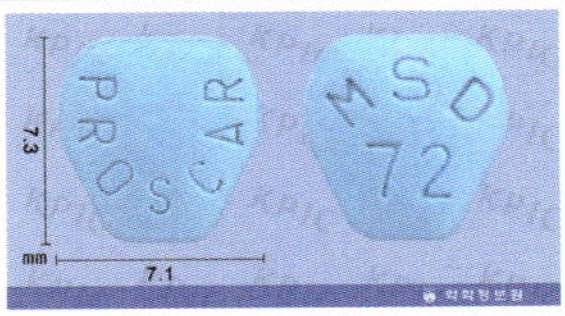

프로스카정

Dutasteride 이외 약물 생략함 | **Finasteride 이외 약물 생략함**

03 α-Adrenergic Antagonists(알파차단제)

- 교감신경의 α수용체 중 방광평활근과 혈관 수축을 유발하는 α-1 수용체의 작용을 차단하는 약물임(전립선비대증 치료제 중 가장 보편적으로 사용함)

⇨ 전립선에 교감 신경이 작용할 때 관여하는 수용체를 차단하여 전립선을 움직이는 평활근을 이완하여 소변을 시원하게 보게 해줌

- 전립선 크기를 줄여주지는 못 하지만 소변 양상은 개선시켜 줄 수 있음
- 고혈압 치료제를 개량하여 약이라 어지러움과 기립성 저혈압을 호소할 수 있음

- Terazosin	- Silodosin	- Doxazosin
- Alfuzosin	- Tomsulosin	- Naftopidil

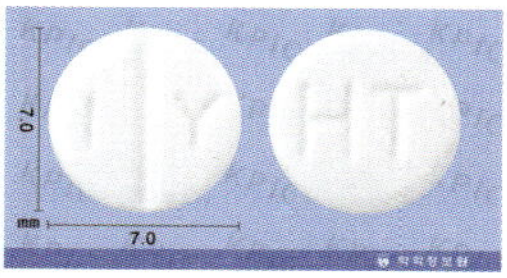	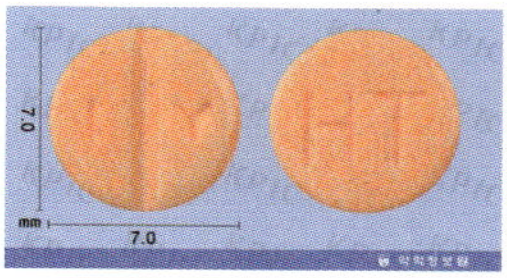	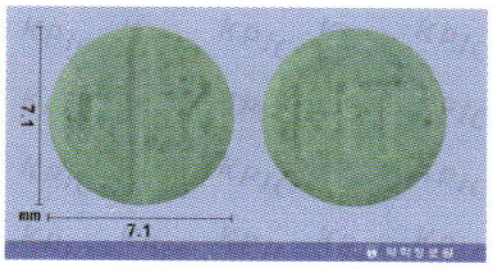
일양하이트린정 1mg	일양하이트린정 2mg	일양하이트린정 5mg
Terazosin 계열 이외 약물 생략함		
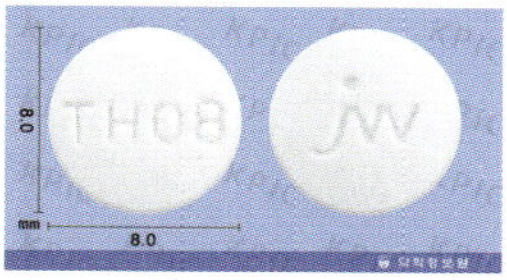	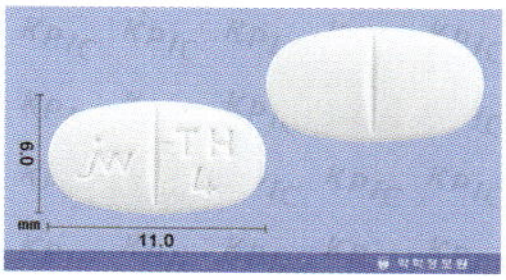	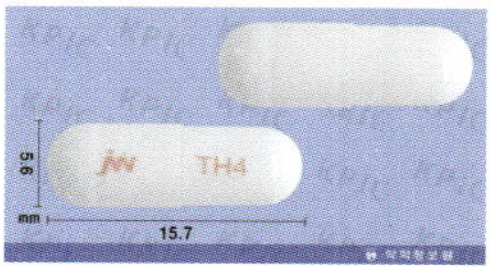
트루패스구강붕해정 8mg	트루패스정 4mg	트루패스 캡슐 4mg
Silodosin 계열 이외 약물 생략함		
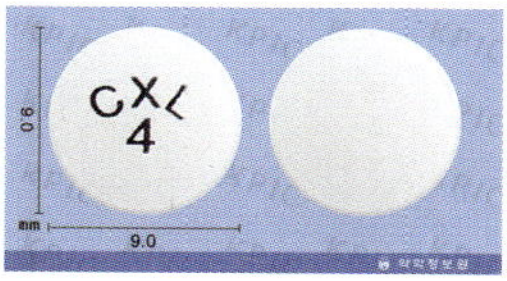	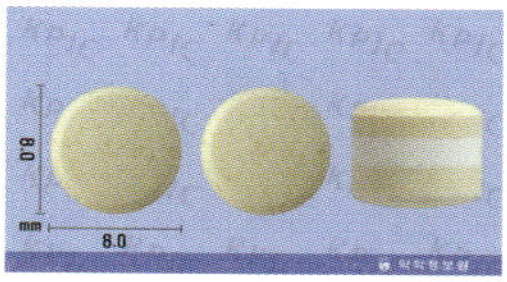	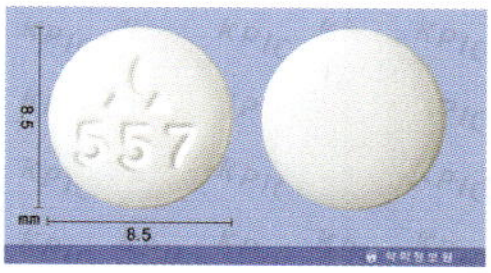
카두라엑스엘서방정 4mg	자트랄 10mg	하루날디정 0.2mg
Doxazosin 이외 생략함	Alfuzosin 이외 생략함	Tomsulosin 이외 생략함
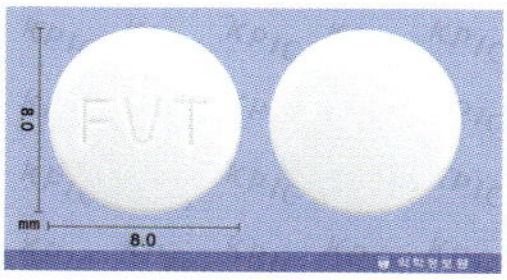	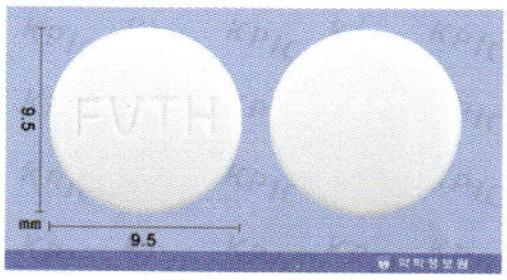	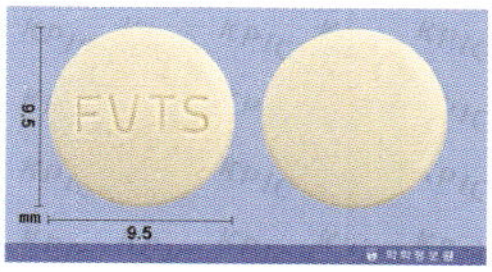
플리바스정 25mg	플리바스정 50mg	플리바스정 75mg
Naftopidil 계열 이외 약물 생략함		

6장 I&O편

04 Anticholinergic(항콜린제)

- 방광의 근육과 방광 입구 근육을 이완하여 전립선 비대증과 요실금 치료에 사용하는 약물임(과민성 방광환자 및 요실금 환자에게 처방 내려지는 약물임)
- 대개 다른 약물과 함께 증상을 조절하기 위해서 항콜린제가 처방됨
- 항콜린제 복용으로 급성 요로 폐색을 호소할 수 있음

- Tolterodine
- Trospium
- Propiverine
- Flavoxate
- Solifenacin
- Fesoterodine
- Imidafenacin
- Mirabegron
- Oxybutynin

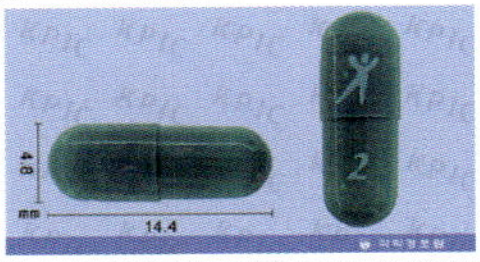	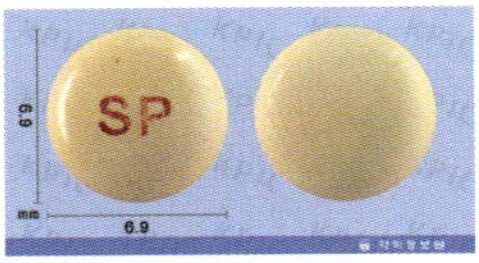	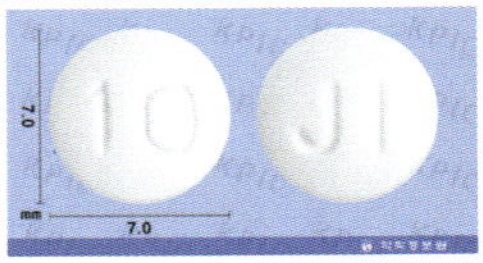
디트루시톨SR캡슐 2mg	스파스몰리트당의정	비유피4정 10mg
Tolterodine 이외 생략함	Trospium 이외 생략함	Propiverine 이외 생략함
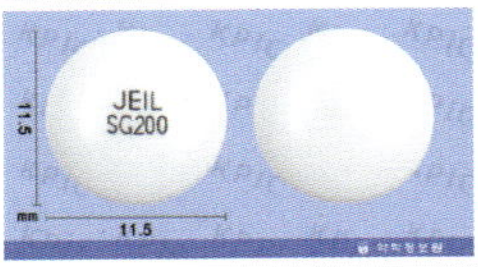	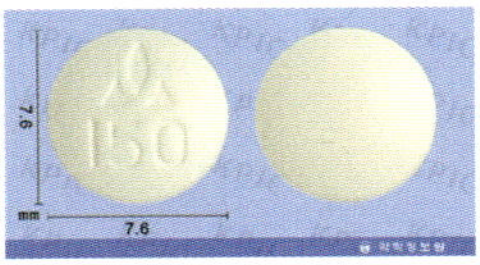	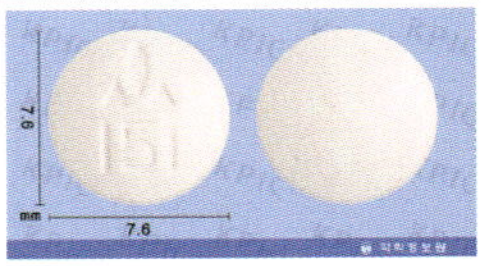
제일스파게린정	베시케어정 5mg	베시케어정 10mg
Flavoxate 이외 생략함	Solifenacin: Vesicare 이외 약물 생략함	
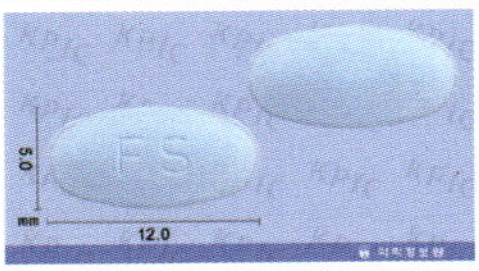	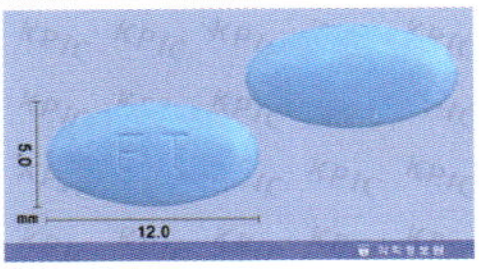	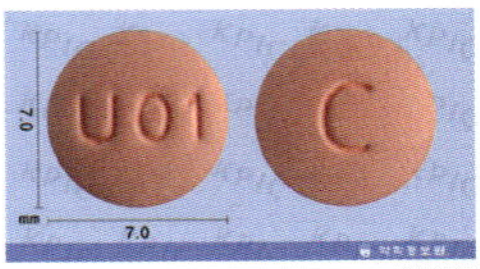
토비애즈서방정 4mg	토비애즈서방정 8mg	유리토스정
Fesoterodine: Toviaz		Imidafenacin: Uritos
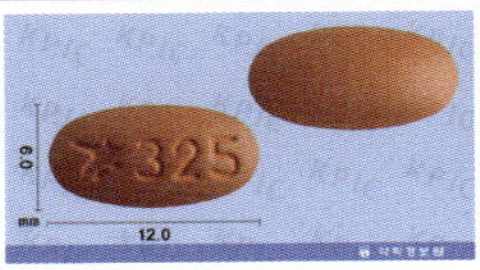	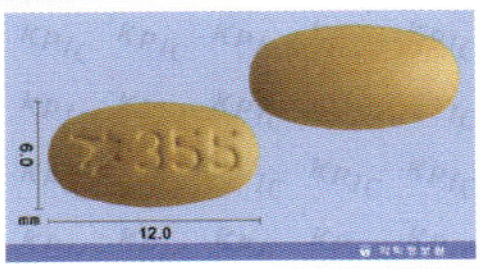	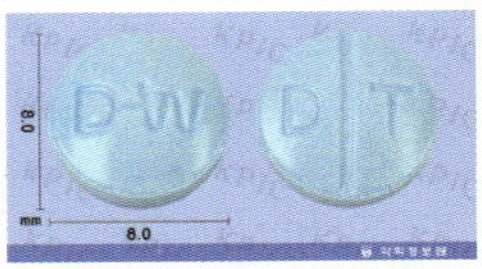
베타미가서방정 25mg	베타미가서방정 50mg	동화 디트로판정
Mirabegron 이외 약물 생략함		Oxybutynin 이외 생략함

다음은 **'자주 쓰이는 완하제를 정리한 것'**이다.

▶ 하제

- 내복에 의해 장 내용물의 배설을 촉진하는 약물임(변비에 이용됨)
- 하제는 작용의 강도에 따라 독한 설사약, 연하제 및 완하제 등으로 분류됨

▶ 완하제

- 분변을 부드럽게 만들고 자주 배설시키는 약물임

01 Osmotic Laxatives(삼투성 완하제)

- 수분이 부족하여 단단해진 변이 배출되지 못해 변비가 생긴 경우 사용함

⇨ 수분이 장에서 거의 흡수되지 않아 수분의 저류 효과로 장 내압이 증가하며 변의 굳기가 연해져 변비 증상이 완화됨

- 당류성 완하제는 당류가 대장에서 발효하여 대장을 자극하는 산을 생성함
- 염류성 완하제는 염류가 흡수되지 않고 대장 내에 머무르면서 삼투작용을 함
- 당류성 완하제: Lactulose 등
- 염류성 완하제: Mg-Hydroxide, Mg-Citrate, Na-Phosphate[4)]

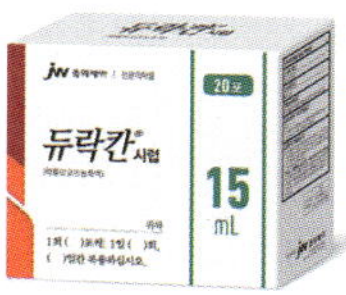	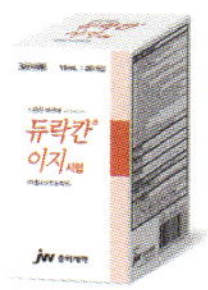	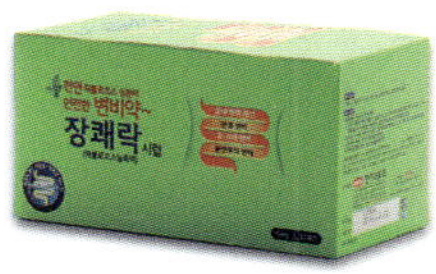
듀파락시럽 15mL	**듀파락이지시럽 15mL**	**장쾌락시럽 15mL**
당류성 완하제(Lactulose) 이외 생략함		

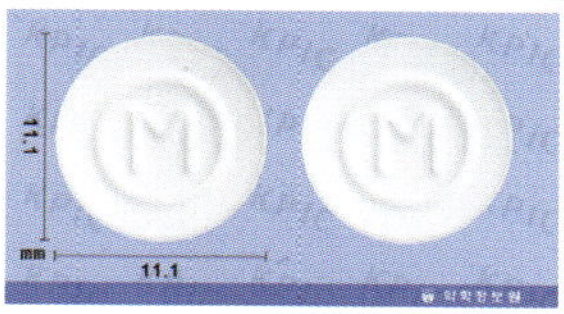	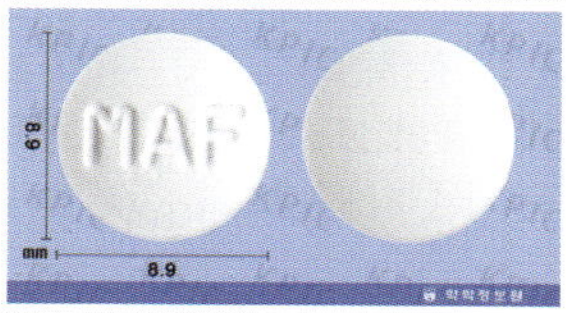
마그밀정	**마그밀에스정**
Magnesium Hydroxide	**Magnesium Oxide**
염류성 완하제 (Magnesium) 이외 생략함	

4) 2020.07.01. 프리트포스포소다액(Na-Phosphate)이 허가 취하되어 현재 유통되지 않음

02 Stimulant Laxatives(자극성 완하제)

- 팽창성 완하제나 삼투성 완하제를 사용해도 변비가 해소되지 않는 경우 사용함
⇨ 대장을 직접 자극 및 대장 운동을 촉진시켜서 변을 배출시켜줌
- 장기간 사용 시 수분 전해질 소실, 지방변, 하제성 대장 등의 부작용이 있음
- 단기간, 간헐적으로 사용하여 약물에 대한 내성이 생기지 않도록 해야 함

- Bisacodyl: Dulcolax, Bisacodyl, Alaxyl, Bisacodyl

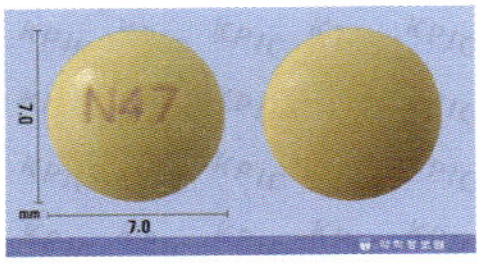	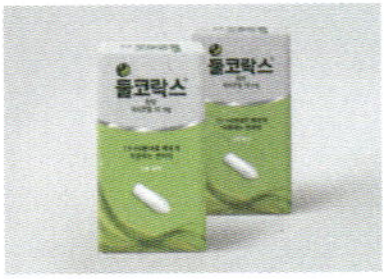	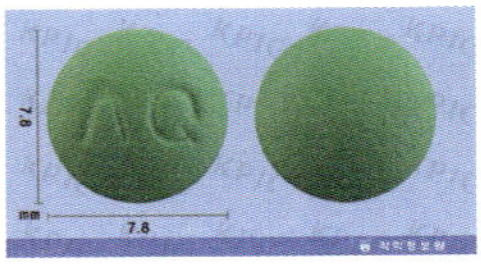
둘코락스에스장용정	**둘코락스좌약**	**아락실큐정**
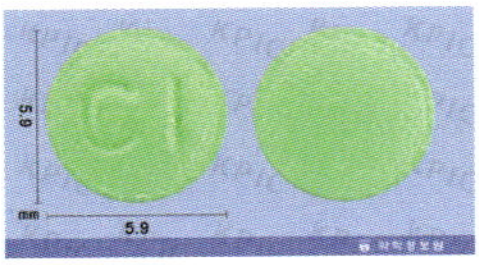	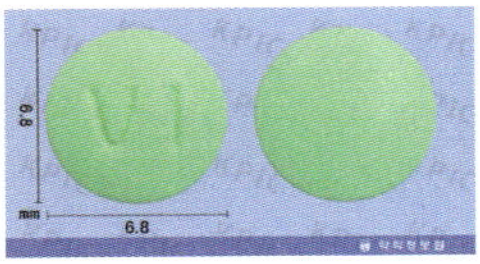	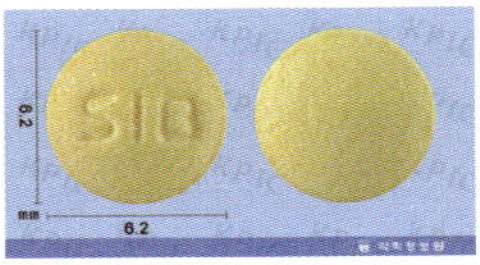
비코그린에스정	**비코그린에스플러스정**	**신일비사코딜정**

Bisacodyl 이외 약물 생략함

03 Stool Lubricant(연하성 완하제)

- 연변하제라고도 하며 단단해진 변이 배출되지 못해 변비가 생긴 경우 사용함
⇨ 계면활성제의 작용으로 지방과 수분 섞이게 하여 변을 연하게 만들어줌
- 치질 및 항문 열상을 가진 환자나 출산 후의 산모들에게 자주 사용됨
- 연하성 완하제의 경우 단독 사용보다는 다른 성분의 약과 함께 사용함
⇨ 단독 사용 시 큰 효과를 기대할 수 없으며 장기간 복용해야 효과가 나타남

- Docusate: Dulcolax-S Enteric Coating Tab

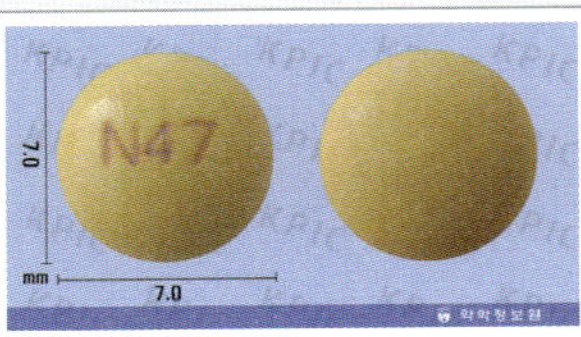	자극성 완하제의 Bisacodyl과 연하성 완화제의 Docusate의 성분이 합쳐져서 만들어진 약임 이외에도 많은 약에 부가적으로 첨가되어 완화제의 기능을 해줌

둘코락스에스장용정

04 Bulk Laxatives(팽창성 완하제)

- 변의 양이 적고 단단하여 변비가 생긴 경우 사용함

⇨ 식이섬유를 포함하고 있어 변 속의 수분을 흡착하는 방식으로 작용하거나 장내 세균층의 분해작용을 통해 변의 부피를 늘려 변을 밀어내줌

- 장 폐색 및 장 협착 환자들에게 사용하면 폐색 증상이 더 심해지므로 금기임

- Plantago
- Polycarbophil Calium

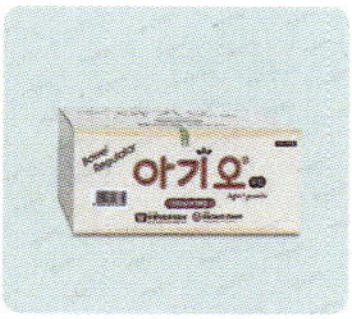	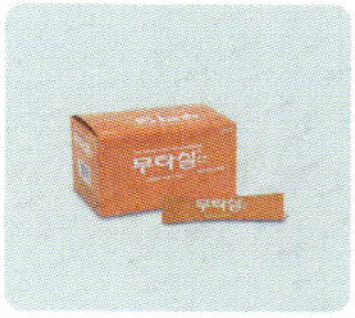	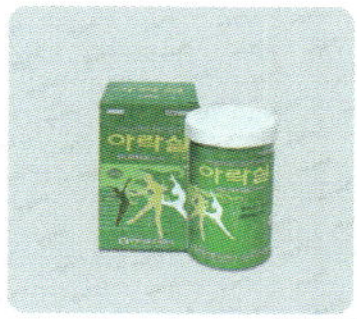
아기오과립	**무타실산**	**아락실과립**
Plantago(차전자 추출물) 이외 생략함		
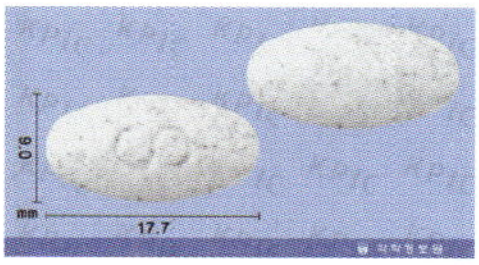	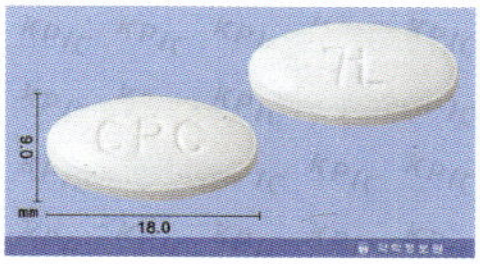	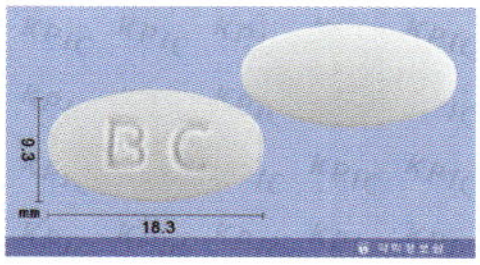
실콘정	**웰콘정**	**듀콘정**
Polycarbophil Calium 중 이외 생략함		

암또 일화

생각보다 변과 관련한 Complain이 많기도 했고, 환자분들이 약 이름을 알고 있는 경우도 많았다. 종종 변비인 환자분들이 아가를 주라고 했는데 그때마다 찰떡같이 아기오를 원하시는구나 하고 웃곤 했다. 듀파락, 둘코락스, 아락실, 아기오라는 약 이름을 많은 환자가 잘 알고 있으므로 이 약은 이름을 꼭 알아두었으면 좋겠다. 호흡기내과 환자에게 변비는, 변을 볼 때 안 그래도 산소 요구량이 많은데 더 많은 산소가 필요하게 되기에 정말 골치 아픈 존재였다. 퇴사 직전까지 High Flow를 하는 ILD 환자가 변을 볼 때 산소 수치가 많이 떨어져서 문제였는데 결국 그분이 변을 보다가 Hypoxia에 빠져 CPR이 일어났고, 그렇게 삶을 마감했단 소식을 전해 듣고 가볍게 생각했던 변비의 무서움을 느꼈다. 노인 환자의 경우, 변비로 힘을 많이 주다 뇌출혈이 발생하는 경우가 생각보다 많다는 것은 알았는데 이렇게 생명을 앗아갈 수 있다는 것을 새삼 느꼈다.

다음은 **'자주 사용하는 지사제를 정리한 것'**이다.

▶ 지사제

– 감염, 소화 장애, 장 질환 등 다양한 원인으로 발생하는 설사 증상을 완화 시키는 약물임(주로 열이 없고 출혈이 없는 설사에 사용함)

01 Antimotility Agents(장운동 억제제)

– 과도한 장운동은 대장 내에서 수분 흡수를 방해하여 설사를 방생시킴

⇨ 장운동을 억제하여 장에서 충분히 수분 흡수를 도와 설사를 멎게 함

– 장운동을 억제하여 장안의 물질이 장에 머무는 시간을 늘려주기 때문에 세균성 설사 환자[5]에게 장 운동억제제 약물 사용은 금기임

– Loperamide

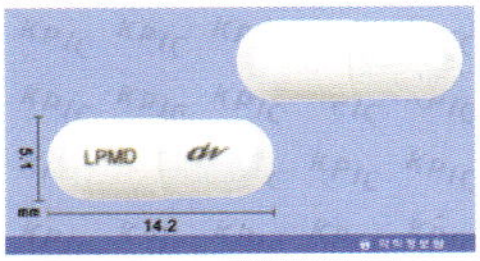	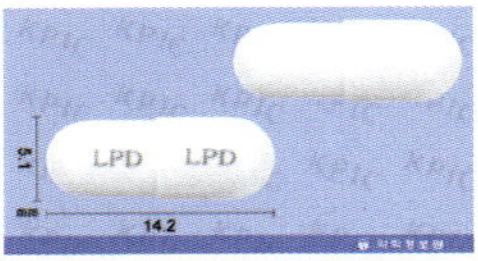	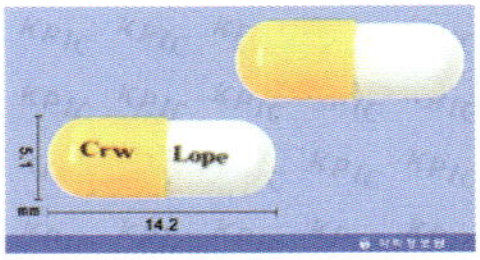
로파미드캡슐	**삼남로페라마이드캡슐**	**지엘로페라마이드염산염캡슐**
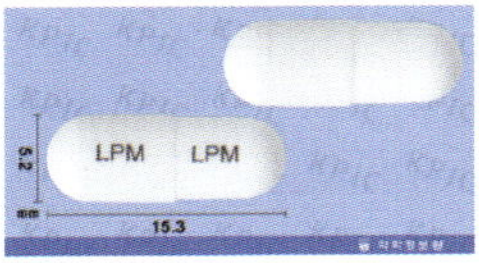	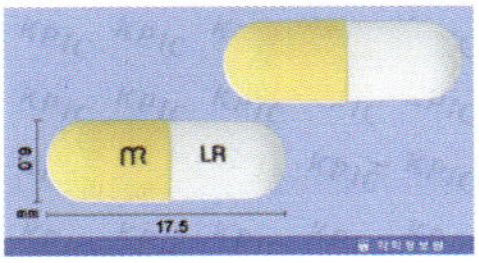	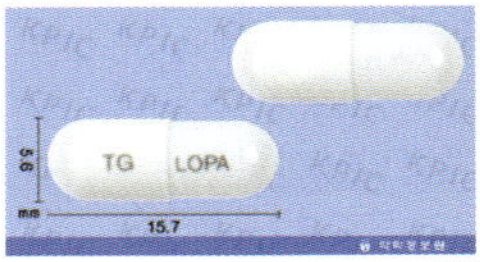
로프민캡슐	**로페리캡슐**	**로파인캡슐**

+ 감염성 설사와 세균성 설사

∗ 감염성 설사(Infectious Diarrhea)

– 바이러스 또는 세균감염으로 일어나는 유행성 급성 설사를 말함

⇨ 바이러스성 설사증으로는 레오바이러스, 로타바이러스가 있음

⇨ 세균성 전염성 설사증으로는 이질, 티푸스, 콜레라 등 법정 전염병이 있음

∗ 세균성 설사(Bacterial Diarrhea)

– 감염성 설사 중에서 세균감염으로 발생한 설사를 말함

⇨ 콜레라에 의해 일어난 설사는 점막 손상을 수반하지 않고 세균이 만든 독소에 의해 설사가 발생하여 독소형이라고 함

⇨ 살모넬라균, 적리균은 세균이 직접 장점막 세포에 침입해 장애를 일으켜 설사가 발생하여 세균감염형이라고 함

5) 세균성 설사는 장 안에 세균이 침투하여 독소를 만들어 발생한 설사를 지칭함
열이나 혈변이 동반된 설사, 상한 음식을 먹고 생긴 설사가 대표적임

02 Adsorbents(흡착성 지사제)

- 독소가 장내 세포로 침투하면 수분을 흡수하지 못하게 하여 설사를 발생시킴
⇨ 흡착제가 장내의 독소와 유해 세균을 흡착하여 같이 배설시켜 설사를 멎게 함
- 세균성 설사는 흡착성 지사제를 사용함(손상된 점막을 덮어 보호해주기도 함)
- 흡착성 지사제는 다른 약의 흡수를 방해할 수 있으므로 투약시간이 중요함
⇨ 공복, 식전 1시간 전 또는 식후 2시간 후에 복용해야 함
- Dioctahedral Smectite

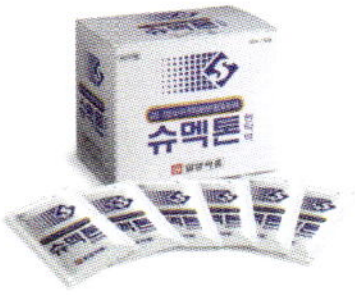	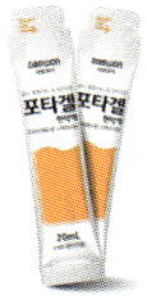	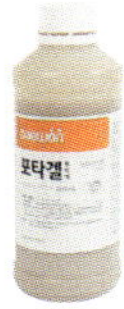
슈멕톤현탁액	포타겔현탁액	
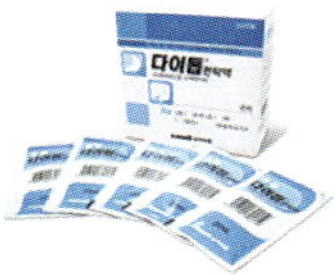	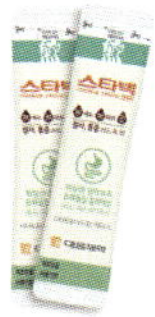	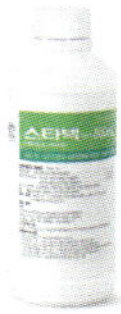
다이톱현탁액	스타빅현탁액	

03 Antimicrobials(항균성 지사제)

- 독소가 장내 세포로 침투하면 수분을 흡수하지 못하게 하여 설사를 발생시킴
⇨ 항균제는 세균을 사멸시켜 체내에서 독소를 만들지 못하게 하여 설사를 멎게 함
- 장기 복용 시 장내 정상 상주 균까지 사멸시키므로 7일 이상 복용하지 않도록 함
- 급성 세균성 설사에 복용 가능함
- Nifuroxazide

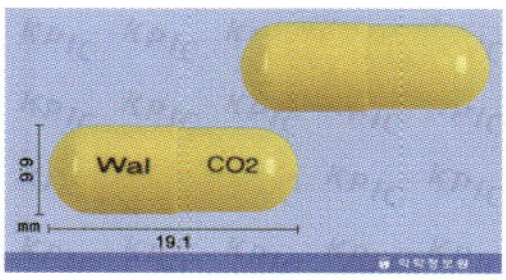	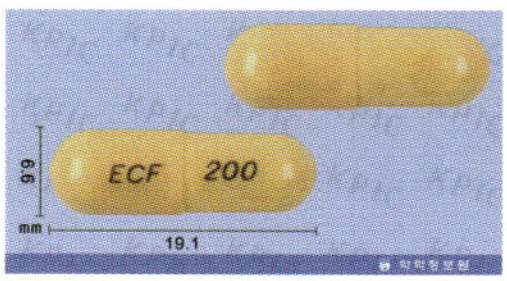	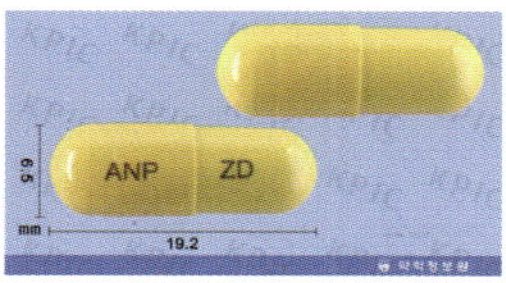
엔터폴캡슐	에세푸릴캡슐	자이드캡슐
이외 약물 생략함		

04 Antisecretory Agents(항분비성 지사제)

- 대장 내에서 수분을 제대로 흡수하지 못하게 되면 설사를 발생시킴

⇨ 항분비성 지사제는 장내로 수분 유입을 억제시켜 설사를 멎게 함

- 위궤양, 십이지장궤양 환자 주의해야 함(위장약 및 진경제와 병용 금기)

- Bismuth Subnitrate

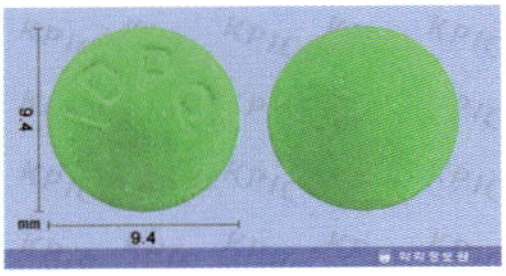	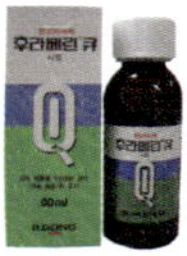	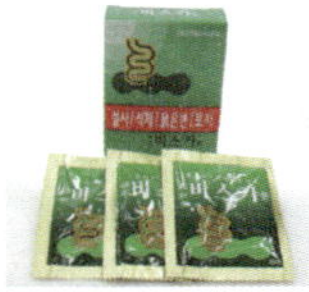
후라베린큐엑스정	**후라베린큐시럽**	**한신비스카환**
이외 약물 생략함		

05 Probiotics(정장제)

- 독소가 장내 세포로 침투하면 수분을 흡수하지 못하게 하여 설사를 발생시킴

⇨ 유산균은 장내 유해물 억제 및 독소를 체외로 배출시켜주는 것을 도와줌

- 항생제 복용 시 질병을 일으킨 균을 포함하여 장 내의 정상 균인 유산균까지 사멸시켜 장 기능에 이상 문제를 일으켜 설사를 발생시킴

⇨ 항생제로 사멸된 유산균을 보충시키기 위해 정장제를 함께 처방해줌

- 유산균을 복용한다고 바로 설사가 멈추는 것은 아님

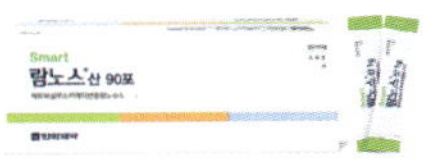	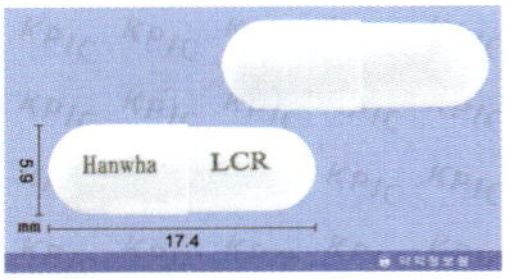	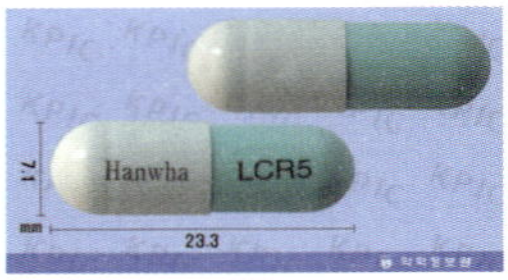
람노스산	**람노스캡슐**	**람노스캡슐 500㎎**
Freeze-Dried Lactobacillus casei var. Rhamnosus Culture 성분		
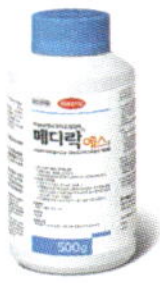	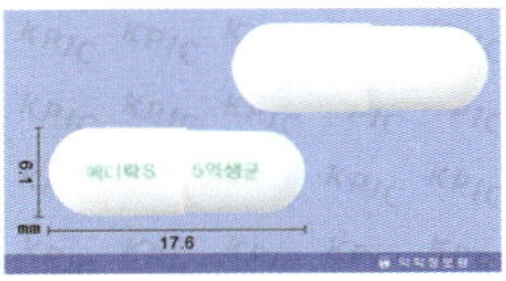	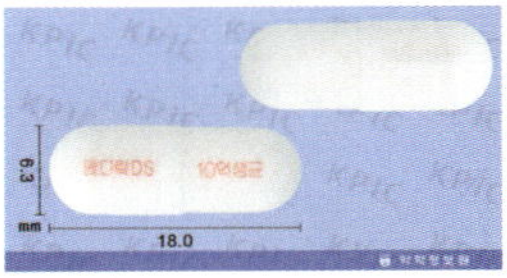
메디락에스산	**메디락에스장용캡슐**	**메디락디에스장용캡슐**
Bacillus Subtilis · Enterococcus Faecium Culture 성분		
이외 유산균 제제 생략함		

6-02 'I&O'하는 신규간호사 '아이고' 좌절하지는 말자!(I&O편)

'여러 가지 Drainage Tube' - Drainage 종류 & 특징

I&O를 하다 보면 정말 여러 종류의 배액관을 보게 된다. 상태에 따라 한 환자가 5~6개의 배액관을 가지고 있기도 해서 그 종류를 알아보고 왜 이렇게까지 삽입하는 건지 알아보곤 했다.

특히 배액된 삼출물에 관해 설명할 때 Serous인지 Sanguineous인지 물어볼 때마다 차이를 정확히 몰라서 앞 Duty 근무자가 적어둔 양상을 보면서 이 뜻이 이러한 느낌을 말하는 건가보다 했다.

그렇게 언제가 될지는 모르지만 잘못 말하게 되면 **차이를 물어볼 거라 생각해서 혼나지 않기 위해 배액 양상과 배액관에 대해 공부하기 시작했다.**

호흡기 내과 병동에 있던 나에게는 Pig-Tail이라고 하는 배액관은 흉수 배액 목적으로 삽입되어 있었는데, 병원에 출근하면서 어떤 환자에게 보이던 Pig-Tail 양상이 이상한 갈색이어서 특이하다고 생각했다. 그 후에 PTBD를 가진 환자가 입원하고 직접 보게 되면서 그때 본 것은 PTBD였다는 것을 깨달았다.

Drainage Tube의 종류를 공부하지 않아서 흉수 제거하는 용으로 Pig-Tail이 사용되는 줄 알았었는데, 배액하기 위해 관을 어디에 삽입하여 어떻게 사용하느냐에 따라 목적이 달라질 수 있다는 것을 다시 한 번 알게 되었다.

간혹 **생전 처음 보는 배액관을 마주하게 되면 어떻게 해야 할지 몰라서 무척 당황하게 되는데, 미리 여러 종류의 배액관에 대해 공부해두면 어려움이 줄어들 거라 생각된다.**

다음은 여러 종류의 배액관 중에서도 비교적 자주 사용되는 배액관들에 대해 목적과 그 특징에 대해 정리해 둔 것이다.

다음은 **'배액에 대해 정리한 것'**이다.

Drainage Tube
- 보통 Drain 시킨다고 표현함
- OP 후 수술 부위의 고여있는 혈액이나 삼출물을 배액하기 위해 시행함

Drainage 방법
- 양압(Positive), 음압(Negative), 자연(Natural) 배액 방법이 있음

Drainage 확인
- 삼출물의 양, 양상, 배액 여부를 확인해야 함
- 과다한 삼출물 배액은 체액결핍을 일으키기 때문에 Locking 함

⇨ 배액관을 여러 개 가지고 있는 경우 Total 배액량을 확인해야 함
⇨ 보통 Duty 당 300~500cc, 하루 Total 1~1.5L로 제한함
⇨ Day 때 1L가 배액되고 Total 1L 제한이면 다음 날까지 Locking 해둠

삼출물 종류

장액성	혈액·복막과 같은 장막에서 나온 혈청으로 구성된 맑은 액체 - 염증 초기 단계, 경한 상처가 있을 때 나오는 삼출물
혈액성	혈관 벽 파열이나 괴사로 인해 조직으로 새어 나온 붉은 액체 - Fresh 한 선홍색은 새로운 출혈이 있음을 의미함 - 검붉은 색은 오래된 출혈이 있음을 의미함
화농성	백혈구, 미생물, 액화된 죽은 세포 등으로 구성된 찐득한 액체 - 종기, 농양과 같이 점도가 높고 특유의 악취가 남 - 삼출물 원인에 따라 노란색, 녹색 등 다양한 색을 띰

삼출물 색

Green	녹색	Watery	맑은 물색
Yellow	노란색	Bloody	붉은색
Serous	연한 노란색	Fresh Bloody	선홍색
Sero-Sanguineous	주황색	Old Bloody	검붉은색
Sanguineous	연한 붉은색	Brown	갈색

01 L-tube Drainage

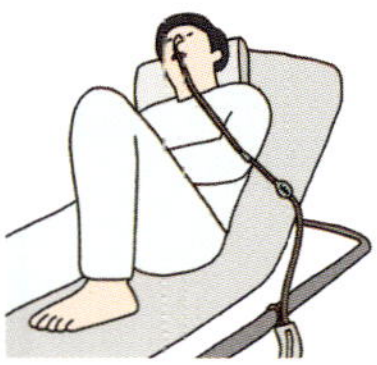	- 목적: 위 내용물을 Natural Drainage하기 위해 시행함 - 적응증: Ileus, Gas, Hemetemesis, Melena 등 - 준비물: Levin Tube, Ez-Levin, 수용성 윤활제, 청진기, Enema Syringe + Drain Tube, 공병 / Drain 전용 기구 - Tip: 유리병 공병을 이용하는 게 잘 안 넘어져서 좋음

+ L-tube Drainage

*** 최근 L-tube Drain 전용 기구를 많이 사용하는 추세임**

- L-tube Drain 전용 기구가 없으면 L-tube 끝에 Drain Tube(PVC)를 연결하여 공병에 Tube Line을 넣어두고 면 반창고로 잘 고정해둠

⇨ Drain Tube로 Suction용 Tube의 끝을 조금 잘라서 L-tube에 연결해준 뒤 공병에 Drain Tube를 넣어주고 면 반창고로 입구를 밀봉해 줌

⇨ 면 반창고로 입구를 막아줘야 Drain Tube가 공병에서 안 빠져나옴

- Tip: L-tube Drain 전용 기구 사용하는 경우 음압이 걸리도록 유지해주고 배액될 수 있도록 Drain Bag의 위치를 위(Stomach)보다 아래에 가도록 함
- 주의: 배액된 양을 정확히 측정해야 하고 양상을 기록해야 함

*** L-tube Drain을 하면서 PO 약 먹어야 하는 경우**

- Drain Tube를 분리하고 PO 약을 투여한 후 적어도 30분~1시간은 휴식해야 함

⇨ 1시간 뒤에 다시 Drain Tube를 연결하여 약이 Drain 되지 않도록 함

⇨ 꼭 다시 Drain Tube를 연결해야 함(다시 연결을 잊어먹어서 많이 혼남)

+ L-tube Insertion

*** 목적**

- 위로부터 체액과 가스를 제거하여 위의 압력을 줄이기 위함
- 위에 심한 출혈이 있거나 독성 물질을 복용 시 세척하기 위함
- 연하 능력이 저하 시 위장관으로 직접 영양과 약물을 투여하기 위함
- 장폐색이 의심될 때 검사를 위해 위 내용 표본 채취 및 치료하기 위함
- 수술 또는 외상 후 위의 압력을 감소시켜 오심, 구토를 예방하기 위함

+ L-tube

*** 삽입 길이**

- 원칙: 코끝 ~ 귓불 ~ 흉골 검상돌기까지의 길이(개인차가 있음)
- 키 큰 남성 70㎝, 평균 남성 65㎝, 평균 여성 60㎝, 키 작은 여성 55㎝

*** 준비물**

- Levin Tube, Ez-Levin, 수용성 윤활제, 청진기, Enema Syringe

⇨ Levin tube 성인은 보통 16~18Fr 크기를 사용함

*** L-tube 위치 확인**

1. Enema Syringe를 이용하여 Tube 속으로 10~20㏄의 Air를 삽입하면서 청진기로 상복부의 소리를 들어보면서 Tube 위치를 확인함 ★

- 위에 제대로 Tube가 들어가면 Air 주입 시 부글거리는 소리가 남
- 폐에 Tube가 들어가면 Air 주입 시 소리가 나지 않음

⇨ 위 내용물이 거의 없는 경우 소리가 애매하게 안 나는 경우가 있음
이때는 Tube를 10~20㎝ 더 넣어보거나 위액이 흡인되는지 확인해 봄

- L-tube에 붙인 반창고의 접착력이 콧기름에 의해 떨어지면서 Tube가 고정해둔 위치보다 밀려 나오면 다시 안으로 삽입하게 되는 일이 많음

⇨ 이때 꼭 Air를 주입하여 위치확인을 해야 함(정말 많이 사용하는 방법)

⇨ 확실하지 않으면 인턴 선생님에게 위치 재확인해달라고 하는 게 좋음

⇨ 같은 방법을 사용하지만, 후에 문제가 발생하게 되면 책임을 물을 수 있음

2. 의사 처방 시 X-ray 촬영함 - 가장 확실한 방법 ★

- L-tube 및 배액관 Tube에 파란색 줄이 있는 이유

⇨ X-ray에서 파란 선이 촬영되어 Tube의 삽입된 위치를 알려줌

- L-tube Insertion 후 위치확인이 애매한 경우 인턴 선생님 요청에 의해 Dr.에게 Notify 후 X-ray 촬영을 통해 Tube가 제대로 들어갔는지 확인함

⇨ 반복적으로 L-tube Insertion이 꼬이는 경우 등 Aspiration 예방목적임

\+ L-tube가 반복적으로 입안에 또아리를 트는 경우

- L-tube가 너무 깊게 삽입된 경우 입으로 Tube가 밀려 나오게 됨

3. 이론 - L-tube로 흡인시킨 내용물의 pH 농도를 확인함

- 위액이 흡인되면 산성 pH가 측정됨(장액과 늑맥액은 염기성임)

⇨ 이론상 확인하는 방법이지만 단 한 번도 시행하는 것을 못 봄

4. 이론 - L-tube 끝을 물에 담가서 확인함

- 기포가 발생하면 Tube가 폐로 들어간 것을 의미함

⇨ 실제 물에 삽입하면 폐로 물이 흡인될 가능성이 있어서 시행하지 않음

02 CTD(Chest Tube Drainage)

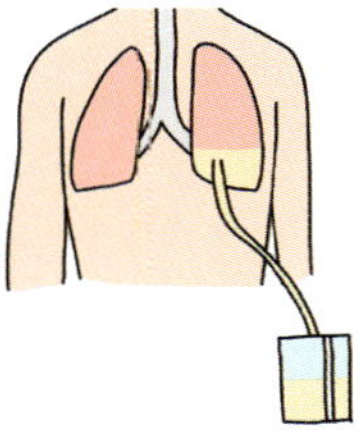

- 목적: 흉수 배액을 목적으로 CTD를 시행함
- 특징: Bottle 개수로 A-type과 C-type으로 나뉨
- 필요 시 Suction기와 연결하여 Wall Suction Drain을 거는데 10~15mmH_2O 압력으로 해야 함

⇨ 안 그러면 심각하게 Bottle 쪼그라들고 난리 남

- 기타: A-type과 C-type을 Y 커넥터로 연결해서 3 bottle system으로 사용하기도 함

- 종종 Pleural Effusion을 배액하기 위해 Chest Tube를 Insertion하고 CTD용 Bottle을 연결하지 않고 Bile Bag를 연결하는 곳이 있음
- 혹은 PCD(Pig-tail) Tube에 CTD 용 Bottle을 연결하는 곳도 있음

+ Chest Tube(A-type, C-type)

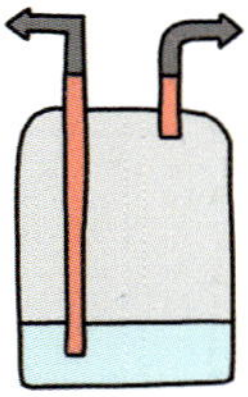	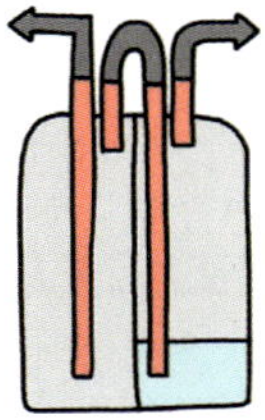
A-type: Bottle 1개	C-type: Bottle 2개

*** 중력을 이용하여 Drain 하는 원리**

- 환자 쪽과 연결된 관

⇨ 물속에 담겨 있어서 공기 배출이 가능하며 물만 빨아들일 수 있음

⇨ Bottle을 바닥에 두어서 중력에 의해 물이 환자 쪽으로 올라가지 못함

⇨ 중력, 기침과 같은 환자의 호기성 양압에 의해 흉수가 나와 물과 섞임

1) A-type은 Bottle이 1개

- 물과 흉수와 섞이는 형식으로 매일 Basal(200~300cc)을 다시 맞춰야 함

⇨ Bottle Change 형식이 아니므로 면 Plaster를 이용하여 Bottle에 붙여서 배액된 양을 확인할 수 있게 매일 바꿔 붙이면 좋음(안 그러면 힘들어짐)

2) C-type은 Bottle이 2개

- 첫 번째 Bottle에만 흉수가 쌓이고 두 번째 Bottle에는 물 높이 변화가 없음

⇨ Bottle에 흉수가 다 차면 Bottle Change가 필요함

03 PCD(Percutaneous Drainage)

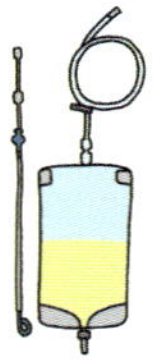

- PCD 중 관의 끝부분이 돼지 꼬리처럼 말려 있는 것을 대부분 Pig-Tail이라고도 말함
- 특징: 주로 Bile Bag와 연결하여 사용함
- 흉수, 복수, 담즙 등을 제거하기 위해 삽입하는데 삽입 부위에 따라 배액관을 부르는 명칭이 달라짐
- PCD는 배액관을 부르는 명칭 중 더 큰 개념임

04 PTBD(Percutaneous Transhepatic Biliary Drainage)

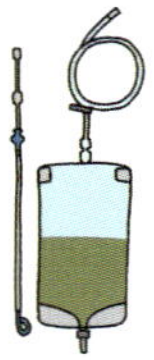

- 목적: 담즙 배액을 위해 시행함
- 특징: PCD에 Bile Bag를 연결하여 사용함
- 기타: ERCP는 내시경을 이용하여 담관을 배액 하거나 결석을 제거하는 중재적 시술이고 PTBD는 내시경을 이용하지 않고 담관에 Catheter를 직접 삽입하여 배액함
- Tip: PTBD는 담즙이 배액 돼서 갈색에 복부 쪽에 있음

+ PTGBD & ERCP

*** PTGBD(Percutaneous Transhepatic Gallblader Drainage)**

- 경피경간담낭배액술로 배액관 끝이 담낭에 있는 것을 말함
- PTBD는 배액관 끝이 담도(담관)에 있음

*** ERCP(Endoscopy Retrograde Cholangio Pancryatography)**

- 내시경적 역행성 담췌관조영술로 내시경을 이용하여 담췌관조영술로 담도계와 췌관을 관찰하며 결석 제거, 담즙 배액, 이자 배액을 위해서 시행함

05 T-Tube Cholangiography

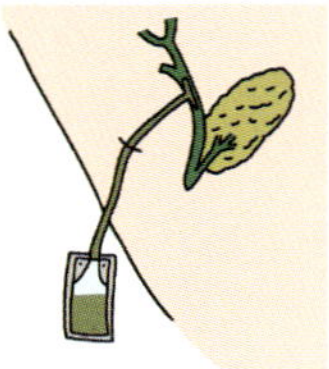

- 담도계 OP 후 총담관의 개방성 유지를 위해 시행함

⇨ 총담관 부종이 가라앉고 담즙이 정상적으로 십이지장에 배액될 때까지 유지함(보통 10일 정도 걸림)

- 특징: OP 당일 2시간마다 배액 양상 점검해야 함
- T-Tube는 OP 중에 담관으로 삽입하는 T자 모양 관임
- 기타: Tracheostomy도 T-Tube라 하므로 주의하기

06 J-P Drain(Jackson-Pratt Drain)

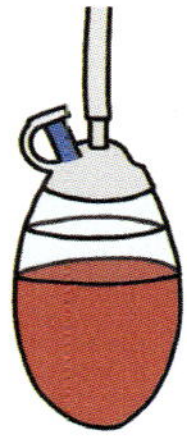

- 목적: 수술 부위의 피나 삼출물 제거를 위해 시행함

⇨ Closed Suction System으로 음압을 걸어줘야 함

⇨ 종종 양압을 유지해달라는 때도 있으므로 주의하기

- 특징: GS, OS 등 각종 외과 수술에서 많이 사용함
- 기타: 100cc, 150cc, 200cc, 250cc 등 크기 다양함
- Tip: J-P를 여러 개 달고 나오는 경우가 있음 반드시 Tube에 번호를 적어두고 구분하여 양을 확인해야 함

07 Hemovac

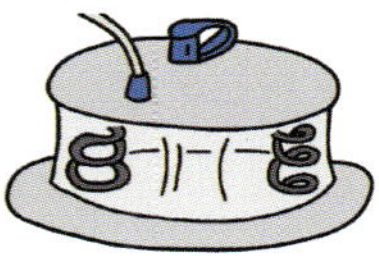

- 목적: 수술 부위의 피나 삼출물 제거를 위해 시행함

⇨ Closed Suction System으로 음압을 걸어줘야 함

- 특징: J-P와 같은 원리로 용량이 조금 더 큰 차이임
- 기타: J-P는 실리콘 주머니를 누르면 다시 펴지는 성질에 의해 음압이 걸리고 Hemovac은 안의 스프링이 다시 펴지면서 음압이 걸리는 방식임
- Barovac도 Hemovac과 똑같이 생김(회사명 차이)

+ Culture

*** Drain Culture**

- Syringe로 1cc 가량 뽑아서 Culture Swab에 검사 나감

*** Tip Culture**

- Remove 하면 Catheter의 끝(Tip)부분을 잘라서 Tip Culture 검사 나감

08 EVD(External Ventricular Drainage)

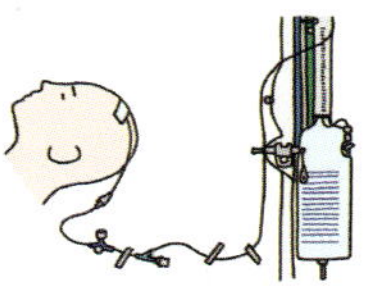

- 목적: 뇌내출혈 / CSF 과다로 ICP 조절하기 위해 시행함

⇨ 뇌 출혈액이나 뇌척수액을 배액 하면 ICP가 조절됨

- 특징: 두개 내 Sensor, Tranducer, 기록장치에 의해 ICP를 측정함(이동 중에는 Clamping 해야 함)
- 500cc 이상 배액량이 모이면 3way를 열어 비워줌
- 기타: 뒤집히면 Air Filter가 젖어서 배액이 잘 안됨

Plus+

'Drainage Tube 관리' - Irrigation & Remove

Output **양을 측정하고** 그 양을 Notify 하는 것에서 일이 끝나지 않는다. 그 내용을 Notify 하면서 문제 해결을 위해 중재를 할지 안 할지를 확인하는 것까지가 우리의 일이다.

처음에는 그러한 것을 모른 체 'Drain **양이 적으면 그냥 이제는 잘 안 나오나보다.' 했었는데, 인계하면서 "Irrigation은 따로 더 안 하겠대?"라는 질문을 받을 때마다 '아, 그런 것을 생각해야 하는구나.' 하며 "죄송합니다. 다시 확인하겠습니다."라는 말을 했다.**

나는 I&O만 Check을 하고 문제가 무엇인지, 어떻게 해결해 줄 수 있을지에 대해 생각을 해본 적이 없었다. **생각보다 Drain 관에 찌꺼기가 자주 끼어 Turbid 해져서 배액이 안 되는 일이 많았다.** 그럴 때 Irrigation을 해주면 2cc 나오던 배액관이 갑자기 500cc, 800cc 이상 콸콸 나오면 선생님들의 눈치가 보였다.

배액이 잘 안 된다고 인계를 줬었는데, 너무 많이 나와서 Locking까지 해둘 정도였는데 나의 부족함으로 내버려 두고 있었다는 것을 느꼈고, 그 뒤에는 꼭 Irrigation 여부를 확인하고 Confirm 후에 인턴 선생님을 통해 시행해주라고 했다.

간혹 **인턴 선생님이 Irrigation을 어떻게 하는 건지 물어보곤 해서, 내가 직접 Irrigation을 하지는 않더라도 어떻게 하는 건지 방법을 알아둘 필요를 느꼈다.** 또한, Irrigation 및 Remove 시에 필요한 물품들을 미리 Setting 해놔야 해서 어떠한 재료들이 필요한지 살펴보고 기록해두었다.

다음은 **그동안 Drainage Tube 관련하여 Irrigation 방법과 Remove 방법에 정리해 둔** 것이다. 가볍게라도 알아두길 바란다.

01 L-tube Irrigation

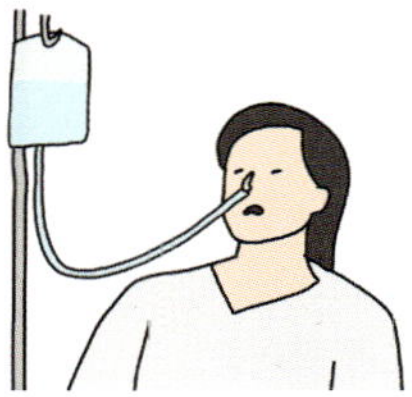

- 목적: 위장관 출혈 의심될 때 시행하며 출혈 속도 평가와Blood Clot을 제거함으로써 내시경에 대비하기 위해 시행함
- 준비물: Levin Tube, 수용성 윤활제, 청진기, Ez-Levin, Enema Syringe + N/S 1L, Puspan/White Can
- 특징: Hb이 저하되고 위장관 출혈이 의심되는 경우에는 L-tube Irrigation과 DRE 검사를 함께 시행함

⇨ L-tube Irrigation Positive: 상부 위장관 출혈 의미함

⇨ DRE Positive: 하부 위장관 출혈 의미함

+ Gastric Lavage(위 세척)

*** 냉각 용액을 이용한 위 세척법**

- 목적: 위의 출혈을 멈추기 위해 시행함
- 구위관이나 비위관을 삽입 후 50mL 가량 냉각된 세척액을 담은 Syringe를 Tube에 연결한 후 30초 동안 기다려 냉각액이 혈관 수축을 일으키도록 함

*** 세척액을 이용한 위 세척법**

- 목적: 독성이 있는 위 내용물을 신속히 제거하기 위해 시행함
- 구위관이나 비위관을 삽입 후 Tube를 통해서 1회에 200~250mL 정도의 생리식염수를 넣고 1분간 기다린 다음 Tube를 아래로 내려 중력을 이용해 위의 독성 물질을 제거함(농약 등 Suicide를 위해 복용한 분들께 시행함)

⇨ 세척액이 맑아질 때까지 반복 시행하며 보통 비위관보다는 구위 관을 사용함

02 Foley Catheter - Bladder Irrigation

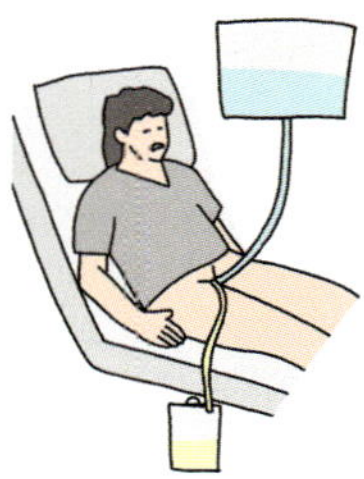

- 비뇨기과적 수술 후 Foley 유지 및 혈뇨가 지속되는 경우 방광 세척을 목적으로 시행함
- 목적: 방광 내의 혈괴, 농, 점막 등을 씻어내기 위함
  방광 내 약물을 주입하여 염증 예방, 출혈 방지 목적
  감염 예방, 치유회복, 유치도뇨관 유지를 위해 시행함
- 간헐적 방광 세척 방식과 지속적 방광 세척 방식이 있음
- Tip: Irrigation 기간을 정해주지 않을 때는 세척액이 맑아지면 Dr.에게 Notify 후 Hold 여부를 결정함

+ 지속적 방광 세척

*** 준비물**

- 3way Foley Cath. 3L N/S Fluid, Surgical Glove, 수액 Set

*** 방법**

1. 3L N/S Fluid에 수액 세트를 연결하여 수액 걸대에 걸어둠
2. 3way Foley Cath.의 세척 관에 3L N/S Fluid의 수액 세트와 연결함
3. Urine 색을 보며 들어가는 N/S Fluid의 속도를 조절함

⇨ Urine의 혈뇨 색이 짙으면 더 많이 틀어주고 색이 옅으면 속도를 줄여줌

4. 방광 세척에 사용된 N/S 양과 Urine Out 된 양과 소변 양상을 기록함

- Tip: 방광 세척 Line에 면 Plaster를 이용하여 세척용 Line을 구분해두는 표시를 해두고 IV Line은 침상 위, Irrigation Line은 임상 밑에 걸어두어서 구분해두면 좋음(투약사고 방지 목적)

+ 간헐적 방광 세척

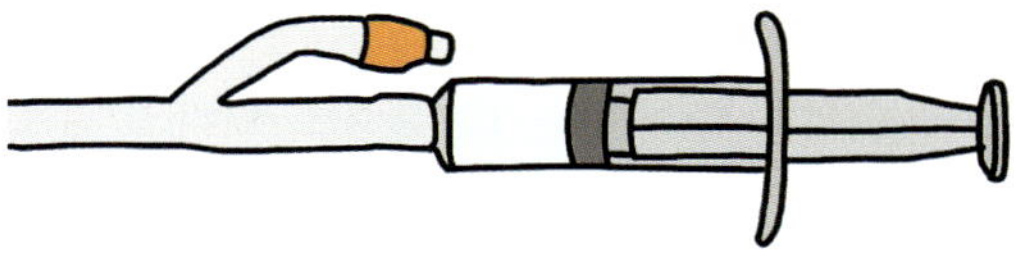

Foley Irrigation

*** 준비물**

- N/S Bottle, Enema Syringe, Surgical Glove, Puspan, Kelly

*** 방법**

1. Enema Syringe에 생리식염수를 채우고 Foley와 Urine Bag 분리함

⇨ Foley Cath.를 분리하기 전에 Kelly를 이용하여 잠그거나 꺾어 쥐기

2. Foley Cath.에 Enema Syringe를 연결하여 방광 세척을 시행함
3. 방광 세척에 사용된 N/S 양과 소변 양상을 기록함

암또 일화

동기들과 만나서 얘기하다 종종 Foley Irrigation을 위해 달아놓은 수액으로 Side Injection 하여 투약사고 보고서를 썼다는 다른 간호사의 이야기를 듣곤 했다. 병동에서 irrigation 할 때도 Charge 선생님이 Line을 헷갈리지 말라며, 아예 다른 곳에 수액을 나눠 걸으시고 각 Line에 면 반창고를 붙여서 각 용도를 적어두면서 무조건 주의하라고 투약사고가 자주 일어난다고 강조하셔서 항상 떨렸다.

03 PCD(Pig Tail) - Irrigation

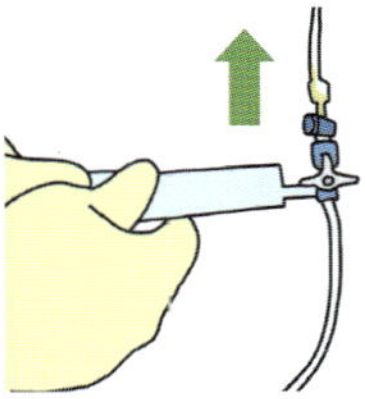

- 목적: 배액물 찌꺼기에 의해 Drain 안될 때 시행함
- 준비물: N/S, 10cc Syringe, Kelly(3way 없는 경우)
- Tube에 연결된 3way의 Side에 N/S를 잰 Syringe를 Tube가 Insertion 된 부위를 향해 Push 해줌
- 3way가 없으면 Kelly로 Insertion 된 부위 쪽 Tube를 Clamp하고 분리하여 위를 향해 N/S Push 해줌

- 기타: Bag 방향으로 N/S Push 하는 것은 Irrigation 아님
  반드시 Push 한 양과 나온 양을 기록하고 비교해야 함
- Irrigation 하여도 Drain이 계속되지 않는다면 Dr.에게 Notify 함

⇨ X-ray(Dec.) 촬영 후 Effusion이 거의 제거되었다면 Drain 관을 제거함

04 PCD(Pig Tail) - Remove

*** Effusion 제거 후 Drain 관 유지가 필요 없는 경우 Drain 관을 제거함**

- 준비물: Tip Culture Bottle, 11 Knife, Scissor, Sand bag, 드레싱 재료
- 주의: 반드시 Unlocking하고 Tube를 제거해야 다른 합병증이 안 생김
- Tip: 제거 후 oozing이 많이 일어나므로 Remove Site 잘 확인하기
  두터운 메딕스 패드를 붙이고 Sand Bag 제거 부위 아래에 대고 눕게 하면 비교적 oozing sign이 덜함(반드시 드레싱도 다시 해주고 인계해 줘야 함)

+ 예상치 못한 Remove 시 대처

*** 체위변경, 다른 곳에 걸림 등의 이유로 배액관이 빠져버리는 경우가 생김**

1. Bag 부분만 분리된 경우 소독 후 Bag 교체해 줌
2. Catheter 전부가 빠지면 우선 Gauze를 이용하여 막아준 뒤 Noti 함

⇨ 상황에 따라 X-ray 촬영 후 추가 처치를 시행함

⇨ 필요하면 Drain 관을 재 Insertion 하게 됨

3. 음압 유지하는 Drain 관의 중간 부분이 끊기 경우 Kelly로 우선 Clamping 함

⇨ Dr.에게 즉시 바로 전화 Noti 하고 Order 따라 처치해 줌

⇨ 전부 제거할 수도 있고 어떻게든 살릴 수도 있음

4. Drain 관 Insertion 부분이 큰데 완전히 빠져 버린 경우(Ex. CTD)

⇨ Gauze를 이용하여 붙이든지 다른 것으로 눌러서 막아두고 Noti 하기

임상 NOTE

CHAPTER

07

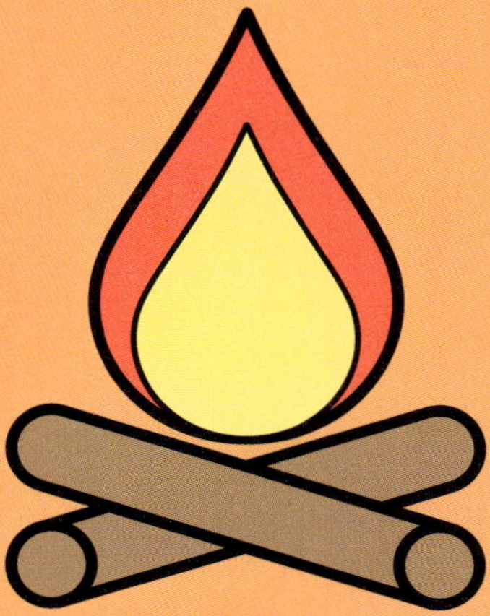

‘인계’하는 신규간호사
혹시 ‘이게’ 걱정인가요?

(인계편)

7-00 '인계'하는 신규간호사
혹시 '이게' 걱정인가요? (인계편)

'환자 정보'
- 실제 암또의 환자기록

7단원은 각각의 병원마다 EMR 전산체계가 다르고 같은 병원이라 할지라도 병동마다 EMR Kardex(이후 '카덱스'라 칭함) 정리 방식이 달라서 제해야 할지 고민을 많이 한 부분이다.

하지만 개인적으로 전산 정리가 무척 어려웠고 어떤 부분을 더 신경써야 하는지를 몰라 지적받은 적이 많았다. '누군가 이 부분을 알려 준다면 조금이라도 더 신경쓸 수 있을 텐데.' 하고 생각했던 적이 많아서 고민 끝에 7단원 내용을 포함하기로 했다.

다만 위에서도 언급했듯이 **병원마다 전산체계가 다르므로**, '전산 정리하는 방법의 틀'과 '신경써야 하는 부분'에 **초점을 맞춰 참고용으로만 보길 바란다.**

본 단원의 경우 Functional 간호체계의 'Acting' 관점과 Team 간호체계의 'Primary' 관점으로 나눠 기재하였으므로 본인에게 필요한 내용을 찾아보았으면 한다.

입원·인계·검사 준비를 실제 임상에 맞춰 적용해보기 위해 환자 Data로 나(암또)의 환자 정보를 첨부하였다.

Acting 관점에서는 환자 전산 정보를 미리 알기 어려우므로, 다음 내용을 Skip 후 다시 돌아와 읽어보는 것을 추천한다. 그런다면 본인이 추가로 어떤 부분을 더 챙길 수 있었는지 생각할 수 있을 것이다. Primary 관점 에서는 반드시 다음 환자기록을 보고 중요한 부분이 무엇일지 생각하며 읽길 바란다.

다시 말하지만 본 단원은 참고용으로만 사용하길 바라며, 자신의 병원과 병동에 맞춰 카덱스 정리와 인계를 어떻게 할지 연구하길 바란다.

다음은 **'적용을 위한 환자 정보로 실제 내(암또) 환자기록'**이다.

〈응급실 기록〉

[주호소] 1. Anaphylaxis - 2018-04-23 10:50

[통　증] 통증: 무(0) / Pain Scale: NRS

[현병력] #Urticaria
상기환자 상기 과거력 있는 분으로 상기시각 피부과 진료에서 유발검사(타조페란) 도중에 Dyspnea, GI discomfort 발생으로 내원함. 이전에도 비슷한 경험 있으며 심할 때, Dyspnea 호소하였다고 함

[과거력]
DM/ HTN / Tbc / Hepatits (-/-/-/-)
OP Hx(-) / FHx: N-S / SHx: Smoking/alcohol (-/-)
Med Hx: (-)

[계통문진]
* 1. General
- Fever / Chilling (-/-)
- Generalized weakness (-)
- Generalized edema (-)
- Headache (-)
- Myalgia (-)
- Dizziness (-)
- Fatigue (-)
- Weight Change (-)
- Poor oral Intake (-)
- Diaphoresis (-)

* 2.Respiratory
- Cough / Sputum / Rhinorrhea / Dyspnea (-/-/-/+)
- Sore Throat (-)

* 3. Cardiovascular
- Chest Discomfort (+) Palpitation (-) Cyanosis (-)

〈이하 중략〉

* Plan and Goal: 증상호전 후 퇴원

〈응급실 경과 기록〉

[S&O]
C.C Anaphylaxis
- 상기환자 피부과에서 (타조페란) 유발검사 도중에 Dyspnea, GI discomfort 발생하여 내원함
- 타조페란 AST
- Anaphylactic Shock

[진 단]
1. (주) Anaphylaxis
2. Vasovagal Syncope

[Care Plan]
1. Problem #1 Dyspnea
2. Care Goal: Sat. 95% 이상 유지

〈Discharge Note〉

[치료과정]
2018.04.23.
- R/O Anaphylaxis로 Observation 및 Conservation care 위해 입원
2018.04.24.
- Conservative care 후 증상 완전히 호전되어 퇴원

[추후 계획]
- MO, Derm OPD F/U

[퇴원 시 환자상태]
- 치료결과: 호전됨(경쾌)

〈임상관찰기록〉

시간	11:00	11:07	11:09	11:13	11:14	11:19	11:29	11:49
SpO_2		71	73			87	96	100
SBP		85	102	64		108	133	115
DBP		48	35	35		61	68	54
맥박		126	122		112	144	118	84
이하 중략								

〈Lab 결과〉

☐ EDTA Blood

검사항목	결과	참고치	검사항목	결과	참고치
ESR	2	0-20	WBC count		
			Neutrophils	46.8▼	55-75
CBC count			Lymphocytes	48.3▲	20-44
WBC	22.9▲	5-10	Monocytes	4.2	2-8
ANC	10.73		Eosinophils	0.5	0-5
RBC	5.86▲	4-5	Basophils	0.2	0-2
Hemoglobin	17.3▲	12-16	MCV	87.0	80-94
Hematocrit	51.0▲	37-47	MCH	29.5	27-33
Platelet	688▲	150-450	MCHC	33.9	33-37

☐ Sodium Citrate Blood

검사항목	결과	참고치	검사항목	결과	참고치
PT			aPTT		
INR	0.96	0.87-1.13	aPTT Control	27.7	-
PT Test	10.9	10.8-13.8	aPTT Test	21.9	20.7-34.7
이하 BC 및 ABGA 결과 생략					

〈Doctor's Order Record〉

☐ 2018/04/23 09:47:44 AM [호흡기내과]

약	Singulair Tab. 10mg	1T #1 X 14Days	저녁 식후 30분 복용
약약	Flutiform Inhaler 10mcg	1ea #1 X 1Days	1일 2회, 1회 2puff

☐ 2018/04/23 10:08:17 AM [피부과]

주사	Tazoperan inj 2.25g	1V #1 X 1Days	[응급]

☐ 2018/04/23 10:52:54 AM [응급의학과]

지시	O_2 2L via NP		
진검	[응급] EKG		
진검	[응급] ABGA		
진검	[응급] CBC & WBC Count		
진검	[응급] Prothrombin Time		
진검	[응급] Activated PTT		
진검	[응급] Glucose		
	〈 이하 중략 〉		
약	Normal Saline 1L	1Bag X 2	IV
약	Normal Saline 100mL	1Bag X 1	IV
약	Bropium Inj. 5mg.ml	1Amp. X 1	IV
약	Epinephrine Inj. 1mg/mL	1Amp. X 2	IV

〈Consult 1〉

의뢰일자: 2018/04/23 / 의뢰과: 응급의학과

[진단명]
- 주진단: (R/O) Anaphylaxis
- 부진단: (R/O) Vasovagal Syncope

[의뢰내용]
상기환자는 진단명[Anaphylaxis]로 현재 진료 중인 환자입니다.

〈Consultation for Abnormal CBC〉

#Urticaria
상기환자 상기 과거력 있는 분으로 상기시각 피부과 진료에서 유발검사(타조페란) 도중에 Dyspnea, GI comfort 발생 및 SBP 80대 측정되어 응급실 내원하신 분입니다.

본과적으로 Anaphylactic Shock로 Epi inject 후 BP 정상화되어 Conservative care 입원치료 중으로 환자 특별한 이상 증상 없이 지속적으로 WBC 및 Hb, Plt 상승하는 소견 보여 의뢰드립니다.

WBC Count	22.92
ANC 계산	10.73
RBC Count	5.86
Hemoglobin	17.3
Hematocrit	51.0
Platelet Count	688

바쁘신 가운데 고진선처 부탁드립니다.

[진료회신정보]
회신과 - 혈액종양내과
⇒ [미응답 상태]

〈Consult 2〉

의뢰일자: 2018/04/23 / 의뢰과: 응급의학과

[진단명]
- 주진단: (R/O) Anaphylaxis
- 부진단: (R/O) Vasovagal Syncope

[의뢰내용]
상기환자는 진단명[Anaphylaxis]로 현재 진료 중인 환자입니다.

〈Consultation for Abnormal Discharge Medication〉

#Urticaria
상기환자 상기 과거력 있는 분으로 상기시각 피부과 진료에서 유발검사 (타조페란) 도중에 Dyspnea, GI comfort 발생 및 SBP 80대 측정되어 응급실 내원하신 분입니다.

본과적으로 Anaphylactic Shock로 Epi inject 후 BP 정상화되어 Conservative care 입원치료 중으로, 본원 피부과에서 처방받는 PO Medi 조절 및 퇴원 약 위해 의뢰 드립니다.
바쁘신 가운데 고진선처 부탁드립니다.

[진료회신정보]
회신일자: 2018/04/24 / 회신과 - 피부과

[진단명]
- 주진단: (R/O) Anaphylaxis
- 부진단: (R/O) Vasovagal Syncope

[회신내용]
의뢰하신 환자 진료 잘 보았습니다.
의뢰해주셔서 감사합니다. 환자분 퇴원약으로
Azeptin 1T BID / Talion 2T BID
Zeroid intensive cream 하루 2회 피부에 도포
1주 후 본과 외래 추시 부탁드립니다. 의뢰해주셔서 감사합니다.

다음은 응급실 내원하기 전 보았던 **'당일의 외래 기록'**이다.

〈외래재진기록〉

진료일자: 2018/04/23 진료과: 호흡기내과

[S&O]
2018. 04. 02.
- 두드러기, 어제. 처음 발생. 아나필락시스 없었음. 알러지 검사 원함
2018. 04. 09.
- MAST 계란 흰자, 꽃가루에 중간 정도 알러지
- CBC, WBC 상승, F/u 1달 후
2018. 04. 16.
- 두드러기 숨이 참. 근무 중 발생.
- 약물 Mix 중 발생. 항생제 관련. Flutiform (Inhaler) 처방
2018.04.23.
- 타조페란 접촉 후 두드러기 발생. 호흡곤란 없음. 빨리 조치

[A]
Allergy Study

〈외래재진기록〉

진료일자: 2018/04/23 진료과: 피부과

[S&O]
Allergy 유발이 의심되는 약물(타조페란) 반응 위해 내원
- 항히스타민 복용 중으로 첩포 검사 어려움
- AST 시행하기로 함

[A]
Tazoperan 2.25g 1V AST

〈Doctor's Order Record〉

□ 2018/04/17 09:37:17 AM [피부과]

약	Azeptin Tab. 1mg	2T #2 X 21days	아침, 저녁 식후 30분 후
약	Talion Tab. 10mg	4T #2 X 21days	아침, 저녁 식후 30분 후
약	Alitoc SC 30mg	1C #1 X 7days	점심 식후 30분 후

암또 일화

본 Case 이해를 위해 당시 상황을 설명하자면, 3월경부터 오심·구토, 설사와 함께 극도의 소양감과 Urticaria(두드러기)가 팔, 목, 얼굴에 나타났으며 방치하면 호흡곤란 및 어지러움으로 본원 ENT, MP, Derm 외래를 보고 있었다.본래 Atopic Dermatitis가 있어, MP에서 MAST검사를 하였고 (R/O) Asthma Attack에 준하여 Inhaler 사용과 함께 약물치료를 하고 있었다. 입원 전날, 항생제 중 타조페란을 만지면 Urticaria가 발생한다는 것을 깨닫고 MP 외래진료를 보았고 Derm에서 첩포검사할 것을 추천받아 Derm 외래진료를 보러갔고, 현재 항히스타민제 복용하고 있어 첩포검사 대신 AST검사를 추천받았다. AST 후에 이상증세와 BP가 80대 측정되면서 전신에 Urticaria가 발생해 ER에 실려갔으며, N/S Full Drop과 Epi. 2차례 inject 후 상태가 호전되었다. 당시 Dyspnea 및 의식저하와 함께 극도의 복통을 호소하여 Bropium 맞았고, Full lab 결과 지난 MAST 검사 때부터 CBC의 이상 상승이 MO적으로 문제가 있을 수 있다 하여 Bone Marrow 가능성을 염두에 두면서 MO 협진과 함께 상태관찰을 위해 입원을 권유받아 2인실로 입원하였다.

병동으로 올라오면서 SpO_2가 호전되어 더 이상 O_2 공급은 받지 않았고, Fluid는 N/S 1L를 맞고 있었는데 BP 정상화 되었으니 Hold 하면 안되냐는 요청에 Confirm 받고 Cut 했다. 그 후 Headache과 함께 HBP가 발생했고 두통으로 Tridol을 투여 받은 뒤 안정을 취했다. (예방적으로 Meckool도 투여 받음) 식사는 Mast 결과 계란흰자와 소고기에 알레르기 증상이 있어서 알러지식으로 (계란 흰자, 소고기 제외식) 신청했다.

그 후 ED에서 Derm에게 퇴원약물 조절을 어떻게 할지 의뢰하여 Derm의 피부과 선생님이 상태를 살피고 가셨고, MO는 당일에 협진을 봐주지 않아 MO의 견해를 듣기 위해 계속 입원을 하고 있을 필요는 없다 하여 다음날 퇴원하고 바로 MO OPD 진료를 보기로 했다.

7-01 '인계'하는 신규간호사
혹시 '이게' 걱정인가요? (인계편)

'Admission' - Acting 관점: 간호정보조사

처음에 Acting으로 독립을 하여 Routine 일을 한참 하고 있는데, **환자가 입원 오면 선생님들께 배운 대로 자리 안내 → V/S 측정 → 간호정보조사 → 지참약 수거 → 환의로 환복 → Ht/Bwt 측정하였다.** 이 뒤에 내가 근무한 병원에서는 낙상 예방 동영상을 이용해 낙상 예방을 교육했고, 입원 설명 선생님이 쉬는 날엔 입원 설명 동의서를 받기도 했다.

그런데 내 기준에선 배운 대로 딱딱 해왔다고 생각했는데 Charge 선생님이 "인슐린 펜은? 그건 안 가져왔대? 약은 언제 마지막으로 먹었대? 지금은 머리 아프거나 하진 않대? O_2 2L 하고 있어?" 등의 질문을 해오시면 "앗, 죄송합니다. 다시 확인하고 올게요." 하고 **입원 1명을 받으면서 환자에게 한 4~5번은 왔다갔다 했었다.**

그러면 "넌 왜 한 번에 일을 못하니? 왜 그렇게 왔다갔다 해, 생각을 좀 하면서 일을 해. 나 혼자 환자 입원 받니? 저 사람은 너 환자 아니야?" 등 여러 말을 듣게 되어서 시무룩해지곤 했다.

아직 일이 미숙해서 Routine 일 쳐내기도 바빠, 스테이션에 들어와서 입원올 환자가 무슨 문제로 오는 건지, 어떤 과거력을 가지고 있는 건지, 기존 약은 무엇을 어떻게 먹고 있는지 등 미리 확인하기가 어려웠고 인계를 안 하고 전산 정리를 안 하다 보니 (생각하지 못해서) 놓치는 부분이 많았다.

그래서 Acting 관점에서 어떤 환자가 입원 올 거란 정보를 몰라도 무리 없이 입원을 받을 수 있도록 몇 가지 Tip을 소개하려 한다. 환자 정보를 모르면 놓치는 부분은 생기겠지만 그래도 왔다갔다 하는 빈도는 줄여줄 것이라 믿으며 다음을 참고하길 바란다.

01 입원환자 등장 - 병실 Condition 미리 설명하기

1. 병실 Condition이 안 좋다면 미리 설명하고 입실 여부 확인하기

- 중환이 많은 방에 비교적 양호한 환자분이 입원하게 되면 들어가자마자 다른 병실이나, 다른 병동으로의 이실을 요구하며 Complain 함
- Suction 계속하고 침상에서 배변하는 Bedridden 환자가 다수인 6인실에 Mental Alert한 환자가 입실하는 경우 특히 Complain 심함

⇨ 반드시 입실할 병실 상태에 대해 설명이 필요함

- 1인실과 같은 상급 병실 경우에도 반드시 Cost 설명을 한 번 더 해야 후에 Complain이 줄어듦 (매일 일반 병실로 이실 Push 하는 분들이 많음)

2. '이중 확인'을 통해 환자 확인 후 입원 팔찌 채우기

- 정확한 환자에게 입원 팔찌를 채워야 함. 간혹 본인 이름으로 착각하고 맞다고 한 환자에게 입원 팔찌를 잘못 채워 Error가 생기는 일도 있음
- 반드시 생년월일 혹은 등록번호를 물어 정확한 환자 확인을 해야 함

3. 입실 확인 (Charge가 주로 하긴 함) - 잘 모르면 절대 손대지 말기

- 환자가 입원하게 되면 간호사가 입실 확인을 누름
- 확실하게 입원하는 경우에만 눌러야 함. 그렇지 않으면 전산이 꼬이게 됨
- 입원 후 몇 시간 이후부터 퇴원 가능하도록 전산이 정해져 있기도 하므로 입원이 미리 올 거라 생각하여 입실 확인을 누르게 되면 큰일 남
- 입원 오기로 하였는데 나타나지 않는 분들이 간혹 있음

암또 일화

Evening이던 어느 날, ER에서 Hemoptysis(객혈)로 내 담당 6인실에 입원을 온 한 남성이 있었다. 가족과 함께 입원을 왔는데 입원 예정이던 병실의 Condition이 Bedridden 환자가 많음을 설명하였고 Agree 하여 입실하기로 했는데 막상 병실 상태를 보니 자녀와 아내가 반대하며 절대 들어가지 않겠다며 Bed를 복도에서 움직이지 못하게 했다. 그러면서 2인실로 가겠다고 ER로 다시 침상을 돌리라고 했지만 이미 ER의 그 자리에도 새로운 환자가 눕혀졌고 되돌아갈 수도 없었다. 환자인 남성분은 Cost 걱정하면서 6인실에 입원하겠다 해서 입실 확인을 누른 뒤 정리를 시작했는데, 20분도 안 지나서 아무리 생각해도 이건 아닌 것 같다며 당장 2인실로 이실해달라며 보호자가 Complain을 해왔고 옮겨줄 때까지 스테이션 앞에 서있었다. 어찌어찌해서 다른 병동 2인실로 간신히 이실을 보냈고, 그 자리엔 바로 다른 환자가 입원하게 되었다. 그 환자 건만으로 입원을 두 번 받은 느낌이었다.

02 자리 안내 - 키·몸무게는 환의로 갈아입은 뒤 측정하기

1. 자리안내 (★ 키·몸무게는 환의로 환복 후 재기 ★)

- 보통 스테이션 가까이에 신장계와 체중계가 있어서 병실로 들어가기 전에 미리 재는 경우가 있는데 원칙은 환의로 환복한 후에 재는 것임

⇨ I/O Check를 통해 환자의 상태를 비교하는 지표가 Bwt인데, 환의 입고 재지 않으면 이후에 측정한 Bwt 과 변화의 폭이 커 정확하지 않음

- 특히 겨울에 내복과 패딩 같은 겉옷 무게로 인해 2~3kg까지 차이가 남

2. V/S 측정하며 필요한 중재하기 (NU·NS는 GCS+Motor 사정도 함께)

- V/S 측정하면서 현재 불편사항 있는지 확인함

⇨ 만약 BP 및 SpO_2 등 수치가 크게 이상하다면 즉시 중재해야 함

⇨ 전산 작업이나 다른 게 중요한 게 아님! 즉시 중재해야 함

3. 기구 Setting 상태 확인하기

- Infusion Pump, Bi-pap, Home vent, 산소유량계 등 Setting 확인함

⇨ Dr. Order와 비교하여 Setting이 다르다면 다시 조절해야 함

⇨ 산소유량계 경우 O_2 Tank에서 Wall O_2로 옮기면서 Setting이 바뀌는 경우가 종종 있음

⇨ 현재 환자 상태에 맞춰 Setting 값 변경하기 위해서라도 꼭 확인해야 함 (Dopamine 4cc/hr로 왔는데 BP가 180대가 나오면 감량해야 함)

4. Fluid 종류와 속도, Line 위치 확인하기 (Function도 함께 확인하기)

- 종종 다른 종류 Fluid를 달고 입원 오는 경우가 발생함

⇨ 중심정맥용 Fluid를 Peri로 연결해서 달고 오기도 하고 속도도 잘못됨

⇨ ER에에서는 Dopamine 같은 단독 Line 약물을 다른 약물과 함께 같은 Line에 우선 연결해서 주는데, 병동에 입원 오면 Line을 분리해야 함

- Paralysis(마비)있거나 Weakness 있는 쪽에 Line이 잡혀있으면 건강한 쪽으로 옮겨주기 (폴대 밀 힘이 없어서 낙상 등의 안전문제 발생함)

5. 간호정보조사 하기 - 보호자가 있다면 보호자 분께 부탁하기

- 전에 우리 병원에 '입원'하였는지 먼저 꼭 물어보기 (시간 절약됨)
- 최근 3년 이내 입원 이력 있다면 기존 간호 정보를 이용할 수 있음

⇨ 바뀐 내용만 확인함 (주소·전화번호·마지막 대변일·다른 병의 유무 등)

- 보호자가 간호정보조사지를 작성하는 데 무리가 없다면 작성 부탁함

⇨ 잘 모르는 부분은 비워두고 다시 보고 질문하겠다 말한 뒤 아는 것만 채워 넣도록 협조 요청함 (그동안 환자 V/S 측정하면 시간 단축됨)

03 간호정보조사 - 지참약과 함께 살펴보기

★ 지참약 조사: 무슨 약을 '언제' '어떻게' 먹었는지 확실하게 조사하기★
- 처음 조사를 잘못하면 환자에게 계속 왔다갔다 하게 됨
- PO Medi 공부하는 게 가장 좋음 (약을 알면 복용법을 대략 알게 됨)

1. HTN/DM 환자 - 자가약 있다면 언제 마지막으로 복용했는지 확인하기
- HTN, DM, TB, Hepatitis, Cancer 등의 과거력에서 HTN, DM 경우 Local Medi를 복용하는 분이 많고 복용 여부에 따라 V/S과 E/T 흔들림
- 입원 전 Oral Poor하거나 General Weakness로 Medi 복용을 Skip하여 이상 수치로 측정될 수 있으므로 꼭 마지막 복용이 언제인지 확인해야 함

2. DM 환자 - PO Medi뿐만 아니라 Insulin Pen 유무 확인하기
- 지참 약을 조사할 때 먹는 약에 대해서만 알려주시는 분들이 많음
- Insulin Pen은 어떻게 투약했는지 여분으로 더 가져왔는지 확인할 것

3. MP(Pulmo) - COPD, Asthma 환자는 Inhaler 사용 여부 확인하기
- PO Medi만 알려주고 Inhaler 사용법은 안 알려주는 분들이 많음
- 한번 할 때 몇 Puff인지, 하루에 몇 번 (QD, BID) 하는지 확인하기
- 가져왔는지 확인하고 여분으로 더 있는지 확인해야 함 (그래야 처방받음)

4. OP환자 - Anticoagulation(항응고제) 복용 여부 확인하기
- OP 예정 환자는 Aspirin, NOAC을 OP 며칠 전부터 Hold함
⇨ OP 부위 지혈이 잘 되지 않고, 수술 위험성이 올라가기 때문임
- 반드시 입실 전에 항응고제를 언제 마지막으로 먹었는지 확인해야 함
⇨ 당일까지 복용했다면 OP를 Delay시켜서 입원까지 Delay되기도 함

+ NOAC (New Oral Anticoagulation; 새로운 경구용 항응고제)
⇨ 자주 쓰는 표현이므로 알아두기
⇨ 종류: 프라닥사, 자렐토, 엘리퀴스, 릭시아나

5. Chemo환자 - Pre-medi가 있다면 약 복용 여부 확인하기
- Chemo 중에서도 몇 개는 Pre-medi가 있음
⇨ 사실 이 경우는 미리 알기 어려움 (예정 Chemo 종류를 모르면 어려움)
- F/U Loss 한 환자 경우 마지막 Chemo가 언제였는지 확인하기

6. 기타 - 진통/해열제 복용한 경우 언제 무슨 약물 복용했는지 확인하기
- 일시적으로 증상이 완화되었을 가능성이 있으므로 조사해야 함

04 간호정보조사 - Bedridden

1. Sore 확인하기

- 반드시 구석구석 확인하기 (후에 욕창발생보고서를 쓰게 될 수 있음)
- 후두부, 귀 뒤, 꼬리뼈, 등 척추 부분, 발뒤꿈치에 특히 Sore가 잘 발생함

2. 삽관 기구 - 삽관 일과 종류 확인하기

- 특히 L-tube, T-tube(Tracheostomy) 경우 교환해야 하므로 반드시 언제 마지막으로 어디서, 어떤 종류로 삽관했는지 물어야 함
- 전원 경우 종이에 적어서 보냈거나, 보호자가 잘 아는 경우가 많음

3. L-tube, PEG - Feeding 어떻게 얼마나 했는지 확인하기

- 특별히 이상 없다면 기존 Feeding 양을 따라가므로 꼭 조사하기

⇨ 하모닐란 300 QID, 앤커버 200 Tid 이런 식으로 조사해야 함

05 간호정보조사 - 기타

1. 투석환자 - 언제 투석했는지, 투석 기록지 가져왔는지 확인하기

- V/S 측정 시 투석환자 경우 본인이 투석하고 있다는 사실을 알려 줌

⇨ 투석환자라는 사실을 알았다면 몇 요일마다 투석을 받았고 마지막으로 투석 받은 날짜는 언제인지, 어디서 받았는지를 조사해야 함

⇨ 이전 병원의 투석(이송) 기록지를 가져왔는지 묻고 OCS에 등록해야 함

- Perm Catheter나 AVF(동정맥루) 여부 확인하고 위치 확인하기

2. Ca환자 - F/U 여부, 언제 F/U하는지 확인하기

- 다른 병원에서 치료받는 Ca 환자 경우 F/U이 계속 필요한지 확인하고, 언제 F/U 예정인지 알아두는 게 좋음 (퇴원 날짜를 조절해야 함)

3. 알레르기 여부 확인하기

- 식품 및 약물에 알레르기 있는지 반드시 확인하기

⇨ 생각보다 식품 알레르기 있는 분들이 많음

4. 식사 확인하기

- 밥으로 먹을지, 죽으로 먹을지 확인하기

⇨ DM환자는 당뇨식, Ca환자는 고단백식 등 환자에게 맞는 식사 처방이 세세하게 나뉘는 병원이 있음 (이런 처방을 Refuse하는 환자도 있음)

- 식사 확인하고 식사 신청까지 미리 해두면 센스 있는 Acting임

06 환의로 환복 - 키, 몸무게 측정 + Lab, Fluid 달기

1. ER에서 Fluid를 달고 온 경우 - 환복 도와주기

⇨ 환자분 혼자 옷 갈아입다가 자칫하면 Line Remove 상태가 벌어짐

2. 키 / 몸무게 측정 - Charge Notify 하기

- 키 / 몸무게 측정하고 Charge 선생님께 필요한 정보를 Noti 하기

3. Lab과 Line은 함께 진행하기 - Line 잡을 때 검사 종류 확인하기

- 외래에서 입원 온 경우 나가야 하는 Lab과 달아야 하는 Fluid가 있다면 Line을 잡으면서 Lab을 진행해야 함 (그래야 환자 1번만 찔림)
- Line을 잡을 때는 이 환자가 진행할 가능성이 있는 검사에 맞춰 필요한 Line을 잡아야 함 (그래야 후에 다시 Line 잡는 번거로움이 줄어듦)

⇨ 금일 Chest CT(22G Line 필요) 찍고 2일 뒤 CAG(20G Line 필요) 예정이면 20G로 미리 Line 잡아두면 센스 있는 Acting임

+ 실전 - 입원 받는 흐름 (필요한 물품은 미리 자리에 Setting하기)

1. 외래 통해 입원한 환자

- 환자 입원 사실 들음 → V/S 기구와 간호정보조사지를 챙겨서 자리 안내함 → 자리 안내하면서 전에 본원에 입원한 적 있는지 조사함 → V/S 측정과 함께 필요한 간호 정보 조사함 → 지참약 가져왔는지 확인함 → 무슨 약을 어떻게 먹었는지 조사함 → 간호 정보 보면서 필요한 추가내용 조사함 → 환의로 갈아입고 키, 몸무게 재러 스테이션 있는 곳으로 나와달라고 말함 → Charge 선생님께 조사한 내용 알려드림 → 환자 나오면 키·몸무게 측정함 → 검사 나가야 할 Lab과 Fluid 준비함 → 추후 검사 예정 있는지 확인함 → 필요한 Gage Catheter 챙겨감 → Lab 하면서 Line 잡음 → DM 환자Lab 나가기 위해 채혈한 피를 이용해서 E/T(BST) 측정하고 Noti 함

2. ER 통해 입원한 환자

- 환자 입원 사실 들음 → W/C 타고 입원 온 환자의 경우 Condition 보고 키·몸무게 측정하고 자리로 안내함 (ER에서는 환의로 미리 갈아입힘) → (V/S 기구와 간호정보조사지 챙겨가기) ER에서 달고 온 기구가 있다면 Setting 상태와 Line 상태 확인함 → 지참약과 ER에서 받은 약 수거함 → 지참 약은 무슨 약을 어떻게 먹었는지 조사함 ER에서 환자에게 준 검사 용기 개수 확인하고 제출 여부 확인함 → 간호 정보 보면서 추가로 필요한 정보 조사함 → 병동 환의로 갈아입힘 → Charge 선생님께 내용 Noti 함

7-02 '인계'하는 신규간호사
혹시 '이게' 걱정인가요? (인계편)

'Admission' - Primary 관점: Kardex

Acting으로서 입원은 참 많이 받아보았지만, 어느 날 갑자기 Primary로서 환자 입원을 받게 되니 **카덱스 정리는 어떻게 해야 하고, 어떤 것을 Dr.에게 Noti 해야 하고 Confirm 받아야 하는지 선별하는 게 어려웠다.**

그래서 다른 선생님들의 도움으로 간신히 Admission Order를 받았고 입원 전산 정리를 어찌어찌 하기는 했지만, 당최 카덱스에는 어떤 내용을 써야 할지 감이 안 잡혔다.

선생님들께 어떻게 EMR 정리를 하면 좋은 건지 질문도 해봤는데, **카덱스 정리는 특별히 정해진 틀이 없고 병동의 다른 선생님들이 정리한 것을 참고해서 비슷하게 필요한 내용을 선별해서 정리**하면 되는 거라고 어려울 게 없다고 하셨다.

처음에는 전산 정리가 익숙하지 않아서 어려울 뿐이라고 여러 번 하다 보면 감이 잡혀서 쉽게 할 수 있을 거라며, **환자 History를 보면서 간호사인 우리가 관심을 가져야 하는 간호문제를 찾아내고 중재에 초점을 맞춰 정리해보면 좋을 거라고 조언해주셨다.**

그래서 환자 History와 선생님들이 정리한 카덱스 내용을 비교하면서 어떤 내용을 어디에 어떻게 썼는지 분석했고 그렇게 정리하려고 노력했다. 선생님들 말대로 EMR 정리에 익숙해질수록 소요시간이 단축되었고 더욱 간략하고 보기 좋게 정리해 가는 나를 발견할 수 있었다.

Kardex 정리하는 방법이 정해져 있지 않고 병원마다 각 병동마다 다르지만 이런 식으로도 정리할 수 있고 중재한 내용 중에서 이런 내용을 신경쓰면 좋은 부분들을 정리해놓았으니 참고하길 바란다.

다음은 'EMR의 Kardex 틀을 정리한 것'이다.

간호상황

입원동기	
현병력	과거력

Diet
식사정보

Activity	
V/S	I/O
Bwt	E/T
기타 (하는 것만 적어둠)	

약물력	
자가약	본원약

검사		
시행	B.cul	반환

특이사항
환자정보, 주의사항

삽관현황

Item	
L-tube	Tracheo
Foley	Drain Tube
C-line	기타

간호문제

Lab	이상 수치
C.C	
I/O	Target
Pain	이상 수치
BP	처치 방법
기타	기타

전달사항

인계	인계사항
지시	지시사항
협진	협진내용
검사	예정 검사
투약	투약 변경사항
통증	통증 조절 약물
항암	항암 진행 정보
식사	식사 변경 사항
혈당	횟수, 조절약물
수혈	동의서, Lab, Line
기타	퇴원, 전원내용
산소	산소 및 흡인
삽관	삽관 및 소독

투약관리

투약메모
* Fluid

검사예정

검사명	
예정시간	시행 여부

다음은 **'Kardex 틀'에 맞춰 7-0의 환자 정보를 정리한 것**이다. (설명을 위해 약간의 각색과 추가 정보를 기재함)

간호상황		
입원동기	**[2]** 피부과 진료에서 유발검사(타조페란) 도중에 Dyspnea, GI discomfort 발생으로 내원함 #1. Urticaria(본원 Derm) #2. Dyspnea(본원 MP) #3. Vertigo (본원 ENT) #4. Lt. Axillary Epidermal Cyst (Local ○○병원) → 2015.02. Local Excision of Dermoid Cyst	**[자리]** 입원 목적 (중요 내용만 적어둠) + 이실 시 (날짜 이실 전 부서 → 후 부서) 표시 ex) Intubation 위해 ICU입실 후 상태 호전되어 Ward 입실함(4/25 MICU → 7서) # 과거력 (어디에서 F/U, 언제 진단받았는지) → 치료(진단) 날짜, 치료내용 → 수술날짜, 수술종류, 어느 병원에서 시행
Diet	**[아]** 알러지식 **[점]** 알러지식 **[저]** 알러지식	**[시간]** 식사내용 (+보호자 식이 신청 가능함)
Activitiy	V/S TID I/O X (Confirm+)	V/S 횟수 I/O 횟수 E/T 횟수 Bwt 측정 여부
약물력	**[지참약]** 두고 옴. 알리톡 제외 정규처방 원함, Dr.Noti + * 4/23 본원 MP (Inhaler 포함 Hold +) → Singulair 1T #1, Inhaler : Flutiform 2puff BID * 4/17 본원 Derm (Alitoc 제외 4/23~정규처방 +) → Azeptin 2T #2, Talion 4T #2, Alitoc 1C #1	**[지참약]** 가져왔는지 → 정규처방으로 나갈지 확인 * 자가약 : 날짜 TDDI(약품식별조회) 여부 약품명 용법, Dr.Noti 여부, Keep 여부 확인, * 본원약 : 날짜, 정규처방 여부 → 처방 날짜와 남은 약 비교하여 복용습관 확인

검사	**[시행]** * 4/23 Tazoperan AST [Derm OPD] **[반환]** * 4/23 Chest X-ray PA [ER] (할 필요 없음 +)	**[시행]** * 날짜 시행한 검사 (CT, MRI 등 진단에 필요한 검사만 기재함, 루틴 검사는 대개 제외함) **[반환]** * 날짜 검사명 (이유 적어주면 좋음) **[B.cul]** * 날짜 (어디서 나갔는지-Peri/Central) → Fever Study, Anti Change 할 때 확인함
특이사항	**[VIP]** 본원 간호사 **[ADR]** Tazoperan 등록+ * 2인실 원함, Cost 설명+	VIP, 응대주의, 환자 요구사항, 특이사항 기재함

삽관현황

종류	부위	구분	시행일	일수	종류	비고	종류	부위	구분	시행일	일수	종류	비고
Line	Lt.손등	삽입	18.04.23	1	18G	At.ER	삽관 종류	삽관 부위	삽입 교환 제거	날짜	유지기간	물품 Size 규격	시행 부서 시행자
		제거	18.04.24	1	18G	At.7서							

투약관리

[투약메모] * 4/23 Normal Saline 1L 100cc/hr → Cut	**[투약메모]** * 날짜 Fluid 종류 주입속도 (변경사항 기재)

<table>
<tr><th colspan="2">간호문제</th></tr>
<tr><td>[Lab]
* WBC (23) 22.9
* RBC/Hb/Hct/Plt (23) 5.86/17.3/51.0/688K

[ABGA]
PH/PCO_2/PO_2/HCO_3/Sat
(23) 7.47/38.8/61.7/27.4/88.1 (Room air) [ER]</td><td>[Lab] 중재해야 할 정도의 검사지표만 선별해 적음
* 검사지표 (검사날짜) 수치
→ 수혈예정, Lab교정, 검사와 관련된 이상 지표 적어둠

[ABGA]
PH/PCO_2/PO_2/HCO_3/Sat
→ ABGA 검사 당시 산소 적용 여부 확인하기</td></tr>
<tr><td>[C.C]
Dyspnea (T: 95%)
Abd. Pain
[Bropium 1A IV] 11AM [ER]
Headache
[Tridol 1A IV] 8pm
[Meckool 1A IV] 8pm
LBP → HBP : 85/48[ER] → 160/90 → 140/80
[Epinephrine 1A IV] ER 11:07, ER 11:04</td><td>[C.C] 의사 진단과 별개로 환자의 주호소 적기
→ 간호사인 우리가 발견한 문제와 중재해야 할 것
→ 과거에 호소했던 증상 중 다시 호소할 가능성 있는 것
→ 중재하고 있는 환자의 호소, 변화양상 기록하기
→ 더 이상 호소하지 않고 해결되었다면 지워도 됨

주호소 [중재방법] 중재시간
→ Noti하거나 인계할 때 확인하기 편함</td></tr>
</table>

전달사항	
[인계] ★ 손 씻기 : 항생제 초 예민 반응 ★ * Conservative care 위해 Adm. 익일 D/C 예정 * MO Reply 보고 Bone Marrow 가능성 있음	**[인계]** Plan 등 특별히 인계해야 할 내용 [PR(억제대)] Per (여부), 지시 (여부) [DNR] PER (여부) DNR (범위 - 승압제, Intubation 등) [HD(투석)] 투석하는 날짜, 시행한 날, 준비물, Anti 부스터
[투약] * Inhaler : (4/23 ~ Hold) Flutiform 2puff BID * Steroid : (4/23 ~) Talion 2T BID	**[투약]** 입원기준으로 투약 변경사항 기재 : 추가, Hold * 종류 : (날짜 ~) 약물명 용법 * Anti, Steroid, Inhaler 경우 나눠서 기재하는 게 좋음
[산소 및 흡인] * O_2 2L (N/P) (T: 95%) [ER] → Standby	**[산소 및 흡인]** * 산소 용량 (투여방법) [Target 있다면 기재] * Suction 여부, Sat. M(Pulse Oximeter) 적용 여부 * Home Vent, High Flow, Bi-pap 등 기계 적용 여부 → 기구 소모품 교환일시, 교환 여부 기재 * Nebulizer : 약물명 용법 횟수 기재
[검사] * Bone Marrow ?? → Per (-) Line (+) LAB (처방-) NPO (X) Biopsy Set (-), Bone Marrow Needle(-)	**[예정일 검사]** 검사준비 진행사항 기재 * 검사명 Per (여부), Line (여부), NPO (여부), 선행 Lab (여부), 준비물 (여부)

<table>
<tr>
<td>[협진]
* MO for Abnormal CBC
* Derm for Abnormal Discharge Medication
→ 퇴원약 Azeptin 1T BID, Talion 2T BID
Zeroid intensive cream 처방 부탁(7일치+)
→ 1주 후 본과외래(4/30+) 추시 바람</td>
<td>[협진]
* 의뢰받은 과 - 의뢰목적
→ Reply 내용 (진행사항 표시)
Ex) 추가 필요한 CBC Lab 주치의 Confirm 후 진행(+) Steroid
2T에서 1T로 감량(Noti+ 변경-) 바라며 1주 후 외래(4/30+)
추시 바람</td>
</tr>
<tr>
<td>[식사]
* 알러지식 (소고기, 계란흰자 제외), 영양 팀 연락+
* 4/23 개인금식-개인금식-알러지식
* 4/24 알러지식-개인금식-개인금식</td>
<td>[식사] 전산으로 신청할 수 없는 건 영양 팀에 문의해야 함
* 날짜 아침식사-점심식사-저녁식사 (변경사항 파악 위함)
* L-tube feeding 경우 → 식사종류와 용법 기재
ex) 경장영양식 200 Tid, Water 100 Tid</td>
</tr>
<tr>
<td>[4/24 퇴원] 퇴원예고+ 퇴원처방+ 정규처방+
→ MO Reply 안 보고 퇴원 후 MO 외래에서 보기로 함
* 필요서류 : 없음
* 퇴원약 : 7일치+
* 외래 : MO 4/24 11am S교수 +
MP 4/30 10am Y교수 +
Derm 4/30 11am L교수 +
* 식사 : 아침 먹고 퇴원 / 투약반환 2 / 남은 검사 1</td>
<td>[예정일 퇴원] 퇴원예고( ) 퇴원처방( ) 정규처방( )
* 퇴원약 : (다음 외래 추시까지) 필요한 양 (처방 여부)
→ IV 약물 경우 PO 변경 여부 확인해야 함 (Anti, Steroid)
* 외래 : 입원시킨 진료과를 포함하여 필요한 과 예약함
* 식사 : Cost 발생하므로 식사 언제까지 할 건지 확인
* 퇴원하기 전 간호사 전산 업무 진행사항 기재</td>
</tr>
</table>

검사예정					
검사예정일	검사명	진행사항	검사예정일	검사명	진행사항
2018.04.23	EKG	검사완료	날짜	종류	처방확인/접수/완료

카덱스는 간호사인 우리가 일하기 편하게 환자 문제를 찾아 서술하고, 어떻게 중재했고 앞으로 어떻게 중재할 것인지 한눈에 보기 편하게 쓰는 게 목적이므로 양식은 얼마든지 변할 수 있다. 중요한 것은 최대한 필요한 내용만 간략히 쓰는 것이다.

암또 생각

EMR 카덱스를 정리하기 전에 우선 같은 병동 내의 다른 선생님들이 어떤 식으로 정리하는지를 봐두는 게 중요하다. 다른 병동에서 전실 오게 되면 우리 병동 스타일로 다시 EMR을 정리해야 하는데 하다 보면 차라리 입원을 새로 받는 게 편하겠다고 생각될 정도로 병동마다 카덱스 정리 방식에 차이가 있다. 선생님마다 카덱스가 지저분하게 많은 내용이 적혀있는 것보다 필요한 내용만 적혀있길 원해서 시간이 다소 지난 것은 지워버리라는 선생님도 있지만, 사소한 내용일지라도 카덱스에 전부 다 적어두길 원하는 선생님이 있다. 선생님들의 근무 스타일을 보면서 그에 맞춰 정리해두어야 인계 때 덜 혼나게 된다. 또한 EMR 카덱스를 잘 정리하기 위해선 의학용어를 반드시 공부해야 하며, 각 병동에서 약속해둔 기호의 의미를 파악하고 필요 없는 사족은 줄이고 핵심단어만 적어두면 된다. 대략 10번 정도만 직접 입원을 받고 EMR을 정리해보면 어느 정도 익숙해져서 큰 어려움이 줄어들 것이다. 연습할 때 좋은 것은 우선 메모장 프로그램을 켜서 병동에서 정리하는 틀을 먼저 적어둔 뒤, 환자 정보를 어떻게 정리하면 좋을지 적어 본 뒤 다른 선생님은 어떻게 정리하였는지 보고 사족은 줄이고 필요한 말이 빠지진 않았는지 보면 좋다.

이외 **전달사항에 들어갈 수 있는 내용을 정리한 것**이다.

추가 전달사항 예시	
[혈당] (Home : Janumet 50/500mg 1T QD) * E/T QID → (4/25 ~ Hold) Janumet 1T QD → Enhance CT 예정으로 4/28까지 RI Schedule 따라감	**[혈당]** (평소 혈당 조절방법) * E/T 횟수 → 조절 용법 → 변경사항
[삽관 및 소독] * L-tube 4/25 (-) * Tracheostomy(#301-7) Site Daily Dx(-) 4/25(-)	**[삽관 및 소독]** * 삽관 기구 교환일시 (교환 여부) * 소독부위 소독 횟수 (소독 여부) 교환일시 (교환 여부)
[항암] 4/25 Gem-Carbo 동의서 (+) → Hydration (NS 1L로 대체+) * 키/몸무게/BSA : (25) 180/70/1.87 * 5/2 Gem-Carbo (D8) 예정	**[항암]** 항암예정 항암 종류 처음인 경우 - 동의서 (작성 여부) → Hydration 여부 * 키/몸무게/BSA : (항암 당일 공복) 키/몸무게/BSA * 다음 항암예정일 항암 종류
[수혈] * PER(+) 보관검체(+) AST/Antibody(+), Line(+) 혈액접수(+) 혈액은행 연락(+) → PC 6P Irradiation(+) Filter (처방+), Bag (처방+)	**[수혈]** * Per (여부) 보관검체 (여부) AST/Antibody (여부) Line (여부) 혈액접수 (여부) 혈액은행 연락 (여부) → 수혈 종류 Irradiation (여부) Filter (사용여부)
[통증] * Mypol 2T TID + Targin 20mg 2T BID * (Prn) [Pethidine HCl 1A IV] *3 (+/-/-) 1pm	**[통증]** * Routine적으로 하고 있는 통증 중재 * (필요시) 통증 중재 (사용횟수) 사용시간

Plus+

'인수인계'

- 인수인계 Tip

처음 Primary에 들어갈 당시 우리 병동에 간호사 수가 부족하여 다른 곳에서 1달간 Helper로 온 선생님께 주로 인계를 받았다. 이분은 특수 간호 전담을 수년간 해오시다가 다음 달에 Center로 Rotation 예정이었는데 불가피하게 우리 병동으로 Helper를 오신 분이었다.

그동안 수없이 인계를 들었지만, **Acting으로서 들을 때는 Acting인 내가 할 일만 걸러서 듣느라 어떠한 내용을 전체적으로 주는지는 관심이 없었다.** 그래서 Primary가 되어 인계를 줘야 하는 상황이 되자 그때야 다른 선생님들은 어떻게 인계하는지 관심이 생겼다.

이분께 인계 들을 때 나는 항상 Full 인계로 들었는데, 연속으로 일해도 언제나 Full 인계로 주셔서 원래 인계는 Full 인계로 주는 거고 카덱스에 적힌 내용을 Reading 해주는 줄 알았다. 여기에 1달 먼저 들어온 동기와 인계하는 법에 대해 말하다 보니 이렇게 인계를 주는 게 맞는 줄 알았다.

그 후에 다른 Primary 선생님들께 **인계를 주면서 필요 없는 말로 인계시간 지체하지 말고 중요한 내용만 말해주라면서** "알고 있어. 내가 입원 받았어, 나 때 일어난 일이야, 넘어가. 넘어가."란 말을 들으며 인계 연습 좀 하라는 소리를 꽤 듣게 되었다. 그래서 다시 **선생님들의 인계법을 분석해 보니 다음 근무자의 환자 파악 정도에 맞춰서 필요한 내용만을 인계하고, 카덱스의 내용도 그저 읽기만 하는 게 아닌 걸 깨달았다.** 카덱스에 적어둔 내용에서 부가적 설명이 더 필요한 것과 중요한 사항을 말해야 했다.

이미 알고 있는 내용을 말하면 인계시간이 길어져 Acting 시간이 부족해지므로 필요한 부분만을 인계하도록 연습하길 바란다.

01 다음 근무 번 간호사의 Duty 고려하기

- 인계 줄 다음 근무 번 간호사가 누구냐에 따라 인계 내용이 달라짐
- 다음 근무 번 간호사가 없었던 동안의 일을 인계하기

⇨ 4Day를 하고 있는 간호사와, 4OFF이었던 간호사에게 줄 내용이 달라짐

⇨ 연속 근무 중이더라도 모르는 '신환'은 Full 인계하기 (퇴원 제외)

예로 'Nursing'이라는 16부작 드라마가 있다고 하자. 친구의 추천으로 1~2화는 줄거리로 들었고 3화부터 보기 시작해서 끝까지 다 보았는데, 정작 추천해준 친구가 15화까지 보고 16화를 못 봤다고 무슨 내용인지 물으면 우린 16화에 있었던 일만 설명하면 된다.

이미 듣는 이가 주인공의 과거 일을 알고 있으므로 굳이 처음부터 설명하면 "야, 내가 너한테 해줬던 내용이잖아. 그래서 뒤가 어떻게 됐는데?" 하며 본인이 모르는 내용에 대해 듣길 원할 것이다.

반대로 한 회도 본 적 없는 친구가 그 드라마는 무슨 내용이냐고 물어보면 처음부터 설명해주어야 한다. 그래야만 사건의 개연성을 이해하고 무엇이 중요한지 알 수 있기 때문이다.

인계할 때도 같다. **내가 알고 있는 내용을 뒤에 근무할 선생님께 알려주는 것으로, 뒤에 근무할 선생님이 연속으로 일하고 있다면 이미 환자 History의 대부분을 파악하고 있으므로 모르는 부분만 말하고 넘어가면 된다.** 특히 본인이 직접 입원 받은 환자의 History를 말하면 "내가 입원 받았어, 넘어가" 하고 모르는 내용만 인계주기를 원한다. 그러면 우리는 이분이 퇴근한 후에 발생한 Event 위주로 인계 드리면 되고, 이분 때는 없었던 새로운 환자에 대해서만 Full 인계 드리면 된다.

반대로 장기간 쉬고 온 분의 경우, 이 선생님이 안 계시던 동안에 있었던 일을 전부 인계해드려야 근무하는 데 지장이 안 생긴다.

인계는 다음 근무 번의 환자 파악 정도에 따라 내용이 달라지므로, 뒤에 근무할 간호사의 Duty를 참고하여 인계 준비를 하면 된다.

02 다음 Duty가 해야 할 주요 업무에 초점 맞추기

- Day: 검사 보내기·퇴원·이실(입원)
- Eve: 입원 받기·검사 준비·퇴원 준비
- Night: Order 확인·검사 확인·퇴원 정리

각 Duty마다 주요 업무가 있다. 물론 상황에 따라 정규 입원은 Eve 업무지만 Day 때 오면 Day가 받고 퇴원도 Eve 때 가기도 하며 첫 OP는 Night가 보내기도 한다. (Night에 응급환자가 생기면 Night가 입원 받음) 그렇지만 **각 Duty별 업무는 분명히 나뉘어 있고, 그에 맞춰 일하고 인계를 주면 된다.**

Day 회진 때 2일 뒤 Bronchoscopy 한다고 했다면, 미리 동의서를 받아두는 정도는 센스 있게 해줄 수 있지만, 굳이 검사 2일 전인데 모든 검사 준비를 다 해두고 다음 근무자에게 자세하게 인계를 줄 필요는 없다. "2일 뒤 Bronchoscopy 예정이고 동의서까지 받아 놓았습니다." 정도로 인계를 줘도 충분하다.

이외에도 굳이 며칠 후의 일까지 자세히 인계 드릴 필요는 없다. 5일 뒤 퇴원 예정인 사람의 퇴원 진행 상황을 미리부터 완벽하게 준비해서 인계할 필요는 없다. 이분 말고도 신경써야 할 환자가 많으므로 지금 당장 더 중요한 환자를 Care하고 그분들의 정보를 인계하는 게 더 중요하며 그러길 원한다.

암또 일화

Day 근무였는데 회진 때 2일 뒤 PCNA를 한다고 들어서 카덱스에 검사 예정일과 필요한 준비물, 동의서, Line 등을 서둘러서 준비해놨다. 내 일도 아직 마무리가 안 되어있었는데, 혹시 인계 때 검사인 걸 알았는데 왜 아무것도 준비 안 했냐고 뭐라 할까봐 굳이 부랴부랴 시간을 내서 준비했다. 그리고 인계 때 검사 예정으로 미리 준비해놓은 걸 얘기하니, "굳이 그걸 왜 네가 준비해? 내일 Eve가 하면 되잖아. 네 일이나 더 신경써서 잘해."라고 오히려 한소리 들었다. 게다가 다음날 Eve가 넌데, 굳이 바쁜 Day 때 준비해서 할 일도 마무리 못 해서 일을 이렇게 넘기면 되겠냐며 일머리가 없냐는 소리도 들었다. 사실 나도 그러면 될 것 같았지만, "내일 할게요."라고 말하면 일을 미뤘다고 혼날까봐 어떻게든 꾸역꾸역 해냈던 것이었다.

03 Event나 특이사항은 말해주기

*** V/S 또는 Mental이 크게 흔들렸다가 안정화 된 경우**

- 처치실에 나와 있었거나 그에 맞는 조치를 한 경우 그 내용까지 말하기

⇨ 이후 비슷한 상황이 발생하면 참고할 수 있음

⇨ 보호자가 와서 무슨 상황이었는지 물어보곤 하는데 전해 듣지 못했다면 무척 당황스러운 상황이 됨

- 간혹 지금은 괜찮다면 언급조차 안 하고 넘어가는 경우가 있음

⇨ 본인이 이렇게 힘들었다가 아니라 이러한 사건이 있었다는 걸 말해주기

*** 낙상 및 안전사고가 일어났거나 일어날 뻔한 경우**

- 환자 안전사고는 이후에도 일어날 수 있으므로 말해주는 것이 좋음

⇨ Mental이 또렷하지 않아 병실을 찾지 못하는 환자

⇨ 수면제 복용으로 Delirium 발생한 환자

⇨ 이 외 문제 상황 등을 말해주면 해당 환자를 볼 때 더 신경써서 봄

*** 환자나 보호자의 Character**

- 극도로 까칠함, 특정 내용 언급하면 예민함 등

⇨ 근무 교대 후 처음 들은 내용이지만 전부터 말해왔다면서 우리끼리 소통 안 하냐며 화내며 폭력을 행사하려는 분들이 있으므로 꼭 말해줘야 함

⇨ 어느 한 내용에 꽂혀서 계속 집착하는 분들도 있으므로 말해주면 좋음

암또 일화

평화롭던 주말 Day 날, Tracheostomy를 한 환자에게서 SpO_2가 급속도로 떨어져 응급상황이었던 날이 있었다. Tracheostomy 안으로 Suction Tip이 무언가에 걸린 것처럼 들어가지 않아서 SpO_2가 계속 떨어져 갔고, 어떻게 할지 생각하던 중 며칠 전 인계 때도 이런 비슷한 상황이 있었으며 그때 뮤코미스트를 살짝 Tracheostomy 안에 직접 흘려주어 Suction Tip이 들어갈 수 있도록 하여 Suction을 했고, 작은 혈전 등을 제거했었다고 인계받았던 게 기억났다. 그래서 바로 뮤코미스트를 쏴주었고 그 후 Suction을 하고 Nebulizer를 돌려서 SpO_2 수치가 안정되게 만들었다. 만약 인계 때 이렇게 큰 Event를 듣지 못했다면 대처방법을 모르고 우왕좌왕 했을 것이다. 이 외에도 경한 치매가 있는 환자에게 지참 약에 대해 언급하면 해당 약을 잘 가지고 있는지 자신에게 어떻게 주고 있는지 집착한다고 했지만 그 말을 잊고서 약에 대해 질문하였다가 정말 끝없는 질문 폭격에 시달려야 했다. 그때 환자 특이사항에 대해 인계 주는 게 왜 필요한지 다시 한 번 깨달았다.

04 다음 Duty에게로 넘어가는 일 꼭 말해주기

＊ 인계 후에 다음 Duty 번이 해야 하는 일들이 있으면 꼭 말해주기

– Fever가 떠서 Blood Culture를 진행하기로 하였으나 처방이 안 남
혹은 Fever가 떠서 B/Cul 나갈 확률이 100%인데 주치의 연락 안 됨

⇨ Blood Culture 바로 나갈 수 있게 준비해 두고 인계 드리면 좋음

⇨ Fever 38.4도고 마지막 B/Cul 3주 전에 나가서 컬쳐 나갈 거 같은데 주치의 연락 안 되고 처방도 안 나서 준비는 해두었는데 혹시 처방 나면 진행해주세요.
(눈치 보여서 처방 나면 하고 가겠다 하면 그냥 가라 함)

– 연락을 다음 Duty 때 주라고 했으면 꼭 말해주기

⇨ 혈액은행에서 9AM 이후에 혈액 준비사항 알려준다고 그때 연락주라고 했으니 연락 부탁드릴게요.

⇨ CT실, MRI, 핵의학실(검사실)에서 검사 스케줄 10AM 이후에 연락 주라고 했으니 연락 부탁드릴게요.

⇨ 주치의가 OP 들어간다고 3PM 이후에 연락 주라고 했습니다.

⇨ 보호자가 6PM 이후에 연락 달라고 했습니다.

⇒ 기타 등등 다음 Duty 때 연락 달라고 한 일 있으면 꼭 말해주기

– 이외 자신 Duty를 넘어가는 일 있다면 꼭 말해줘야 함

⇨ 부탁드릴게요 라는 말을 하기가 눈치 보여서 얼버무리고 숨겼다가 후에 자신이 조용히 하고 갈려고 오버타임을 하고 있다가 내 뒷 Duty에게 저런 건 네가 좀 해줄 수 있는 거 아니냐는 등의 말이 가기도 함
인계 때 들은 적 없던 일을 자신이 시킨 것 같다며 기분 나빠하기도 함

⇨ 가장 중요한 건 눈치껏, 공손하게 부탁드리면서 최소한의 하려는 노력은 했다는 것을 보여주면서 어쩔 수 없이 넘어가는 것을 부탁드리는 것임
무작정 넘기는 것은 좋은 소리 못 들음

05 다시 확인하겠다, 하고 가겠다 하였으면 말해주고 퇴근하기

＊ 추가 인계할 일이 있다면 말하고 퇴근하기

– 말해주고 퇴근해야 뒤 Duty가 다시 확인하는 번거로움이 줄어듦

⇨ 기록 마무리 이런 것이 아니라 본인이 다시 검사실에 확인해보겠다.
주치의에게 확인하겠다, 보호자에게 확인하겠다 등의 일을 말함

⇒ 우리가 다른 이들을 자칫 귀찮고 방해할 가능성이 있는 일, 급한 일 등

+ 인계 순서 - 위에서 아래로 차례대로 주기

*** 인계 순서**

- (병실)호 (환자 이름)님 (진단명) [과, 주치의, 교수님 말하기도 함] 환자로

⇨ 709호 암또님 Anaphylactic Shock 응급의학과 S교수님 환자로

*** 외과 경우 (진단명) 환자 뒤에 (수술명)한지 (POD)일 째 되는 분입니다.**

⇨ 702호 김산모 환자 C/Sec 한지 POD 2일째 되는 분입니다.

⇨ 외과는 POD에 따라 Hold 되는 약물, 처치가 달라지므로 중요함

*** EMR 카덱스 화면 위에서부터 아래로 차례대로 인계해 주기**

- 주는 사람도 받는 사람도 지금 어딜 말하고 있는지 알 수 있음
- 어느 정도 적응되면 관련된 특이사항이 있으면 함께 말해주는 게 좋음

⇨ 특이사항이 적혀있는 부분이 있으면 먼저 가리키고 어디를 말하고 있는지 알려주면 듣는 사람도 편함

⇨ 금일 Lab F/u 결과 Hb 5.8이어서 RBC 2Pint 주기로 해서 동의서 받고, 보관검체 내리면서 20G 잡아놓았고 혈액은 10AM 이후에 준비된다 하니 수혈해주시면 되는 거 있습니다.

⇒ Lab 말하면서 관련된 게 있다면 함께 말하기

⇨ 환자분 Melena 100g 정도 1회 봐서 주치의 Notify 하고 응급으로 EGD 시행하였고 지금 PO 안 먹는 NPO 걸면서, Lab 나가보니 Hb 7.2 나와서 PRC 2pint 수혈한 거 있고 추후 더 Melena 양상 있는지랑 내일 Lab F/u 처방 내주는지 봐주시면 되는 거 있습니다.

⇒ 환자 간호문제를 말하면서 금일 시행한 검사, 식사 변경, Lab 결과 말하기

+ 인계주기 전에 꼭 마지막 Rounding 돌기

*** 인계 전 마지막 Rounding 꼭 돌고 준비하기**

- 환자나 다른 이들이 마음대로 수액을 틀어놓거나, I/O 맞춘다고 조금 더 틀어놓고 잊었다면 다음 Duty에게 좋은 소리 못 들음
- 기계 Setting 상태 다시 보기

⇨ 특히 O_2 Suction 후 올려놓고 안 내려놓는 경우가 있음

- 환자 상태 다시 보기

⇨ 고혈압, 저혈당 등 이상 있었던 분의 '현재 상태'를 인계 드려야 함

⇨ 다시 한번 F/U 해보고 그 내용을 함께 인계 드리면 좋음 (신뢰도 높아짐)

+ 실전 Full 인계 - 환자 History를 모르는 선생님께 인계하는 경우

* 상황: Day가 입원 받았고 Eve가 Night에게 인계 주는 상황
- Eve: 검사·퇴원 준비사항과 처치한 내용을 인계 줘야 함

* 환자: 709호 암또 F/23 ED Anaphylactic Shock

지금부터 인계 시작하겠습니다.
709호 암또 환자분 피부과 외래에서 타조페란 AST에 의해 Anaphylactic Shock로 Dyspnea, GI discomfort 발생하여 ER 통해 입원 왔습니다. 과는 ED(응급의학과)로 되어있습니다. 환자분 전에도 Urticaria로 본원 Derm에서 진료 봐왔었고, Dyspnea로 본원 MP, Vertigo(현훈)으로 본원 ENT에서 F/U 중이며, 2015년도 Lt. Axillary에 표피낭종으로 Local에서 제거술 받은 History 있습니다.

지참 약은 입원 당일 날 MP 외래에서 처방받은 싱귤레어와 Inhaler 외에 가져오신 것 없고, MP Medi는 Asthma 문제 아니어서 Inhaler 포함하여 전부 Hold 하기로 했습니다. 약은 환자분이 보관한다 하셨고, Hold 사실도 설명해두었습니다. Derm Medi는 환자분이 알리톡 제외하고 정규처방 원해서 주치의 Confirm 하에 알리톡 제외한 Azeptin 2T#2, Talion 4T#2로 들어갑니다.

(알리톡은 왜 안 원하는지 물으면 - 비보험 Medi라서 Cost도 비싸고, 현재 건선 많이 나아서 Derm에서도 안 먹어도 된다고 했고 필요하면 집에서 가져와서 먹겠다고 했습니다.)

ER에서 Condition 안 돼서 Chest PA는 못 나갔는데, Conservation Care로 입원 온 거라 주치의가 검사 안 나가도 된다 해서 반환해주면 되는 거 있습니다. 환자분 본원 간호사로 VIP이신 거 있고, 2인실 원하셔서 Cost Agree 후 입원하셨으며 Tazoperan은 ADR 등록해 둔 거 있습니다.

Fluid는 입원 시에 Normal Saline 1L 맞고 있던 거 BP 정상화되고 환자분 불편해 해서 주치의 Confirm 하에 Cut하고 왼쪽 손등에 Cap해 두었습니다.

입원 전 ER에서 Full lab 나갔었고, WBC, RBC, Hb, Hct, Plt 전체적으로 뜨는 양상 보입니다. MO에 혈액 이상소견으로 Consult 써놔서 궁금하실까 봐 살짝 뜬 수치까지 일단 적어놨습니다. Room air 상태에서 ABGA 나간 거에선 pO_2랑 Sat 떨어졌던 거 있었는데, F/U ABGA는 따로 나간 건 없습니다.

Anaphylactic Shock로 ER에서 Dyspnea 있었고, Abd Pain으로 브로퓸 맞았었고 지금은 특별히 호소하는 건 없지만 잘 봐주셔야 하는 것 있습니다. Low BP로 ER에서 에피 2차례 투여받고 BP 회복했는데 8PM에 Headache 호소하면서 160/80대로 High BP떠서 주치의 Noti 후 Tridol이랑 Meckool 드렸고, 지금은 BP 140/80으로 더 Headache 호소하는 건 없습니다.

환자분 Anti 닿았던 물체 접촉만으로도 Urticaria 발생하므로 손 위생 더 신경써주셔야 하는 것 있고요, 상태보고 내일 퇴원 예정인 것 있습니다. MO replay보고 Bone Marrow 가능성 있다고 했으나 Reply 안 달렸고 주치의 Confirm 하에 내일 퇴원 후 MO 외래진료 보기로 했고 환자도 이 부분 알고 있습니다.

O_2는 ER에서 2L Nasal Prong 했었고 98% 이상 유지되어서 Cut 한 상태로 올라왔고 혹시 몰라서 자리에만 O_2 Standby 해 놓았습니다.

협진은 MO에 혈액 수치 이상으로 의뢰해 둔 거 있으며 Reply 안 달려서 외래진료로 대체하기로 했는데 혹시 아침에 Reply 달리는지 봐주면 되는 거 있습니다. Derm는 퇴원 약 조정으로 의뢰한 거였고 Reply대로 주치의 퇴원 처방 들어와 있고 1주 뒤로 외래 잡아 달라 해서 4/30으로 예약해 둔 거 있습니다.

혹시 몰라서 Bone Marrow 적어두기는 했는데, 안 할 예정입니다.

식사는 소고기랑 계란 흰자에 알레르기 있다고 해서 알러지식으로 넣어놨고, 영양팀에도 연락해두었습니다.

내일 4/24일에 퇴원 예정으로 퇴원예고, 7일치 퇴원 처방 들어 와있고, 정규 처방도 들어와 있어서 내일 퇴원하게 되면 투약반환 해주시면 됩니다. 환자분 필요한 퇴원서류는 따로 없다 하셨고, 외래는 내일 퇴원 후에 MO진료 볼 수 있게 11시로 (협진) S교수님 앞으로 잡아놓았고, MP랑 Derm는 4/30일 오전으로 잡아두었습니다. ENT는 환자분이 더이상 F/U 필요 없다 하셨고 필요 시 본인이 외래진료 알아서 본다고 한 거 있습니다. 아침 먹고 퇴원하기로 하셔서 아침까지 식사 넣어놨습니다.

그럼 수고하세요.

"~인 거 있고요. ~하신 거 있습니다."라는 표현은 불필요한 말로 인계를 길어지게 하는 요소라 최대한 안 쓰도록 연습하면 좋다. (어색해서 위에는 포함하였으며, 순서대로 인계 주는 방식만 담음)

+ 실전 필요한 내용 인계 - 환자 History 알고 있는 경우

* 상황: 전날 Day 때 직접 입원 받았고 Night가 Day에게 인계 주는 상황 - Night: 검사·퇴원정리, 처치내용 포함하여 Day가 할 일을 인계 줘야 함
* 환자: 709호 암또 F/23 ED Anaphylactic Shock
지금부터 인계 시작하겠습니다. 709호 암또 환자분 Anaphylactic Shock로 응급의학과로 입원하신 분이고요. 금일 퇴원 예정입니다. 어제 입원 후 Evening 때 Headache 호소하면서 High BP떠서 Tridol이랑 Meckool 1차례씩 들어갔던 거 있으며 그 후에는 더 호소한 거 없고, 지금도 BP 120/80으로 좋습니다. 어제 MO Reply 안 달려서 금일 퇴원 후 11시 외래진료로 대체하기로 했고, 환자분도 알고 계시므로 최대한 빨리 퇴원 진행해주시면 되는 거 있습니다. 환자분 필요한 퇴원서류는 따로 없다 하셨고, 외래는 4/30일 오전으로 MP, Derm 잡아둔 거 있고 ENT는 환자분이 필요하면 알아서 진료 보겠다고 한 거 있습니다. 금일 퇴원 확실히 간다고 해서 아침 약 돌리고 남은 투약기록이랑 안 하기로 Confirm 된 검사들은 반환신청 해놨고, 인턴 선생님 통해 반환확인 받아놔서 남은 Acting Check 없으므로 심사되는 대로 퇴원시키면 되는 거 있습니다. Lt. 손등 Cap은 혹시 몰라서 안 빼뒀는데, 퇴원 전에 Remove 부탁드리는 거 있습니다. 그럼 수고하세요.

상황을 퇴원 보내는 거로 설정하여 별다른 내용이 많이 없는데, **뒤에 근무하는 사람의 Duty를 보고 인계를 줄 환자에 대해 어느 정도 알고 있는지를 파악하는 게 중요하다.** 특히 직접 입원 받은 간호사가 가장 환자 History를 잘 알고 있으므로, Full 인계로 History부터 다시 말하는 것은 인계시간만 길어지게 한다. 이후에 발생한 일이나 더 신경써줘야 하는 부분을 위주로 인계 주면 된다. 그렇다고 정말로 필요한 내용을 Skip 하면 안 된다.

Plus+

'환자 파악'

- 환자 파악 Tip

인계를 잘하기 위해서는 환자 파악을 잘하는 것이 중요하다. 가끔 Main 병동이다 보니 전부 Pneumonia 아니면 Lung Cancer, COPD이다 보니 인계를 하다가 검사가 누가 추가되었는데 그게 누구인지 헷갈릴 때가 있었다. 그럴 때 잠시 주춤하면 환자 파악도 안 되었는데 무슨 인계를 주냐며 한 소리를 듣곤 했다.

인계를 주는 것은 내가 이 환자에게 일어난 일들을 다음 사람에게 전해 주는 것으로, **환자 파악이 잘 안 되어있으면 지리멸렬하게 말을 하게 된다.** 그래서 이 사람에게 왜 이 검사가 시행되고 왜 약들이 변경되었는지를 함께 알아두는 것이 좋다.

또한 Verbal 인계를 주는 곳에서는 신규간호사가 공부를 잘 하고 있는지 알아보기 위해 일부러 여러 질문을 하기도 해서, 엄청나게 스트레스 주는 요소이기도 하다.

내가 근무한 병원에서는 Night를 들어가면 Primary 업무를 하게 돼서 그때부터 인계를 하게 되는데, Night 업무를 7개월 전 쯤의 오리엔테이션 기간에 딱 하루 배웠던 나는 무엇을 어떻게 해야 할지 몰라서 Evening 업무가 끝나면 분위기를 봐서 Night 선생님들께 업무를 알려 달라고 해서 배우고 잡일들을 돕곤 했다.

이렇게 꽤 여러 번 하니 선생님들도 내 걱정을 알고 나보다 2년차 위의 선생님들이 **본인들의 환자 파악하는 Tip과 인계하는 방법**들을 알려주셨고, 함께 Order 받은 환자에 대해 내게 인계를 해주시고 그 후 다시 내가 인계를 해보도록 해서 부족한 부분을 봐주셨다.

그때 선생님들께 배운 환자 파악하는 몇 가지 Tip을 인계가 어려운 분들을 위해 전하고자 한다.

01 협진 (Consult) 참고하기

*** 협진(Consult)으로 환자 상태 파악하기**

- 병원에 입원하고 있는 환자는 다른 과의 진료를 보기 위해선 협진을 이용해야함

⇨ 임의로 외래에 가서 진료를 볼 수 없음

- 그래서 의사들이 다른 과의 진료를 의뢰하기 위해서 협진 의뢰서를 작성하고 이 내용을 통해 다른 과에서 환자 상태를 파악하므로 내용이 자세히 핵심 부분들만 잘 정리되어 있음

⇨ 그렇기에 Consult를 참고하면 환자 파악하기가 훨씬 수월함

⇨ 7-0의 Consult 부분을 보면 환자 파악하는 데 도움이 됨을 알 수 있음

+ 협진 의뢰 받은 과의 답변 (Comment)

*** 협진 의뢰 받은 과의 답변은 앞으로의 치료방향을 알 수 있음**

- 검사나 Lab을 진행했다면 그 결과 값을 여기서 알 수 있기도 함

⇨ 크게 의미 없는 경우 괜찮다거나 이상이 있는 경우 이상 있으니 약물을 다른 약으로 바꾸라는 등의 권고를 해주므로 답변도 꼭 같이 봐야 함

- 추후 검사를 더 진행해달라, 약을 추가하라는 말이 있으므로 함께 보기

⇨ Comment가 달린 것을 정리를 해두고 언제 변경되었는지를 적어두면 다른 이들이 환자 파악하기에 도움 되고 흐름을 알 수 있음

⇒ 5/15일에 Lasix 2T 추가하라는 답변 달리고 변경되었다면 (5/15+) 표시

02 입원기록 본 뒤에 경과기록지 참고하기

*** 입원기록에서 어떤 주호소로 왜 입원을 왔는지 확인하기**

- 입원 당시의 주호소가 기존에 가지고 있었던 과거력에 영향을 받았는지를 보면서 이 사람이 그래서 어떤 (자가) 약들을 먹고 있었는지 확인함
- 그 외 수술력, 간호정보에서 필요한 내용들을 추가로 확인함

*** 경과 기록지를 통해서 환자의 치료 방향을 확인하기**

- 진행한 검사, Lab에서 특이 이상 소견이 있었는지 확인함
- 기존 먹던 약이 Hold 되고 다른 약이 추가되었으면 약 정보를 확인함

⇨ 경과기록지에서 큰 의미를 찾을 수도 있지만, 우리가 간호 일지를 루틴 업무로 쓰는 것처럼 의사들의 경과기록지도 큰 의미 없게 쓰기도 함

03 약물 변경 이유를 알고 싶을 땐 의사 지시 확인하기

＊ 의사 지시에 이유가 적혀 있는 경우도 있음

– 약물 변경의 이유를 알고 싶을 때 바뀐 날을 기준으로 전, 후 날의 의사 지시를 보면 이유가 적혀 있기도 함

– 또한 검사 후 약물이 변경되었다면 검사의 Conclusion 부분을 보면 좋음

04 검사를 하는 이유를 알고 싶을 땐 Remark 부분 확인하기

＊ Remark에 검사를 진행하는 이유가 적혀 있는 경우도 있음

– 검사가 추가되었을 때, 왜 추가되었는지 알고 싶을 때 현재 환자 상태를 고려하면 답이 나오는 경우도 있지만 검사 추가 창에서 Remark 부분에 왜 진행하는 이유를 적어두는 Dr.들도 있음

– 이를 파악해서 보호자 분에게 설명하고 동의서 받으면 좋음

⇨ 대개 동의서는 인턴 선생님이 받으므로 이분들도 이유를 모름
우리가 받아주세요, 라고 해서 와서 받을 뿐 환자에 대해 모름

＊ Remark에도 이유가 안 적혀 있을 때는 환자에게 직접 물어보기

– 우리는 못 보았는데 주치의가 직접 환자에게 검사 진행 이유를 말해주고 간 경우가 종종 있고 외래에서 입원 후 검사할 거라고 들은 경우가 있음

⇨ 환자에게 "검사가 갑자기 추가되었는데 혹시 이유 들은 게 있나요?"라고 물으면 환자들이 알고 있는 경우에는 말해줌

+ 검사 결과를 볼 때는 Conclusion 부분 확인하기

＊ Conclusion에 전문 Dr의 의학적 판단이 적혀 있음

– 각 검사에 대해 공부한 후 파형, 그림, 다른 내용들도 함께 보고 공부하면 좋으나 환자 파악이 급할 때는 Conclusion (결론) 부분을 보는 게 좋음

⇨ 이 곳에 검사의 결과가 기재되어 있고 환자 상태가 적혀 있음

+ 가장 중요한 것은 환자를 직접 눈으로 보기

＊ 환자 파악을 전산으로만 하지 말고 눈으로 보면 더 잘 파악됨

– 눈으로 환자를 먼저 본 후 환자에 대해 파악하면 그 환자의 형상과 함께 내용이 머리에 기억됨, 꼭 환자를 눈으로 볼 것

7-03 '인계'하는 신규간호사
혹시 '이게' 걱정인가요? (인계편)

'인계 전' - 인계 Sheet 작성

SN 때부터 인계시간에 도대체 뭘 적어야 할지 몰랐었다. 무척이나 작은 목소리로 인계를 주는 선생님과 잘 보이지 않는 화면, 주변 소음에 집중되지도 않을뿐더러 쏟아져 나오는 의학용어에 정신이 혼미해져 갔다.

남들은 자신의 수첩에 열심히 무엇인가를 적기에, 가만히 있기가 그래서 열심히 환자 이름과 나이, 진단명을 적어가면서 인계시간을 보냈다. 그렇게 실습을 하였더니 임상에 나가서 인계 때 무엇을 적어야 할지 모르는 건 여전했다.

그래서 **인계 Sheet를 선생님이 출력해 주어도 어떻게 적어야 할지 몰라서 카덱스에 적힌 모든 내용을 옮겨 적어 깜지를 만들었다.** 그러다 프리셉터 선생님께 그렇게 적으면 뭐가 중요한지 모르고, 일에 효율성이 적어지며 내가 사정한 내용 들을 적을 수 없다면서 자신이 쓰는 방식을 참고하여 인계 Sheet를 작성하라고 하셨다.

프리셉터 선생님 방식대로 **중요한 내용만 적게 되니**, 인계 듣기 전부터 이미 깜지였던 **인계 Sheet가 비로소 적을 수 있는 공간이 생기고 중요한 내용이 눈에 보이게 되었다.**

인계 Sheet 작성도 카덱스 정리처럼 정해져 있는 것이 없다. 단지 본인이 근무하기 편하게 인계를 들으면서 정리하는 것으로 본인만 알아볼 수 있으면 된다.

내가 근무한 병동의 경우 인계 듣기 전, **환자 파악을 하면서 먼저 인계 Sheet에 필요한 내용을 적으면서 중요사항을 추가 기재하였는데,** 혹여 나처럼 어떻게 인계 Sheet를 써야 할지 모르는 분들을 위해 내가 사용하는 인계 Sheet 작성법을 소개하려고 한다.

다음은 **'기존 병원의 인계 Sheet 양식을 정리한 것'**이다.

병실	환자 정보	진료과	진단명	To-Do	기타
		주치의			
		담당의	HD/POD		
709	1234 암또 F/23	ED P교수 S의사	Shock 2/-		

01 혈당 - 시간과 함께 표기

*** 혈당 - 시간과 함께 표기**

- (혈당수치) 표기해두기, 병실 호 아래에 빈 공간 있어서 기재하면 좋음
- 7point나 Q2면 괄호 옆에 시간 적어두기

⇨ 시간과 혈당 칸을 적어두면 Acting 할 때 Skip 안 하고 잴 수 있음

⇨ BST 칸에 형광펜 색칠해서 봐도 눈에 잘 들어오고 좋음

02 산소 - O_2 용량과 Target 표기

*** 산소 - O_2 용량 및 High Flow 달고 있는 경우 Flow도 표기**

- (O_2 용량)L 표기하고 옆에 Target 있는 경우, 같이 기재하면 좋음

⇨ 2L Target 93%, 회진 때 종종 Target 몇인지 물어보기도 함

⇨ Rounding 돌면서 기계 Setting 값 인계 Sheet 보면서 할 수 있음

03 수액 - 수액 이름과 주입속도 간단히 표기

*** 수액 - 수액 이름은 간단하게 표기**

- 긴 이름 전부를 표기하면 인계 Sheet 공간만 차지함

⇨ 콤비플렉스주면 콤비, 스모프카비벤주면 카비 등 줄여서 쓰면 좋음

- 500ml면 5, 1,000ml면 10, 100ml면 1, 50ml면 0.5라 표기하면 편함

⇨ Normal Saline 500이면 NS5 이런 식으로 줄여서 쓸 수 있음

- 20cc/hr, 40cc/hr에서 cc/hr는 숫자에 동그라미 쳐서 표기하기

⇨ 20cc/hr는 ⑳, 40cc/hr는 ㊵ 표기하면 공간도 줄여주고 더 깔끔함

⇒ NS5 ⑳으로 표기하면 생리식염수 500을 20cc/hr로 준다는 뜻임

04 스케줄 – 시간과 검사명 간단히 표기

＊ 스케줄 – 시간과 검사명 표기

- (시간) – (검사명) 표기하고 검사 가면 찍– 하고 줄 그어서 지움
- 검사 스케줄은 Delay 되면 곤란하므로 크게 적어두는 게 좋음

⇨ Line (+), Fluid (+) 이런 식으로 필요한 내용 적는 것도 좋음

- 후에 추가 차팅할 때 인계 Sheet 보면서 적을 수도 있음

05 V/S – BP-HR-RR-BT (SpO_2) 순으로 표기

＊ V/S – BP–HR–RR–BT (SpO_2) 순으로 표기

- EMR 기록 순서가 대개 저 순서이고 기록은 저 순서대로 함
- Q4 V/S은 V/S 기록 칸 앞에 V/S 측정해야 하는 시간을 표기해둠

⇨ V/S 측정하면서 언제 재야 하는지 알 수 있음

⇨ 적은 게 많아서 눈에 안 들어올 것 같은 경우엔 형광펜으로 표시하기

06 I/O – 삽관 기구는 약자로 표기하고 Target도 함께 표기

＊ I/O – 삽관 기구는 약자로 표기

- Full Term으로 쓰면 눈에 안 들어옴

⇨ 간략하게 L–tube면 L, Foley면 F, Cystomy면 Cys로 표기함

- Pig–Tail, PTBD, CTD 등은 왼쪽과 오른쪽을 함께 표기함

⇨ Pig (배액량 적는 칸) R, Pig (   ) L 이렇게 표기함

⇨ 후에 입력하면서 왼쪽과 오른쪽 중 어디서 나왔는지 모를 수 있음

⇨ 이 외 Vomiting V, Normal 변은 N, Diarrhea는 Dia 등으로 표현함

- I/O Target이 있거나 옵세하게 보는 경우 (   )로 표기함

07 기타 – 식사, 간호문제, 특이사항 표기

＊ 기타 – 식사, 간호문제, 특이사항 표기

- Feeding 하는 분들은 양을 미리 적어두면 I/O Check 하기가 편함
- 인계 전에 Headache, Vomiting 등이 있었다면 표기해두고 나 때도 간호 문제가 일어나는지 봐야 함
- Pain 시 트리돌, +500 이상 라식스 투여 같이 prn 약물도 표기해두기

+ 인계 Sheet 정리 예시

병실	환자 정보	진료과 / 주치의 / 담당의	진단명 / HD/POD	To-Do	기타
701 BST	1234 김하나 F/23	Target MP O2 P교수 S의사	Pneumonia 5/- 중요	Schedule / V/S / Target I/O / 수액	Feeding 특이사항
701 ( )	1678 이두나 F/34	T:93 MP 2L P교수 S의사	COPD 13/-	8AM-BRS / NS5(20)	Pain 트리돌
701	1567 박세나 F/45	MP Y교수 L의사	Pneumonia 34/-	X	
( )12 701 ( )3	1789 오네 F/45	MP 60L 95% Y교수 L의사	ILD 78/-	8/12 (L 0~500 / F) / *	200Tid
701	1456 최다서 F/56	MP P교수 S의사	Emphysema 25/-	뉴트리12(40) / PT:{ }	Headache
701	1345 황여서 F/67	MP P교수 S의사	Lung Ca 98/-	(/)	dia 여부

*** 암또의 표기**

- 퇴원: / 모양
- 수혈: 혈액 모양, 항암: 십자가, 약 모양

⇨ 더 신경써야 한다고 생각해서 따로 표기함

- Heparin Cap: * 표기
- Line 없음: X 표기

- 이상 V/S: O 표기 (Ex) 38.0도)
- 주의 V/S: ~ 표기 (Ex) 37.5도)

+ 같은 F여도 V/S과 I/O 칸에 따라 구분함

*** Acting 표기 Tip**

- Mix해 주는 스테로이드, 항생제 용량 표기

⇨ I/O 때 용량 확인하기 좋음

⇨ 감량, 증량된 것 확인 가능함

- 달아놓고 떼면 찌익– 지워버림

⇨ 뗐는지 안 뗐는지 확인 가능함

+ 인계 Sheet 왼쪽 뒷면 - 내가 확인받을 일 표기

*** 왼쪽 면엔 내가 Confirm 받아야 할 일들을 표기함**

- 퇴원 준비 위해 확인받아야 할 것, Dr.에게 Confirm 받아야 할 것 등
- 인계를 받다 보면 전 Duty가 내가 해야 할 일 중 확인해야 할 것들을 알려줌

⇨ 약품 식별 결과 나오면 자가약 Keep 해도 되는지, 검사실 연락하기, 보호자 연락해서 어느 병원으로 전원 갈 것인지, 필요 서류 무엇인지 등

⇨ 인계 Sheet를 접어서 왼쪽 뒷면에 적으면 편함

- 혹은 이면지에 내가 확인 받을 일만 따로 적어도 좋음

+ 인계 Sheet 오른쪽 뒷면 - 환자 간호문제와 추가 Acting 표기

*** 오른쪽 면엔 내가 환자에게 발견한 간호문제와 추가 Acting을 표기함**

- 오른쪽 면을 환자 이름이 보이게 접으면 더 적을 수 있는 공간이 생김

⇨ 이 공간에 환자 이름 칸에 맞춰 그 옆에 필요한 내용을 적으면 편함

⇨ 수혈을 하면 V/S 칸이 더 필요하므로 오른쪽 뒷면에 적음

⇨ 환자가 진단서, 입원확인서를 요청하면 오른쪽에 적어두고 말함

Cf. 내가 진단서, 입원확인서가 들어왔는지 확인하는 입장이면 왼쪽에 적음

+ 인계 Sheet 맨 윗면/아랫면 - 오늘 해야 할 Routine Job 표기

*** 윗면, 아랫면에 내가 오늘 해야 하는 Routine Job 표기함**

- Day 때 적어두는 것

⇨ V/S, E/T, 일지, 투약기록, 간처, 기본, 욕창, 통증, + 검사기록, 입원기록

- Eve 때 적어두는 것

⇨ V/S, E/T, 일지, 투약기록, 식사, 검사 준비, 퇴원 준비, 기. 통. + 입원기록

- Night 때 적어두는 것

⇨ Order, 처방, 식사확인, 마약불출, 반환약, 퇴원 준비, 인턴메모, 간호일지. 중증, 기본, 통증, V/S, E/T. Lab, X-ray, 투약기록, + 입원기록

⇒ 위와 같이 미리 적어두고 루틴 Job을 안 빼먹고 하고 있는지 확인함

⇒ Acting을 마무리하면 ／ 표시를 했고, 후에 퇴근 전 기록을 안 빼먹고 전부 넣은 것을 확인하면 ＼ 표시를 했었음

⇒ Acting과 기록이 모두 완벽히 끝나면 X 표시가 되었음

7-04 '인계'하는 신규간호사 혹시 '이게' 걱정인가요? (인계편)

'인계 중' - Acting 관점 & Primary 관점

Acting으로서 인계를 들을 때와 Primary로서 인계를 들을 때 주의 깊게 듣는 부분에 차이가 있었다. Acting으로서 나는 검사를 제때 보내는 것, 환자가 퇴원가게 되면 자리를 정리하고 입원 받을 수 있도록 자리를 다시 깔아두는 것, 환자가 입원 오면 Line을 잡고 처방난 수액을 달고 검사 준비를 하는 것 등 **내가 행동해야 하는 것들에 더 신경을 썼다.**

이에 반면 Primary로서 인계를 들을 때는 **Acting을 하기 위해서** 선행되어야 하는 서류, 전산 작업, Dr에게 **Confirm 받아야 하는 것**들 위주로 인계를 더 들었다.

Acting으로 독립하기 전에 오리엔테이션 기간을 주로 Primary를 하는 선생님들을 따라 다녔는데, (1달 전에 독립한 동기가 Acting을 하고 있어서 동기에게 배우게 할 수 없다고 primary를 따라다니며 배웠음) 그러다 보니 Primary가 기록하는 내용들을 보면서 인계 때는 저러한 것들을 적어야 하는구나 생각했다.

그래서 퇴원 환자가 필요한 서류를 발급해 갈 수 있도록, 서류가 전산에 들어왔는지 보호자는 언제 오는지 등의 내용도 기록했다. 그러다 다른 선생님이 보고 **"너가 이걸 왜 적어. 너가 할 일을 적어야지."** 하며 그날 재활치료를 Loss 시켜버린 내게 "PT 시간을 적어서 갔는지 안 갔는지 확인해야지."라며 한 소리를 들었다.

그때만 해도 도대체 Acting과 Primary가 무엇이 다른지 모르고 다 알아두면 좋은 것 아닌가 싶었는데, **근무하다 보니 확실히 내가 할 일만 확실히 알아두고 신경쓰는 게 좋다는 것을 깨닫게 되었다.** 다음은 근무를 하면서 인계 때 신경써야 하는 부분들을 정리해둔 나의 Tip 아닌 Tip 이다.

01 Acting 관점

＊ 검사 스케줄
- 예정된 검사와 검사실, 준비사항 준비 여부 파악해두기
⇨ 검사 시간에 1시간 전쯤 미리 검사용 Fluid 달아두기

＊ 수액속도
- 수액 종류와 속도 함께 파악해두기
- 종종 비슷한 이름의 Fluid가 잘못 걸어두기도 함 걸러야 함
- Rounding 돌면서 수액 속도 조절해두기

＊ 기본 Setting 값
- O_2 Setting, Infusion Setting, Bipap Setting 값 등 표기해두기
- Rounding 돌면서 확인해야 함
⇒ 수액속도와 기본 Setting 값은 인계 전에 Dr. 지시로 갑자기 바뀌는 경우가 있으므로 꼭 인계 때 더 주의해서 들어야 함

＊ 수혈예정
- Line 여부, 수혈 종류, 시간, Filter 사용
⇨ 수혈 종류에 따라 언제 수혈을 끝맞춰야 할지 생각해야 함
⇨ 기존에 맞고 있던 Fluid Hold할지 양 Line 잡을지 물어본 후 진행함

＊ 항암예정
- 시간, Bwt (I/O 확인해야 함), Vomiting 여부
⇨ 항암 Regimen에 맞춰 정해진 약물과 Fluid 양을 맞춰 줘야 함

＊ 퇴원 예정
- 줘야 하는 약물 있는지 확인, Line 제거, 환자팔찌 제거, 자리 정리
⇨ 오늘자 항생제 맞고 퇴원인 경우 가장 먼저 약물 준 후 Line 제거해줌
Charge가 후에 퇴원 설명 후 바로 집으로 갈 수 있게 해둠

＊ 입원예정
- 언제, 뭘로 오는지, 필요한 기구 없는지
⇨ 미리 Setting 해두고 입원 받을 준비해 둠

＊ 간호문제
- Target, 문제, 조절 약물
⇨ 문제가 또 발생했는지, 얼마나 발생했는지를 Charge에게 말해야 함

02 Primary 관점

*** 기본: Acting 관점의 모든 내용 알아야 함**

⇨ 환자 파악하면서 미리 적어두는 것이 좋음

*** 검사 준비: 다음날 검사라고 인계 받은 경우**

- Permission 여부, Line 여부, 검사용 Fluid 준비 여부, 준비물 등

⇨ 검사 준비에 대해 잘 모르겠으면 선임 간호사나 Main 병동에 연락하기

*** 퇴원 준비: 다음날 퇴원이라고 인계 받은 경우**

- 퇴원처방 여부, 퇴원 시 필요 서류와 연락 여부, 보호자 언제 오는지 외래 예약, 언제쯤 퇴원 예정이면서 식사는 어떻게 할지

⇨ 서류는 주치의 퇴근 전에 연락해야 하고 전산에 입력되는지 확인해야 함
CD 경우 영상 발급해주는 곳에 미리 연락해두어야 가능함
CD에서도 모든 영상(X-ray, CT, MRI)을 담아갈 건지 확인해야 함

⇨ 자가약 중에서 추가로 더 처방받아야 하는 거 있는지 확인해야 함

*** 입원 준비: 외래 통해 입원 올 거라고 말만 전해 들은 경우**

- 무슨 문제로 입원 오는지, 입원하게 되면 하게 되는 검사 종류 과거력, Fluid 처방, 자가약 - Keep 여부 확인. Lab 결과

*** 수혈 준비: 수혈 예정이라고 인계 받은 경우**

- Permission 여부, 보관 검체 및 AST 검체 기한 여부, Line 여부 Fillter 사용 및 Irradiation 여부, 혈액은행 연락, 다음날 Lab F/U 여부

⇨ 대개 수혈 후 다음날 lab F/U 하므로 Night인 경우 lab 처방이 없다면 주치의에게 진행 안 할 것인지 확인해야 함

*** 항암 예정: 항암 예정이라고 인계 받은 경우**

- Permission(동의서) 여부, BSA 값(키, 몸무게 측정), Hydration 여부

⇨ BSA 값이 많이 달라지면 주치의 Confirm 후 항암 진행해야 함

*** 간호문제**

- 반복되는 간호문제, 조절 약물

⇨ 조절약물을 증량, 감량, 변경할지 주치의에게 Confirm 해야 함

이 외에도 인계를 주는 간호사가 꼭 확인하라고 한 것들, 주의깊게 봐주라고 한 부분들을 신경쓰면 된다. 사실 Acting도 함께 신경써 들으면 좋은 부분들이긴 하지만 주로 전산과 관련된 업무가 많다.

Plus+

'인계 후' - 우선순위 & 기록 마무리

인계를 하다 보면 신경써서 일한다고 하긴 했는데 빠트린 것들이 꼭 인계 중 발견되기도 했고, 시간이 안 나서 해야 하는지 아는데 못한 일들이나 내 근무시간엔 해결 안 되지만 차마 넘기기엔 내가 더 낮은 연차라 눈치 보여서 말을 못할 때 **"하고 가겠습니다. 제가 할게요."**라는 말을 많이 했다.

그러다 보니 인계 후에 할 일이 무척 많았는데, **종종 정신없이 인계 주면서 해야 할 일들을 마구잡이로 적어두었더니 분명 어디 적어두기는 했는데, 보이지도 않고 생각나지도 않을 때면** 바쁜 와중에 인계 Sheet를 구석구석 다시 읽어보곤 했다.

또한 **인계를 한 후 눈에 보이는 것들부터 먼저 처리하다 보면 먼저 해결해 줘야 하는 일들을 안 해줘서 다음 근무자에게 더 큰 민폐를 끼치는 경우도 많았다.** 인계하고 난 후의 일들은 내가 퇴근을 늦게 하면 되지 차분히 일을 마무리하자란 생각으로 일을 처리하다가 민폐 끼친 부분을 다음 근무자는 그 뒤의 교대 근무자에게 인계를 주면서 괜히 그분도 한소리 듣는다는 것을 몰랐다.

따라서 **내가 빨리 일을 잘 해결해 주지 않으면 나를 믿고 있었던 다른 선생님들이 피해를 보게 되므로,** 해결하지 못 하겠거나 역량 부족의 일이면 애초에 미리 말을 해주는 것이 낫다. 혼자 어떻게 할지 몰라서 쩔쩔매고 있는 것을 현재 근무하고 있는 선생님들은 자신의 일들을 처리하기에도 벅차서 눈에 잘 들어오지 않으므로 알아주었으면 하는 마음은 포기하고, 한소리 듣더라도 가서 도움을 요청하는 게 낫다.

다음은 **'인계 후에 조금 더 신경쓰면 좋은 부분들을 정리한 몇 가지 Tip 아닌 Tip'**이다.

01 하고 갈 일은 빨간 매직으로 - 표기하기

∗ 눈에 띄는 색으로 표기하기

- 근무를 한 인계 Sheet는 충분히 많은 글씨들이 적혀 있음
- 여기에 일반 검정 볼펜으로 쓰면 후에 눈에 보이지 않아 안 하고 가게 됨
- 꼭 눈에 띄는 다른 펜을 이용하여 표기하기

⇨ 빨간 매직이나 파란 매직이 눈에 잘 띄므로 추천하는 펜임

∗ 하고 갈 일은 - 표기하기

- 했는지 안 했는지 구분하기 위해 - 표시를 해야 할 일을 구분하기 편함
- 하고 난 후에는 + 표시로 바꿔 두기

⇨ 다음 근무자에게 했다고 알려줘야 하는 것들은 꼭 함께 알려주기

02 Acting을 마무리 하는 게 기록보다 중요함

∗ Acting을 먼저 마무리 해줘야 함

- Acting은 서로 교대하며 일을 이어나가는 연장선상에 있는 것임
- Line이 부어서 안 들어가고 있던 것을 요청했다면 가장 먼저 해결해야 함

⇨ 후에 I/O 안 맞고 처치가 Delay 되는 것의 원흉이 됨

- Culture나 Lab은 다른 Acting보다 천천히 해도 되지만 되도록 빨리하기

⇨ 계속 안 나가고 기록 먼저 하게 되면 좋은 소리 못 들음

∗ Acting을 다한 후 기록은 혼자 차분하게 하기

- Station 안쪽의 컴퓨터가 있다면 그곳에서 하기
- 환자나 보호자에 의해 계속 다른 일을 할 가능성이 높음

+ 우선 순위

1. 주치의, 검사실 마감 직전이라면 다른 것들보다 먼저 연락하기
2. 항암/수혈 마무리를 하겠다고 했으면 먼저 확인하고 마무리 짓기
3. Line 손보기 - 시간 없으면 IV Consult 애초에 빨리 의뢰하기
   - Line 중에서도 처치가 있는 Line 가장 먼저 교환해주기
4. 인계 중 처방 난 Lab, Culture 등 진행하기
5. 입원 마무리, 질문한 것들 답변 알아본 후 추가 인계 드리기
6. 퇴근 전 기록 마무리 짓기

+ 기록마무리

*** 간호일지**

- 정규 간호 일지 외, 검사 일지, 입원 일지, 퇴원 일지 기록했는지 확인
- Event가 있었다면 자세하게 적어두는 것이 좋음

⇨ 다른 근무자가 상황을 알 수 있기도 하고 법적으로 보호받을 수 있음

*** V/S 및 I/O 임상기록지**

- 단위를 제대로 썼는지 확인

⇨ 빈칸이 없는지 확인하면서 이상 수치인 경우 색 변화가 나타나는 곳은 색 변화가 일어난 부분이 잘못된 것인지 확인하기

⇨ 그래프가 그려지는 곳은 그래프 변화 양상 기록 다시 확인하기

*** 투약기록**

- 반환해야 하는 약물과 투약시간 잘 기록하였는지 확인함

⇨ 특히 마약, 향정 경우 투여시간이 부서확인 시간보다 앞서면 안 됨

*** 통증기록**

- NRS 4점 이상인 경우 통증 중재가 들어가야 함
- 기록을 잘못 쓰지는 않았는지, 추가 통증 중재한 사항들을 기록함
- 이실이나 검사 다녀온 경우 통증기록 재사정해서 입력해야 함

*** 중증도기록**

- 이실이나 검사 다녀온 경우 중증도 기록 재사정해서 입력해야 함

*** 욕창기록**

- 이실받은 경우 욕창 재사정해서 입력해야 함

암또 일화

퇴근하여 신나게 누워있는데 띠링 하고 빠트리고 간 것들에 대해 지적하는 연락을 받게 되면 그때부터 시무룩해졌다. 그리고 그 뒤에 다른 것들을 잘못한 것은 없는지 계속 신경쓰고 퇴근하기가 무서워졌다. 차라리 병동에 있는 동안 발견하게 되면 말로 들으면 되는데, 안 하고 간 것들을 지적하는 연락을 받으면 뭐라고 답해야 할지 모르겠고 퇴근해있는 나 자신이 너무 싫었다. 그래서 불면증이 생기고 잠을 깊게 자지 못하면서 30분에서 1시간 단위로 일어나 연락 온 것이 없는지 핸드폰을 확인하는 습관이 생겼고, 내가 안 하고 간 것들이 있을까봐 병동에서 퇴근 후 병원 도서관에서 1시간씩 앉아있다가 가기도 했다.

Reference

- 가톨릭대학교 여의도성모병원 간호부(2017). 간호업무지침서.
- 가톨릭대학교 여의도성모병원 간호부(2017). 간호실무지침서.
- 가톨릭의과대학 내과학교실(2016). Internal Medicine. 군자출판사.
- 권영은 외(2015). 응급간호학. 포널스출판사.
- 김분한 외(2017). 간호와 영양. 포널스출판사.
- 김분한 외(2018). 간호학개론. 포널스출판사.
- 김연숙 외(2019). 건강사정. 포널스출판사.
- 김태준(2019). 베스트 인턴. 도서출판 대한의학.
- 노승옥 외(2019). 의학용어 5판. 포널스출판사.
- 대한종양간호학회(2019). 종양치료와 간호 3판. 포널스출판사.
- 세브란스장루요루팀(2016). 장루요루관리. 포널스출판사.
- 손의동 외(2019). 간호약리학. 포널스출판사.
- 양승희 외(2019). 간호심리학 2판. 포널스출판사.
- 유재형 외(2017). 병리학 2판. 포널스출판사.
- 윤혜상 외(2019). 최신 수술실 매뉴얼. 포널스출판사.
- 이동숙 외(2019). 간호과정과 비판적사고. 포널스출판사.
- 이원택 외(2018). 인체생리학 2판. 포널스출판사.
- 이혜옥 외(2017). 상처관리 2판. 포널스출판사.
- 장희경 외(2014). 비평적사고와 간호. 포널스출판사.
- 정현선(2018). 간호사가 사는 세상. 포널스출판사.
- 최병철 외(2013). 임상약리학. 포널스출판사.
- 프리미어 의학연구회(2015). 프리미어 내과. 고려의학.
- 한국중환자간호사회(2019). 중환자간호 매뉴얼. 포널스출판사.